李士懋　田淑霄医学全集

平脉辨证治专病
（第2版）

李士懋　田淑霄　著

全国百佳图书出版单位
中国中医药出版社
·北 京·

图书在版编目（CIP）数据

平脉辨证治专病 / 李士懋，田淑霄著 . —2 版 . —北京：
中国中医药出版社，2023.7
ISBN 978-7-5132-8129-4

Ⅰ . ①平… Ⅱ . ①李… ②田… Ⅲ . ①脉诊 Ⅳ .
① R241.2

中国国家版本馆 CIP 数据核字（2023）第 096141 号

中国中医药出版社出版

北京经济技术开发区科创十三街 31 号院二区 8 号楼
邮政编码　100176
传真　010-64405721
山东润声印务有限公司印刷
各地新华书店经销

开本 710×1000　1/16　印张 31　字数 568 千字
2023 年 7 月第 2 版　2023 年 7 月第 1 次印刷
书号　ISBN 978 - 7 - 5132 - 8129 - 4

定价　128.00 元
网址　www.cptcm.com

服 务 热 线　010-64405510
购 书 热 线　010-89535836
维 权 打 假　010-64405753

微信服务号　zgzyycbs
微商城网址　https://kdt.im/LIdUGr
官 方 微 博　http://e.weibo.com/cptcm
天猫旗舰店网址　https://zgzyycbs.tmall.com

本书倡导"溯本求源、平脉辨证"，作者李士懋教授与其老伴田淑霄教授，对各类专病的具体诊疗做了深入生动的阐释和解析。

本书所论述的专病，包括高血压、发热、肝风、咳嗽、头痛、不寐、汗证、冠心病等常见病、多发病。

本书以"溯本求源、平脉辨证"的学术思想贯彻其中，尤其突出三点：一是精审病机：首分虚实，精细探讨，必以规矩。二是平脉辨证：以脉解舌，以脉解症。三是给邪出路：热则发之，寒则散之。

其中，本书在论述治疗常见专病的过程中，尤其突出体现了"以脉诊为中心"进行辨证论治的具体方法，"平脉辨证，以脉解舌，以脉解症"，脉诊占全部诊断的比重高达50%～90%。尤其对一些疑难久治不愈的患者，常能另辟蹊径，取得较好疗效。

本书适合中医临床医生、中医教育者、中医研究者及中医医学生阅读。

我们毕生献身于中医事业，也深深地热爱中医事业。愿中医学发扬光大，再创辉煌，光耀世界。

李士懋　田淑霄

作者简介

　　李士懋（1936—2015），男，生于山东省烟台市黄县，1956 年毕业于北京 101 中学，1962 年毕业于北京中医学院（现北京中医药大学，下同）。后任河北中医学院（曾名：河北医科大学中医学院）教授、主任医师、博士生导师，为全国第二、三、四批老中医药专家学术经验继承工作指导老师。2008 年获河北"十二大名医"称号。

　　田淑霄（1936—2013），女，生于河北省保定市蠡县，1956 年毕业于北京实验中学，1962 年毕业于北京中医学院。后任河北中医学院教授、主任医师、硕士生导师、中医临床博士生导师。享受国务院政府特殊津贴。为全国第三、四批老中医药专家学术经验继承工作指导老师。2008 年获河北"十二大名医"称号。

　　夫妻相濡以沫，从医 50 余年来，二人合著以"溯本求源、平脉辨证"为主线的十几本专著，纂为《李士懋田淑霄医学全集》。

第2版说明

　　李士懋、田淑霄夫妇从医50余年来，曾写了十几本专著，皆有感而发。后应中国中医药出版社之邀，经修改、增删、重新编排，纂为《李士懋田淑霄医学全集》。二老抚思所著，始终有一主线贯穿其间，即"溯本求源，平脉辨证"。

　　当前，由于国家的重视、支持，中医呈现空前大好机遇，然亦面临生死存亡的挑战，此非耸人听闻，而是现实的危险，其原因固多，而中医队伍学术思想混乱乃一死穴。学术思想的混乱，集中表现于辨证论治这一核心特色上，众说纷纭，莫衷一是，令人迷茫。难怪一些中医老前辈振臂高呼"中医要姓中"，几千年的中医学如今连姓什么都不知道了，岂不哀哉。

　　怎么办？李士懋、田淑霄夫妇在半个多世纪领悟经典、临床磨砺、苦苦求索的基础上，提出"溯本求源，平脉辨证"。辨证论治是中医的核心特色，二老更提出"平脉辨证"是辨证论治体系的精髓、灵魂。贯穿全部著作的主线为"溯本求源，平脉辨证"；指导临床诊治的亦此主线；自古以来，中医著作汗牛充栋，衡量其是非优劣的标准亦此主线；判断当今诸多学说、著作、论文、科研成果是非高下的标准仍为此主线。只有高举"溯本求源，平脉辨证"这面大旗，才能使中医的传承发扬走上康庄大道。二老奋力鼓呼，缘于对中医学的难解情缘。

　　全集共分七个部分：

　　第一部分为溯本求源，包括《平脉辨证仲景脉学（含此前已经出版过的《溯本求源　平脉辨证》理论部分及新撰写的"仲景脉学求索"）《伤寒论冠名法求索》《平脉辨证经方时方案解》，主要谈仲景是如何创立并应用辨证论治体系的。

第二部分为脉学研究，主要为《平脉辨证脉学心得》（含以前已经出版过的《脉学心悟》《濒湖脉学解索》及《溯本求源平脉辨证》脉案部分），主要谈二老在脉学方面的一些见解。

第三部分为平脉辨证这一体系的实例印证，包括《平脉辨证治专病》（含此前已经出版过的《冠心病中医辨治求真》《中医临证一得集》的专病部分）《田淑霄中医妇科五十六年求索录》《平脉辨证传承实录百例》。

第四部分为平脉辨证温病研究，主要为《平脉辨证温病求索》（包括以前出版过的《温病求索》《叶天士温热论求索》《薛生白湿热论求索》）。

第五部分为平脉辨证治疗大法求索，包括《论汗法》（含此前已经出版过的《汗法临证发微》）《火郁发之》。第六部分为医案选编，主要为《平脉辨证相濡医案》（含此前已经出版过的《相濡医集》的医案部分）。第七部分为论文选编，主要为《平脉辨证相濡医论》（含此前已经出版过的《相濡医集》的医论部分）。

编纂《李士懋田淑霄医学全集》之际，二老又对已刊出著作全部进行修改、删增、重新编排，又增部分新撰写的论述。目的在于竖起"平脉辨证"这一旗帜，引领中医走上振兴之康庄大道。

编者

2022 年 12 月

目 录

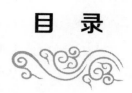

第一章 冠心病

第一节 概　述

一、冠心病辨证论治的总体思路

冠心病可导致心绞痛、心功能不全、心梗、心衰、休克、心律不齐，以及室壁瘤、猝死等。急性心衰、休克、猝死等在门诊很难遇到，多见的是冠心病心绞痛、心功能不全、心律不齐、慢性心衰等。这类患者常见的主症有心前区疼痛、胸闷喘憋、心悸、短气等，我就是根据这些症状，结合脉舌神色进行辨证论治，其中尤以脉诊为重。

（一）疼痛

疼痛的根本原因是气血不通，即"通则不痛，不通则痛"。

气血为何不通？可分为虚实两大类，即：邪阻与正虚。邪气阻遏，气血不通而痛；正气虚馁，无力运行，亦可致气血不通而痛。

阻遏气血运行之邪，包括六淫、七情及内生五邪。正虚包括阴阳气血之虚衰。尚有虚实相兼者，既有正虚，又兼邪实。

除心本身病变引发疼痛之外，尚有其他脏腑的病变传于心而引发的疼痛。治病必求其本，由他脏而引发冠心病者，以治他脏为主。

（二）胸闷、喘憋、短气

胸闷、喘憋、短气的原因，缘于气机不能畅达，升降出入乖戾。导致气机不畅的原因，无外虚实两类。实者，邪阻气机而不畅；虚者，正虚无力运行而不畅；尚有正虚邪实及脏腑传变者，其分析的思路亦如疼痛。

（三）心悸

心悸亦不外虚实两大类，实者，邪扰于心而心悸；虚者，心无所倚而心悸，总的思路亦如疼痛。

综上分析，各种因素交织，纷纭繁杂，所以中医对冠心病的治疗，难以用一方一法统治所有患者，更不是一个活血化瘀就可以包打天下。而且，中医认为疾病是不断运动变化的过程，病在变，方药亦当相应而变，才能谨守病机，鲜有一张方子吃到底的。总之，方无定方，法无定法，因人而异，谨守病机，辨证论治。

辨证大要，在于分清虚实，正如景岳云："千病万病，无外虚实；千药万药，不逾补泻。"虚实之要，在于脉之沉取有力无力。脉以沉为本，以沉为根。沉而有力为实，沉而无力为虚。若过于强劲之脉，反是胃气已绝之真脏脉，不以实看。

二、对 382 例冠心病心绞痛的粗略分类和用方统计

（一）火热者

火热者 84 例，占 22.0%。

（1）心经郁热	栀子豉汤	4 例
	栀子豉汤加枳实	3 例
	新加升降散	11 例
	四逆散合栀子豉汤	1 例
（2）火郁夹瘀	升降散加活血之品	1 例
（3）气血两燔	清瘟败毒饮	1 例
（4）热＋痰	小陷胸汤	7 例
	升降散合小陷胸汤	3 例
	黄连温胆汤	21 例
	黄连温胆汤合滚痰丸	1 例
	黄连温胆汤合旋覆代赭汤	1 例
	涤痰汤合人参白虎汤	1 例
（5）热＋痰＋瘀	小陷胸合血府逐瘀汤	6 例
（6）热＋痰＋风	温胆汤加息风之品	2 例
（7）水热互结	木防己汤	2 例
	升降散合己椒苈黄丸	2 例
（8）余热未清	竹叶石膏汤	1 例
（9）热＋风	白虎汤加息风之品	1 例
（10）热＋湿	甘露消毒合升降散	4 例
	菖蒲郁金汤合升降散	5 例

（11）木火扰心	一贯煎	1 例
	一贯煎合百合地黄汤	1 例
（12）痰瘀热＋阴伤	活血化痰汤加清热养阴之品	1 例
（13）阳盛阴虚	玉女煎	1 例
（14）上热下寒	附子泻心汤	1 例
（15）痰热＋心阳不振	小陷胸汤合桂枝、附子	1 例

（二）寒盛（包括虚寒）

寒盛（包括虚寒）208 例，占 54%。

（1）寒遏饮蓄	麻黄汤	1 例
	麻黄半夏丸	2 例
（2）寒袭夹饮	小青龙汤	10 例
	小青龙汤加附子	10 例
	小青龙汤加活血之品	10 例
	小青龙汤合苓桂术甘汤	6 例
（3）寒湿痹阻	五积散	10 例
（4）寒束热郁	防风通圣散	1 例
（5）心阳虚	桂枝甘草汤加附子	3 例
	桂枝去芍药汤	3 例
	桂枝加附子汤	2 例
	桂枝加龙骨牡蛎汤	7 例
（6）阳虚血瘀	温阳活血	12 例
（7）阳虚饮泛	附子理中汤	3 例
	六君子汤加桂枝、附子	2 例
	苓桂术甘汤合四逆汤	18 例
	苓桂五味姜辛汤	32 例
	桂甘姜枣麻辛附子汤	32 例
	苓桂术甘汤加附子、乌头	27 例
	真武汤	5 例
（8）心肾阳虚	真武汤合小青龙汤	2 例
	真武汤加益气之品	2 例
	真武汤合泽泻汤	1 例
	真武汤合桂枝加龙骨牡蛎汤	1 例
（9）心阳虚＋痰瘀痹阻	桂枝附子汤加活血化痰之品	20 例
	苓桂术甘汤合血府逐瘀汤	6 例

	苓桂术甘汤加干姜	1 例
（10）心阳虚、相火旺	振心阳、泻相火	1 例
（11）肝虚	乌梅丸	19 例
	乌梅丸加活血之品	2 例
	乌梅丸加化湿之品	1 例
	乌梅丸加风药	1 例
（12）肝寒＋血虚	当归四逆汤合温肝汤	1 例
（13）阳虚血弱	当归四逆汤	2 例
（14）阳虚湿盛，清阳不升	温阳化湿，升清	1 例
（15）阴盛痰凝	温胆汤加桂枝、附子	3 例
（16）阳虚阴弱	桂枝汤合百合地黄汤	1 例
（17）心虚＋痰	桂枝去芍药加蜀漆牡蛎龙骨救逆汤	1 例
（18）阳虚阴泣＋阴虚	苓桂术甘汤合百合地黄汤	1 例

（三）邪实（痰、瘀、气滞、肝风、热）

邪实（痰、瘀、气滞、肝风、热）52 例，占 13.6%。

（1）痰瘀互结生风	活血涤痰息风	7 例
（2）痰蕴	涤痰汤	9 例
（3）湿阻清阳	升降散合小柴胡汤	1 例
（4）痰瘀互结	涤痰活血	7 例
	瓜蒌薤白汤加活血之品	7 例
（5）气滞痰郁肝风	涤痰息风	3 例
（6）血瘀风动	血府逐瘀汤加息风之品	1 例
（7）血瘀	血府逐瘀汤	5 例
（8）气滞痰郁、清阳不升	升降散合涤痰汤	2 例
（9）湿热蕴阻，清阳不升	升降散加化湿之品	1 例
	升阳益胃汤	2 例
（10）气滞	四逆散合升降散	1 例
（11）气滞血瘀	膈下逐瘀汤	1 例
（12）风痰瘀	天麻钩藤汤	1 例
	半夏白术天麻汤	1 例
（13）气滞	小柴胡汤	1 例
	四七汤	1 例
（14）支饮	泽泻汤加风药	1 例
（15）痰阻阳郁	瓜蒌薤白白酒汤	7 例

（四）阴虚

（1）阳盛阴虚	三甲复脉汤	17 例
	玉女煎	2 例
（2）水亏火旺	黄连阿胶汤	2 例
（3）阴虚气滞	一贯煎合百合地黄汤	1 例
（4）气阴两虚	炙甘草汤	6 例
（5）阴虚风动、血脉凝泣	三甲复脉汤加活血之品	3 例
（6）痰瘀互结化热伤阴	活血化痰汤加清热养阴之品	1 例
（7）阴虚阳亢化风	建瓴汤	7 例
（8）心肝血虚	酸枣仁汤	1 例
（9）肾阴虚	地黄饮子	2 例
（10）阴阳两虚	桂枝龙牡汤合百合地黄汤	1 例
（11）肾虚风动	济生肾气汤加龟甲	1 例
（12）支饮阴虚	苓桂术甘汤合百合地黄汤	1 例
（13）心阴虚	百合地黄汤	2 例

（五）脾肾两虚

脾肾两虚 11 例，占 2.8%。

（1）脾虚肝郁	归脾汤	1 例
（2）气血不足夹瘀	归脾汤加活血之品	1 例
（3）脾肾两虚	脾肾双补	2 例
	三鞭丸	1 例
（4）阴阳两虚	桂枝、附子加麦冬、生地黄	1 例
（5）痰阻肾虚	补肾涤痰	1 例
（6）气血不足	黄芪建中汤加龙骨、牡蛎	4 例

从上述粗略分类统计可知，因冠心病的复杂多变，所以我没有一个固定的方子，或一套固定的方子，一切都根据辨证结果选方用药，方无定方，法无定法。而且，多数患者也不是一个方子吃到底，因病情不断变化，所以选方用药也不断变化，务求谨守病机。

第二节　经典引述

中医经典中虽无冠心病、心绞痛及其并发症的名称，但许多病因、病机、临床表现、治疗却与冠心病密切相关。深入学习经典，领会其精神，可给予我们无限的启迪，可开阔思路，提高临床疗效。故将《黄帝内经》(简称《内经》，下同)《难经》经文列出，以便学习、领悟，也是本书治冠心病的理论渊源。

一、《内经》《难经》相关条文

(一)六淫

1. 寒邪

《素问·举痛论》："寒气客于脉外则脉寒，脉寒则缩蜷，缩蜷则脉绌急，绌急则外引小络，故卒然而痛。"

按：此泛指疼痛可因寒而发，致脉缩蜷绌急而疼痛。冠心病之心绞痛当属疼痛范畴，亦可因寒而发。温阳散寒是治疼痛的一大法则，当然也是治疗心绞痛的一大法则。

《素问·举痛论》："寒气客于背俞之脉则脉泣，脉泣则血虚，血虚则痛，其俞注于心，故相引而痛。"

按：此亦因寒而痛者。寒客背俞，因寒性收引凝泣，气血行滞而脉泣。血既已凝，则为瘀血，而能正常循行濡润周身之血必少，故曰血虚。血主濡之，血虚经脉失濡，必绌急而痛。寒邪内注于心，则心痛，胸背相引而痛，即胸痹之胸痛彻背、背痛彻心者也。

《素问·举痛论》："寒气入经而稽迟，泣而不行，客于脉外则血少，客于脉中则气不通，故卒然而痛。"

按：此亦指因寒而痛者，心主血脉，寒客脉中，即可引发胸痛。

《素问·至真要大论》："寒厥入胃，则内生心痛。"

按：厥者，逆也。阴寒之气厥而上逆入胃，胃与心有经络相通，故寒厥入胃，上干于心，则心脉绌急而心痛。此之寒厥，当属阳虚而致寒上逆者。

《素问·调经论》："寒气积于胸中而不泻，不泻则温气去，寒独留，则血凝泣，凝则脉不通。"

按：寒积胸中而脉泣者，乃寒凝血瘀，脉不通，胸痛必矣。

《素问·痹论》："风寒湿三气杂至，合而为痹也……脉痹不已，复感于邪，内舍于心……心痹者，脉不通，烦则心下鼓，暴上气而喘，嗌干，善噫，厥气上则恐。"

按：风寒湿成痹，此痹，不仅指肢体疼痛之痹，亦包括五脏之痹。六淫之邪可外客于脉，内传于心，而为心痹。心痹之状，脉泣不通，心下鼓搏，悸动不安。心主脉而贯肺，以行呼吸，心下悸动而喘，心乘肺也。心脉支者上夹咽喉，邪遏心痹，阳不气化，津液不敷故嗌干。

噫乃心所主，冠心病患者常见此症，甚至顽固噫气。噫亦因寒气客胃，胃气上逆使然。正如《灵枢·口问》篇云："寒气客于胃，厥逆从下上散，复出于胃，故为噫。"

《素问·至真要大论》："岁太阳在泉，寒淫所胜，则凝肃惨栗，民病少腹控睾，引腰脊，上冲心痛。""太阳司天，寒淫所胜……民病厥心痛，呕血、血泄……心澹澹大动……病本于心。"

按：心痛、心澹澹大动、呕吐血泄，其状颇类冠心病心衰者，可因寒盛所发，治当回阳散寒凝。

《灵枢·邪气脏腑病形》："心脉急甚者为瘛疭，微急为心痛引背，食不下……微大为心痹引背。"

按：瘛疭乃筋之病，筋之柔，必气以煦之，血以濡之。今寒客心脉，气血凝泣，筋失温煦濡养而拘急，故发瘛疭。心脉微急而不通，故心痛引背。大则邪盛病进，痹于心脉而心痛引背。

2. 热邪

《素问·至真要大论》："主胜则热反上行而客于心，心痛发热，格中而呕。"

"热淫所胜……肩背臂臑及缺盆中痛，心痛肺䐜，腹大满，膨膨而喘咳，病本于肺。"

按：热客于心则心痛发热，牵及肩背臂臑及缺盆中痛、腹大满膨膨、喘咳，干格于中而呕，症状类于心绞痛。可见，热邪亦为冠心病、心绞痛的致病因素。

主胜则热，这个热的概念不能等同于西医的热，西医是以体温高为判断发热的标准；而中医的热，是指一组特异的症状而言，如心烦、口渴、面赤、溲黄、便干、舌红、脉数实等，测其体温，可高，可不高。若是外感引起的发热，一般体温也高，中西医有重叠，但不等同。因体温高者，中医认为也可因阳虚、阴虚所致，不能一见体温高，就称为热，妄用寒凉。

《素问·刺热论》："心热病者，先不乐，数日乃热，热争则卒心痛，烦闷善呕，头痛面赤，无汗。"

按：心热，可导致卒心痛、烦闷，此与冠心病密切相关。可见热邪是引发冠心病的重要因素。《类经·十五卷·四十四》曰："热与心气争，故卒然心痛而烦闷。"这个热，可分为心经的实热与虚热两类。实热者，包括六气化火、五志化火，及内生五邪蕴久化火；虚热者，包括阴阳气血之虚，虚热内生扰心。除心经本身之热以外，尚有五脏之火上干于心而卒心痛烦闷者，亦分五脏的实火与虚火。所以火热扰心，相当复杂，临证须加仔细分辨。

《素问·至真要大论》："热客于胃，烦心心痛，目赤欲呕，呕酸善饥。"

按：《灵枢·经别》："足阳明之正……上通于心。"胃与心有经络相通，故胃热可沿经上干于心而引发心痛、心烦。提示冠心病亦可因胃热而发，治胃热，白虎、承气、凉膈散等皆可择而用之。

《素问·至真要大论》："燠热内作……暴喑心痛。""火气内郁……甚则心痛热格。"

按：此亦热邪引发心痛。热邪引发心痛者，一者热邪可阻痹气血运行，不通而痛；一者热可煎迫气血，气血逆乱迫急而妄行，亦可为痛。如本书新列之升降散、栀子豉汤治冠心病者，皆本于此旨。

《素问·至真要大论》病机十九条："诸痛痒疮，皆属于心。""诸逆冲上，皆属于火。""诸病胕肿，疼酸惊骇，皆属于火。"

按：诸痛当包括心绞痛，故心绞痛可因火而发，清热是治疗心绞痛的重要法则。

3. 湿邪

《素问·六元正纪大论》："感于寒湿，则民病身重胕肿，胸腹满。"

按：胸腹满与冠心病之胸闷憋气相关，可由寒湿所致。可见，温阳化湿亦为治冠心病一门径。

《素问·至真要大论》："湿淫所胜……民病积饮，心痛，耳聋。""湿淫所胜……咳唾则有血，心如悬，病本于肾。"

按：湿盛则痹阻胸阳而心痛，干于清窍而耳聋，甚则心气不收，心如悬，血不摄而咳唾有血，状类心衰。治当化湿蠲饮。本书以化湿蠲饮法所治之诸案，与经旨合。

4. 风邪

《素问·至真要大论》："风淫所胜……心痛支满。""风淫所胜……民病胃脘当心而痛。""风淫所胜……善伸数欠，心痛支满。"

按：此论风邪客于心而心痛，风有内风、外风，外风当散，内风当息。内风之作，有实风、虚风之别，又当仔细辨认。本书新列之肝风走窜于心而引发冠心病者，与此相符。

5. 燥邪

《素问·至真要大论》："燥淫所胜……心胁暴痛，不能反侧。"

按：此为燥客于心而引发之心痛、胁痛。燥分温凉内外，外邪当养津疏燥，内燥当清润。内燥有虚实之异，热伤津而燥者，当清润；阴虚而燥者，当生津养阴润燥。本书新列之百合地黄汤、三甲复脉等方，皆为以养阴润燥之剂治冠心病者，其理盖出于此。

（二）七情

《灵枢·百病始生》："忧思伤心。"

《灵枢·邪气脏腑病形》："愁忧恐惧则伤心。"

《灵枢·口问》:"悲哀愁忧则心动,心动则五脏六腑皆摇。"

《灵枢·本神》:"怵惕思虑者则伤神,神伤则恐惧,流淫而不止。因悲哀动中者,竭绝而失生。喜乐者,神惮散而不藏;愁忧者,气闭塞而不行;盛怒者,迷惑而不治。恐惧者,神荡惮而不收。"

《素问·至真要大论》:"喜伤心。"

按: 人之七情太过或不及,皆可乱其气血,扰神伤心,所以情志是导致冠心病的一个重要因素。虽情志不同,对人气机影响有别,有气郁、气逆、气下、气耗、气乱之分,但皆可影响于心,呈现心经的不同病变,临床当因其所异而治之。

(三)内生五邪

《素问·脉解》:"所谓胸痛少气者,水气在脏腑也。水者,阴气也,阴气在中,故胸痛少气也。所谓甚则厥,恶人与火,闻木音则惕然而惊者,阳气与阴气相薄,水火相恶,故惕然而惊也。"

按: 心痛少气,恶人与火、惊惕且厥,与冠心病之临床表现颇相吻合,可因水在脏腑而发。水气何来?盖阳虚,气化不利,水液停蓄而为水饮。水饮泛滥,可外溢肌肤而为肿,内蓄胸腹而膨胀,影响脏腑则射肺而喘,干于胃而脘腹满痛、呕吐下利,凌于心则心悸、胸痛、憋闷、短气。以余之所见,冠心病属阳虚饮凌者颇多,恒以温阳化饮治之,与经旨颇合。

《素问·痹论》:"心痹者,脉不通。"

按: 痹者闭也。脉乃血脉,脉不通者,乃血凝泣而不通,导致心痹。心痹者,必心痛憋气、心悸怵惕,与冠心病紧密相关。这段经文明确指出,瘀血是造成冠心病的重要因素,因而活血化瘀是治疗冠心病的重要法则。但造成瘀血的因素颇多,有寒凝血瘀、气滞血瘀、热烁血瘀、阳虚血瘀、气虚血瘀、阴虚血瘀、痰阻血瘀等,治当首重祛除致瘀之因。

《灵枢·口问》:"味过于甘,则心气喘满。"

按: 心气喘满,与心功能低下相关,心源性哮喘可因过食肥甘所致。肥甘生痰,痰痹心脉,可致胸闷、胸痛、憋气、气短而喘等症。痰浊痹阻心脉,与脂质沉积形成动脉粥样斑块之机理相通。因而从养生防病来讲,勿过肥甘;作为冠心病的治疗,涤痰化浊为一重要法则。本书所选医案中,属痰浊者颇多,恒以温胆汤或瓜蒌薤白剂治之。

(四)正虚

《灵枢·五乱》:"清气在阴,浊气在阳,营气顺脉,卫气逆行,清浊相干,乱于胸中,是谓大悗,故气乱于心,则烦心密嘿,俯首静伏。"

按: 本应清阳在上,浊阴在下。若阴阳逆乱,升降悖逆,则浊阴反窃踞清阳之位，清浊相干，乱于胸中则烦乱，恶与人言，心慌乱不支，气短难续，而喜俯首静伏。此等表现，亦与冠心病之烦闷、心悸、心悬、气短而喘相关联。

升降悖逆的原因，可分为虚实两大类。正虚者，无力升举，阴气反干于上；邪阻者，清阳不上达，阴浊痹阻阳位。临证要分清孰虚、孰实。本书用升阳益胃汤、半夏泻心汤治冠心病者，意在调其升降，法本于此。

《素问·脏气法时论》："心病者，胸中痛，胁支满，胁下痛，膺背肩胛间痛，两臂内痛，虚则胸腹大，胁下与腰相引而痛。"

按： 该段经文所描述的症状与冠心病心绞痛表现颇为相似，可见古人对冠心病已有深刻认识。马王堆女尸死于冠脉梗死，可为佐证。

《素问·脏气法时论》："肾病者……虚则胸中痛。"

按： 心之主，肾也。肾藏真阴真阳，阳虚阴寒上逆可胸痛；阴虚经脉失濡而绌急，亦胸痛。故治冠心病有壮命火者、有滋肾阴者，皆为治冠心病之重要法则。

《素问·痹论》："阴气者，静则养神，躁则消亡。"

按： 阴者，藏精而起亟也。阴精躁，神无所倚，神惮散不藏。冠心病所见之烦惋、怵惕、闻木声则惊、恶与人言，或密嘿静伏，可与阴精消亡有关，故本书以三甲复脉汤、百合地黄汤等方所治之案，理渊于此。

《素问·经脉别论》："一阴至，厥阴之治也，真虚痛心。"

按： 痛心，心酸痛也。此痛，可因厥阴正虚所致。

（五）五脏相传

《素问·标本病传论》："夫病传者，心病先心痛，一日而咳，三日胁支痛，五日闭塞不通，身痛体重，三日不已，死，冬夜半，夏日中。"

按： 疾病可相互传变，心病可传其他脏腑，其他脏腑病变可传于心，心病先心痛。在判断冠心病的原因、病机时，要分清是心自病，还是由其他脏腑传变而来。他脏传心者，他脏之病为本而心为标。治病必求其本，故以治他脏为主。视其寒热虚实而调之，本去标象随之而消，或标本兼顾。本书所治之冠心病，多有从他脏入手而治者，概本于此。

《灵枢·厥病》："厥心痛，与背相控，善瘛，如从后触其心，伛偻者，肾心痛也。"

"厥心痛，卧若徒居，心痛间，动作痛益甚，色不变，肺心痛也。"

"厥心痛，腹胀胸满，心尤痛甚，胃心痛也。"

"厥心痛，色苍苍如死状，终日不得太息，肝心痛也。"

"厥心痛，痛如针锥刺其心，心痛甚者，脾心病也。"

"真心痛，手足青至节，心痛甚，旦发夕死，夕发旦死。"

《难经·八十一难》："五脏气相干，名厥心痛。"

按：此言五脏相互传变而引发心痛者，所以治疗冠心病，不能只着眼于心，还须分清心病由何脏所传，以整体观来通盘分析判断，胸有全局，方能分清标本先后，施治方有准的。因何脏所传，依脏腑及经络辨证来判断。

《素问·气穴论》："背与心相控而痛，所治天突与十椎及上纪下纪。上纪者，胃脘也；下纪者，关元也。背胸邪系阳明左右，如此其病前后痛涩。胸胁痛而不得息，不得卧，上气短气偏痛，脉满起斜出尻脉，络胸胁支心贯膈，上肩加天突，斜下肩交十椎下。"

按：该段经文所描述的症状，背与心相控而痛，牵及天突、胃脘、十椎、胸胁满痛不得息、不得卧等，与冠心病之临床表现极似，看来冠心病古已有之，故能对其病因、病机、治则进行精髓论述，奠定了后世辨治冠心病的理论基础，值得深入研究、领会。

《素问·玉机真脏论》：肝脉"其不及，则令人胸痛引背。"肾脉"其不及，则令人心悬如病饥。"

按：肝与心乃母与子的关系。肝脉不及则肝阳虚，足厥阴之寒逆于心，则胸背相引而痛。本书用乌梅丸治冠心病心绞痛例，与此经旨相符。

肾为水火之脏，其脉不及，或肾阳衰厥气上逆于心，或肾阴虚心阴不足，心脉失濡，皆可引发冠心病，故益肾阳，或补肾阴，皆为治冠心病之重要法则。

《素问·六元正纪大论》："土郁之发……民病心腹胀，肠鸣而为数后，甚则心痛胁䐜，呕吐霍乱。"

按：土郁，乃脾胃之郁。脾不升，胃不降，湿浊中生，清浊混淆，肠鸣、吐泻、霍乱。土郁则木郁而胁䐜，湿浊蔽塞胸阳而心气不通为心痛。此心痛，乃脾胃升降失司所致，治当升清降浊。

《素问·六元正纪大论》："金郁之发……民病咳逆，心胁满引少腹。"

按：金郁，乃肺气郁也。肺郁宣降失司而咳逆。肺气郁，心气不通而心满，腑气不通而腹满，金囚木不升发而胁痛。此心满乃由肺而引发，治当通宣肺气，宣达气机。

《素问·至真要大论》："厥阴之胜……胃脘当心而痛。""少阳之胜，热客于胃，烦心心痛。""阳明之复……甚则心痛否满。""太阴之复……上冲心。""主胜则厥气上行，心痛发热。"

《素问·缪刺论》："邪客足少阴之络，令人卒心痛。"

《素问·四时刺逆从论》："阳明有余病脉痹，身时热；不足病心痹，滑则心风疝。"

《素问·标本病传论》："夫病传者，心病先心痛。"

《素问·气交变大论》："岁火太过，炎暑流行，肺金受邪……甚则胸中痛，胁支满胁痛，膺背肩胛间痛，两臂内痛，身热骨痛而为浸淫。""岁水太过，寒气流行，邪害心火……谵妄心痛。"

"岁火不及，寒乃大行……民病胸中痛，胁支满，两胁痛，膺背肩胛间及两臂内痛，郁冒蒙昧，心痛暴暗。""岁金不及，炎火乃行……甚则心痛。"

《素问·五常政大论》："木郁之发……故民病胃脘当心而痛。""水郁之发……民病寒客心痛。"

《素问·厥论》："少阴之厥，则口干、溺赤、腹满、心痛。""太阴厥逆，䯒急挛，心痛引腹。""手心主少阴厥逆，心痛引喉，身热，死不可治。"

《素问·阴阳别论》："一阳发病，少气善咳，善泄，其传为心掣，其传为隔。"

按：以上诸条，皆为五脏相干而心病者。五脏在生理情况下，相承相制；病理情况下，相互传变，此即中医之整体观。根据中医整体观念，任何疾病，尤其像冠心病这种老年病，都不可能是单一系统、单一靶点的病变，因而多系统多靶点的综合调理，是中医的优势之一。一味中药常含上百种化学成分，一个方子由多味药组成，经煎煮后，成分相互反应，服后被吸收入血，作用于不同靶点，其成分、机理更为复杂。

中医由单味药到复方，是一次飞跃；由奇方到偶方，又是一次飞跃。这种按君臣佐使、相使、相须、相畏、相恶关系组成的方子，远较西药的鸡尾酒疗法或复方混合疗法更高明。整体观是中医主要特色之一，它不是落后，而是先进得很。

二、《伤寒论》《金匮要略》相关条文

（一）《胸痹心痛短气病脉证治》

1.原文："师曰，夫脉当取太过不及，阳微阴弦，即胸痹而痛，所以然者，责其极虚也。今阳虚知在上焦，所以胸痹心痛者。以其阴弦故也。"

按：此条昭示胸痹心痛之病机——阳虚阴寒内盛。何以知其阳虚阴盛？以脉阳微阴弦故知之。寸为阳，尺为阴。寸微，知上焦阳气微；尺弦，为下焦阴寒盛，治当温阳。

若胸痹之脉为阳弦阴弱者，亦为阳虚阴盛之脉。阴弱者，即阳虚于下；阳弦者，阴寒逆于上，亦可致胸痹、心痛、短气，治法亦当温阳。凡阳虚阴盛之脉，如脉微细、脉弦无力、脉缓无力、脉拘滞无力等，皆阳虚之脉，皆宜温阳。本书所治之医案，阳虚者居多，因而温阳是治疗冠心病的一个重要法则。阳虚，又可兼血瘀、饮泛、湿浊、痰凝、气结、气虚、血虚、阴虚等诸多兼证，可在

温阳的基础上随证变化加减，因而形成了琳琅多彩的众多方剂，大大丰富了中医治疗冠心病的手段。

2. 原文："平人无寒热，短气不足以息者，实也。"

按： 此条告诫我们，胸痹、心痛、短气，虚者有之，实者亦有之，不可一见气短不足以息，即谓气虚，而妄予补之。何以别虚实？以脉别之，脉沉取有力为实，沉取无力为虚，此乃分辨虚实的紧要之处。实乃邪实，邪阻气机，致短气。何邪所阻，阻于何部，又当细辨。凡六淫七情，气血痰食瘀等，皆可阻遏气机；其病位，可在表在里，在上在下，在脏在腑，皆可阻遏气机而致短气。其中又有兼夹之异、程度轻重之别，亦颇繁杂，若能丝丝入扣，切合病机，亦非朝夕之功，必刻苦学习，善于领悟，谨于实践，不断总结，方能渐臻成熟，舍此别无他途。

短气与气短当有别。气短，是气不足以息，故常太息，其呼吸并无滞碍，虚故也，其脉当虚。短气者，非气不足，自觉胸中窒塞，吸入之气不能下贯丹田，仿佛吸半截状，乃邪阻气机，呼吸不畅，此实也，脉当实。尚有肾不纳气或大气下陷而气浮于上者，此名息高，属虚。呼吸急促而短气者，名喘息，虚者有之，实者亦有之。

3. 原文："胸痹之病，喘息咳唾，胸背痛，短气，寸口脉沉而迟，关上小紧数，瓜蒌薤白白酒汤主之。"

按： 本条是典型的胸痹证，既有肺经的喘息、咳唾、短气之症，又有心经的胸背痛之象。心肺同居上焦，肺主气，心主血，紧密相关；且宗气居胸中，走息道司呼吸，贯心脉助心行血。上焦病变，极易出现心肺同病。胸乃阳位，阳痹则阳不用事；阳不用，则气之上下不相通，前后亦不通，致胸背痛，喘息咳唾短气并见。

脉寸口沉迟，若沉迟有力为寒遏，当温散；若沉迟无力乃阳微，当温阳。本条证以方度之，乃涤痰通阳之剂，知其病机为痰遏阳郁，故此沉迟当有力，为实。关上小紧数者，小紧乃阴脉，为邪遏阳不宣达，数乃阳郁之象。

脉之迟数，俗皆以至数解之，寸口迟当一息三至；关上数，当一息六至，这是不可能的。脉的搏动，乃由心搏所引发，同一心搏，要数皆数，要迟皆迟。若以至数论脉，这是无法解释的。中医讲的是脉象，是脉的形象，而非脉的至数。若脉之来去皆迫急，虽至数不快，亦为数；来去皆徐迟，虽至数稍快，亦为迟。以脉象来解，问题就迎刃而解了。

再者，脉学皆有寸关尺分部而数或寸关尺分部而迟的记载，若以至数论迟数，同一血脉，气血一以贯之，何能寸数而关尺不数？何能尺迟而寸关不迟？所以，以至数论迟数，则难以解释，若以脉象论迟数，则疑窦冰释。

本条以方药脉象来分析，其病机当为痰遏阳郁。瓜蒌甘寒，宽胸涤痰；薤白辛温通阳，且除大肠滞气，《内经》有"心病宜食薤"之记载。白酒，《千金方》用白蔹浆，即酢浆。《辞源》：酢，醋本字。《金匮玉函要略辑义》云："今用米醋极验。"焦树德云：现今有用米醋、黄酒、白酒者，以醋为佳，黄酒次之，白酒无效。半夏苦酒汤，苦酒为醋，知白酒非醋，当为米酒或黄酒。日本有清酒，或为古代传入日本，此白酒或为清酒。

4. 原文："胸痹不得卧，心痛彻背，背痛彻心者，瓜蒌薤白半夏汤主之。"

按：此条胸痹之状较上条为重，是胸痛彻背，且不得卧，卧则胸痛憋闷，呼吸困难，乃痰阻胸中气塞甚也。尤在泾云："阳痹之处，必有痰浊阻其间。"痰浊重，气塞亦重，故更加半夏以蠲痰饮。

冠心病由痰浊阻蔽者颇多，故此方为临床所常用。我常用生半夏 10～15g，以增涤痰之力。本书中多例用温胆汤治之，痰浊重者，温胆汤加三子养亲汤，或更加皂角子、白金丸，甚至礞石滚痰丸。其法，皆缘于此。

5. 原文："胸痹，心中痞气，气结在胸，胸满，胁下逆抢心，枳实薤白桂枝汤主之，人参汤亦主之。"

按：此上焦之病，已延及中焦，涉及胃肝，不仅胸痹，且已成痞及胁下气逆而抢心。同样一组症状，但有虚实不同。实者，气滞、气逆重，当急通痞结之气，去邪之实，加枳实、厚朴除气结，桂枝通阳。虚者，乃土虚木乘，升降悖逆而成痞，肝气上逆而抢心。土虚而木乘者，关键在土虚，故以人参汤温补中土，以御肝乘。

症状相同，而虚实有别，何以知之？当以脉决。脉沉取有力者为实，沉取无力者为虚。

6. 原文："胸痹，胸中气塞短气，茯苓杏仁甘草汤主之，橘枳姜汤亦主之。"

按：此亦气痹之证，症状相同，病机有别。以方测证，茯苓杏仁甘草汤，取杏仁宣上，通利三焦以化湿，茯苓淡渗以利湿，甘草培中，当属湿郁于上者。橘枳生姜汤苦辛散结降逆，乃治气滞为主者。

症状相同，何以别之？湿阻者，脉当濡且舌苔腻；气滞者，脉当沉弦或滞。本书例案中有以三仁汤、苓桂术甘汤、甘露消毒饮、菖蒲郁金汤等方治之者，有以益气培中治之者，理通于此。

7. 原文："胸痹缓急者，薏苡附子散主之。"

按：胸痹缓急者，当指胸痹之状有缓有急，正邪交争，互有往来胜复，阳气暂通则症缓，阳气暂闭则症重，故缓急交作。何邪使然？以方测证，当为阳虚寒湿痹阻，附子温阳，薏苡仁除湿，故知此证为寒湿所致，治当温阳除湿。本书中温阳化湿、温阳化痰、温阳化饮诸案，皆本于此。

方为散，且每服方寸匕，量较小，盖因湿性黏腻氤氲难以骤解，故小量缓图。

有湿何不选茯苓、白术、苍术等，而取薏苡仁？盖薏苡仁除湿，且可舒筋缓挛急。胸痹而痛者，因经脉绌急而痛，薏苡仁舒挛急缓其痛；而茯苓、白术长于健脾化湿渗湿，无舒筋缓挛急之功，故方选薏苡仁。

8. 原文："心中痞，诸逆，心悬痛，桂枝生姜枳实汤主之。"

按： 诸逆，当指寒痰、水饮、厥气等逆而上行。心中痞，心悬痛，皆因诸逆使然。究竟本条为何气使然？枳实行滞气，桂枝、生姜通阳散寒降逆，推知此证当为寒饮气逆所致，法当通阳散寒，行气降逆。本书中多例采用此法，概源于此。

9. 原文："心痛彻背，背痛彻心，乌头赤石脂丸主之。"

按： 心背痛彻者，阴寒凝闭重也，腧脏相通，内外相引，则心背彻痛。方取乌头、附子、川椒、干姜，共襄除寒凝开闭结之功，佐赤石脂以安心。据余所见，冠心病属寒凝痹结者多，余遵此法而广为应用，疗效确切。仲景用乌头者共五方，皆为寒凝而痛重者设。

（二）热郁

栀子豉汤类

《伤寒论》第 76 条："发汗吐下后，虚烦不得眠，若剧者，必反复颠倒，心中懊憹，栀子豉汤主之。若少气者，栀子甘草豉汤主之。若呕者，栀子生姜豉汤主之。"

《伤寒论》第 77 条："发汗，若下之，而烦热、胸中窒者，栀子豉汤主之。"

《伤寒论》第 78 条："伤寒五六日，大下之后，身热不去，心中结痛者，未欲解也，栀子豉汤主之。"

《伤寒论》第 221 条："阳明病，脉浮而紧，咽燥口苦，腹满而喘，发热汗出，不恶寒反恶热，身重。若发汗则躁，心愦愦反谵语；若加烧针，必怵惕烦躁不得眠；若下之，客气动膈，心中懊憹，舌上苔者，栀子豉汤主之。"

《伤寒论》第 375 条："下利后，更烦，按之心下濡者，为虚烦也，宜栀子豉汤。"

按： 此为太阳病误予汗、吐、下、温针，热邪郁于胸膈，出现下列五组症状：

热症状：身热、虚热、咽燥口苦、汗出。

神志症状：心烦、懊憹、反复颠倒、不得眠、怵惕、心中愦愦、谵语。

气滞症状：胸中窒、心中结痛、身重。消化症状：腹满、心下濡、下利。

呼吸症状：喘。

这几组症状，乃冠心病患者常见之症。热邪郁于胸膈，不得外达，必上冲、下迫、内窜。上冲则咽燥口苦；下迫则腹满、心下濡、下利；内窜于心而见神志症状；迫肺则喘；热淫于外而身热，迫津外泄为汗，闭阻气机而胸中窒、心中结痛。凡此，皆热郁胸膈所致。

热郁胸膈者，其脉若何？脉当沉而数，热甚则沉而躁数。若闭郁甚者，脉可沉伏、细小、涩、迟，状若阴脉，然其中必有一种奔冲激荡不肯宁静之感，此乃热郁甚者，万不可误为阴脉而妄予温补。

栀子豉汤乃辛开苦降之方，辛以开郁，苦以泄热，为透泄郁热之良方，余治冠心病或心肌炎等病屡用此方。为增其透泄之力，常与升降散相合而用，确有良效，理缘于此。

气滞者，可加枳实、郁金，或合四逆散。

夹瘀者，加蒲黄、丹参、泽兰、赤芍、牡丹皮，或合血府逐瘀汤。

夹痰者，加天竺黄、贝母、瓜蒌、竹沥、半夏，或合菖蒲郁金汤、黛蛤散。

夹湿者，加佩兰、杏仁、白蔻、茯苓、菖蒲。夹阴虚者，加麦冬、百合、生地黄。

夹气虚者，加甘草、太子参、沙参。灵活加减，可纵横捭阖。

（三）少阳枢机不利

1. 小柴胡汤

《伤寒论》第37条："太阳病，十日已去，脉浮细而嗜卧者，外已解也，设胸满胁痛者，与小柴胡汤；脉细浮者，与麻黄汤。"

《伤寒论》第96条："伤寒，五六日，中风，往来寒热，胸胁苦满，嘿嘿不欲饮食，心烦喜呕，或胸中烦而不呕，或渴，或腹中痛，或胁下痞硬，或心下悸，小便不利，或不渴，身有微热，或咳者，小柴胡汤主之。"

《伤寒论》第231条："阳明中风，脉弦浮大而短气，腹都满，胁下及心痛，久按之气不通，鼻干不得汗，嗜卧，一身及目悉黄，小便难，有潮热，时时哕，耳前后肿，刺之小差，外不解，病过十日，脉续浮者，与小柴胡汤。"

按：小柴胡证的本质是半阴半阳证，半阴是指正虚——血弱气尽；半阳是指邪实——邪气因入，与正气相搏，结于胁下。胆经下胸中，循胁里。少阳郁结，经脉不通，故见胸满胁痛、心病等，冠心病者亦可见此证。故小柴胡汤和解枢机，令春生之气舒启敷和，亦用于冠心病者。

2. 柴胡加龙骨牡蛎汤

《伤寒论》第107条："伤寒八九日，下之胸满烦惊，小便不利，谵语，一身尽重，不可转侧者，柴胡加龙骨牡蛎汤主之。"

按：此伤寒误下，邪入少阳、三焦，表里俱病。少阳枢机不利则胸满，少阳相火夹胃热上熏则烦惊、谵语，三焦不畅则小便不利，阳气内滞则身重不可转侧。诸症皆可见于冠心病患者，若见胸满烦惊者，此方可酌而用之，以疏利枢机，兼以安心。

3. 柴胡桂枝干姜汤

《伤寒论》第147条："伤寒五六日，已发汗而复下之，胸胁满微结，小便不利，渴而不呕，但头汗出，往来寒热，心烦者，此为未解也，柴胡桂枝干姜汤主之。"

按： 此少阳证兼饮者。少阳枢机不利见往来寒热、胸胁满微结、心烦；饮阻见渴、小便不利、头汗出。诸症冠心病患者亦可见之，故此方可酌用于治疗冠心病。

（四）二阳并病

《伤寒论》第142条："太阳与少阳并病，头痛项强，或眩冒，时如结胸，心下痞硬者，当刺大椎第一间、肺俞、肝俞，慎不可发汗，发汗则谵语，脉弦，五日谵语不止，当刺期门。"

《伤寒论》第150条："太阳少阳并病，而反下之，成结胸，心下硬，下利不止，水浆不下，其人心烦。"

《伤寒论》第171条："太阳少阳并病，心下硬，颈项强而眩者，当刺大椎、肺俞、肝俞，慎勿下之。"

按： 太少并病，表未解且枢机不利，误下邪陷，与饮相结，而成结胸状，可与柴胡桂枝汤两解之，或刺大椎、肺俞、肝俞。虽成结胸状，然太少之邪未解，故慎勿下之。

结胸主症为心下至少腹硬满而痛不可近，乃水结胸胁所致。既然水结在胸，则胸疼当为必有之症。二阳并病如结胸状，必亦胸脘硬痛，与冠心病心绞痛表现相符，故和解表里，疏达少阳，亦为治冠心病之一法。

（五）热入血室

《伤寒论》第143条："妇人中风，发热严寒，经水适来，得之七八日，热除而脉迟身凉，胸胁下满，如结胸状，谵语者，此为热入血室也，当刺期门，随其实而取之。"

按： 热入血室，乃瘀热互结，瘀热阻于少阳经脉，故可见胸胁下满，如结胸状，此亦与冠心病相关。

叶天士云："仲景立小柴胡汤，提出所陷热邪，参、枣扶胃气，以冲脉隶属阳明也，此与虚者为合治。若热邪陷入，与血相结者，当从陶氏小柴胡汤去参、枣加生地、桃仁、楂肉、丹皮或犀角等。若本经血结自甚，必少腹满痛，轻者刺期门，重者小柴胡汤去甘药加延胡、归尾、桃仁，挟寒加肉桂心，气滞者加香附、陈皮、枳壳等。然热陷血室之证，多有谵语如狂之象，防是阳明胃实，当辨之。血结者身体必重，非若阳明之轻旋便捷者。何以故耶？阴主重浊，络脉被阻，侧旁气痹，连胸背皆拘束不遂，故祛邪通络，正合其病。往往延久，上逆心包，胸中痛，即陶氏所谓血结胸也。王海藏出一桂枝红花汤加海蛤、桃仁，原是表里上下一齐尽解之理，看此方大有巧手，故录出以备学者之用。"

血结胸，是瘀热互结。其来源，一可由热入血室，瘀热上逆心包而致；亦可热陷胸中，与血相结乃发。仲景论结胸，是热与水结，而血结胸，是对仲景学说的发展、补充。血结胸的主症是胸中痛，这与冠心病的临床表现是一致的，所以活血化瘀是治疗冠心病的重要法门。叶氏对热入血室所列的六项治法，对治疗冠心病皆有重要参考价值。其六项治法为：虚者，小柴胡；瘀热，小柴胡去人参、甘草，加生地黄、桃仁、楂肉、牡丹皮或犀角等；寒瘀，小柴胡加桂心；本经自结，小柴胡加延胡索、归尾、桃仁；气滞者，加香附、陈皮、枳壳；血结胸，桂枝红花汤加海蛤、桃仁。

（六）阳虚阴盛

《伤寒论》第 21 条："太阳病，下之后，脉促胸满者，桂枝去芍药汤主之。"

按： 太阳病，乃风寒所致。下后阳虚，风寒内陷，出现胸满脉促，与冠心病胸憋闷、心律不齐相符。用桂枝去芍药以温振胸阳。因阳虚阴盛，宜刚不宜柔，故去芍药之酸寒。阳虚重者，可加附子。温振阳气以治冠心病是临床常用法则，本书所举案例中，此法最多。

《伤寒论》第 160 条："伤寒吐下后，发汗，虚烦，脉甚微，八九日心下痞硬，胁下痛，气上冲咽喉，眩冒，经脉动惕者，久而成痿。"

按： 伤寒汗吐下后，阳气耗伤，阴寒内盛，厥气上冲，寒气凝结而心下痞硬、胁痛，冲于胸则胸痛憋闷，冲于咽则咽痛、咽窒。这些表现与冠心病相符，由阳虚阴盛所致。

《伤寒论》第 166 条："病如桂枝证，头不痛，项不强，寸脉微浮，胸中痞硬，气上冲喉咽，不得息者，此为胸有寒也。当吐之，宜瓜蒂散。"

《伤寒论》第 355 条："病人手足厥冷，脉乍紧者，邪结在胸中，心中满而烦，饥不能食者，病在胸中，当须吐之，宜瓜蒂散。"

《伤寒论》第 324 条："少阴病，饮食入口则吐，心中温温欲吐，复不能吐。始得之，手足寒，脉弦迟者，此胸中实，不可下也，当吐之。若膈上有寒饮，干呕者，不可吐也，当温之，宜四逆汤。"

按： 邪结在胸中，必痹阻胸阳，出现类似胸痹的胸闷、胸痛彻背、短气等。实者当吐，如瓜蒂散；虚者当温，如四逆汤。吐法，可引邪从上而越，本应为治疗冠心病的法则之一，现已鲜用，余亦未用，惜此法渐趋湮灭。

《金匮要略·五脏风寒积聚病脉证并治第十一》："肝中寒者，两臂不举，舌本燥，善太息，胸中痛，不得转侧，食则吐而汗出也。"

按： 肝中寒，经脉不通而胸痛，寒则气郁而太息。胸痛、太息等症与冠心病相关，可因肝寒所发，治当温肝散寒。

《金匮要略·腹满寒疝宿食病脉证治十》："腹中寒气，雷鸣切痛，胸胁逆满，呕吐，附子粳米汤主之。"

"心胸中大寒痛，呕不能饮食，腹中寒，上冲皮起，出见有头足，上下痛而不可触近者，大建中汤主之。"

按： 此皆阳虚，寒气逆上而致胸胁逆满疼痛者，大法皆温阳散寒。故温阳散寒为治冠心病心绞痛之重要法则。温阳之方此仅摘数则，其他温阳诸方，亦可酌而用于冠心病。

（七）水饮

《伤寒论》第 127 条："太阳病，小便利者，以饮水多，必心下悸；小便少者，必苦里急。"

按： 饮多水蓄，水饮上凌于心而心悸。冠心病者就常有心悸一症，故化饮为治冠心病之又一重要门径，化饮诸方皆可择而用之。

《伤寒论》第 356 条："伤寒，厥而心下悸，宜先治水，当服茯苓甘草汤。"

按： 茯苓甘草汤中，桂枝、甘草以振心阳，茯苓安神化饮，生姜散寒饮。饮蠲则神安，故本方可用以治疗冠心病。

《金匮要略·痰饮咳嗽病脉证并治第十二》："水在心，心下坚筑，短气，恶水不欲饮。"

"水在肾，心下悸。"

"心下有痰饮，胸胁支满，目眩，苓桂术甘汤主之。"

"夫病人饮水多，必暴喘满，凡食少饮多，水停心下，甚者则悸，微者短气。脉双弦者，寒也，皆大下后喜虚；脉偏弦者，饮也。"

"卒呕吐，心下痞，膈间有水，眩悸者，半夏加茯苓汤主之。"

按： 水饮凌心，则心动悸、短气、喘满，与冠心病相符，故温阳化饮为治冠心病一大法则。

《金匮要略·痰饮咳嗽病脉证并治第十二》："支饮胸满者，厚朴大黄汤主之。"

按： 方同小承气，当腹中痛而闭者，此方下之。何以胸满用此方？盖因支饮格拒心下，腑气不通，肺气不降而胸满。此胸满必重而急，故泻水消壅，通腑以降肺气。下法，亦为治冠心病变通之法。

《金匮要略·痰饮咳嗽病脉证并治第十二》："夫有支饮家，咳烦，胸中痛者，不卒死，至一百日或一岁，宜十枣汤。"

"咳家其脉弦，为有水，十枣汤主之。"

"脉沉而弦者，悬饮内痛，病悬饮者，十枣汤主之。"

"病者脉伏，其人欲自利，利反快，虽利，心下续坚满，此为留饮欲去故也，甘遂半夏汤主之。"

《伤寒论》第152条："太阳中风，下利呕逆，表解者，乃可攻之。其人漐漐汗出，发作有时，头痛，心下痞硬满，引胁下痛，干呕短气，汗出不恶寒者，此表解里未和也，十枣汤主之。"

按：十枣汤、甘遂半夏汤为泻水峻剂，必因水饮盛而憋闷胀痛殊甚者，泻水以缓其急。逐水法，亦为治冠心病救急之法。

《金匮要略·痰饮咳嗽病脉证并治第十二》："膈间支饮，其人喘满，心下痞坚，面色黧黑，其脉沉紧，得之数十日，医吐下之不愈，木防己汤主之。虚者即愈，实者三日复发，复与不愈者，宜木防己汤去石膏加茯苓芒硝汤主之。"

"支饮不得息，葶苈大枣泻肺汤主之。"

按：诸症与冠心病心衰者颇似，乃饮聚所致。木防己汤行水气、散结气，且清热补虚，或加茯苓、芒硝，渗水破坚，消其结聚之饮，诸症自除。水饮迫肺而呼吸迫急不得息者，以葶苈泻肺水，余常相伍而用，视其轻重，用量在10～30g之间。

《金匮要略·痰饮咳嗽病脉证并治第十二》："咳逆倚息不得卧，小青龙汤主之。""青龙汤下已，多唾口燥，寸脉沉，尺脉微，手足厥逆，气从小腹上冲胸咽，手足痹，其面翕热如醉状，因复下流阴股，小便难，时复冒者，与茯苓桂枝五味甘草汤，治其气冲。"

"冲气即低，而反更咳，胸满者，用苓桂五味甘草汤，去桂加干姜、细辛，以治其咳满。"

"咳满即止，而更复渴，冲气复发者，以细辛、干姜为热药也，服之当遂渴，而渴反止者，为支饮也。支饮者，法当冒，冒者必呕。呕者，复内半夏以去其水。"

"水去呕止，其人形肿者，加杏仁主之。其证应内麻黄，以其人遂痹，故不内之。若逆而内之者，必厥，所以然者，以其人血虚，麻黄发其阳故也。"

"若面热如醉，此为胃热上冲，熏其面，加大黄以利之。"

按：小青龙汤温阳散寒化饮，用治寒饮上犯之咳逆倚息不得卧。冠心病多属寒饮上犯者，故余屡用小青龙汤治之。然寒饮多有变证，仲景将小青龙巧予化裁，形成苓甘五味姜辛汤等诸方。以上六条，可看成一完整病例，示人如何谨守病机、随证加减之实例。因而余在治外寒内饮之冠心病时，亦依仲景所示而裁度，灵活运用上述诸方，治疗实例载于本书中。

《金匮要略·水气病脉证并治第十四》："趺阳脉当伏，今反紧，本自有寒，疝，瘕，腹中痛。医反下之，即胸满短气。"

"问曰：病者苦水，面目身体四肢皆肿，小便不利，脉之，不言水，反言胸中痛，气上冲咽，状如炙肉，当微咳喘。审如师言，其脉何类？

师曰：寸口脉沉而紧，沉为水，紧为寒，沉紧相搏，结在关元，始时尚微，年盛不觉，阳衰之后，荣卫相干，阳损阴盛，结寒微动，肾气上冲，喉咽塞噎，胁下急痛。医以为留饮而大下之，气击不去，其病不除，后复吐之，胃家虚烦，咽燥欲饮水，小便不利，水谷不化，面目手足浮肿，又与葶苈丸下水，当时如小差，食饮过度，肿复如前，胸胁苦痛，象若奔豚，其水扬溢，则浮咳喘逆。当先攻击冲气，令止，乃治咳，咳止，其喘自差。先治新病，病当在后。"

按：脉沉紧乃阳虚不能制水，水泛而肿，厥气上冲胸咽，故胸胁苦痛、咽如炙肉、咳喘逆，与冠心病颇符，因而温阳制水是治疗冠心病一重要法则，本书此类案例颇多。

《金匮要略·水气病脉证并治第十四》："气分，心下坚，大如盘，边如旋杯，水饮所作，桂枝去芍药加麻辛附子汤主之。"

"心下坚，大如盘，边如旋盘，水饮所作，枳术汤主之。"

按：心下坚大如盘，乃阳衰饮结聚心下，可见于冠心病心衰者。予桂枝去芍药加麻辛附汤，意在行阳化水，散心下之坚。仲景云："大气一转，其气乃散。"大气者，乃人身之阳气也。阳气者，若天与日，阳运当以日光明。离照当空，阴霾自散，阳气周行，阴浊无处藏匿，诸证冰释。枳术汤之心下坚，乃水饮阻气，故以苦泻之。

《金匮要略·惊悸吐衄下血胸满瘀血病脉证治第十六》："心下悸者，半夏麻黄丸主之。"

按：此饮遏阳气，饮邪上干而心悸，以半夏蠲饮，麻黄发阳气。

《金匮要略·呕吐哕下利病脉证治第十七》："呕而胸满者，吴茱萸汤主之。"

按：吴茱萸汤温阳散寒降逆，此呕与胸满当属阴寒上逆使然。胸满一症冠心病多有之，故吴茱萸汤亦可用于冠心病的治疗。余常以吴茱萸汤相伍而用。

《金匮要略·中风历节病脉证并治第五》："寸口脉迟而缓，迟则为寒，缓则为虚，荣缓则为亡血，卫缓则为中风。邪气中经，则身痒而瘾疹。心气不足，邪气入中，则胸满而短气。"

《金匮要略·惊悸吐衄下血胸满瘀血病脉证治第十六》："寸口脉微而数，微则无气，无气则荣虚，荣虚则血不足，血不足则胸中冷。"

按：上述二条，胸满、短气、胸冷，皆可见于冠心病患者。究其原因，皆为虚寒所致，法当温阳养荣。

（八）结胸、脏结

《伤寒论》第128条：问曰，病有结胸，有脏结，其状何如？答曰：按之痛，寸脉浮，关脉沉，名曰结胸也。"

《伤寒论》第129条："何谓脏结？答曰，如结胸状，饮食如故，时时下利，寸脉浮，关脉小细沉紧，名曰脏结。舌上白苔滑者，难治。"

《伤寒论》第130条："脏结无阳证，不往来寒热，其人反静，舌上苔滑者，不可攻也。"

《伤寒论》第131条："病发于阳，而反下之，热入因作结胸；病发于阴而反下之，因作痞也。所以成结胸者，以下之太早故也。结胸者，项亦强，如柔痉状，下之则和，宜大陷胸丸。"

《伤寒论》第134条："太阳病，脉浮而动数，浮则为风，数则为热，动则为痛，数则为虚，头痛发热，微盗汗出，而反恶寒者，表未解也，反下之，动数变迟，膈内拒痛，胃中空虚，客气动膈，短气躁烦，心中懊侬，阳气内陷，心下因硬，则为结胸，大陷胸汤主之。若不结胸，但头汗出，余处无汗，剂颈而还，小便不利，身必发黄。"

《伤寒论》第135条："伤寒六七日，结胸热实，脉沉而紧，心下痛，按之石硬者，大陷胸汤主之。"

《伤寒论》第136条："伤寒十余日，热结在里，复往来寒热者，与大柴胡汤。但结胸，无大热者，此为水结在胸胁也，但头微汗出者，大陷胸汤主之。"

《伤寒论》第137条："太阳病，重发汗而复下之，不大便五六日，舌上燥而渴，日晡所小有潮热，从心下至少腹硬满而痛，不可近者，大陷胸汤主之。"

《伤寒论》第149条："伤寒五六日，呕而发热者，柴胡汤证具，而以他药下之，柴胡证仍在者，复与柴胡汤，此虽已下之，不为逆，必蒸蒸而振，却发热汗出而解。若心下满而硬痛者，此为结胸也，大陷胸汤主之。但满而不痛者，此为痞，柴胡不中与之，宜半夏泻心汤。"

《伤寒论》第150条："太阳少阳并病，而反下之，成结胸，心下硬，下利不止，水浆不下，其人心烦。"

按： 结胸乃病发于阳而误治，致邪热内陷，与水相结于胸胁。其症为心下硬满拒痛，伴短气躁烦、心中懊侬等。胸痛否？仲景未明言，但邪结在胸，推知胸痛为必有之症，则结胸与冠心病颇似。大陷胸汤为荡涤水热互结之峻剂，当亦为治冠心病的法门之一。

脏结无阳证，状如结胸，当分寒实与虚寒两类，寒实结胸，当属脏结之实证者，可与三物小陷胸或三物白散，逐其寒饮；若虚寒者，当辛热回阳，可予四逆汤、乌头赤石脂丸等。

《伤寒论》第138条："小结胸病，正在心下，按之则痛，脉浮滑者，小陷胸汤主之。"

按： 小陷胸汤证乃痰热互结，阻格心下则心下痛，若阻闭于胸，则胸中痛、胸闷。观之临床，冠心病因痰热阻痹者颇多，清热涤痰是常用法则，故小陷胸汤亦常用以治疗冠心病。

（九）寒邪

《伤寒论》第36条："太阳与阳明合病，喘而胸满者，不可下，宜麻黄汤。"

按： 寒袭于表，肺气不宣，见喘而胸满。冠心病亦有寒邪闭郁肌表，内舍于心者。余见脉拘紧而有寒象者，必先予散寒解表，或取麻黄汤，或取五积散，或取小青龙，亦啜粥温覆以取汗。汗出，则骤感轻舒畅快。汗出后，不可再汗，当随其证而调之。

汗法，亦为治冠心病之一法。汗之出，必阳气布，阳布阴施乃得汗。阳气之敷布，乃根于肾，通行于三焦，外达腠理毫毛，周行全身内外，乃可加于阴而为汗。阳得周行，邪无藏匿，则肺气得宣，心脉可通，何痛之有。

寒邪束表，见麻黄汤八症者，固可汗之；若寒舍于里而无表证者，亦当散之，汗而解。余用汗法的主要依据为脉拘紧。寒主收引，寒主凝泣，寒痹脉必拘紧，故宜散之，使邪从汗解。

（十）瘀血

《金匮要略·五脏风寒积聚病脉证并治第十一》："肝着，其人常欲蹈其胸上，先未苦时，但欲饮热，旋覆花汤主之。"

按： 肝着乃气血郁滞，着而不行，经脉不通，致胸闷痛而欲蹈其胸。《医林改错》有胸任重物与胸不任重物，以血府逐瘀汤治之，其理与此相通。此证与冠心病颇似，故近世多以活血化瘀为法治冠心病。旋覆花汤亦活血通阳之方，此法已广为应用，加减化裁，衍生出许多治冠心病的方子，这也是对仲景法则的活学活用。

《金匮要略·惊悸吐衄下血胸满瘀血病脉证治第十六》："病人胸满，唇痿舌青，口燥，但欲嗽水不欲咽，无寒热，脉微大来迟，腹不满，其人言我满，为有瘀血。"

"病者如热状、烦满、口干燥而渴，其脉反无热，此为阴伏，是瘀血也，当下之。"

按： 胸满、唇痿，舌青、口干燥，可见于冠心病缺氧之重症。症似有热，而脉反无热，此为阴伏，是瘀血也，宜下瘀血。抵当汤与下瘀血汤为破瘀重剂，对瘀血重者，余常相伍而用。

（十一）寒热错杂

《伤寒论》第326条："厥阴之为病，消渴，气上撞心，心中疼热，饥而不欲食，食则吐蛔，下之利不止。"

按： 此本厥阴篇提纲证，气上撞心，心中疼热，与冠心病相关联。乌梅丸为厥阴篇之主方，故余以乌梅丸治肝寒而心绞痛者。

厥阴肝乃阴尽阳生之脏，阳始萌而未盛，一有戕伐，最易肝阳馁弱。肝之春生阳气不升，则疏泄不及，阴寒蔽塞，易致胸闷胸痛。肝内寄相火，肝阳虚馁，相火内郁，于是寒热错杂，此即尤在泾所云："积阴之下，必有伏阳。"相火内郁而上冲，致消渴，气上撞心，心中热痛。乌梅丸中附、姜、桂、辛、椒，皆辛热回阳之品，可温肝阳；乌梅、当归补肝之体，人参补肝之气，益肝之用；连柏泻内郁之相火。寒热并用，调理阴阳。肝得舒启，阳得升发，阴霾自散，相火自可敷布，诸症随之而解。

《金匮要略·痉湿暍病脉证治第二》："湿家，其人但头汗出，背强，欲得被覆向火，若下之早则哕，或胸满，小便不利，舌上如苔者，以丹田有热，胸上有寒，渴欲得饮而不能饮，则口燥烦也。"

按： 湿踞于上，热蒸于下，湿遏热伏，热蒸湿横，阻闭胸阳，则胸满、憋气、疼痛诸症皆可见，此与冠心病相符。薛生白云：湿热证，胸痞乃必见之症。湿热相合，法宜清热化湿，然重在化湿，不宜过于寒凉，湿去则热易透。冠心病亦有属湿热阻蔽者，本书中之菖蒲郁金汤例，即属此类。

（十二）奔豚

《金匮要略·奔豚气》："师曰，奔豚病，从少腹起，上冲咽喉，发作欲死，复还止，皆从惊恐得之。"

"奔豚气上冲胸，腹痛，往来寒热，奔豚汤主之。"

"发汗后，烧针令其汗，针处被寒，核起而赤者，必发奔豚，气从少腹上至心，灸其核上各一壮，与桂枝加桂汤主之。"

"发汗后，脐下悸者，欲作奔豚，茯苓桂枝甘草大枣汤主之。"

按： 奔豚主症是气从少腹上冲胸咽，导致胸腹痛，且发作欲死，颇似冠心病心绞痛之重者，或类急性心梗，皆厥气上冲所致。但厥气上逆，有责之肝逆者，有责之土不制水者，有下焦阴寒者，各有不同。本书中调肝、培土、温肾降逆诸例可参。

以上关于经典中与冠心病相关的条文加以引述，并加了按语，以求对治冠心病能从经典中获得启悟。因水平所限，引述未必恰当全面，虽然如此，亦足以发聩，充分体现了中医经典的博大精深。

第三节　医案百例

虽然中医辨证论治的核心是个体化治疗，因人而异，各不相同，但为了便于掌握，故据其病机，大致分了如下几个证型。

1. 火热。

2. 寒盛。

3. 湿浊。

4. 痰饮。

5. 瘀血。

6. 正虚。

7. 五脏相干。

虽粗略分为几类，但都是相互兼夹，难以截然区分，宜前后互参。

一、火热

（一）概述

1. 火热的概念

火热性质相同，常并论，但又有区别。

中医所说的热，是指一组特异症状及体征而言，如身热烦躁、面赤、口渴、溲赤、便结、舌红、苔黄、脉数等，而西医所指的发热是以体温高低为标准，二者虽有重叠，但不可等同。体温不高，热证备，中医仍然称为热；若体温虽高，但无热证，中医则不以热称，甚至可能认为阳虚有寒。若属外感病发热，往往体温亦高，此时多与西医热的概念重合。

我之所以强调中西医热的概念不同，是因我有深刻教训。

20世纪60年代初，麻疹流行，有的小孩白胖，高热，麻疹出不来，体温都在41℃以上，我误以热盛，予清热表疹，六七例皆亡。后见《中医杂志》一文恍悟，虽高热，乃阳虚不能托疹，后遵其法，予参附鹿茸温阳托疹，后数例皆愈。此教训刻骨铭心，我终生难忘。

火热虽同性，热一般全身症状明显，且传变多；火主要出现局部症状，如头痛、目赤、咽痛、牙痛及疮疡等，因而又有火与热之别。

2. 火热的分类

火热有虚实两大类。

虚火，包括阴阳气血虚衰致内生之火。

实火，包括六淫化火、五志化火，以及气血痰食湿郁久化火。实火尚分燔灼之火与郁火两类。

火热往往有诸多兼邪，如兼湿、痰、瘀、食、气、正虚等。

火热尚有部位之异，如在表在里、在脏在腑、在气在血之不同。

火热尚有程度之不同，有微热、壮热或火热燔灼之别。

火热引发的冠心病，有心经自病者，尚有其他脏腑之火热上干于心者。

3. 火热病机

（1）可闭郁阳气，形成真热假寒。

（2）可阻遏血脉，不通而痛。

（3）可煎熬阴血，形成瘀血。

（4）可迫血妄行而动血。

（5）热灼津伤，可形成阴亏。

（6）壮火耗气，可导致气虚、阳虚。

（7）可灼液成痰。

（8）热极生风。

（9）可扰心而见烦、悸、不寐、谵语、狂躁、神昏。

（10）可上灼、下迫、横窜，引发诸多病变，非常复杂。因而，临床能辨清火热，丝丝入扣，绝非易事。

4. 冠心病属火热型者诊断要点

脉数实——诊断权重占90%。舌红。胸痛、憋闷、烦悸。

此三点，为诊断实热型冠心病的三个要点。至于虚热者，脉数而沉取无力；或浮大涌盛，乃真气浮越；或阴虚而脉细数。

（1）关于数脉，俗皆以至数论之，曰五至为平，三至为迟，四至为缓，六至为数，七至为疾。假如以至数论，有些问题就不好解释，如"寸数咽喉口舌疮"。寸数六至时，关尺数不数？肯定关尺不数，若关尺亦六至，则三部皆数，何以分寸独数？脉动乃心搏所引起，同一心搏，寸至尺至数必然一致，不可能寸搏六次，而关、尺搏五次、四次。

又如《金匮要略·胸痹心痛短气病脉证治第九》篇，瓜蒌薤白汤之脉象为"寸口脉沉迟，关上小紧数"。若依至数解，则寸脉一息三至，而关脉一息六至，这是不可能的。然如何解释呢？中医讲的是脉象而非脉数，是指脉的形象而言，非谓脉的至数而言。数脉是指每搏脉的来去皆迅疾，即为数脉，其至数或为六至，或为五至乃至四至，皆谓数。医者皆知，寸关尺三部脉象可不同，当寸数时关尺可不数；当关数时，寸尺可不数。所以，数脉当以脉象言之，迟脉、缓脉皆然。

数有虚实。同一数脉，有虚实之别，沉取有力为实，沉取无力为虚。《濒湖脉学》曰："实宜凉泻虚温补。"同为数脉，沉而有力者当以寒凉之药泻火；沉而无力者，当以温热之药益气、温阳。或寒药，或热药，判若水火，取决于沉取有力无力，这是关键紧要之处。但亦有数而浮大涌盛者，或因阴不制阳而阳浮；或阴盛格阳而阳越；或气虚不固而气动；或血虚气失依恋而阳升，皆为真气浮越。阴虚之脉，常见细数。此种数脉，当愈数愈虚，愈虚愈数。

郁火之脉，当沉而躁数。躁乃独阳无阴，热邪亢盛。《伤寒论》："脉数急者为传也。"因邪盛，故传变。《内经》多处论躁脉，曰："有病温者，汗出辄复热，而脉躁疾，不为汗衰，狂言不能食……名阴阳交，交者死也。""汗出而脉尚躁盛者死。"若火热闭郁重者，脉可见沉细、沉迟、沉涩、沉而促结，甚至脉伏、脉厥。脉虽细、迟、涩、结，但绝非阴脉，按之必有一种躁急不宁之象。如《医家心法·诊法》曰："怫郁之脉，大抵多弦涩迟滞，其来也必不能缓，其去也必不肯迟，先有一种似数非数躁动之象。"《伤寒瘟疫条辨》云："温病脉沉涩而小急，此伏热之毒，滞于少阴，断不可误为虚寒。"

（2）关于舌，我以脉诊的寒热虚实，来解释舌象。若为实热，舌色当红、绛且苍老坚敛；虚热之舌亦红，然胖淡嫩滑。但脉见阳虚阴盛之时，舌亦红绛或暗红，此红不以热看，因脉属阴脉，故舌亦看成阴寒之舌。何也？因阴寒盛，必收引、凝泣，血行凝泣则血瘀，血瘀见之于舌，则舌色暗红。俗皆以舌虽红，若干燥少津者为火热，因热耗津液；若虽红而滑润者为虚、为寒，因虚寒者水液盛。其实不然，阴寒盛者，舌亦可少津，因阳虚气化不利，津液不敷，舌失濡润，亦可暗红而干。如此看来，阳盛可舌红少津，阴盛亦可舌红少津，临证时如何分别？吾以脉解舌，以脉别之。阳脉见红绛干敛者，为火热盛之舌象；阴脉见红绛干敛者，为阴寒盛之舌象，以此别之。

（3）疼痛：典型者为胸骨后压榨性疼痛，可牵及左上肢、颈、牙、胃脘、后背部，伴有胸闷憋气、心悸、惊怵、汗出、乏力等诸症，寒热虚实皆可发生，亦以脉解。

（二）医案举隅

例1：热郁胸膈转痰阻阳痹

胡某，女，51岁。

2003年9月23日诊：心烦胸闷，常卧寐中憋醒，阵烘热汗出。心电图：T波、Ⅲ、aVF、V$_5$倒置。

脉沉滑数，舌可。

证属：热郁胸膈。

法宜：清透胸膈郁热。

方宗：栀子豉汤合升降散加减。

栀子 12g	豆豉 12g	枳实 9g	僵蚕 12g
蝉蜕 5g	姜黄 10g	连翘 15g	丹参 12g
生蒲黄 10g			

7剂，水煎服。

9月30日二诊：烦热、胸憋未作，觉左胁下支结。脉转沉滞而滑。

证属：痰郁气滞。

法宜：豁痰行气通阳。

方宗：瓜蒌薤白桂枝汤加减。

瓜蒌 12g	薤白 12g	枳实 9g	桂枝 12g
丹参 18g			

10月28日三诊：上方加减，共服28剂。诸症消失。心电图大致正常。脉缓滑。

上方加半夏12g，继予14剂，停药。

按：热郁胸膈，见心烦懊侬不得眠、胸中窒、心中结痛等症。其诊断要点在于脉沉而数，重者见沉而躁数。

何以二诊转用瓜蒌薤白桂枝汤？因脉转沉滞而滑，沉滞乃气郁不舒之脉；沉而滑者，乃痰郁于里之征，故诊为痰郁气滞，予瓜蒌薤白桂枝汤。

用瓜蒌薤白剂，是否必是"寸口脉沉而迟，关上小紧数"之脉？余意不可胶柱。瓜蒌薤白剂之病机，当为痰阻阳郁于胸，有痰脉当滑，气机被阻而阳郁不伸，脉当沉，故见沉滑即此证之脉，又有胸痹之状，即可用瓜蒌薤白剂。若脉沉缓无力，当属里虚，胸阳不振而胸痹，治当用人参汤。所以，见胸痹之状，脉见沉滑，或沉弦滑，或弦滑，皆可予瓜蒌薤白剂，痰重者用瓜蒌薤白半夏汤，气滞重者予瓜蒌薤白桂枝汤。

例2：痰热阻肺，迫血妄行

苏某，男，66岁。

2002年8月28日初诊：于1991年1月9日心梗，经抢救好转，但房颤、心衰未控制。胸闷痛，咳痰多，夹粉红色痰，常咯血。寐时只能右侧卧，重时不能平卧，安静时亦感呼吸困难，频吸氧。

脉沉滑有力，三五不调，舌苔白厚，唇暗。

此痰阻胸肺，予涤痰加四子汤。

陈皮 10g	半夏 12g	茯苓 15g	胆南星 10g
枳实 9g	瓜蒌 20g	郁金 15g	菖蒲 9g
葶苈子 15g	苏子 10g	白芥子 9g	炒莱菔子 12g
海浮石 20g	炙桑白皮 15g		

9月11日二诊：上方共服14剂，痰减，胸闷轻，然仍有粉红色痰。脉转沉滑而大，舌苔退。脉大乃热盛，于上方加生石膏30g、知母6g、芦根30g，停地高辛、卡托普利等西药。

10月12日三诊：上方服30剂，粉红色痰已无，痰已明显减少，尚咽痒、咳、轻微心慌，可自己骑车来门诊（约20里路）。至11月份，自己将300斤冬贮白菜搬至四楼，累后又吐血，动辄喘。仍宗上方治之。

至1月份，血痰止，唯房颤仍在，他症已不著，到1月25日春节中断治疗。后听说春节过劳、饮酒、病故。

按：一诊因脉沉滑有力，胸闷咳痰、咯血，断为痰实壅肺，肺气上逆。气帅血行，气逆则血逆，故而咯血。脉参伍不调，若按之无力，乃气血虚，不能相继；若按之有力，乃邪阻脉道，气血不畅，而参伍不调。本案脉有力，乃邪实，故一诊重在涤痰降气。

二诊痰势挫，热转盛，脉转大，故予前方增石膏、知母清热之品。连服30剂，粉红色血痰方止，在停地高辛的情况下，Ⅱ度心衰得以缓解，心功能得以明显改善，说明中药有效，但顽固房颤未能纠正。

心衰，很多人主张以参附救之，或主张以生脉饮为主。诚然，参附、生脉皆为有效之佳方，但必须对证方可，不可当成固定套路来用，否则就失去了名方的应有卓效。此例心衰，以痰热为主，因脉实而大，始终以清热涤痰之剂，未因喘促气短难续而予补益，此乃脉实证实也。分清虚实，乃是辨证的关键，否则，难免实其实，虚其虚。

方中加桑白皮者，因气帅血行，肺气上逆则血亦逆，故而咯血。桑白皮入肺，降肺气，气降则血降，气降则火亦消，故此案加之以泻肺止血。

例3：热盛生风

徐某，女，68岁。

2002年11月30日初诊：胸闷、胸痛、憋气、心慌、心烦、头晕、寐差，一日约睡4小时，他可。5月份患下壁心梗，抢救缓解。

脉弦数而大且硬。舌暗，唇暗。

证属：热盛生风。

法宜：清热息风，佐以活血。

方宗：清瘟败毒饮加减。

生石膏30g	知母6g	黄芩10g	黄连10g
栀子12g	牡丹皮12g	丹参30g	蒲黄10g
瓜蒌18g	炙甘草6g	生龙骨30g	生牡蛎30g
生石决明30g			

12月11日二诊：上方共服10剂，胸闷、痛、心慌、心烦明显减轻，但寐尚差，一夜约5小时。脉弦数且硬，已不大。舌尚暗。上方继服7剂，后未再诊。

按：脉数而大，乃热盛于内；弦数且硬，乃热盛生风。肝风上旋，扰于上则胸痛闷、心烦悸、寐少，扰于颠则头晕。

脉数大，乃夏之脉。时已冬季，仍是夏脉，热盛可知。经云"用寒远寒"，然脉确为热盛，虽已冬季，且七旬老妪，亦当辨证论治，有是证用是药，有故无殒。

例4：郁热内扰，证凡三变

芦某，女，32岁。

2005年1月10日初诊：2004年患心肌炎。近两个月，每日数十次突然心慌、心速，肩背沉，后头沉，睡眠差，或整夜不眠，经量多。脉沉弦滑数，舌红苔少。

证属：郁热内扰。

法宜：清透郁热。

方宗：新加升降散加减。

僵蚕 12g	蝉蜕 5g	姜黄 9g	大黄 4g
栀子 9g	豆豉 12g	连翘 12g	生甘草 7g

7剂，水煎服。

1月21日二诊：心慌、睡眠好转，头尚痛，脉转弦细滑，舌红少苔。热见退，阴已伤，方宗百合地黄汤加减。

炙百合 15g	干地黄 12g	麦冬 10g	沙参 15g
玉竹 15g	山药 15g	柏子仁 15g	生甘草 7g
炒枣仁 30g			

10剂，水煎服。

1月31日三诊：近心悸未作，睡眠尚差，食少，便溏，日二三次。脉转细缓，寸弱。舌可。

证属：脾虚，中气不足。

法宜：健脾益气。

方宗：归脾汤加减。

生黄芪 12g	党参 12g	茯苓 15g	白术 9g
山药 15g	川芎 7g	当归 12g	桂圆肉 12g
远志 9g	炒枣仁 30g	升麻 4g	柴胡 6g

20剂，水煎服。

按：此案脉三变，证亦三变。初诊时脉沉弦滑数，沉主气，弦主郁，数主热，乃气机郁滞，热伏于内。郁热内扰，心神不安，则心悸、不眠，上扰则头沉。方取新加升降散，即升降散合栀子豉汤，透散郁热。连翘入心经，散心经热结。此方较升降散力胜，故吾称其为新加升降散，有郁热者，吾屡用之。此方详解见拙著《温病求索》。

热盛则阴伤。郁热日久，必伤其阴液，故二诊时脉转细，热退而阴伤之象显露，转而以百合地黄汤合沙参麦冬汤，益阴安神。

三诊脉转细滑寸弱，舌红亦退，证变为脾虚气弱，故改归脾汤益心脾。

疾病是不断运动变化的。所以，如何谨守病机，固当综合判断，然其中主要的判断指征当为脉诊，可见脉诊在中医临证中占有极为重要的地位。作为中医工作者，脉诊应作为基本功，深入摸索、掌握。

例 5：郁热内扰

李某，男，22 岁，本校学生。

2006 年 3 月 3 日初诊：胸闷憋气已 3 年，心烦，不能剧烈活动。缘于感冒后，心肌酶增高，心电图缺血改变，诊为心肌炎。

ECG（2006 年 3 月 3 日）：T、Ⅱ、Ⅲ、aVF 倒置，ST、V_2 抬高，V_5 ～ V_6 降低。心率：107 次 / 分。

脉沉弦数，右盛。舌红苔白。

证属：郁热内扰。

法宜：清透郁热。

方宗：栀子豉汤合升降散加减。

栀子 10g	豆豉 12g	僵蚕 12g	蝉蜕 6g
姜黄 9g	大黄 4g	生石膏 18g	

3 月 17 日二诊：上方共服 14 剂，近 1 周内，大部分时间无不适，仅有一日于午后尚有胸闷感，无其他不适。

脉弦数略濡，舌红苔薄黄微腻。

此郁热未靖，又兼湿邪。

法宜：清透郁热，佐以化湿，宣畅气机。

方宗：上方合甘露消毒饮加减。

僵蚕 12g	蝉蜕 6g	姜黄 9g	栀子 9g
茵陈 15g	滑石 12g	黄芩 9g	佩兰 12g
菖蒲 8g			

6 月 2 日三诊：上方加减，共服 42 剂，已无不适，心电图恢复正常，心率 75 次 / 分。脉弦滑，舌正常，继服 7 剂，停药。

按：外感之后，余邪未尽，热邪郁伏，扰于胸膈，窒塞气机而胸憋闷。栀子豉汤辛开苦降，功能宣透胸膈郁热，治心烦懊侬不得眠，胸中窒，心下结痛，恰与本案相符，故予栀子豉汤主之。合升降散者，更增栀子豉汤清透之力。

郁热之脉，典型者当沉而躁数。沉主气，气郁不畅，热邪不得透达，故而热郁。热郁于内，脉当躁数。若热郁重者，脉可沉伏，亦可细小迟涩，但其中必有一种奔冲激荡、不肯宁静之感。此火郁甚者，切不可误为阴脉妄予温补，犯实实之戒。

例6：痰热内蕴

张某，女，67岁。

2004年4月16日初诊：心肌缺血，2003年9月枕部脑梗。

ECG：T、Ⅲ、V₃～V₆倒置。

胸闷痛，心慌，头晕头懵，胁胀痛，疲倦嗜睡，每日睡15小时以上，睡后仍觉困倦。大便二三日一解，不干，然不畅。脉沉滑躁数，舌淡红苔白。

证属：痰热内蕴，气机郁滞。

法宜：涤痰清热，疏达气机。

方宗：升降散合小陷胸汤加减。

僵蚕 12g	大黄 4g	枳实 9g	茯苓 15g
蝉蜕 5g	黄连 10g	菖蒲 9g	天麻 15g
姜黄 9g	陈皮 9g	半夏 12g	紫金锭 2粒（分冲）
栀子 10g	豆豉 12g		

5月7日二诊：上方共服21剂，胸闷痛、头昏、胁痛已不着，睡眠已减至9小时。脉之躁数已除。上方加人工牛黄2g分服。10剂，水煎服，后未再来诊。

按：脉沉滑而躁数，沉为气滞，滑为痰，躁数乃热邪内郁。痰热扰心则心慌，蒙蔽心包则嗜睡，上干清净之府则头晕懵，痰热下迫肠腑则便不爽。诸症皆可以痰热之病机解之，故诊为痰热内蕴，气机郁滞。

方以升降散、栀子豉汤、小陷胸汤三方相合而治。升降散可透达郁热，治火热内郁。栀子豉汤治热郁胸膈而心烦懊侬不得眠、胸中窒、心中结痛者，此与冠心病之临床表现相符。小陷胸汤化痰热，治胸脘痞满痛。三方相合，共奏清热、化痰、宣畅气机之功。方证相应，故效显著，惜始效即停药，未得痊愈。

例7：郁火扰心

周某，男，23岁。

1997年12月19日初诊：自1988年诊为心肌炎，至今未愈。ECG：Ⅱ、Ⅲ、L、F、V₅～V₆、ST～T低平倒置。心烦，坐卧不宁，脐周悸动，疲乏无力，小腿酸胀。

脉沉而躁数，舌淡红齿痕。

证属：郁热扰心。

法宜：清透郁热。

方宗：新加升降散加减。

| 僵蚕 10g | 蝉蜕 6g | 姜黄 9g | 大黄 4g |
| 栀子 10g | 豆豉 12g | 连翘 15g | 黄连 9g |

4 剂，水煎服。

12 月 23 日二诊：药后腹泻日四五次，心烦稍减。脉沉数有力，舌同上。上方去大黄，加丹参 18g。

1998 年 1 月 6 日三诊：上方共服 14 剂，仍心烦，每日便五六次，但不稀。脉尚数，舌淡红齿痕。上方加炙百合 30g、沙参 30g、山药 30g。

2 月 10 日四诊：上方加减，共服 21 剂。心烦已轻未已，脐悸、腿烦已除，大便次数尚多，质不稀，其他无不适。脉转沉数，兼细而无力。郁热已轻未已，但正虚之象渐露，方予栀子豉汤加扶正之品。

| 栀子 9g | 豆豉 12g | 连翘 12g | 炙甘草 9g |
| 干姜 5g | 茯苓 15g | 党参 12g | 山药 15g |
| 炙百合 30g |

2 月 25 日五诊：心烦已偶见，轻微，大便日二三次，其他可，心电图已基本正常。脉濡数，舌嫩红齿痕。

证属：气阴两虚，郁热已除。

方宗：炙甘草汤加减。

太子参 15g	五味子 5g	炙甘草 9g	桂枝 9g
麦冬 10g	白芍 15g	阿胶 12g	浮小麦 30g
山药 30g	茯苓 15g	大枣 6 枚

上方 7 剂，未再诊，因属我校学生，相见后知一直正常。

按：初诊脉躁数，乃阳独亢、阴不制阳之脉。《内经》称为"阴阳交，阴阳交者死"。此案无热，不为汗衰，虽非死脉，然躁数之脉，亦属阳亢阴不能制。脉沉者，为热郁于里，郁热扰心而心烦，坐卧不宁。首当清透郁热，方取栀子豉汤，合以升降散者，增其清透之力。

舌淡红齿痕，乃脾虚之象，本当兼顾，然只重清透，未顾护本虚，致下利日四五度。再诊去大黄后，仍然便频，虽加山药益脾肾而固摄，终因力薄，脾气未复。四诊时脉转细数而无力，气阴不足之象已著，于栀子豉汤加干姜、党参、茯苓、山药以健脾，加炙百合以益阴，再改以炙甘草汤善后。

脾虚、热郁、阴虚。养阴易增下利，健脾温燥又易助热伤阴，相互掣碍，然又须兼顾，养阴以酸收之白芍易寓泻于补之生地黄，健脾以补脾肾益阴固涩之山药，及益气生津之党参易温燥伤阴之白术，更加咸凉之浮小麦益心气除烦，共奏益气阴、安神宁心之功，终获显效。

例8：水热互结

周某，男，65岁。

2004年5月7日初诊：喘促端坐，心中慌乱，面唇及手臂色如紫茄，下肢肿（+++），整日吸氧。西医诊为冠心病心衰，每日服呋塞米。

脉沉滑数实大，舌暗红。

证属：水热互结。

法宜：清热逐水。

方宗：木防己汤加减。

木防己12g	生石膏30g	葶苈子18g	椒目10g
桂枝12g	红参12g	泽兰15g	生蒲黄12g

9月17日二诊：上方加减，共服76剂，已无不适，吸氧及西药早已停，可上三楼，可料理家务，伺候老伴。

脉大见和缓，面手肤色已正常。停药调养。

按：《金匮要略·痰饮咳嗽病脉证并治第十二》："膈间支饮，其人喘满，心下痞坚，面色黧黑，其脉沉紧，得之数十日，医吐下之不愈，木防己汤主之。"心下痞坚、喘满、面黑，皆与心衰之状相符。此例除上症具备外，尚有严重水肿、不得卧、脉沉滑数实大，乃水热互结之实证，故予木防己汤合己椒苈黄丸治之，清热泻水，诸症渐平。重者，亦可予大陷胸汤逐其水饮，以缓其急。因病笃且年高，恐峻泻正脱，故未予大陷胸汤，改予木防己汤合己椒苈黄丸加减。

心衰一症，虚实寒热均有，热盛而心衰者并不罕见，并非皆用参附回阳。中医重在辨证，治则治法是在辨证之后，因证而立法处方，岂能未经辨证就得出亡阳的结论，而妄予温热回阳？这种通病，俯拾皆是，如冠心病、高血压、痴呆等，许多老年病都称其为正虚邪实，或本虚标实，因老年人正气已衰，故云本虚。实则老年病属邪实者屡见不鲜，岂可把活泼的辨证当成僵死的教条，贻误后人。

例9：痰热内蕴

赵某，女，67岁。

2003年4月3日初诊：胸痛牵背频发，胸闷憋气，心慌气短，头晕，已十余年。

脉滑数，舌偏红。

此痰热内蕴，予栀子豉汤合小陷胸汤加减。

栀子9g	豆豉12g	枳实9g	瓜蒌18g

| 黄连 9g | 半夏 10g | 姜黄 10g |

5月7日二诊：上方共服28剂，症已除，唯头晕，项强。脉转阳弦阴细，此阴虚阳亢化风。改滋阴潜阳，平肝息风。

生石决明 30g	怀牛膝 12g	山茱萸 15g	地龙 15g
生龙骨 30g	生牡蛎 30g	天麻 15g	干地黄 12g
全蝎 9g	炙鳖甲 30g	葛根 15g	何首乌 15g
蜈蚣 5 条	龟甲 30g	白芍 15g	钩藤 15g
桑叶 9g

10剂为1料，轧细面，每服1匙，日3服。

按：初诊胸痹证备，因脉滑数，滑主痰，数主热，故诊为痰热内蕴。

二诊脉转阳弦阴细，阴细者，肾水亏；阳弦者，乃水不涵木，风动于上，故头晕项强。

方宗三甲复脉汤合镇肝熄风汤加减，滋肝肾，平肝潜阳，息风解痉。

此案前后两变，皆以脉为凭。

例10：痰热夹瘀

黄某，女，52岁，湖南人。

2005年6月1日初诊：胸闷痛牵背，短气，善太息，头晕，便秘。曾诊为冠心病。心电图：T、Ⅰ、aVL 倒置，V$_5$ 低平；ST、Ⅰ、aVL、V$_5$ 降低。心电轴左偏。脉弦滑数，舌较暗。

证属：痰热夹瘀。

法宜：涤痰活血清热。

方宗：小陷胸汤合血府逐瘀汤加减。

黄连 9g	半夏 10g	瓜蒌 20g	姜黄 10g
柴胡 8g	桃仁 12g	红花 12g	赤芍 12g
白芍 12g	蒲黄 10g	延胡索 12g	丹参 18g
薤白 12g

30剂，水煎服，停用西药。

7月2日二诊：药后胸背痛已轻，尚偶有背痛，痛处如指甲大，咽如炙脔。上方加僵蚕 12g、蝉蜕 6g、桔梗 12g。30剂，水煎服。

8月4日，症除，心电图已大致正常。脉弦缓滑，舌色已正。嘱继服30剂，以固疗效。

按：脉弦乃郁，滑为痰，数为热，舌暗乃瘀也，故此证属痰热互结，气滞血瘀。其胸闷痛、背痛等，亦皆痰瘀痹阻使然。故法宜清热化痰，行气活血。小陷胸汤清化痰热，血府逐瘀汤行气活血，方证相符，送经60剂，渐趋正常。

二诊咽如炙脔者，乃痰瘀互结，痹阻于咽，仍宗原法治之，加桔梗之开提以利咽，加僵蚕、蝉蜕以疏利化痰。

例11：痰热夹瘀化风

李某，女，59岁。

2004年4月16日初诊：曾诊为冠心病、高血压。胸痛胸闷，走路稍快则发作，头晕，眼黑，耳鸣，两膝痛，血压160～170/100mmHg，服多种降压及治疗冠心病药物。

脉滑略盛，左寸弦。舌偏暗红。此痰热夹瘀，熏蒸于上。

方以黄连温胆汤加减。

黄连10g	枳实9g	僵蚕12g	龙胆草4g
胆南星9g	菖蒲8g	地龙15g	夏枯草15g
半夏10g	赤芍12g	蜈蚣30条	瓜蒌15g
丹参15g	全蝎10g		

14剂，水煎服。嘱西药全停。

4月30日二诊：左脉缓滑，右兼弦，舌同上。症已著减，晨起散步时偶胸闷，心悬，耳鸣，至6月25日上方加减，共服54剂，仅耳鸣未已，他症已除。血压140/80mmHg，ECG（－）。脉弦缓滑，舌偏绛。上方加磁石30g，再服14剂后停药。

按： 脉滑且盛，乃痰热盛；右寸弦者，乃痰热化风上扰；舌暗红乃血瘀泣，故诊为痰热夹瘀化风，予清热涤痰，活血息风。

吾用蜈蚣不去头足，以大者为佳。常因价贵，虑患者难以承受，未用足量，若本例用蜈蚣60条，效必更佳。

例12：痰热内蕴

王某，女，35岁，行唐人。

2006年4月14日初诊：CT：心增大，右侧胸腔积液，两肺下叶炎变。超声：二、三尖瓣关闭不全，心包积液。心电图：ST-T改变。胸闷痛、憋气，手麻，便干。

脉沉滑数，舌嫩红少苔。

证属：痰热内蕴。

法宜：涤痰清透郁热。

予新加升降散合涤痰之品。

僵蚕12g	蝉蜕6g	姜黄9g	大黄4g
栀子10g	连翘15g	枳实8g	半夏10g
胆南星10g	天竺黄12g	丹参18g	

5 月 18 日二诊：上方加葶苈子 12g、瓜蒌 18g、黄连 10g，共服 28 剂，症状消失，积液除，心电图（－），停药。

按： 脉沉滑数，滑数为痰热，沉主气，乃痰热蕴阻，气机不畅，故其病机为痰热内蕴。升降散清透郁热，小陷胸汤清热化痰，药合病机，诸羔得除。

例 13：痰热内扰

崔某，女，57 岁。

2004 年 12 月 10 日初诊：胸闷痛，心悸如颤，嗳气。甲状腺癌术后，心电图正常，血压 140/90mmHg。

脉滑数。舌可。

证属：痰热内扰。

法宜：清热化痰。

方宗：黄连温胆汤加减。

黄连 12g	半夏 10g	胆南星 10g	天竺黄 12g
瓜蒌 18g	枳实 9g	菖蒲 9g	竹茹 7g
茯苓 15g	夏枯草 15g	龙胆草 4g	丹参 18g

停单硝酸异山梨脂、尼群地平等药，继服甲状腺素片。

2005 年 4 月 12 日二诊：此方加减，共服 127 剂，症状已除。血压 120/70mmHg。脉缓滑，舌正常。嘱停药。

按： 虽心电图基本正常，但临床表现与胸痹符，因脉滑数，故诊为痰热痹阻。迭经近半年治疗，累计服药 127 剂，痰热方渐清。可见，痰热胶结，清之亦非易事，难以速愈。

例 14：阳盛阴虚

李某，女，76 岁。

2004 年 11 月 2 日初诊：胸闷，心慌乱，动辄喘，呵欠频频，下肢浮肿（＋～＋＋）。

心电图：T 波广泛低平、倒置。

脉滑洪大，尺减，舌暗红。

证属：阳盛阴虚。

法宜：清热养阴、潜阳。

方宗：玉女煎加减。

生石膏 30g	知母 6g	炙甘草 6g	生地黄 15g
玄参 15g	怀牛膝 9g	丹参 18g	太子参 15g
生龙骨 30g	生牡蛎 30g	炙鳖甲 30g	龟甲 30g

11 月 16 日二诊：上方共服 14 剂，上症明显减轻，但觉腹胀。脉转弦滑而

数，舌偏暗红。

证属：痰热夹瘀而生风。

法宜：涤痰活血，平肝息风。

生龙骨 30g	生牡蛎 30g	炙鳖甲 30g	龟甲 30g
怀牛膝 10g	天竺黄 12g	姜黄 10g	枳实 9g
竹茹 7g	胆南星 9g	半夏 10g	桃仁 12g
红花 12g	丹参 18g	生蒲黄 10g	葶苈子 15g

12月14日三诊：上方加减共服28剂，诸症已平，心电图大致正常，脉转缓滑，舌已可。再予上方加减14剂，继服，后未再诊。

按：脉阳洪大而尺减，乃热盛于上，阴亏于下，本应泻南补北，代表方剂为黄连阿胶鸡子黄汤。此例何不用黄连阿胶汤而用玉女煎法？因脉洪大，乃气分无形热盛，热迫于肺则胸闷而喘；热扰于心则心悸慌乱；热上灼于脑，清阳不上，而呵欠频，以引伸阳气。气分无形热盛，法当以白虎汤清气分热。若阳脉数实，则用芩、连、栀苦寒降泄。尺减，乃水亏于下，故以生地黄、玄参滋之，合之则为清上滋下，与玉女煎法相吻合。

何以又加三甲潜降？因阳旺阴弱，阳旺按之有力者，乃实热，当清；若阳旺按之无力者，乃阳浮，当滋阴潜阳。此例之阳旺，估计两个因素都有，一是热盛于上，故清之；一是阴不制阳而浮于上，故以三甲潜降之。

再诊脉转弦滑而数，滑数为痰热，弦主风，故诊为痰热风动；何以判夹瘀？因舌暗耳红，所以诊为痰热夹瘀而化风。

病机既明，则治则依证而立，予涤痰活血平肝息风法。虽无成方可依，但治则明确，则方亦易立，由涤痰、活血、平肝息风三组药物组成该方，幸获显效。

二、寒盛

（一）概述

1.寒盛的概念

寒盛，是指一组特异症状而言。寒袭于表者，见恶寒，无汗，发热，头身痛，腰痛，骨节痛，脉拘紧等。若过食生冷者，寒邪伤胃，可见脘痛吐利或伴恶寒，发热，无汗，头身痛，脉沉紧。若寒邪直中三阴，则见三阴证：寒邪直中太阴者，见胸脘痞满疼痛，吐利咳喘，肢冷畏寒等；寒邪直中少阴者，肢厥，下元冷，但欲寐，心澹澹大动，阴缩，水肿，小便不利，下利等；寒邪直中厥阴者，胸胁痛、颠顶痛，躁烦，吐涎沫，阴痛囊缩，筋脉拘挛或转筋懈怠等。寒邪直中者，必因阳虚而中，即"邪之所凑，其气必虚"，脉当沉弦拘紧，按之减。

若阳虚而阴寒内盛者，亦可见胸闷气短、脘痛痞满、畏寒肢厥、吐利水肿等象，但虚衰的表现更明显，如蜷卧、但欲寐、精力皆衰、脉微细欲绝等。

2. 寒的分类

寒分寒实与虚寒两类。寒实者为客寒，为外界寒邪所客。虚寒者，为阳虚所致，即阳虚阴寒内盛。

客寒，由形寒饮冷所致，可客于肌表、经络，亦可内客脏腑。寒邪直犯三阴，即客寒所致。寒犯少阴，可由寒邪由表或经腧传变而来，亦可寒直犯少阴，或其他脏腑寒邪上干于少阴，发为心绞痛，治当散寒。

虚寒，或因寒伤阳，阳虚阴寒盛；或误治伤阳，或其他脏腑阳虚阴盛而上犯于心，发为心绞痛，治当温阳。

3. 寒邪病机

（1）可闭郁阳气，成外寒内热，即寒包火证。

（2）寒则凝泣，血脉不通，形成瘀血。

（3）寒则津停，形成水湿痰饮。

（4）寒则收引，经脉挛缩而痹不通，发为心痛。

（5）寒伤阳，导致脏腑阳气虚衰，功能低下。

（6）阴寒内盛，可格阳于外，形成真寒假热。

诸多变证、兼夹，纷纭繁杂，须仔细辨证。

4. 寒盛型冠心病诊断要点

脉：占90%。

寒实者，脉弦拘紧。虚寒者，脉微细。

阳虚感寒者，脉沉而拘紧，按之减。

舌：淡胖，或嫩红，或暗红。

症：胸痛、闷，短气，兼肢凉、畏寒等。

脉：弦而拘紧。因寒主收引、凝泣，故脉弦拘紧。若沉细凝泣，按之有力者，乃寒凝重者。虚寒之脉，当弦拘无力，若弦数无力者亦以寒看。

舌：典型当淡胖，或淡红、嫩红。若暗红者，乃寒盛血行凝泣使然。纵使舌光绛而裂，脉为阴脉者，亦以寒看，因阳虚不能气化，舌亦可绛裂，当以脉解舌。

症：典型者，胸痛、胸闷、短气，伴恶寒；虚寒者，伴畏寒肢冷。然有些寒象并不显著，只要见阴脉，即以阴证解之。但这解释，必须符合中医理论，不可强解，否则，须考虑是否还有其他并列的病机。

（二）医案举隅

例1：寒痹心脉

胡某，男，50岁，连云港市人。

2004年4月19日初诊：10个月前突感胸痛、胸闷、短气、怵惕、惊悸、无力、畏寒、下肢凉。

ECG：T波广泛低平、$V_5 \sim V_6$倒置。血压：170/105mmHg。

脉沉而拘紧，按之有力，舌尚可。

诊为寒痹心脉，主以小青龙汤加减，嘱停西药。

处方：

麻黄4g	桂枝9g	细辛4g	干姜4g
半夏9g	白芍10g	五味子4g	茯苓15g
炮附子12g	红参12g	炙甘草6g	

该方加减，共服药110剂，至8月9日来诊，症状消失。

ECG正常，血压130/80mmHg。

10月4日又来诊一次，一直无任何不适，劳作如常人。

ECG正常，血压稳定于120/80mmHg。

按：为何诊为寒痹心脉？因脉沉而拘紧。沉主气，邪实者，阻遏气机，气血不能畅达以充盈鼓荡血脉，脉可沉，然必沉而有力。阳虚者，无力鼓荡血脉，脉亦可沉，然必沉而无力。该人脉沉而有力，当属实证，且沉而拘紧，乃寒主收引凝泣，致拘紧，故断为寒痹心脉。若脉沉实如弹石，毫无和缓之象者，却非实脉，乃肾之真脏脉，为无胃气也，乃大虚之脉，此亦至虚有盛候。

何以知有内饮？因有短气，惊悸，此乃阴盛水液停蓄而为饮，或素有饮邪，外寒引动内饮。

何以断为病位在心？此依据脏腑、经络辨证。因胸闷痛且怵惕惊恐，乃神志之症，心主神、主血脉，故断为病位在心。

小青龙汤主"伤寒表不解，心下有水气"。若寒邪束表，麻、桂自可解散表邪，但须"覆取微似汗，不须啜粥，余如桂枝法将息"。

桂枝汤将息法，是温覆、啜热粥，以助药力。其最佳药效标准是"遍身漐漐，微似有汗者益佳，不可令如水流滴，病必不除"。太阳中风本有自汗，服桂枝汤复求其汗，二汗有何不同？太阳中风之汗乃邪汗，是因风伤卫，营弱卫强，腠理不固而自汗。而桂枝汤所求者乃正汗，正汗标准有四：微微汗出，遍身皆见，持续不断，随汗出而身凉脉缓。邪汗恰与此相对。

正汗的出现，必须阳敷阴布，此即"阳加于阴谓之汗"。据此汗，则可推知已然阴阳调和，臻于和平，此即测汗法。

欲以小青龙汤解其表寒，化其内饮，亦必见此正汗，此即仲景所云"覆取微似汗"之意。

服法，亦宜遵桂枝汤法："若不汗，更服依前法；又不汗，后服小促其间，半日许令三服尽。若病重者，一日一夜服，周时观之。服一剂尽，病证犹在者，更作服。若汗不出，乃服至二三剂。"若按惯常服法，一日一剂，早晚分服，则难达此正汗。

若无表证，小青龙汤尚可用否？俗皆以麻、桂等为辛温解表发汗之品，谓之解表剂，似无表本不当用。然寒凝于里，虽无表证，麻、桂照用。因麻黄解寒凝，发越阳气；桂枝振心阳，通血脉，对寒凝于里者，仍当用之，故本例虽无表证，亦用之。经云："肾合三焦膀胱，三焦膀胱者，腠理毫毛其应。"三焦乃原气之别使，主通行三气。腠理为元真通行之处，理乃脏腑肌肉之纹理。肾之阳气，通过三焦、腠理，充斥周身，上下内外，阳气无处不在，犹天运朗朗，邪无可遁，何病之有，此即"天运当以日光明"。

若阳虚而阴凝者，麻、桂可用否？阳气者，卫外而为固。当阳虚时，虚阳易动，本不当再用麻、桂升散，宜以附子、干姜辛热回阳。阳虚者，回阳固应当，然阴寒凝泣，又应以麻、桂以助之，解阴凝，发越阳气。此犹"黄芪得防风，其力更雄"，亦可云附子得麻、桂，其功更彰。仲景之麻黄附子细辛汤，深寓此意。

麻黄附子细辛汤治"少阴病，始得之，反发热，脉沉者"。此方阳虚外寒者用之，阳虚寒袭经络而痹痛者用之，或阳虚寒邪直中少阴者亦用之。以附子温阳，细辛散寒，启肾阳，且引领麻黄入肾，提取下陷之寒邪，亦符逆流挽舟之意。细辛辛烈走窜，麻黄辛温发散，已然少阴阳虚，麻辛宁不惧乎？仲景非但不忌，且屡用之，意在鼓荡阳气之升达，恰可助附子之辛热回阳。若阳虚，脉虚浮涌动者，乃虚阳浮越之象，此时不可再用麻、桂、细辛，反用附子伍以山茱萸，防阳暴越，脉暴起，成阴阳离决、格阳、戴阳。

若阴虚者，麻、桂本禁用，但阴虚兼有寒凝者，在补阴剂中，亦可伍以麻、桂，散寒凝而不伤阴，如阳和汤之麻黄配熟地黄、鹿角胶。

血压高时，麻、桂剂可用否？俗谓麻黄升压，视为禁忌。当脉沉而拘滞，此乃寒邪凝泣之象，以麻桂剂发其汗，寒去脉可起，血压反可降下来。此例就是血压高，在停用降压药后，血压反恢复至正常且稳定。

麻黄可提高心率，故心率快时，麻黄为禁忌。当脉拘紧而数时，乃寒凝阳郁，不散寒，则郁热不得透发，此时麻、桂仍可应用。因寒散热透，心率反可降下来。以脉象言，拘紧而数者，数脉从紧，麻、桂不仅不忌，反而必用。

由此可见，汗法应用甚广，不仅限于外感表实证。

例 2：阳虚血凝

倪某，男，36 岁，烟台人。

2004 年 8 月 9 日初诊。北京安贞医院诊断为冠心病稳定型心绞痛Ⅲ～Ⅳ级。高血压Ⅲ级。心脏搭桥 2 个，安支架 3 个，仍心绞痛频作，尚须再安 4 个支架，须分两批安放。

ECG：T 波广泛低平倒置。现心绞痛频作，室内厕所不能去，动则胸痛憋气，夜间常弊醒。胃不适，便热。脉弦细，舌光绛而裂。

阴虚血瘀，予养阴活血通络。

炙鳖甲 30g	赤芍 12g	丹参 18g	桃仁 12g
红花 12g	龟甲 30g	生蒲黄 12g	生地黄 15g
泽兰 18g	生牡蛎 30g	牡丹皮 12g	白芍 15g
延胡索 12g	水蛭 10g	炙甘草 7g	

10 月 18 日二诊：上方共服 60 剂，虽憋闷稍减，然改善不著。背冷，脐右侧撑结，脉弦按之减，两寸沉无力，舌光绛而裂。

因脉按之无力，当属阳虚；因舌光绛，当兼顾其阴，改方如下：

桂枝 15g	茯苓 15g	生蒲黄 10g	炮附子 15g
炙甘草 8g	水蛭 10g	红参 12g	丹参 18g
炙百合 15g			

注：如无不适，炮附子每周增加 3g，加至 30g 为止。

2005 年 4 月 22 日三诊：附子已加至 30 克，共服约 120 剂，可平路走 1 千米，感觉胸隐痛、气短，右侧脘腹有滞碍感，精力渐好。脉弦涩按之不足，舌光绛而裂。

上方附子递加。

7 月 17 日四诊：上方附子已加至 60 克。上六楼后觉胸闷痛，休息 2 分钟可缓解，左肩及上臂觉痛，小腿时胀，他可。脉弦减，舌嫩绛，裂减轻，有少量舌苔。

ECG：T、aVF、V_4～V_6 低平，其他导联正常。

2006 年 4 月 10 日五诊：炮附子渐加至 90 克，服药约 200 剂，已可一步两蹬上六楼而不引发胸痛，有些头懵，胃不和，快走时，胸部尚有不适。血压：130/105mmHg。

炮附子 60g	红参 12g	桃仁 12g	红花 12g
僵蚕 12g	炙川乌 15g	生黄芪 40g	水蛭 10g
蜈蚣 15 条	炙甘草 9g	赤芍 12g	白芍 12g
地龙 15g	全蝎 12g	土鳖虫 12g	延胡索 12g

今年 8 月电告，情况稳定，未再来诊。

按： 此乃冠心病重症，屡做介入疗法，均不满意，已失去生的希望，情绪消沉，远道来诊。以大剂附子温阳活血通脉，经两年多坚持治疗，症状已明显改善，患者甚为感激。相较而言，西药扩冠状动脉，起效快，侧重治标；中药慢，然有治本之功。介入疗法虽可大大提高疗效，但无效者有之，再梗者亦不乏其例。所以，中药治疗冠心病，仍有巨大优势。

附子回阳救逆，确是良药，是他药无法代替的。我使用附子有两个指征，一是脉按之力减，二是有寒象，至于其他症状及舌象，都依脉解。门诊估计，有 70% 的患者用附子，用量在 5～90g 之间，常用量在 15～40g 之间，初次用量不超过 30g，一般都是递加。强调先煎 40 分钟以上，曾有一例用量为 8g，未先煎，出现恶心、舌麻、心律不齐的中毒现象。历史上有些名医以擅用附子而闻名，但附子最佳用量究竟应多大，尤其针对具体患者，最佳用量应多大，难以统一，很多是依据病情及医生用药经验来把握。

本例舌光绛而裂，是典型的肝肾阴虚之舌，但因脉沉无力，则视为阳虚之舌。阳虚血行凝泣，故舌色红暗显绛色；阳虚气化不利，津液不布而舌光裂。所以长期大量用辛热的附子，舌象反渐有改善，裂纹渐浅，苔渐布，绛色渐淡，此即以脉解舌。

望舌可洞观五脏六腑，而且舌诊较直观，一直被医家所重视，成为辨证的主要依据。我行医前 20 年，基本以舌为主。但临证既久，发现有些患者舌象无明显变化，据舌，说不出个子午卯酉，且有些阳虚证见舌红绛，有些热证见舌淡，舌证不符。后来，渐趋向以脉为重，且以脉解舌，形成以脉诊为重心的辨证论治。

例 3：阳虚寒凝，血行瘀泣

靳某，男，66 岁，行唐县人。

2003 年 9 月 8 日初诊：两年前急性心梗，入院抢救缓解，现心绞痛频发，穿衣脱衣皆可诱发，行走十几步即胸痛、喘憋，天突处噎塞，半夜一点后，可连续嗳气 3 个小时，下肢冰冷，服异山梨酯可缓解。

ECG：T 波广泛低平，V_4～V_5 倒置，Q 波、Ⅱ、Ⅲ、aVF 低平。

脉沉而涩滞，舌暗，面色黧黑。

证属阳虚寒凝，血行瘀滞。

予桂甘姜枣麻辛附汤合血府逐瘀汤加减。

麻黄 5g	桂枝 12g	细辛 9g	炮附子 30g
制川乌 10g	干姜 5g	川椒 5g	赤芍 12g
桃仁 12g	红花 12g	生蒲黄 10g	水蛭 10g

川芎 8g	当归 12g	桔梗 10g	延胡索 12g
红参 12g			

依此方前后加减，炮附子渐加至 90 克，川乌渐加至 15g。共服药约 250 剂。

2004 年 4 月 27 日二诊：查 ECG：T 波、Ⅰ、Ⅱ、Ⅲ、aVL、aV、F、V$_4$～V$_5$ 尚低，除遗留 Q 波外，心电图已大致正常。天突处尚有噎塞、嗳气。每天扫院扫街，可骑车一二十里，面部渐露红色，舌暗除。因症未全消，且脉仍沉涩未起，乃寒凝血泣未除，嘱其仍须服药。又服约 220 余剂，2005 年 10 月 25 日三诊：脉转缓滑，面色转红，症除，精力佳，又依前面配面药，以资巩固。近年情况良好。

按：此例经两年多的治疗，服药近 500 剂，总算有了显著疗效，可见有些沉寒痼冷者，贵在坚持。

此例顽固噫气，该症持续半年余，而且临床常有些冠心病患者伴有此症。

《素问·宣明五气》："五气所病，心为噫。"

《灵枢·口问》："人之噫者，何气使然？岐伯曰：寒气客于胃，厥逆从下上散，复出于胃，故为噫。"

《素问·脉解》："所谓上走心为噫者，阴盛而上走于阳明，阳明络属心，故曰上走心为噫也。"

《素问·五脏生成》："心之合脉也，其荣色也，其主肾也。"肾为心之主。肾寒，厥气上逆，上干于胃，阳明络于心，致心气病而为噫，故冠心病者屡现此症。可见《内经》早已认识到心与噫的关系。温阳下气是治噫的一大法则。

例 4：寒痹胸阳

韩某，男，64 岁。

2002 年 2 月 26 日初诊：心梗已 8 年。

ECG：Ⅰ、aVL、V$_4$～V$_6$、ST-T 改变。

胸闷胸痛，牵背，心慌气短，疲劳困倦，腰痛，口干。服异山梨酯、活心丹、丹参滴丸等。

脉弦紧而结。

证属：寒痹胸阳。

法宜：温阳散寒。

方宗：乌头赤石脂丸加减。

炙川乌 15g	炮附子 15g	桂枝 12g	干姜 6g
川椒 6g	细辛 6g	茯苓 15g	白术 10g
半夏 12g	延胡索 12g	五味子 4g	

3 月 19 日二诊：上方加减，共服 21 剂，附子加至 30g，胸痛、憋气、心

悸、气短已著减。脉转弦缓，舌苔白厚。上方加菖蒲10g、苍术12g、川厚朴9g、红参12g。

4月16日三诊：上方加减，共服28剂，症已除，心电图大致正常，脉转弦缓，舌可。继予苓桂术甘汤加味善后。

按：脉弦紧属阴脉，乃寒凝收引之象，故此胸背痛闷，断为寒痹所致。其结者，乃阴寒干格血脉，致气血阻遏而结。方取乌头赤石脂丸，振阳气而逐阴寒，增细辛、桂枝通阳，加苓、术、半夏以降厥寒之逆，增五味子反佐，防大队辛热耗散真气。

再诊脉已转弦缓，知寒凝之象已缓，然舌苔白厚，乃湿浊内生，加菖蒲、苍术、厚朴以化浊，加红参以扶正。

累计服药50剂，寒解湿化而症除，继予苓桂术甘汤健脾化饮通阳以善后，终获显效。

原方为丸，每次1丸，日3服，不知再服。本案改丸为汤剂，其力更雄，直破阴凝，尤宜于寒凝重者。

例5：阳虚，饮邪凌心

崔某，男，48岁，山东宁津人。

2004年5月7日初诊：胸闷胸痛，胸中辣感，常夜间睡眠中憋醒，慢走即喘，呼吸困难，背沉，肢酸。

心电图：运动试验阳性。诊为冠心病心绞痛。

脉弦缓按之不足，两寸沉。舌淡苔白。诊为阳虚，饮邪凌心，清阳不升。

法宜：温阳化饮升清。

炮附子15g	桂枝10g	茯苓15g	白术10g
生黄芪12g	党参12g	麻黄5g	桔梗9g
薤白10g	生蒲黄10g		

2005年7月4日二诊：上方加减共服药约150剂，症状消失，心电图正常，停药。

2006年3月27日三诊：自停药后，一直很好，数日前家中安暖气，又觉胸闷。

ECG：ST、Ⅱ、Ⅲ、aVF、aVL，$V_3 \sim V_5$ 低。

脉弦濡数，舌可，苔薄黄腻。诊为湿热蕴阻。

予甘露消毒饮合小陷胸汤加减。

黄连9g	茵陈15g	滑石12g	杏仁9g
半夏10g	白蔻仁8g	菖蒲8g	薏苡仁18g
瓜蒌皮12g	藿香10g	大贝母12g	薤白12g

30 剂。

2006 年 5 月 26 日四诊：症状消失，心电图正常。又予上方 30 剂，嘱停药。

2007 年 1 月因视网膜中浆病变，又远道来诊，询之一直健康，劳作如常，心脏未有不适。复查心电图正常。

按：此例何以诊为阳虚饮邪凌心，清阳不升？因脉弦缓按之不足，两寸沉且舌淡，知其为阳虚饮泛。寸主阳位，乃清阳所居，寸沉知为阳虚不能上达，故予温阳、化饮、升清。

2005 年 7 月 4 日再诊时，以其脉濡数且苔黄腻，故诊为湿热蕴阻而胸痹。予甘露消毒饮合小陷胸汤乃愈。症同而脉不同，则病机有别，治亦有别。

本例心中有辣感，此与心中如啖蒜状同。《金匮要略·五脏风寒积聚病脉证并治第十一》曰："心中寒者，其人苦病，心如啖蒜状，剧者心痛彻背，背痛彻心，譬如蛊注。"此条症状所述，与心绞痛颇似。可见心中辣痛这一特殊症状，仲景早已亲历。《伤寒论》厥阴篇提纲证："厥阴之为病，消渴，气上撞心，心中疼热。"此亦与心中辣相似。

例 6：心阳不振，痰瘀互阻

胡某，女，44 岁，泊头市人。

1996 年 12 月 3 日初诊：胸背痛沉，心悸，嗳气，咳嗽不寐，头痛，心悸重则不能说话，右手麻，耳鸣。

心电图：二联律。

脉弦滑，参伍不调，按之减，舌淡暗瘀斑。诊为心阳不振，痰瘀互阻。

法宜：温阳、祛痰、化瘀。

方宗：苓甘五味姜辛半夏汤加减。

茯苓 15g	细辛 4g	当归 12g	炙甘草 7g
半夏 12g	桃仁 12g	红花 12g	五味子 4g
白术 10g	桂枝 10g	干姜 5g	川芎 8g

14 剂，水煎服。

另，水蛭胶囊 56 粒，每服 2 粒，日 2 次。

12 月 31 日二诊：共服药 36 剂，症除，心律已整。停药。

按：冠心病属胸痹范畴，主症为心前区痛，为心之病；而喘息咳唾乃肺之病。心肺同居上焦，密切相关，《金匮要略》即把胸痹、心痛、短气三者合为一篇，并而论之，在瓜蒌薤白白酒汤条文中做了具体的描述，曰："胸痹之病，喘息咳唾，胸背痛，短气，寸口脉沉而迟，关上小紧数，瓜蒌薤白白酒汤主之。"痰饮痹遏胸阳，水气凌心则心悸、胸痛、胸闷；水饮射肺，则喘息咳唾、短气，亦见胸闷胸痛。瓜蒌薤白白酒汤豁痰通阳，为后世治疗冠心病之要方。

既然胸痹可由痰饮而引发，则推而广之，凡治痰饮、水气诸方，亦可择而用于治疗冠心病。小青龙汤虽为治外寒内饮之方，但冠心病心功能低下时，亦可见"咳逆倚息不得卧"，所以，小青龙汤可治冠心病，而由小青龙汤化裁而来的苓甘五味姜辛汤类，亦可因症施用，常可获满意疗效，不必囿于瓜蒌薤白剂之一法。

例 7：寒凝血瘀

魏某，女，56 岁。

1985 年 3 月 27 日初诊：患冠心病已五六年，逐渐加重，胸闷憋气，胸背疼痛牵左肩，一日发作三五次、十几次不等，行走不足 200 米即痛不能行，穿衣脱衣亦痛，嗳气不畅，觉气上冲胸咽，常于睡中憋醒。每日服异山梨酯等药，痛重时加服硝酸甘油片，服后头胀痛不舒。面色暗，唇青紫，指甲亦暗。心电图：广泛 ST-T 改变。

脉沉弦拘紧滞涩。舌淡暗。

证属：寒凝血瘀。

法宜：温阳活血。

方宗：乌头赤石脂丸合血府逐瘀汤加减。

炮附子 18g	制川乌 15g	干姜 6g	川椒 5g
细辛 6g	桂枝 12g	当归 12g	川芎 8g
桃仁 12g	红花 12g	延胡索 12g	干地黄 15g

6 月 4 日二诊：上方加水蛭 7g、红参 12g，附子加至 30g，共服 65 剂。症状已明显减轻，疼痛多于晚间出现，已能行走二三里。心电图：倒置之 T 波已直立。

脉已起，尚略弦拘。

再依上方，又服 50 余剂，症状全消，面色红润，唇甲转红。异山梨酯等药全停。已能行走十余里、操持家务、扭秧歌。

4 次心电图均正常。

按：脉沉弦拘紧，乃寒邪凝闭之阴脉；脉涩滞，且舌暗，面暗，唇甲色暗，知为血行凝泣，故诊为寒凝血瘀。法当祛寒通阳，活血化瘀。方取乌头赤石脂丸以祛寒通阳，合以血府逐瘀汤以活血化瘀，佐生地黄以监辛热伤阴，且通血痹。共服药一百余剂，终于阳回脉通而愈。

吾治冠心病，获效者多数是长期坚持服药，有的长达一二年，或百余剂。读他人医案，屡见十剂八剂即效，吾技不如人，总是久久才得见效。抚卷思之，形成冠心病，绝非一日之寒，何能快捷如斯，我还是叮嘱患者坚持治疗，日久方渐见功效，期望值不要太高。

例 8：胸阳不振

张某，男，45 岁，天津市人。

2004 年 4 月 23 日初诊：曾诊为冠心病心绞痛。

ECG：T 波广泛倒置；ST、Ⅱ、Ⅲ、aVL、aVF 降低。胸闷痛，喜太息。

脉弦缓两寸沉，舌嫩暗红少苔。

证属：胸阳不振。

法宜：温阳化饮。

方宗：苓桂术甘汤加减。

| 炮附子 15g | 茯苓 15g | 升麻 5g | 桂枝 12g |
| 白术 10g | 薤白 10g | 炙甘草 8g | 生黄芪 15g |

6 月 25 日二诊：上方共服 42 剂，除微感气短外，其他症状消除，心电图亦恢复正常。脉弦缓，寸脉起。上方更增红参 12g，再服 14 剂，以固疗效。

按：本例治疗较为顺利，疗效亦觉满意。虽心电图改变明显，但脉缓，正气尚强，故易恢复，且易取得疗效。有的患者历经一二年治疗，难获著效，或因辨证治疗欠当，但正气不足，是一重要因素，可见正气强弱与否关系甚大。

例 9：寒凝血瘀，郁热内伏

王某，女，41 岁。

2002 年 7 月 30 日初诊：阵心慌，头晕，寐差，喜冷饮。

ECG：T、Ⅱ、Ⅲ、aVF、V3 ～ V5 倒置。

脉弦而拘紧兼数，舌暗红瘀斑。

证属：寒凝血瘀，郁热内伏。

法宜：温阳活血清热。

方宗：桂枝芍药知母汤加减。

炮附子 18g	桂枝 12g	麻黄 5g	细辛 5g
炙川乌 12g	干姜 5g	知母 7g	赤芍 12g
白芍 12g	丹参 30g	生蒲黄 9g	五灵脂 12g
桃仁 12g	红花 12g		

8 月 30 日二诊：上方服 21 剂，仅前日上午一阵心慌，头昏，其他时间症已不著。脉转沉滑数，拘紧之象已除，舌暗红。改活血涤痰清热。

方宗：血府逐瘀汤合黄连温胆汤加减。

川芎 8g	归尾 12g	桃仁 12g	红花 12g
丹参 18g	泽兰 12g	五灵脂 12g	生蒲黄 10g
延胡索 10g	黄连 9g	半夏 12g	茯苓 15g
菖蒲 9g	瓜蒌 15g	水蛭 8g	

11月29日三诊：上方加减共服约65剂，已无任何不适。

10月11日心电图大致正常。于11月26日感冒、寒战，病情又有反复，心慌、头晕又重，且心电图亦不如10月好。

脉转沉弦小紧，舌暗。

证为寒凝血瘀，依7月30日方，继服。

2003年2月28日四诊：上方服14剂，春节期间停药，节后来诊：左胁时痛、寐差。

脉弦细小紧数，舌暗红。

证属：痰瘀互结，气机不畅。

法宜：涤痰活血行气。

方宗：瓜蒌薤白桂枝汤合血府逐瘀汤加减。

瓜蒌 18g	桂枝 10g	桃仁 12g	红花 12g
怀牛膝 9g	薤白 12g	桔梗 10g	丹参 18g
柴胡 8g	枳实 9g		

7剂，水煎服。

按：初诊脉弦而拘紧兼数，舌暗红瘀斑，乃阴凝之脉，法当温散；兼数者，乃寒束热伏，故温阳兼清热，寒热兼用，并行不悖；因其舌暗，佐以活血，故成温阳活血清热之法。

至8月30日，脉转沉滑数，拘紧之象已除，知寒凝已解。滑数为痰热，沉主气郁，且舌暗当兼瘀血，故治法改为涤痰、活血、清热。

病情本已向愈，然11月2日外感，脉转沉弦小紧，又现阴凝之脉，知为乍复之阳被戕，证又转阴，故复予首方温阳活血。春节之后，脉又转弦细小紧数，且舌暗红胁痛，乃痰瘀互结，气机不舒，伏热未靖。法易为涤痰活血，宣畅气机，透达郁热。

方宗瓜蒌薤白桂枝汤合血府逐瘀汤加减。

一证四变，皆依脉为据，脉变证变，治法方药随之而变。意在谨守病机，各司其属。

例10：阳虚阴盛

徐某，男，23岁。

2003年9月5日初诊：患心肌炎已7个月。胸闷心悸，动则心速，疲乏无力，每日睡10个小时仍觉困倦，畏寒，四肢欠温，食可便调。面略晦欠华。

脉沉拘紧而数，按之不足且结。舌可。

心电图：频发室性期前收缩，心率快，120次/分。

证属：阳虚阴盛。

法宜：温振心阳。

方宗：桂甘姜枣麻辛附汤加减。

麻黄 5g	干姜 5g	白术 12g	茯苓 15g
细辛 5g	炮附子 18g	炙甘草 7g	仙茅 12g
桂枝 12g			

11月7日二诊：上方先后加生黄芪、干地黄，共服42剂，诸症本已好转，结脉已无。然昨降瑞雪，天气骤寒，又见结脉。前方加党参12g、红花12g，继服。

2004年1月9日三诊：上方共服56剂，附子渐加至50克，药后瞑眩，约半小时后缓解。诸症已除，期前收缩尚偶见，脉弦缓，按之稍逊。上方改炮附子40克，继服。后因寒假停服。

按：心肌炎的心律失常，可终生不愈。因门诊地处高教区，年轻学生数万，此病常见，若能坚持中医治疗，大部分可恢复。据余临床粗估，亦有近20％心律失常难以消除。

此案乃阴盛之脉，阳虚而胸痹、心悸、畏寒、疲乏、多寐，乃少阴之证。经云："阳气者，精则养神。"阳气不足，故但欲寐，精力不济；阳虚不能鼓荡心脉，心脉无力相继而歇止。方取桂甘姜枣麻辛附汤，扶阳气，解阴凝。阳气复，大气转，离照当空，阴霾自散，胸闷心悸、脉结等将随之而去。

当附子加至50g时，出现瞑眩现象，此非不良反应，当视为本例的最佳药量。古云："药不瞑眩，厥疾弗瘳。"如《金匮要略》乌头桂枝汤的药效最佳标准为："初服二合，不知，即服三合；又不知，复加至五合。其知者，如醉状，得吐者为中病。"其他如乌头汤、乌头赤石脂丸，皆以知为度。这种最佳剂量，接近中毒剂量。如西医用洋地黄类抗心衰时，必须达到饱和量，但饱和量又与中毒剂量非常接近。中药同样存在量效关系，但针对每一位患者来讲，最佳剂量殊难把握。

我用附子的概率很高，就诊患者中，大约70％用附子，用量以三四克到一百克不等。首诊即用至30g者常见，主要靠脉来把握，若脉沉无力较著者，附子用量就大，若无不良反应就追增；若已出现舌麻、心慌、上火等症则减之。几十年来，除一例用附子8g出现口麻、肢麻、心律不齐者外，尚未出现严重的不良反应。该例的不良反应，是因附子炮制不透，且未久煎所致。

中药的最佳剂量如何把握？应以最佳疗效为准。何谓最佳疗效？古人曾制定了大量标准，值得认真总结、领悟。如桂枝汤的最佳疗效标准为"遍身絷絷微似有汗者益佳"。仲景于桂枝汤将息法中，5次提到汗出问题，此汗乃正汗，这就是桂枝汤乃至外感病的最佳标准。又如理中丸之"腹中热"，栀子豉汤之"得吐"，抵当丸之"日卒时当下血"，下瘀血汤之"新血下如豚肝"，茵陈蒿汤的"尿如皂荚汁状"，叶天士云："伤寒大便溏为邪已尽，不可再下；湿温病大便溏为邪未尽，必大便硬，慎不可再攻也。"以及赵绍琴老师提出的透营转气的四项标准等，皆是最佳疗效标准。临床以能达最佳疗效之量，即为最佳用量。

但更多的最佳疗效，是以脉为准的。以脉来判断疗效，虽内容很多，但总的来说是脉贵和缓，和缓是有神、有胃气、有根的表现。最佳药量是一个非常复杂且难于把握的问题，须多读经典及名家医籍、医案，勤于实践，善于总结、领悟，方能逐渐掌握，非一朝一夕之功。

例11：阳虚阴盛

周某，男，54岁，元氏县人。

2006年6月30日初诊：2005年6月13日出院小结：冠脉造影：前降支中段管状狭窄达80%（血管直径2.0mm），诊为冠心病，不稳定型心绞痛（ECG：T、Ⅱ、aVF平，ST、V_2～V_4抬高），类风湿关节炎，高血压Ⅰ级，血压130/80mmHg。服异山梨酯、卡托普利、辛伐他汀等。胸胁憋闷，腹部抽紧痛甚，时嗳气，右半身无力。

脉弦迟无力，舌尚可。

证属：阳虚阴盛。

法宜：温阳散寒。

方宗：乌头赤石脂丸加减。

炮附子60g	炙川乌18g	细辛8g	川椒6g
干姜7g	红参12g	吴茱萸8g	炙甘草9g

7月14日二诊：上方共服10剂，诸症皆减，右半身仍无力，（3岁时从房上摔下所致）。脉舌同上。上方改：

炮附子90g	干姜9g	生黄芪120g	桃仁15g
红花15g	当归15g	赤芍15g	川芎8g
地龙15g	桂枝15g		

8月11日三诊：上方共服21剂，胸胁憋痛、腹抽痛、嗳气除，半身无力减轻，尚觉气短。上方继服14剂，未再来诊。

按：此案五脏之阳皆虚，心肺阳虚则胸憋闷疼痛，肝阳虚而胁痛，脾肾阳虚而全腹抽痛，厥气逆而嗳。乌头赤石脂丸乃破阴凝之重剂，方中含大建中汤意："心胸中大寒痛，呕不能饮食，腹中满，上冲皮起，出见有头足，上下痛而不可触近者，大建中汤主之。"本案与此颇似，皆阳虚寒凝所致。

例12：阳虚寒饮，痹阻胸阳

姜某，女，72岁。

2002年9月10日初诊：咳嗽月余，咽痒则咳，夜剧，痰不多。胸闷，心悸，咽塞，寐差，便可。西医诊为冠心病心绞痛，陈旧心梗，房颤。

脉沉微涩，参伍不调，舌淡绛，苔少许，斑驳。

证属：阳虚，寒饮痹阻胸阳。

法宜：温阳化饮。

方宗：小青龙汤加减。

麻黄 5g	细辛 5g	白芍 10g	干姜 5g
桂枝 10g	半夏 10g	炙甘草 7g	五味子 5g
炮附子 12g	紫菀 12g		

7剂，水煎服。

10月11日二诊：上方共服14剂，后7剂加葶苈子12g、射干9g、桃仁12g、红花12g。咳减半，已不觉胸闷、心悸。尚有咽痒、咳，夜重，寐差。

脉沉小紧数，舌嫩绛苔少。

证属：寒饮未尽，蕴而化热。

法宜：温化寒饮，佐以清热。

上方加石膏15g、知母5g，4剂，水煎服。

10月15日三诊：服药后，汗出多，咳随之而减，已去十之八九，胸亦豁然，尚微咳，寐差。脉弦缓，心律已整。舌嫩红少苔。

方宗：《千金》苇茎汤加减。

葛根 18g	薏苡仁 15g	杏仁 10g	冬瓜仁 18g
前胡 10g	紫菀 12g	桃仁 10g	大贝母 12g
款冬花 12g	半夏 9g	夜交藤 18g	

7剂，水煎服。

按： 此案得汗后，咳顿减，胸豁然，脉亦由沉小紧数而转缓，当为阳气来复，奋与邪争，汗而邪解，正气已复之征。

初诊脉沉微而涩，参伍不调，乃少阴之脉，正气虚衰，予温阳化饮，方宗小青龙汤。本为阳衰，并无寒实表证，此时用麻黄、桂枝，不虑其耗散虚阳乎？盖麻、桂固可解表散寒发汗，然麻黄亦能发越阳气，桂枝通阳，令阳气振奋通达。且阳虚阴凝者，伍以姜、附回阳，此时用麻、桂，能鼓舞、振奋阳气，解寒凝，而不致耗其虚阳。

二诊时，脉转沉小紧数，沉小紧者，知阴凝未已，然脉已数，知为阳见复，热已萌，故于前方加石膏15g、知母5g。阳复奋与邪战，久伏之邪汗而解之，咳嗽、胸闷、心悸、房颤诸症豁然，此邪退正复之佳象。

何以能汗？经云："阳加于阴谓之汗"，必阳气敷布，蒸腾阴液，方能作汗。阳根于肾，由三焦而布于腠理毫毛，通行于周身，外达毫毛孔窍，乃能蒸腾气化，故汗而解之。阳气者，若天与日，何处无阳通达，阴寒必闭塞其处。咳而胸闷，心悸，乃阳馁而上焦阳不达也，故胸阳痹，诸症生。离照当空，阴霾自散，诸症乃瘥。

由此可见，正是由于麻、桂能鼓舞、通达阳气，乃能解表、散寒、解寒凝，其宣肺、止咳、平喘、利尿诸功用，亦因其鼓舞阳气使然。故麻桂内外之阴寒凝结皆可用，非必有表始用。

例 13：寒凝血瘀

葛某，男，40 岁。

2002 年 6 月 26 日初诊：诊为冠心病，心电图广泛 ST-T 改变，高血压 13 年，血压 160/100mmHg，服卡托普利、美托洛尔，维持在 120/60mmHg。胸痛憋闷，于活动、烟酒、饭后痛，安静时不痛，疼痛发作时，始自天突窒塞疼痛，继之胸骨、左胸乃至左臂皆痛。

脉弦而紧滞。舌尚可，有瘀斑。面色暗晦。

证属：寒凝血瘀。

法宜：温阳散寒，活血化瘀。

方宗：桂甘姜枣麻辛附汤加减。

麻黄 6g	干姜 6g	地龙 15g	姜黄 10g
炮附子 18g	川椒 5g	水蛭 10g	延胡索 10g
炙川乌 15g	川芎 8g	蜈蚣 6 条	桂枝 12g
细辛 6g	桃仁 12g	全蝎 10g	

嘱停服西药。

7 月 31 日二诊：上方共服 24 剂，蜈蚣加至 30 条，又服 14 剂。唯饭后微痛，其他已不痛，上五楼亦未痛。血压 120/85mmHg，心电图好转，面之晦暗渐退，脉转弦滑。舌可，有瘀斑，已见消退。

证属：痰瘀气滞。

法宜：涤痰活血行气。

方宗：瓜蒌薤白桂枝汤加减。

瓜蒌 18g	薤白 12g	枳实 9g	桂枝 12g
半夏 12g	茯苓 15g	菖蒲 9g	郁金 10g
桃仁 12g	丹参 18g	蒲黄 10g	全蝎 10g
蜈蚣 10 条			

12 月 18 日三诊：上方共服 32 剂，症状消除，心电图大致正常。但上周感冒后，又有胸闷痛。

脉滑数兼弦。

证属：外感之后，伏热未净。

法宜：宣透郁热。

方宗：新加升降散加减。

| 僵蚕 12g | 蝉蜕 6g | 姜黄 9g | 大黄 3g |
| 栀子 9g | 豆豉 12g | 连翘 12g | 薄荷 4g |

3 剂，水煎服。

3 剂后，可继服感冒前所剩之药。

12 月 28 日四诊：症已不著，脉弱缓，血压 120/80mmHg。

依 8 月 31 日方去全蝎、蜈蚣，继服 7 剂，停药。

按：此案 4 变。初诊时，脉弦而紧滞，乃脉痉也，为寒邪敛涩之象，故温阳散寒，方取桂甘姜枣麻辛附汤。该方治水气病在气分，"心下坚，大如盘，边如旋杯"，乃寒水结于心下。此症颇类心衰而心下胀满之状。缘于阳虚阴盛，水液不行而结聚。温阳散寒，阳气得行，大气一转阴凝自散。

血压高者，亦因阴寒凝敛，血脉收引所致。虽血压高，麻、桂、附、姜不忌，此恰为阴凝涩敛者所须。况又有蜈蚣、全蝎之息风解痉，料不至血压陡高，故断然嘱停西药。

8 月 31 日诊：迭经温阳散寒，脉之紧滞已除，转为弦滑之脉，此寒去阳复之征，故改温阳散寒之剂为涤痰活血行气之法，方取瓜蒌薤白桂枝汤加减。

12 月 18 日，因外感后脉呈滑数兼弦，知为外感伏热未尽，故予新加升降散透达郁热。

12 月 28 日，脉转弦缓，知热已清，正气复，脉贵和缓，且血压稳定，心电图大致正常，知恙已无大碍。

例 14：阳虚，虚阳浮动

魏某，女，53 岁。

2005 年 5 月 2 日初诊：1999 年安起搏器。心率 31 次 / 分。ECG：心率慢，ST-T 正常，偶室性期前收缩。心慌乱，胸闷，气短，无力，畏寒，手足冷，口干，鼻中冒火。

脉弦细迟无力。舌暗红，苔黄灰。

证属：阳虚，虚阳浮动。

法宜：温阳引火归原。

方宗：参附汤加减。

炮附子 18g	红参 12g	桂枝 10g	炙甘草 8g
当归 12g	红花 12g	炙百合 30g	

5月6日二诊：上方6剂，1日1剂半，4日服完。上症皆减，心率64次/分。上方加干地黄15g。

5月17日三诊：上方共服10剂，已无不适，心率65次/分。继予12剂以固疗效。

按：脉细迟无力，显系阳虚阴盛，起搏无力而脉迟。舌暗乃阳虚血运不畅所致，温阳以行血，血瘀自散。桂、附合百合、地黄者，取刚柔相济。鼻中冒火，口干，乃阳虚而虚阳浮动，上越于清窍使然，不可误为实火而清泻之。虚阳既已浮动，纯用辛热刚燥之品，虽能回阳，但恐助虚阳之浮动，故加阴柔以济。真武汤之加白芍，当归四逆汤中用归、芍，白通之加人尿猪胆汁等，皆有反佐使刚柔相济之功。

阴寒内盛而虚阳浮动者，亦可称阴盛格阳、水极似火、真寒假热、龙雷火动等。缘于命门火衰，龙雷之火不能安于宅窟，虚阳升腾燔灼，势成燎原。此火不可水灭，不可寒凉直折，必以热药，温暖下元，使龙雷之火，下潜水中。此犹离照当空，乾坤朗朗，阴霾自散，雷电自敛。

例15：阳虚饮泛

岳某，男，64岁，张家口市人。

1995年5月16日诊：西医诊断：冠心病，心衰，肺叶间及肋膈间积液，房颤。曾住院治疗，疗效不著。胸闷憋气，心下痞满，曾仆倒两次。下肢如虫行，便干。

脉弦参伍不调，不任重按，两寸沉。舌尚可，苔白。

证属：阳虚水饮上泛。

法宜：温阳蠲饮。

方宗：苓甘五味姜辛汤加减。

桂枝 10g	白术 10g	半夏 10g	葶苈子 12g
炮附子 15g	炙甘草 6g	细辛 4g	泽泻 15g
茯苓 15g	干姜 6g	五味子 4g	

上方加减，共服药35剂，诸症著减，心衰纠正，心律已整，胸肺积液明显减少，带药回家继服。

按：脉弦，饮也；无力，阳虚也；参伍不调，正气衰也，心无所倚而脉慌乱。予扶正温阳蠲饮，阳复饮去，心自安宁。

例 16：阳虚饮泛

韩某，男，74 岁。

1998 年 5 月 6 日初诊：胸中窒闷，胸脊痛频作，身转侧亦引发心绞痛。咳痰，疲乏无力，天气已暖，犹着棉衣。

心电图：完全右束支传导阻滞，T 波广泛倒置。

脉弦拘急按之减，舌淡暗，苔白滑。

证属：阳虚寒饮上泛。

法宜：温阳化饮。

方宗：苓甘五味姜辛半夏汤加减。

炮附子 18g	桂枝 12g	茯苓 15g	干姜 6g
红参 12g	半夏 12g	细辛 6g	白术 10g
五味子 4g	巴戟天 12g	葶苈子 12g	

上方加减共服 62 剂，症状消除，心电图恢复正常，已可由红军路走到广安市场，来回约 20 里，每天坚持。

按：脉弦拘急，乃寒凝之象；按之减，乃阳虚之征，故无力畏寒。胸满痛咳唾，苔滑，均为寒饮痹阻胸阳所致。方以苓甘五味姜辛半夏汤加附子等，温阳化饮，终得转安。

例 17：阳虚饮凌

刘某，男，14 岁。

1997 年 10 月 29 日初诊：诊为心肌炎、多源性室性期前收缩。无任何明显自觉症状，活动如常人。

脉弦软，参伍不调。舌可。

证属：阳虚饮凌。

法宜：温阳化饮。

方宗：苓桂术甘汤加减。

桂枝 9g	白术 9g	干姜 4g	炙甘草 6g
半夏 8g	细辛 3g	茯苓 12g	炮附子 12g
五味子 3g	党参 12g	丹参 15g	

上方共服约 60 剂，期前收缩消失。18 岁高中毕业后，报考飞行员，体检合格。

按：心肌炎出现心律不齐，其病机寒热虚实皆有，须严格辨证论治。其中，大半疗效较好，期前收缩可消除且稳定，约有 1/4 期前收缩久不消除，尚须进一步探索其辨证论治规律。

例 18：阳虚饮凌

曹某，男，54 岁。

2004 年 4 月 16 日初诊：曾诊为心肌缺血，ECG：ST-T 改变，血压 160/100mmHg。胸闷痛，夜寐约 6 小时，多汗，下肢无力，左足跟凉，其他可。

脉弦稍硬，舌淡胖苔白。

证属：阳虚饮凌。

法宜：温阳化饮。

方宗：苓桂术甘汤加减。

炮附子 15g	茯苓 15g	薤白 12g	炙川乌 12g
白术 10g	生蒲黄 12g	桂枝 10g	炙甘草 7g

8 月 13 日二诊：上方附子渐加至 30g，曾加用生黄芪 15g、仙茅 12g、仙灵脾 10g、浮小麦 30g，共服 90 剂。诸症消失，血压 120/80mmHg，心电图于 5 月 21 日即已恢复正常。脉转弦缓，停药观察。

按：弦本阳中之阴脉，乃阳之温煦不及，脉拘而弦硬，或弦拘而劲。此脉老年病多见，可由多种原因而发，脉弦劲而大者，乃肝风陡张。此肝风，可由热盛生风，或痰热生风，或痰瘀化热生风，当清热平肝息风，或清热涤痰息风，或清热涤痰活血息风。若脉弦细数而劲者，乃阴不制阳，阳亢化风，当滋阴潜阳，平肝息风。若脉弦劲按之虚者，状类革脉，乃真气虚，虚风内动，当益气养血填精。若拘而弦劲者，乃寒邪凝泣收引，当温阳散寒。当然，判断弦劲脉之机理，亦须四诊合参，不可一见弦劲之脉，就予镇肝息风之类潜降，尚须分辨。此例之弦而硬，兼舌淡胖，且无热象，故断为阳虚温煦不及，脉拘所致，予温阳化饮，解其寒凝。经连续 4 个月的治疗，阳渐复，寒凝解，脉之弦硬亦转缓，血压、心电图亦随之好转。若误为弦乃气郁，妄予开破，则失之远矣。

例 19：寒痹心脉

张某，男，22 岁，本院学生。

2001 年 12 月 27 日初诊：心悸，气短，不能运动，畏寒肢冷，冷则心中痛。ECG：心率 128 次 / 分，ST-T 改变，室早。诊为心肌炎。脉弦拘紧而数且促，舌可。

证属：寒痹心脉。

法宜：温阳散寒通脉。

方宗：小青龙汤加减。

麻黄 5g	干姜 5g	炙甘草 6g	桂枝 10g
五味子 5g	党参 12g	白芍 10g	炮附子 12g
茯苓 15g	细辛 5g	半夏 10g	生姜 5 片

2002年2月28日二诊：共服45剂，春节期间停药，开学后复诊。上症皆著减，胸闷气窜，有蚁行感，运动后疲乏，心率90次/分（±）。ECG正常，未见期前收缩。

脉弦细数减，脉律已整，舌可。

寒凝已解，证转营卫不足。

法宜：调补营卫。

方宗：黄芪建中汤加减。

| 桂枝 12g | 大黄 4g | 生黄芪 12g | 白芍 25g |
| 生姜 3 片 | 炙甘草 8g | 饴糖 30mL（冲服） | |

先后加干地黄15g、生龙骨18g、生牡蛎18g，共服21剂，已无任何不适，上四楼不再气短。又继服14剂以固疗效。

按： 胸痛、胸闷、短气原因固多，何以知此案为寒痹心脉？因脉弦而拘紧，乃寒凝收引之脉，故断寒痹所致。寒痹胸阳，致胸闷、胸痛、短气。《金匮要略·胸痹心痛短气病脉证治第九》瓜蒌薤白剂豁痰通阳，薏苡附子散以温阳化湿，人参汤温振中阳，乌头赤石脂丸回阳逐阴凝，诸法轻重缓急不同，然皆为寒痹者设。

脉弦拘紧而数，此数从紧，不以热看。因寒凝之下，阳为寒束而不得布散，奔冲不宁而为数，此数因寒所致，故当着眼于寒，而不可妄用清热泻火。

何以脉促？促、结皆脉有歇止，或因邪阻气血不得畅达而歇止，此促为实，当按之有力；或因气血虚衰，不得相继而歇止，此促为虚，当按之无力。本案之促，乃寒凝所致，寒祛脉畅，促脉自除。

寒去，脉转弦细数按之减者，细数乃阴不足，按之减乃阳气虚，阴虚不濡，阳虚不煦，故脉失柔而弦。此数，按之减，不作热看，乃因虚而数，愈虚愈数，愈数愈虚。脉拘紧之象已除，知为寒凝已解，脉转弦细数减，知为阴阳两虚，营卫不足，故方取黄芪建中汤，调阴阳、益营卫而补虚，渐趋痊愈。

例20：阳虚饮泛

刘某，女，12岁。

1997年9月16日初诊：患心肌炎一年余，心电图示广泛ST-T低平倒置，彩超提示心肌炎。无任何明显症状，唯常头痛，间歇性发作，剧则哕。

脉沉濡滑，不得重按。舌偏淡苔白。

证属：阳虚饮泛。

法宜：温阳化饮。

方宗：苓桂术甘汤加减。

| 桂枝 9g | 茯苓 12g | 白术 9g | 炙甘草 6g |

炮附子 10g	半夏 8g	吴茱萸 5g	党参 10g
干姜 5g			

10月28日二诊：上方第7剂后，附子改为15g，共服42剂，心电图已恢复正常，头痛未作，无任何不适，脉略数，尚显不足，上方继服7剂，未再来诊。

按：因脉濡滑，知有痰饮；按之无力，知为阳虚。阳虚饮泛，厥气上干于颠则头痛，呕哕。温阳化饮，离照当空，阴霾自散，头痛当止。方中桂枝振心阳，附子温心肾之阳，干姜温脾阳，吴茱萸温肝阳，参苓术草四君以培土制水，共奏温阳蠲饮之功。

例21：寒饮蔽塞

王某，男，59岁。

2002年6月29日初诊：诊为冠心病，房颤。胸脘痛闷不舒，心悸，食欲不振，四肢不温，目昏花，夜尿四五次。

脉沉迟涩无力，参伍不调。舌淡暗水滑。

证属：寒饮蔽塞，血行瘀泣。

法宜：温阳化饮，佐以活血。

方宗：真武汤加减。

炮附子 30g	桂枝 12g	茯苓 15g	白术 12g
红参 12g	巴戟天 15g	益智仁 12g	川芎 8g

8月7日二诊：上方共服35剂，症状著减，胸脘痛闷未作，食欲增，夜尿二次。脉转沉缓按之不足，脉已整。

按：脉沉迟涩而无力，乃阳虚阴凝之象。阳虚饮泛，痹阻胸阳而胸间痛，结于心下而脘痞，肾虚不摄而溲频。方取真武汤温阳化饮。

用真武汤去白芍者，因证属阴寒，宜刚不宜柔。或曰：真武汤本为阴证，何以仲景不去芍？

真武汤用芍药，其因有三：一者白芍利尿，《神农本草经》：芍药"利小便"；二者，监附子之刚燥；三者养阴，因邪水盛一分，真水少一分，饮食精微化为水饮，正水必少，故以芍药养阴。吾于阴寒正盛之时，芍药常舍而不用，未知当否，以俟明者。

脉转缓者，乃邪退正复之征兆，但毕竟缓而无力，正未全复，难免再犯。

例22：阳虚饮凌

孟某，女，64岁。

2002年10月5日初诊：心悸、怵惕，他可。

心电图：室性期前收缩。

血压 150/90mmHg。

脉弦缓滑而结。舌暗，苔白润，中微黄。

证属：阳虚饮凌于心。

法宜：温阳化饮。

方宗：苓桂术甘汤加减。

| 桂枝 12g | 茯苓 15g | 白术 10g | 炙甘草 6g |
| 干姜 5g | 炮附子 12g | | |

10 月 26 日二诊：上方共服 14 剂，症已除。脉转滑数，律已整。舌淡暗，苔白。

因脉已转阳，防其热化，故于上方加黄连 6g，继服 7 剂。

按：脉促、结，皆脉有歇止。何以脉有歇止？《濒湖脉学》云："促、结之因，皆有气、血、痰、饮、食五者之别。一有留滞，则脉必见止。"所言诚是。

脉止之因，大略分为邪阻与正虚两大类。邪阻者，有六淫、七情及内生之五邪；正虚者，阴阳气血之虚。尚有虚实相兼，以及其他脏腑病变传之于心者。实者脉实，虚者脉虚，虚实相兼者，当脉虚夹实，以此别之。其他脏腑传变者，当以脏腑辨证定。何脏何腑之病，以脉之虚实辨正虚或邪实。虚者补之，实者泻之，此心律不齐之辨治大略。

此例取效较快。然确有些心律不齐较为难治，此时要谨守病机，心有准的，要守得住，切勿不效辄更方，转去转远，难以取效。守得住，检验医者的临证功底。

脉已转阳，防其化热而加黄连，何不去附子而不加黄连？因本为阳虚饮凌，阳乍复未充，且舌尚淡，故仍用附子、干姜温阳。毕竟脉已滑数，防其化热，故加黄连。仲景寒热并用之方甚多，如半夏泻心汤、附子泻心汤、乌梅丸等用治寒热错杂之证。寒热并用，不能简单地理解为热水兑凉水变成温水，而是寒药热药各自发挥其作用，相辅相成，并行不悖。中医从单味药到复方，是一次大的飞跃；从奇方到偶方，又是一次大的飞跃。仲景的大部分方子都是偶方，须认真学习领会，才能驾驭，灵活运用。

例 23：阳虚饮泛

赵某，女，59 岁。

2002 年 12 月 13 日初诊：胸闷痛及背，憋气，短气，心悸，腰凉，下肢冷，干咳，尿频。

ECG：ST、$V_4 \sim V_5$ 降低。

血压：150/90mmHg。

脉阳弦阴弱，舌稍暗苔白薄腻。

证属：阳虚饮泛。

法宜：温阳化饮。

方宗：苓桂术甘汤合真武汤加减。

炮附子 18g	桂枝 12g	炙甘草 7g	茯苓 15g
炙川乌 12g	白芍 10g	白术 12g	干姜 5g

2003 年 5 月 13 日二诊：于服至第 3 剂时，即觉背部冰冷减轻，胸闷随之缓解。服至 64 剂时，症状明显减轻，可行走五六里，心电图已恢复正常。上方先后加活血之丹参、蒲黄，益肾之巴戟天、肉苁蓉、仙灵脾等共服 105 剂，诸症消失停药。

按： 仲景论胸痹之脉，为"阳微阴弦，即胸痹而痛"。此案为阳弦阴微，与仲景所言相反，实乃同耳。阳微阴弦者，乃上焦阳虚，下焦阴寒，厥气上逆，痹阻胸阳，即胸痹而痛。本案阴弱，亦下焦阴寒，阳虚不能制水，水饮上泛干于胸阳，故胸痹而痛。弦乃阳中之阴脉，弦为减，弦亦主饮，饮亦阴类，故曰本案之脉与仲景所论者，实乃同耳。

见此等脉象者，真武汤乃必用之方。加干姜者，温振脾阳，培土以制水，乃取肾着汤之法。饮干于上，当以温药和之，非苓桂术甘汤莫属。苓桂术甘汤中含桂枝甘草汤，治发汗过多心阳虚，症见"其人叉手自冒心，心下悸欲得按者"。桂枝、甘草辛甘化阳，温振心阳。

肾阳虚愈者，不仅阳虚，肾之精气亦弱，故于温阳之时，加巴戟天、肉苁蓉、仙灵脾等温肾益精之品益佳。山西李可老中医常予肾四味，其法可师。

至于附子用量，殊难划一，很难制定一个量化的标准。我用量大约在 5～100g 左右，大量应用时，一般都是渐增，当视病情、患者反应及每位医生的把握程度而定。

自古以来，擅用附子之名医不乏其人，北京余伯龄先生用附子常以斤论，虽屡起沉疴，但亦有致死而打官司者。用附子，久煎、配伍非常重要，姜、草、蜜皆可减缓毒性。固然，附子可救人危亡，起沉疴，确为良将，非他药可代，但对每个患者来说，最佳用量是多少，要仔细摸索。我临床应诊，大约70％的患者用附子，深知附子之卓效，但亦难确定每位患者的最佳用药，也都是在摸着石头过河。有人说中医之秘，秘在用量上，此言不妄，就是一些常用药，也很难确定最佳用量，中医界历来剂量大小悬殊，目前只能以疗效判断，难论短长优劣。

三、湿浊

（一）概述

1. 湿浊的概念

湿是指一组特异症状而言。湿邪在表，可见胸痞、头沉如裹、身困沉酸痛、恶寒等；湿邪在里，可见三焦症状，如胸闷、咳痰、脘痞、吐利不食、困倦嗜睡等，脉常见濡细、濡缓，舌苔白腻。

吾以脉解症，以脉解舌。当舌无苔而脉见濡缓者，吾仍以湿看，予化湿法治之。

2. 湿的分类

湿分内湿与外湿。外湿因外界湿邪所侵直趋中道，伤于表者十之一二；内湿因水液停蓄而生。内湿原因颇多，或脾运化失司而生湿；或肾虚气化失职而水液停蓄生湿；或肺失宣降，三焦不利而水液停蓄生湿；或因肝失疏泄，水液运行不利而生湿。脾主湿，湿邪恒以脾胃为中心，故湿盛者，恒见脾胃之症。

外湿与内湿，相引为患。若脾胃强者，外湿难犯，即或袭之，亦必轻微。

3. 湿邪病机

湿为阴邪，易阻气机，湿易伤阳，湿性黏腻、氤氲黏滞，湿以脾胃为中心。

湿可寒化，成寒湿证。湿亦可热化，成湿热证，进而转化成热证，伤阴化燥，动血动风。寒化或热化，随人之正气强弱而异。

湿病之湿热证，薛生白有《湿热条辨》，奠定了湿热证的理论构架及辨证论治规律，其学术价值，与叶天士《外感温病篇》相媲美。薛氏创湿热病传变规律，为正局与变局。正局是以脾胃为中心，中气实则病在阳明，中气虚则病在太阴。变局为湿热化热、化燥，外兼少阳三焦，内兼厥阴风木。

杂病中亦有湿热证，但少传变，以此与湿温中之湿热证相别。

4. 湿邪的诊断要点

湿在表者，见头身沉重酸胀痛、恶寒。湿在里者，见胸脘痞满、吐利、不欲食、小便不利、困倦、水肿等。脉当濡缓或濡细，舌苔白腻。

（二）医案举隅

例1：湿热熏蒸

侯某，女，67岁，藁城人。

2004年5月28日初诊：头晕眩，心中迷糊，胸闷、便溏，其他说不清。

ECG：ST广泛低垂。

脉弦濡滑数，寸偏旺，尺稍差。舌嫩绛少苔。

证属：湿热熏蒸。

法宜：清热化浊。

方宗：菖蒲郁金汤加减。

菖蒲 9g	牡丹皮 9g	竹叶 7g	连翘 12g
郁金 9g	黄连 8g	菊花 7g	滑石 15g
生龙骨 18g	生牡蛎 18g	山茱萸 15g	天竺黄 10g

6月21日二诊：上方加天麻、僵蚕，共服24剂，已无不适，寸脉已平。ECG：（－）。停药。

按：舌嫩绛少苔，并无湿热熏蒸之黄腻苔，何以诊为湿热证？当然，湿热证应有黄腻苔；而且黄腻苔也是诊断湿热证重要且最直观的一个指征。但当湿热化热、化燥后，可无舌苔；若湿热尚未化燥，阻隔气机，胃气不能上蒸时，亦可无黄腻之苔。此案虽无黄腻苔，依然诊为湿热证，乃据脉而断。脉濡数，濡主湿，数主热，故断为湿热。濡脉，非指浮而柔细之脉，濡即软也。

吾以脉解舌，以脉解症。脉濡滑数，即湿热之脉。舌无苔者，乃湿热阻隔使然。诸症如何以脉解？湿热阻遏，清阳不能上达而头晕眩；痹阻胸阳而胸闷，痹阻心包而心中迷糊；湿热下趋而便溏。

方予菖蒲郁金汤清热化湿，开窍醒神。为何加山茱萸？因尺差而寸旺。这个寸旺，除湿热上蒸这一因素外，尚有肾虚、虚阳上浮的因素，因尺减寸旺，故知之。山茱萸收敛浮越之阳，故加之。不虑山茱萸酸敛碍湿乎？《神农本草经》云山茱萸利小便，张锡纯云山茱萸敛真气而不敛邪，故加之。竟获突兀之疗效，不仅症状消除，脉象已平，且心电图亦恢复正常。有的患者累年服药，心电图亦难获改善，而此例治疗尚不足一月，心电图竟恢复正常，足证辨证论治的神奇。

例 2：湿热蕴阻

任某，男，24岁。

2002年9月14日初诊：阵胸痛胸闷已半年，静时无任何不适，劳则胸痛、胸闷短气。心电图正常。脉弦濡数。舌尚可，苔白中腻。

证属：湿热蕴阻。

法宜：温阳化湿，佐以清热。

方宗：半夏泻心汤加减。

炮附子 12g	桂枝 10g	薤白 10g	炙川乌 10g
白术 12g	黄芩 9g	干姜 6g	茯苓 15g
黄连 9g	细辛 5g	菖蒲 9g	半夏 12g

10月5日二诊：上方共服14剂，胸中痛闷已轻，近因外感，又增咳嗽夜剧。

脉弦濡。舌尚可，中苔薄腻，色微褐。

证属：湿未净，复感寒袭肺。

法宜：宣肺化湿。

方宗：小青龙汤加减。

麻黄 6g	桂枝 10g	白芍 10g	炙甘草 6g
细辛 4g	半夏 10g	干姜 6g	五味子 5g
炮附子 12g	茯苓 15g	白术 10g	紫菀 12g

10月9日三诊：上方共服11剂，症除，脉缓，停药。

按：此案虽非冠心病，但可归属心脏神经症类，故并列讨论。胸闷痛、短气，当属中医胸痹，以其脉弦濡数且苔腻，濡主湿，数主热，弦乃气郁不舒，故诊为湿热蕴阻，气机不舒。

方宗半夏泻心汤化裁，乃寒热并用，健脾化湿。既为湿热，法宜清热化湿，何以重用辛热之品？因湿乃阴邪，其性黏腻，氤氲难化，湿遏则热伏。治湿热证，即使湿热并重，亦当以化湿为重，清热为次，否则过寒，则湿遏不解，热无以透，则病深不解。治湿之法虽有芳香化湿、淡渗利湿、苦温燥湿、风以胜湿诸法，但莫若加辛热之品，温阳化湿。

《碥石集》中有一医案，一学生湿温发热不退，屡用祛湿清热诸方不效，张灿岬教授于方中加附子一味，竟豁然而愈，此即湿得温乃化。湿热之证，关键在湿，湿去则热易清。即使湿热并重，辛热之品不忌，毕竟有热，亦当清之，故用芩、连苦以燥湿，寒以清热。芩、连配姜、附，寒热同用，并行不悖，反事半功倍。

二诊，热退湿未已，又感寒袭肺而咳，故予小青龙汤散寒化饮，肺气宣，咳亦止。

例3：湿热蕴阻，清阳不升

杨某，男，42岁。

1995年11月2日初诊：频发室性期前收缩。胸闷痛，心悸，头昏沉，身困乏力，大便溏，日二三次。

脉濡数促。舌偏红，苔薄腻。

证属：湿热蕴阻，清阳不升。

法宜：清利湿热，升发清阳。

方宗：甘露清毒饮加减。

茵陈 15g	白蔻仁 8g	藿香 12g	滑石 15g
川木通 6g	菖蒲 9g	泽泻 12g	茯苓 12g

大贝母 10g　　　苦参 10g　　　防风 7g　　　羌活 7g

1996 年 1 月 2 日二诊：上方加减共服 42 剂，心律已整，症状消除，脉转濡缓，舌可苔薄。湿热已除，脾虚未复。再予升阳益胃汤健脾升清以善后。

党参 12g　　　白术 10g　　　生黄芪 12g　　　黄连 7g

半夏 9g　　　陈皮 7g　　　茯苓 12g　　　泽泻 12g

防风 6g　　　羌活 6g　　　柴胡 6g　　　白芍 9g

炙甘草 6g　　　砂仁 4g

10 剂，水煎服。

按：此例以其脉濡数，且舌红苔腻，故诊为湿热蕴阻。濡主湿，吾所言之濡脉，有别于《脉诀》所言之濡。《濒湖脉学》曰："浮而柔细知为濡。"濡脉当具备浮、细、柔软无力三个条件，此与微脉难以区别。吾所言之濡，即软也，即脉来柔软，仿佛水中之棉，脉力逊于平脉，但又强于弱脉。对脉位的浮沉、至数的疾徐、脉体的长短阔窄，都无特定的要求。此濡主湿，主脾虚；然脉又有数象，故诊为湿热蕴阻。

湿热蕴阻上焦，清阳不升，致胸闷、心悸、头昏沉；湿阻中焦，脾之清阳不实四肢，致身困沉；湿热下走大肠而便溏。故治则为清利湿热，升发清阳。

1 月 2 日诊时，脉已转濡缓，乃湿热去，脾虚之象显露，故转用升阳益胃汤，健脾益气升清，以杜湿热之源。

例 4：湿遏热伏

毛某，男，57 岁，行唐县人。

2004 年 7 月 9 日初诊：素患冠心病，去年底感冒住院，诊为肺炎、心衰，好转未愈，出院。现头晕沉、胸闷，走快则气憋、心慌、呼吸困难，头及上半身多汗，四肢困乏无力，目花多泪，嗜睡，他可。

脉沉濡细数，舌稍红苔白。

证属：外感之后，余邪未尽，湿浊郁遏，余热内伏。

法宜：化湿清热，透达郁邪。

方宗：升降散合甘露消毒饮加减。

僵蚕 12g　　　蝉蜕 5g　　　姜黄 9g　　　栀子 10g

豆豉 12g　　　连翘 15g　　　青蒿 15g　　　滑石 15g

菖蒲 9g　　　泽兰 15g　　　生蒲黄 10g

7 月 3 日二诊：上方共服 14 剂，症减，尚目多眵，头不爽，立久腿木，脉转滑数，舌偏红，苔微黄。上方加桑叶 9g、菊花 7g、苦丁茶 7g。7 剂，水煎服。后未再诊。

按：凤有冠心病，外感后，邪入心肺，并发肺炎、心衰。因阮囊不裕，好转未愈而出院，致余邪未尽，湿遏热伏。阻痹于胸，则气憋心慌，呼吸困难，动辄剧；湿热蒸迫于上而头汗出，头昏，嗜睡，目眵多泪。其脉沉，乃邪伏于里，濡细乃湿也，数乃湿遏热伏。予甘露消毒饮清化湿热，合升降散透散伏邪。

二诊脉转滑数，乃郁热外达。脉由沉转中位、浮位，脉象由濡细而渐起，脉转滑数之热盛之脉，皆里热外透之征，此时可身热反增，并非病情增重，而是好转之佳象，热透于外，身热可增高，此不足虑，再予清透可瘥。

可能因经济原因，减轻后未再诊，新邪虽去，宿疾未瘳。

例5：湿热浸淫经络

苏某，男，54岁。

2006年3月17日初诊：于2004年8月安冠脉支架一个，另一处因闭塞，无法安支架。

2006年3月13日心电图：ST、$V_2 \sim V_3$ 抬高。彩超：左室大。二尖瓣前叶脱垂，重度闭合不全，左心房扩大，合并三尖瓣轻度关闭不全。现服异山梨酯、美托洛尔、达爽等。晨起手僵胀麻痛，已半月余，牙痛、口干，走快则胸闷，停则缓，继走则汗出。

脉濡而大。舌较暗红，苔稍厚。

证属：湿热浸淫经络。

法宜：化湿清热通经。

方宗：薛生白《湿热条辨》第4条方。

地龙 15g	炒苍耳子 12g	防己 12g	滑石 15g
秦艽 10g	丝瓜络 10g	晚蚕沙 12g	黄连 10g
威灵仙 10g	海风藤 18g	苍术 10g	薏苡仁 30g

4月14日二诊：上方共服28剂，胸闷、手胀痛已不著。再予上方加减14剂，未再来诊。

按：何以诊为湿热浸淫经络？因濡而大，濡主湿，大主热，且苔较厚，故断为湿热。其症为胸闷、手胀麻痛、牙痛，乃经络不通，故诊为湿热浸淫经络。

该方取自薛生白《湿热条辨》第4条，曰："湿热证，三四日即口噤，四肢牵引拘急，甚则角弓反张，此湿热侵入经络脉隧中。宜鲜地龙、秦艽、威灵仙、滑石、苍耳子、丝瓜藤、海风藤、酒炒黄连等味。"此方清化湿热，疏风通经。此案证属湿热，且胸闷手胀等，乃经络不通，病机与此条相符，故移而用之。

此方我广泛用于湿热侵入经络所致诸症，如肢体酸麻胀痛，口眼㖞斜，肢痿不用，湿热转筋、痉搐等，其效颇佳。

吴瑭治湿热痹证之宣痹汤，与此方异曲同工，可相参而用。

例6：寒湿痹阻，热郁于内

靳某，女，59岁。

2005年1月10日初诊：于5日前，突心慌、大汗出，急诊入省二院，诊为窦性心速。现胸憋闷，心慌，右胁胀，寐则憋醒。服卡托普利、美托洛尔、尼群地平等药。

脉沉而紧数，舌苔厚腻。

诊为：寒湿痹阻，热郁于内。

方宗：五积散合栀子豉汤双解之。

麻黄 6g	川芎 8g	川厚朴 9g	栀子 9g
苍术 12g	桔梗 9g	茯苓 12g	豆豉 12g
赤芍 12g	桂枝 9g	陈皮 9g	僵蚕 12g
当归 12g	生姜 6片	半夏 10g	蝉蜕 6g
姜黄 9g	葱白 1茎		

2剂，2小时服1煎，啜粥温覆令汗，汗出停后服。

1月14日二诊：药后头及胸部汗多，下肢无汗，胸已不闷，胁胀已轻，项筋紧。脉尚紧，乃汗出不彻，仍予上方加葛根15g，3剂，服如前法。

1月17日三诊：药后畅汗。胸未闷，心未慌，胁尚胀，感口干苦、无力、气短。脉弦细濡数，舌偏暗红，苔白厚而干，脉之紧象除，寒已解。弦细濡数，苔厚而干，乃气机不畅，湿热郁伏。

予：甘露消毒饮清透湿热。

茵陈 18g	连翘 12g	栀子 9g	桂枝 9g
滑石 12g	黄芩 9g	豆豉 12g	丹参 18g
菖蒲 8g	柴胡 7g	枳实 9g	泽兰 15g

3月21日四诊：上方共服30剂，胸闷、气短、心慌诸症尚偶现，耳鸣、腿沉，脉转滑数，舌稍红，苔薄腻。气机渐畅，脉由细濡而转滑数，证转痰热蕴阻，方改黄连温胆汤。

黄连 10g	天竺黄 12g	竹茹 7g	菖蒲 9g
半夏 10g	枳实 8g	栀子 12g	夏枯草 18g
瓜蒌 18g			

上方共服28剂，诸症渐除，心律正常。

按：此例虽心速，但其脉沉而紧数苔腻，为寒凝湿热内蕴。虽无表证，亦可汗法解之。一诊虽汗未透，再诊继汗。汗透紧除，知寒凝已解。脉转弦细濡数，细濡乃湿阻，数为热，弦乃气机不畅，且苔厚而干，故诊为湿热郁伏，气机不畅，予清热化湿之剂。苔厚而干者，因湿热阻遏，津液不能上承而干，非湿未化而津已伤，未予养阴生津，仍予清热化湿法治之。三诊脉转滑数，因湿祛热得透达，故脉起。数为热，滑为痰，故改清热化痰之剂治之。

痰湿本同源，但湿属阴邪，其性弥漫，易阻气机，当用苦燥、芳香、淡渗、风药辛散升阳之品以治之。痰无处不到，内则脏腑，外则经络皮肤；痰且多变，有寒痰、热痰、湿痰、燥痰、风痰、顽痰、食痰等，致病广泛，有"百病皆生于痰""无痰不作祟""怪病多痰"之说，所以祛痰法应用亦广，本书有多例以祛痰法治冠心病之实例。

四、痰饮

（一）概述

1. 痰饮的概念

《内经》无痰。《金匮要略》有四饮，痰饮乃四饮之一，仲景未另立痰。

痰饮本同源，皆水饮停蓄所生。主要因肺脾肾及三焦功能乖戾，水液不能正常代谢，聚而为痰饮。痰饮皆由内生。

饮为阴邪，其主要病机为干于脏腑功能。痰则为病广泛，有"百病皆生于痰""无痰不作祟""怪病多痰"之说。内则脏腑经络，外则肌肤腠理，痰无处不到。

2. 痰饮分类

饮邪，仲景分四饮，有支饮、悬饮、痰饮、溢饮。

痰变化多端，有寒痰、热痰、风痰、湿痰、燥痰、食痰、顽痰等。

3. 痰饮病机

饮邪，主要干于脏腑，饮凌于心则心悸、心痛、惊惕，犯肺则喘咳、短气不得息、胸闷憋气，饮阻清阳则眩、冒、癫，饮留胃肠则脘腹痞满疼痛、吐利不食、吐涎沫，饮留胁下则咳唾引痛，溢饮则身肿疼重。

痰之为病，干于脏腑经络，使脏腑功能失调；阻遏气血而气郁血瘀，水液停蓄；痰聚而成形，则为癥瘕痰核、瘿瘤瘰疬。凡癫狂眩悸、喘咳吐利、疼痛麻痹、怔忡惊悸等，皆可因痰而作。

4. 痰饮诊断要点

在冠心病的治疗中，见脉滑者，吾以痰论治；见脉弦者，吾以饮论治。当然，痰饮又不能截然区分。

病饮者，常兼阳虚，主要为心脾肾之阳虚。病痰者，可有寒痰、热痰、风痰、湿痰、燥痰、顽痰之分，以及兼血瘀、气滞、正虚之别，其兼脉亦异，纷纭繁杂，随证治之。

（二）医案举隅

例 1：痰瘀互结化热

杨某，女，53 岁。

2002 年 11 月 24 日初诊：胸痛、憋闷、心悸、烦乱、寐差、嗳气，四肢沉困。

ECG：T、Ⅱ、$V_4 \sim V_6$ 倒置，血压 150/90mmHg。

脉滑略盛，舌暗红。

证属：痰瘀互结化热。

法宜：涤痰活血清热。

方宗：黄连温胆汤合活血之品。

黄连 10g	胆南星 9g	郁金 9g	枳实 9g
瓜蒌 18g	竹茹 7g	赤芍 12g	茯苓 12g
菖蒲 9g	天竺黄 12g	丹参 18g	生蒲黄 8g
半夏 10g	降香 10g	薤白 12g	

2003 年 2 月 12 日二诊：上方加减，共服 45 剂，已无任何不适。ECG：除 T、$V_4 \sim V_6$ 低平外，其他导联正常。以原方加延胡索 10g、水蛭 9g，20 剂为 1 料，共为细面，继服。

按：症如胸痹，然脉滑数，知为痰热阻痹使然，故以黄连温胆汤主之。何以知有瘀血？因胸痛且舌暗，故知有瘀血，乃痰热痹阻，血行不畅使然，故于清热化痰方中加化瘀之品。

冠心病心绞痛属痰瘀互结者亦较多，有的兼寒，有的化热，有的正虚，随证化裁，多能取效。

例 2：痰热蕴阻

毛某，女，57 岁，行唐县人。

2004 年 5 月 25 日初诊：左胸闷痛，人多则烦憋，精神不振，困倦嗜睡，每日约睡 17 小时，大便溏。

ECG：T、aVL 低平。ST、Ⅱ、aVF、V_5 降低。

脉滑数。舌可，唇暗。

证属：痰热蕴阻。

法宜：清热化痰。

方宗：黄连温胆汤加减。

黄连 9g	制南星 10g	葶苈子 12g	茯苓 15g
陈皮 9g	郁金 9g	皂角子 6g	白芥子 9g
半夏 12g	菖蒲 10g	丹参 18g	蒲黄 10g

7月16日二诊：上方加减，共服52剂，偶有胸略闷，睡眠已减至每日7小时，其他症状除。脉滑数，痰热未靖，上方继予14剂，后未再来诊。

按： 其脉滑数，滑主痰，数为热，故诊为痰热蕴阻。痰热痹阻于胸而闷痛，蒙于心包而困倦嗜睡。予清热涤痰之方治之，疗效尚可。但脉尚滑数，知痰热未清，心电图亦未复查，治未彻底，未再来诊。农民远道来看病，实属不易，可能觉得已不难受也就可以了，故未再诊。

痰浊较重或胶结而脉实者，余习加苏子、白芥子、莱菔子、皂角子、葶苈子等，以增涤痰之力。

例3：痰热痹阻

高某，男，64岁，榆次人。

2004年4月16日初诊：胸闷痛热已11年，左耳堵，左颈不舒，牵及头痛，左胸近腋下处憋胀痛。

ECG：大致正常。

脉滑数有力，舌红苔糙干。

证属：痰热秽浊郁痹，津液已伤。

法宜：清热涤痰，佐以生津。

方宗：黄连温胆汤加减。

黄连 12g	枳实 10g	赤芍 12g	天竺黄 12g
瓜蒌 18g	菖蒲 10g	牡丹皮 12g	胆南星 10g
竹茹 8g	半夏 10g	麦冬 12g	

7月9日二诊：上方因耳堵、颈头痛，兼胆经火郁，加夏枯草15g、龙胆草5g，共服60剂，诸症已平，脉缓滑，舌稍红苔白，心电图仍为大致正常，原方又取15剂以固疗效。

按： 脉滑数有方，乃痰热盛也，予黄连温胆汤尚切病机。其耳堵头颈痛者，乃痰热淫热于胆，胆火上逆所致，故加夏枯草、龙胆草以泻之。

苔白糙而干者，有似砂苔，虽厚但不腐腻，为秽浊壅遏，津液已伤，治当生津化浊，故方中加麦冬12g，如不解，天花粉亦可择而用之，生津而不腻邪者皆可。

湿本忌养阴滋腻，但津亏湿亦不易化，有两种情况，必须酌加生津养阴之品，一是苔厚而干，化浊同时酌加生津之品；一是苔厚腻而绛底者，亦当加生地黄、麦冬等养阴生津之品，津复湿反而易化。

例4：痰热内蕴

王某，女，57岁。

2004年12月10日初诊：诊为冠心病、糖尿病。血糖7.9mmol/L。心电图：

T、aVL 倒置。胸刺痛、憋闷，背沉，常于夜间憋醒，口渴多尿，口中热辣，头嗡嗡作响，左耳鸣。

脉沉滑数，舌可。

证属：痰热内蕴。

法宜：清化痰热。

方宗：黄连温胆汤加减，停用其他药物。

黄连 10g	半夏 10g	陈皮 9g	茯苓 15g
胆南星 9g	瓜蒌 15g	竹茹 7g	天竺黄 12g
枳实 8g	菖蒲 9g	郁金 9g	白芥子 9g
皂角子 6g	生蒲黄 10g	丹参 18g	桃仁 12g
龙胆草 6g	焦三仙各 15g	鸡内金 15g	

2005 年 3 月 22 日二诊：上方加减，共服 62 剂，诸症著减，心电图正常，血糖 6.1mmol/L。诸症已不著，上方加天花粉 15g，继服 14 剂以巩固疗效。

按：脉沉滑数，乃痰热内蕴之脉，胸痛背沉等，皆痰热痹阻使然。口热、头响、耳鸣者，皆痰热夹胆火上熏所致，故以清化痰热为治，加龙胆草以清胆热。痰胶闭重者，余恒加苏子、白芥子、莱菔子、皂角子及葶苈子以豁痰。清热化痰，不仅冠心病好转，且糖尿病亦随之减轻。

例 5：痰热痹阻

杜某，男，69 岁，晋州市人。

2004 年 9 月 7 日初诊：诊为冠心病心绞痛，陈旧心梗，心导管查，有 3 处狭窄须安支架，因太细无法安，血压 145/80mmHg。现服异博定、美托洛尔、丽珠欣乐等药。劳则胸痛牵背，憋气，步行约 100 米即痛，上三楼须每层皆歇，重时不能平卧，腿沉无力。

脉弦滑盛。舌可，苔黄腻，唇暗面暗。

证属：痰热蕴阻。

法宜：清化痰热，宣畅气机。

方宗：黄连温胆汤加减。

黄连 9g	瓜蒌 18g	半夏 12g	薤白 12g
枳实 9g	菖蒲 9g	郁金 9g	竹茹 7g
胆南星 9g	茯苓 15g	蒲黄 10g	茵陈 18g

嘱：西药每半月减三分之一。

2005 年 2 月 25 日二诊：上方加减，共服 125 剂，西药已停，可走六七里路，上三楼已不须歇，症状消失，脉缓滑，唇已不暗。

按：因无心导管复查，尚缺冠脉改善的直接依据，但从临床症状判断，有明显好转，脉亦见缓。

弦主郁，滑数且盛，主痰热壅盛；且苔黄腻，亦为湿热秽浊之象，故诊为痰热蕴阻。

法宜清化痰热，宣畅气机。然舌暗、唇暗，乃痰热阻痹，血行不畅，故予清化痰热之时，佐以活血之品。

方中之连、夏、蒌，乃小陷胸汤。冠心病属痰热者，与结胸相类，《伤寒论》第134条："短气躁烦，心中懊侬，阳气内陷，心下因硬，则为结胸。"《伤寒论》第137条："从心下至少腹硬满而痛，不可近者，大陷胸汤主之。"仲景对结胸的论述，为我们临床治疗冠心病揭示了一重要门径，或逐其水热，或清热涤痰宽胸，皆为痰热型冠心病的重要治则。据其法以扩充之，后世衍生出许多有效方剂，足资借鉴。本案用黄连温胆汤治冠心病，其理论渊源，皆本于结胸诸法。悟透仲景的一个法，就可灵活变通随证化裁，扩展出一大片，确有柳暗花明又一村之感。

例6：痰热转寒痰

王某，女，42岁。

1995年3月28日初诊：曾住院诊为心绞痛，已3年。

ECG：T、Ⅲ、aVF倒置。血压130/60mmHg。

心悸、烦悗、胸闷、憋气、头昏，劳则著，目干涩，便干。于3年前小产，恶露少。

小产后40天出现头晕、心慌、胸闷，诊为冠心病。脉濡滑数，舌可苔白。

证属：痰热痹阻。

法宜：清热化痰。

方宗：小陷胸汤加减。

瓜蒌30g	黄连9g	半夏12g	枳实9g
党参12g			

5月16日二诊：上方共服48剂，尚觉气短，他症皆减。脉沉滑按之无力，舌可苔白。

证属：阳虚痰郁。

法宜：温阳益气化痰。

方宗：苓桂术甘汤加减。

炮附子10g	桂枝10g	茯苓15g	白术10g
炙甘草7g	丹参18g	半夏10g	党参12g

7月11日三诊：上方加减，共服48剂，症除，心电图恢复正常，脉弦缓滑，舌正常。继服10剂，停药。

按： 该例初为痰热，后转寒痰，似乎南辕北辙，实则病有变。中医治病是恒动观，不是终生服药，而是不断变化的。运动是永恒的，疾病岂能静止不变？热除后，可转为阳虚，临床并不罕见。因脉已弱，知阳虚之象已露，故转而温阳化痰。判断病机之转变，首重于脉，脉可判断正邪之胜负，阴阳之转归，脉变证变。

例7：痰热痹阻

吴某，男，67岁。

2004年4月16日初诊：西医诊为冠心病心绞痛，前侧壁心肌缺血，期前收缩已6年，糖尿病7年，合并末梢神经炎，高血压病十几年。胸闷胸痛，头晕，下肢麻木。

脉滑数而盛。舌淡，苔薄腻。

证属：痰热痹阻，息风通经。

方宗：黄连温胆汤加减。

黄连10g	陈皮10g	半夏12g	胆南星10g
枳实9g	菖蒲9g	茯苓15g	竹茹7g
薤白12g	瓜蒌18g	木瓜15g	白芥子12g
海风藤18g	海桐皮12g	地龙15g	

5月17日二诊：上方共服28剂，除足麻外，他症已除。脉滑，盛数之象已除，舌尚淡苔退。

按： 因脉滑数而盛，故诊为痰热。因冠心病而引起的胸闷痛，因高血压引起的头晕，因糖尿病引起的下肢麻，本分属不同的病，但中医从整体观出发，皆看成为痰热所致。痰热痹阻于胸而胸闷痛，上扰清阳则头晕，流注经络则肢麻，所以统以清热涤痰法治其本，具体标症可加药以兼顾之。

此证，脉滑数而盛，显属痰热，然何以舌淡？淡本属虚，而痰热属实。此证舌淡当为本虚，而痰热乃标象。急则治标，待痰热除后，很可能转成脾肾阳虚之象，当再予培补脾肾，杜其生痰之源。惜症状缓解后未再坚持治疗。

例8：痰热生风

苏某，男，52岁，行唐县人。

2006年5月15日初诊：西医诊为冠心病心绞痛，高血压。

ECG：ST、aVF，$V_4 \sim V_6$降低，T、I、aVL、$V_5 \sim V_6$低平。血压160-180/100-110mmHg。服用异山梨酯、美托洛尔、尼群地平、卡托普利等药。自咽沿食道至胃皆阵痛、憋闷、气短、脱衣、慢走皆痛。

脉弦滑而盛。舌尚可，苔白。

证属：痰热壅盛。

法宜：清热化痰。

方宗：黄连温胆汤加减。

陈皮 9g	生半夏 12g	胆南星 10g	天竺黄 12g
竹茹 7g	菖蒲 9g	郁金 10g	黄连 12g
枳实 9g	生蒲黄 12g	丹参 18g	延胡索 15g

7月14日二诊：上方共服42剂，西药已全停半月，异山梨酯偶服。血压150/100mmHg，ECG：T、aVL平，其他导联已正常。现已无明显不适，可行走10余里，但上二楼尚觉气短。

脉弦滑且盛。舌嫩红齿痕，少苔。仍属痰热化风。

上方加生石决明30g、地龙15g、天麻15g、僵蚕15g。

9月4日三诊：上方又服42剂，心电图已恢复正常，血压150/100mmHg，已无明显不适。脉舌同上。虽已好转，但痰热未除，仍宜前法治之。上方14剂，另加蜈蚣30条、全蝎30g、水蛭30g，共为细面，分28次服。

未再来诊。

按：脉弦滑且盛，故诊为痰热生风。风痰走窜包络，致胸痛憋闷，法宜清热涤痰息风。因虑其经济不裕，未用蜈蚣、全蝎，但血压始终较高，内风尚盛，故后加蜈蚣、全蝎息风解痉。共计100余剂，虽效，然脉未缓，难免复作。

例9：痰热生风

石某，女，75岁。

2006年4月1日初诊：入夜心中揪紧憋痛，惊怵不宁，肢体抖动，头晕，口干苦，牙痛。ECG：T、aVL低平，$V_4 \sim V_6$倒置。彩超：二尖瓣、主动脉瓣关闭不全。西医诊为冠心病，心律失常。

脉弦滑劲实，舌偏红。

证属：痰热化风，风痰扰心。

法宜：清热化痰，平肝息风。

方宗：黄连温胆汤合镇肝熄风汤加减。

生龙骨 18g	生牡蛎 18g	生石决明 18g	怀牛膝 12g
钩藤 12g	天麻 12g	僵蚕 12g	蜈蚣 5g
全蝎 15g	黄连 10g	栀子 10g	半夏 10g
胆南星 10g	竹茹 7g	天竺黄 12g	牡丹皮 10g
干地黄 15g			

4月15日二诊：上方共服14剂，心中紧怵、肢抖已轻，脉之劲实之象已缓，转弦滑而促，乃痰热见清，风气渐平。上方加龟甲18g、白芍15g、山茱萸15g、丹参18g。

4月19日三诊：上方又服28剂，症状已不著，但偶有寐中肢抖。脉转弦缓滑。上方继服14剂。后未再诊。

按： 脉弦劲，乃肝风陡张；滑而实，乃痰热盛，故诊为痰热生风。痰热蕴于肝胆，魂不归藏而不安，致惊怵；风痰扰于心，则心中揪痛；风痰窜入经络，致肢体抖动不宁；痰热上犯而头晕、口干苦、牙痛。据上述病机，治当清热、化痰、息风。共服42剂，痰热渐退，风气渐息，诸症缓解，心电图亦有改善，脉转弦缓滑。但肢抖未除，知走窜经络之风气未靖，原方继服。

此案脉弦滑劲实，属阳盛之脉。为何不从阳求阴而诊为阴虚阳亢，予三甲散等滋阴潜阳息风，而予清热化痰息风？因脉实邪实，故以祛邪息风为主，治其标急。标急得缓，则渐增滋肝肾之品，故方中增生地黄、白芍、山茱萸、龟甲等。

例10：痰瘀互结，化热生风

苏某，男，47岁。

2002年4月7日初诊：头痛头晕，胸闷胸痛，肩背沉痛，频繁发作，稍劳即痛剧，心烦易怒，睡眠不安，口干苦，咽痛，便结不畅。面紫暗，唇暗。2001年心梗，抢救转安。ECG：广泛ST-T改变。血压：175/110mmHg。服多种降压扩冠药物。

脉弦滑数实搏指。舌绛暗苔黄糙。

证属：痰瘀互结，化热生风。

法宜：涤痰活血，清热息风。

方宗：涤痰汤合血府逐瘀汤加平肝息风之品。

黄连 12g	栀子 12g	龙胆草 6g	生半夏 15g
胆南星 12g	瓜蒌 30g	竹茹 7g	枳实 12g
青黛 2g（冲服）	海蛤 15g	菖蒲 10g	生蒲黄 12g
赤芍 15g	水蛭 10g	地龙 15g	全蝎 10g
蜈蚣 40条	僵蚕 15g	天麻 15g	怀牛膝 30g
代赭石 30g	生石决明 30g	生牡蛎 30g	夏枯草 18g

5月12日二诊：上方加减，共服32剂，西药已全停。头晕痛、胸闷痛、背沉痛、烦躁易怒皆减，大便已畅。血压：130～140/90～95mmHg之间。心电图较前明显改善，倒置之T波已直立，尚低平。ST段已恢复正常。脉已见缓，盛势已敛。舌转暗红，苔少，面唇紫暗见退。

仍宗上法治之。

黄连 10g	青黛 2g（冲服）	海蛤 15g	竹茹 7g
半夏 10g	胆南星 10g	天竺黄 12g	莲子心 6g

枳实 9g	菖蒲 9g	桃仁 12g	红花 12g
丹参 18g	生蒲黄 10g	延胡索 12g	郁金 10g
怀牛膝 15g	生石决明 30g	水蛭 10g	全蝎 10g
蜈蚣 20 条	僵蚕 15g	天麻 15g	

7月11日三诊：上方加减，共服54剂，症除，心电图大致正常。血压稳定在130/80mmHg左右，活动不受限。以上方加白芍15g、生地黄15g，20剂为1料，轧细面继服，每日2次，每次1匙，以固疗效。

按： 患者脉弦滑数实搏指，舌色绛暗，且体盛，素嗜烟酒肥甘，积久生痰化热，阻遏血脉，血行滞涩而成瘀，痰瘀互结化热生风，致酿成高血压、冠心病、心梗。脉实搏指，乃邪气亢盛，故重用清热、涤痰、活血、息风之品。幸得脉之盛实渐敛，知邪已渐退。前后共服约86剂，脉方渐缓，已步坦途，恐余邪不靖，再予原方为面继服，终获著效。

对冠脉粥样斑块，中医有逆转病理改变之作用，此当属中医治本之优势所在。

例 11：痰湿痹阻

魏某，男，40岁，邢台市人。

2004年5月22日初诊：胸闷痛、气短、心慌、乏力、多汗、便干。心电图正常。

脉沉缓滑，舌尚可。

证属：痰湿蕴阻，气机不畅。

法宜：化痰通阳。

方宗：瓜蒌薤白桂枝汤加减。

瓜蒌 30g	枳实 9g	制南星 10g	薤白 12g
菖蒲 10g	白芥子 9g	桂枝 10g	半夏 10g
炒莱菔子 10g	皂角子 6g	生蒲黄 10g	

9月24日二诊：上方加附子12g、生黄芪12g、茯苓15g、白术10g，共服112剂，诸症消除，可慢跑800米亦未觉不适。

予原方14剂，停药。

按： 此例心电图正常，当为心血管神经症，仍属中医之胸痹。以脉缓滑，诊为痰湿蕴阻，以瓜蒌薤白剂涤痰通阳。痰见消，而增健脾之品，以杜其源。

例 12：寒痰痹阻

敦某，女，63岁。

2002年12月18日初诊：诊为冠心病、高血压，椎间盘膨出，血压150～170/90～110mmHg，心电图：ST、Ⅱ下降，T、Ⅲ倒置，aVL、aVF、V$_4$～V$_5$低平。

胸脘间痛、短气，咳嗽痰多而黏，时头痛、腰痛、腿胀，腰及右足凉。

脉沉缓滑无力，舌嫩红齿痕。

证属：寒痰蕴阻，浸淫经络。

法宜：温阳化痰。

炮附子 18g	干姜 6g	肉桂 6g	桂枝 10g
白术 10g	茯苓 15g	枳实 8g	菖蒲 8g
半夏 12g	制南星 9g	陈皮 9g	白芥子 10g
怀牛膝 9g	骨碎补 12g	巴戟天 12g	刺蒺藜 12g

嘱停服西药。

2003 年 3 月 19 日二诊：上方加减，共服 82 剂，血压 145/75mmHg，已无任何不适，脉滑，已不显无力，上方继服 14 剂，嘱做心电图，后未再诊，不知心电图有否改善。

按：脉缓滑无力，当属阳虚、脾虚、痰郁，故诊为寒痰蕴阻。寒痰闭阻胸阳而胸脘闷痛，咳嗽。流注经络则经络不通而凉、胀痛。

法宜温阳化痰，予白芥子去经络之痰。

例 13：寒饮痹阻胸阳

李某，男，55 岁，藁城市人。

2004 年 6 月 4 日初诊：胸闷痛、哮喘、气短已 4 年，阴天著，痰不多，不易咳出。诊为冠心病、哮喘。ECG：T、Ⅰ、Ⅱ、aVL，$V_4 \sim V_6$ 倒置，ST、$V_1 \sim V_3$ 抬高。

脉弦细拘紧，舌白苔满布。

证属：寒饮痹阻胸阳。

法宜：温阳化饮。

方宗：小青龙汤加减。

麻黄 7g	桂枝 10g	干姜 6g	细辛 6g
半夏 12g	白芍 10g	五味子 5g	苏子 9g
葶苈子 12g	炙甘草 7g		

7 月 16 日二诊：上方共服 42 剂，胸闷痛、哮喘均已减轻。脉弦按之无力，苔已少。

上方去麻黄，加紫菀 12g、茯苓 15g、炮附子 12g。

9 月 2 日三诊：上方又服 42 剂，症除，心电图恢复正常。

按：症见胸闷痛、气短而喘，因脉弦细拘紧，乃阴寒之脉，故诊为寒饮痹阻胸阳，予小青龙汤散寒蠲饮，加苏子、葶苈子以涤痰。

二诊脉弦无力，乃寒饮已挫，但阳虚本象已显，故小青龙汤去麻黄，加茯苓、附子，方成苓甘五味姜辛半夏汤，加附子温阳，助其温化之力。

例 14：痰瘀气滞

张某，男，50 岁。

2004 年 6 月 14 日初诊：胸痛，每日发作数次，食后、走路均痛，痛时多汗，但不觉憋气。ECG：（2004 年 6 月 14 日）T、aVL 低平，$V_3 \sim V_5$ 倒置，ST、$V_4 \sim V_5$ 降低。脉弦滑，舌稍暗红。

证属：痰郁气滞血瘀。

法宜：豁痰活血行气。

方宗：瓜蒌薤白桂枝汤加减。

瓜蒌 18g	桂枝 9g	桃仁 12g	红花 12g
薤白 12g	丹参 18g	郁金 12g	枳实 9g
生蒲黄 12g	菖蒲 9g		

共服药 42 剂，症状消除，心电图恢复正常。

按： 胸痹本为阳虚阴寒内盛所致。脉阳微阴弦，上焦阳虚，下焦阴寒上逆，痹阻于胸，致胸痹心痛。法当温阳通痹。

此案虽亦胸痹心痛，然脉弦滑，非阳虚阴盛之脉，知非温阳通痹之所宜。弦主气，滑主痰，痰郁气滞，病机与瓜蒌薤白桂枝汤之方义相符，以菖蒲之宽胸化浊开窍，易厚朴之温中下气。因舌暗且胸痛，故加活血之品，症情逐渐好转、痊愈。

例 15：寒痰痹阻

赵某，男，55 岁，太原市人。

2004 年 5 月 10 日初诊：自觉胸闷痛、心慌，他无不适。心血管造影：前降支阻塞。

脉沉缓滑，舌略淡、齿痕。

证属：寒痰痹阻。

法宜：温阳化痰。

方宗：温胆汤加减。

炮附子 12g	半夏 12g	炒莱菔子 12g	细辛 5g
干姜 5g	制南星 10g	白芥子 10g	菖蒲 9g
桂枝 10g	枳实 9g	皂角子 6g	姜黄 10g
茯苓 15g	生蒲黄 12g		

6 月 28 日二诊：上方共服 44 剂，症已除。脉缓，舌稍淡。上方加炮山甲 15g，30 剂，水煎服，后未再诊。

按： 何以知为寒痰痹阻胸阳？以其脉缓滑、舌淡。缓主脾虚、主湿，滑为痰，舌淡阳虚，故以寒痰治之。

例 16：寒痰痹阻

赵某，男，56 岁，高阳县人。

2004 年 4 月 30 日初诊：胸闷痛，轻微活动则发作。眩晕，阵阵欲冒。腹胀，食欲不振。

心血管造影：左支中段 50%～ 60% 弥漫狭窄。

ECG：ST–T 改变，血压 130/80mmHg。服异山梨酯、血塞通，每日 3 次。脉沉缓滑，舌偏淡，唇暗，面色暗。

证属：寒痰痹阻。

法宜：温阳化痰。

方宗：温胆汤加减。

陈皮 10g	菖蒲 10g	干姜 6g	枳实 10g
生半夏 15g	茯苓 15g	炮附子 18g	薤白 12g
制南星 10g	郁金 10g	葶苈子 15g	天麻 15g
生蒲黄 12g			

7 月 9 日二诊：上方附子加至 40g，共服 63 剂，近一月胸闷痛未作，头晕已不著。脉缓滑，舌偏淡。ECG 除 aVL、T 波低平外，其他导联可。

上方去郁金，加桂枝 12g，继服 21 剂后未再诊。

按： 此例何以断为寒痰痹阻？因脉缓滑而舌淡也。脉贵和缓，缓为有神，有胃气。常人脉缓，固为有胃气，有神；病者见缓，其病理意义的判断，须结合缓之兼脉，及四诊合参来综合分析。此案脉缓滑而舌淡，主阳虚痰盛，痰蔽胸阳而胸闷痛，干于颠而眩晕，格于中而腹满，故此证诊为寒痰痹阻。病机明，则治则易立。

法宜温阳化痰。

方宗温胆汤加减。

半夏用生者，取其燥湿化痰之力更胜，吾用量在 10 ～ 20g 之间，以舌不觉麻为度，虽屡用，未见不良反应。

例 17：寒饮痹结

杨某，男，46 岁，无极县人。

2004 年 6 月 4 日初诊：胸及心下堵满，心悸悬，气短，天突处噎塞，寐差，夜尿三四次。2004 年 5 月 3 日心电图：ST、Ⅱ、V_4 ～ V_5 降低。

脉沉弦，按之不足。舌绛红无苔。

证属：寒饮痹结。

法宜：温阳化饮。

方宗：瓜蒌薤白桂枝汤加减。

桂枝 12g	枳实 9g	茯苓 12g	白术 9g
瓜蒌 15g	厚朴 9g	半夏 10g	薤白 10g

7月6日二诊：上方加减，共服63剂，自觉症状已不著，心电图正常。脉沉滑数，略小，脉力稍逊，舌红绛少苔。

法宜：涤痰、活血、清热。

方宗：瓜蒌薤白桂枝汤加减。

瓜蒌 15g	竹茹 7g	丹参 18g	薤白 10g
天竺黄 10g	生蒲黄 9g	桂枝 10g	皂角子 6g
泽兰 12g	枳实 8g	炒莱菔子 9g	黄连 8g
党参 12g			

8月3日三诊：上方共服28剂，尚偶有胸闷、气短、咽塞，但较轻微。睡眠差，每夜可睡4小时，虽后困，难再入睡。脉弦数兼濡小，舌嫩红少苔。

证属：气阴不足，心神不安。

法宜：益气阴、安神。

方宗：炙甘草汤加减。

炙甘草 9g	麦冬 12g	大枣 5枚	山茱萸 15g
沙参 18g	干地黄 15g	牡丹皮 10g	炙百合 18g
太子参 15g	火麻仁 12g	丹参 15g	生蒲黄 10g
桂枝 9g	阿胶 15g	柏子仁 15g	生牡蛎 18g

11月12日四诊：上方加减，已服70剂，诸症消除且稳定，心电图正常。

按：此例治疗三变。初诊为寒饮痹结，予温阳化饮。何以知其寒饮痹结？由脉可知。脉沉弦且按之减，沉为冬脉，时已至6月，已然夏季，仍见冬脉，乃阳伏不能鼓荡血脉使然。沉主气，若沉而有力者为邪阻，气郁不达而脉沉，此为实，当祛邪以展布气机；若沉而无力者，为气虚、阳虚，无力鼓荡，故沉而无力。此案沉而按之减，乃不足之象，为阳气虚馁可知。

脉弦者，弦为阳中之阴脉，乃血脉拘急欠冲和舒达之象。脉之舒缓条达，赖阳气之温煦，阴血之濡养，失于温煦濡养则脉乃弦。弦有常脉、病脉、真脏脉之分。

常脉，春脉弦。肝应春，故肝之常脉亦弦。春令，寒乍退，阳初升，阳气始萌而未盛，温煦之力未充，故脉有拘急之感而为弦。肝为阴尽阳生之脏，与春相应，阳始生而未盛，故脉亦弦。

病脉之弦，有太过与不及之别。

何以脉弦太过？不外气逆、邪阻、本虚标实三者。气逆者，因情志怫逆，气机逆乱、气血不能畅达敷布，脉失温煦濡养故脉弦。邪阻者气血不得畅达，脉失温煦濡养而为弦。本虚标实者，乃肝体虚而肝用亢，致脉弦急。

何以脉弦不及？弦而无力为不及，乃正虚所致，所谓正虚，包括肝气虚、肝阳虚、肝血虚。

肝之真脏脉，《素问·玉机真脏论》云："真肝脉至，中外急，如循刀刃，责责然，如按琴瑟弦。"脉失冲和之象，乃胃气败也。

本案脉弦按之减，乃阳气不足使然。弦亦主饮，因饮为阴邪，阳微不能制水，水泛而为痰饮。痰饮上泛，痹阻胸阳，致胸闷、心悸、短气。胸痹见胸闷胸痛，可因不同病因而引起，欲明病机，必以脉为凭。

二诊改为涤痰、活血、行气、清热法，亦因病机变而脉变，临床乃据脉以推断病机。经第一阶段治疗，症状虽有减轻然未已。脉已不沉，乃阳已复；滑数者，亦阳复，且有化热之势。滑亦主痰，舌绛乃血行欠畅，故诊为痰瘀互结化热。予涤痰、活血清热法治之。

本为温阳，一改而为清热，岂不南辕北辙？非也。阳虚饮泛，本少阴寒证，但少阴证有寒化热化之分，阳复亦可热化。治疗贵在谨守病机，不可囿于效不更方。中医基本理论之一是恒动现，疾病也是不停地变化的，而不是静止不变的。此案先后三变，就体现了这一思想。

三诊为邪退正未复，脉数小是阴未复，濡软仍气未充，气阴不足，脉失濡养温煦，故脉尚弦，且舌嫩红少苔，亦为气阴不足之象，故改从炙甘草汤益气养阴。

例18：心阳不振，饮邪凌心

刘某，女，22岁。

2005年11月4日初诊：房性期前收缩。胸闷，偶隐痛，心悸，善太息。脉弦滑按之不足，舌淡红。

证属：心阳不振，饮邪凌心。

方宗：苓桂术甘汤加减。

| 桂枝 12g | 茯苓 15g | 炙甘草 10g | 白术 10g |
| 当归 12g | | | |

2006年4月24日二诊：上方加黄芪12g、生龙骨18g、生牡蛎18g，共服106剂，期前收缩已除，继服21剂，未再现期前收缩，停药。

按：本案因脉弦滑无力且结，诊为心阳不振，饮凌于心。

《伤寒论》第21条："太阳病，下之后，脉促胸满者，桂枝去芍药汤主之。"下之后，阳虚而脉促胸满。脉促，即脉有歇止，乃心律不齐；胸满，即胸闷太息，或伴心悸，此条与本案颇符。方以桂枝汤去芍药者，因阳虚不欲芍药之阴柔酸收，故去之，此方用于阳虚不甚者相宜。

《伤寒论》第 64 条："发汗过多，其人叉手自冒心，心下悸，欲得按者，桂枝甘草汤主之。"此过汗而心阳虚，致心下悸者，取桂枝甘草汤，增桂枝，亦辛甘化阳，以振心阳。《伤寒论》第 67 条苓桂术甘汤："伤寒若吐若下后，心下逆满，气上冲胸，起则头眩，脉沉紧，发汗则动经，身为振振摇者，茯苓桂枝白术甘草汤主之。"此不独心阳虚，脾阳亦虚，致土不制水，水饮上凌而头眩动经。方中桂枝甘草辛甘化阳，以振心阳；茯苓白术培土制水。若肾阳亦虚者，则阳虚水泛，方取真武汤，壮阳培土以制水。诸方皆可用于阳虚而心动悸，即西医所云之期前收缩者。虽皆阳虚而心动悸，然有心阳虚、脾阳虚、肾阳虚之异，以脉别之，则有寸弱、关弱、尺弱之分，再结合其他见症，当不难区分。

五、瘀血

（一）概述

1.瘀血的概念

瘀血是指离经之血积于体内，或血行泣滞而呈现的一组特殊症状和体征。疼痛是瘀血的一个主要症状，因瘀血阻滞，不通则痛。其疼痛特点多为痛处不移，刺痛或闷痛，夜剧。冠心病因瘀血阻痹心脉者则胸痛，与此吻合。其他如癥瘕、闭经，或阻于经脉血溢脉外而出血；少腹急结硬满，其人如狂发狂，健忘，漱水不欲咽，小便自利，肌肤甲错，口唇干燥，面色黧黑，唇甲青紫，舌暗瘀斑等。典型瘀血之脉当沉涩，或弦涩，但有些瘀血证并不具涩脉，滑脉亦主蓄血，伤寒即有脉滑而血结胞门者。

2.瘀血的分类

血瘀，可由很多原因引起，如气滞、寒凝，热烁、痰阻、气虚、阴虚、阳虚、外伤等，因而瘀血又分气滞血瘀、寒凝血瘀、痰瘀互结、瘀热互结、气虚血瘀、阴虚血瘀、阳虚血瘀等。除有瘀血见症以外，尚有不同兼邪的临床表现，治法各不相同。

3.瘀血的病机

瘀血可阻滞气机，使气血不通而疼痛，阻于何处则何处痛。阻于经脉，除引起疼痛之外，尚可引起麻木、痿塞、肢体不遂。

瘀血阻塞，津液停蓄，可化为水湿痰饮。

瘀血阻塞，不能濡养脏腑经脉，可引起相关脏腑功能失调及筋脉拘挛。

瘀血不去，新血不生，可致虚劳，如血枯经闭，血不荣而面暗、肌肤枯涩，发不华，唇干口燥等。

瘀血着而不去，可成癥瘕痞块。

总之，瘀血可引发广泛病变。冠心病因瘀血者颇多，因而活血化瘀是治疗冠心病的重要法则，但并非冠心病皆因瘀所致，动辄活血化瘀是以偏概全。

4. 诊断要点

凡具冠心病心绞痛的症状，又有舌暗脉涩者，即可诊为血瘀。中医俗有"见痰休治痰，见血休治血"之说，重在祛除致瘀之因，但毕竟血已瘀，故治本之时，恒加活血化瘀之品，标本兼顾。

（二）医案举隅

例 1：寒凝血瘀

叶某，男，50岁，广西人。

2004年5月19日初诊：胸背疼而憋闷，稍动即痛，诊为冠心病，陈旧性心梗已三年余。素有高血压，170/100mmHg左右，药物控制在130/90mmHg左右。

冠状动脉左前降支近中段、远段呈弥漫性狭窄，回旋支中段弥漫性狭窄，右冠状动脉近端闭塞，可见少量血流。心电图示，下壁心梗。建议手术搭桥，本人未同意，来石家庄租屋诊治。

脉沉弦拘滞，舌暗红齿痕。

证属：寒凝血瘀。

法宜：温阳活血。

方宗：乌头赤石脂丸加减。

炙川乌 12g	桂枝 10g	川芎 8g	炮附子 18g
细辛 5g	乳香 10g	没药 10g	干姜 6g
生蒲黄 12g	水蛭 10g	川椒 5g	桃仁 12g
延胡索 15g			

6月25日二诊：上方附子加至30g，川乌加至15g，共服54剂，胸背痛仍每日发作，但较前减轻。西药已全停，心电图恢复正常，血压正常。

8月20日三诊：已服药3个月，共90剂，可步行10～20里，偶有胸痛，血压130/90mmHg，心电图正常，脉弦数略拘，带药回家。

按： 冠状动脉广泛狭窄闭塞，伴高血压，病情较重。因脉沉弦拘滞，诊为寒凝血瘀，始终以温阳活血为治。在停用全部西药后仍可取得显著缓解，因未再做心血管造影，难以判断冠状动脉状况，但从症、脉、血压、心电图来看，有显著好转。因寒凝解，脉得舒缓，血脉得以畅达，故诸症得以改善。

此例虽值盛夏，仍用大量辛热之品，未见不良反应。因很长时间都呈现阴寒之脉，所以一直采用温阳法治之。是否附子用量再大一些会更好？是否乌、附量一直加到出现暝眩状为最佳剂量？我把握不好，尚须探讨，敬俟明者。

例2：阴虚血瘀

贺某，女，70岁，保定市人。

2004年4月23日初诊：胸闷痛，心动悸，脘腹满，出虚汗，左手麻，小指及无名指著，骶及双下肢痛，膝著。诊为高血压、冠心病。血压160/100mmHg。

脉弦且硬，尺不足。舌绛苔少。

证属：肝风内动，血行瘀泣。

法宜：平肝息风，活血化瘀。

方宗：三甲复脉汤合血府逐瘀汤加减。

生龙骨 18g	生牡蛎 18g	生白芍 15g	牡丹皮 10g
蜈蚣 15 条	生石决明 18g	山茱萸 15g	桃仁 12g
全蝎 10g	炙鳖甲 18g	干地黄 15g	生蒲黄 10g
夏枯草 15g	龟甲 18g	怀牛膝 10g	

嘱：停服西药。

7月1日二诊：上方加减，共服56剂，已无任何不适。血压：135/70mmHg。心电图（-）。停药。

按：脉弦而硬，乃肝肾阴虚，阴不制阳，阳亢化风，兼瘀血停滞。肝风走窜而胸痛肢麻；阴虚阳动而多汗。予滋肝肾，平肝息风，活血化瘀，历3月而愈。

例3：阳虚血瘀

张某，男，58岁。

1990年4月20日初诊：诊为冠心病心绞痛，下壁缺血。胸痛闷、胃脘痛频作，心悸、短气，不能仰卧及左侧卧，走路及食后均痛著，痛则气从下上，攻冲至胸脘、后头。始缘努伤。

脉弦细缓尺沉。舌淡暗苔白，面色暗滞。

证属：阳虚血瘀。

法宜：温阳活血通经。

方宗：桂枝附子汤合血府逐瘀汤加减。

桂枝 15g	桔梗 9g	川芎 8g	炒五灵脂 12g
炮附子 15g	柴胡 8g	桃仁 12g	生蒲黄 10g
炙甘草 8g	当归 12g	赤芍 10g	延胡索 10g

10月14日二诊：上方加减，共服90剂，心电图已恢复正常，胸痛著减未已，已可骑自行车转悠。上方继服。

按：阳虚，血行凝泣，阻痹心脉而胸痛、心悸。气上冲者，乃下焦阴寒，厥气上逆，重用桂枝伐肾气，取桂枝加桂汤之意。因阳虚寒逆，去芍药之酸敛阴柔，加附子温振阳气，合血府逐瘀汤以活血通经。

《金匮要略》"肝着，其人常欲蹈其胸上"，即血瘀所致，方用旋覆花汤和血通阳。《医林改错》血府逐瘀汤所治之胸痛、胸不任物、胸任重物，与肝着同，亦活血化瘀为治。此例用血府逐瘀汤，即本此意。

例4：痰瘀互结

陈某，男，56岁，邢台市人。

2004年6月14日初诊：胸闷痛，气短，阵心慌，饮食下咽不畅。胃镜：食道、胃（－）。诊为冠心病心绞痛。ECG：T、Ⅰ、Ⅱ、aVL低平，$V_3 \sim V_5$倒置。脉沉缓，独右寸弦。舌红暗苔白。

证属：寒饮蔽塞胸阳，血行不畅。

法宜：温阳化饮，佐以活血。

方宗：小青龙汤加减。

麻黄6g	细辛5g	白芍12g	白芥子10g
桂枝12g	五味子5g	炙甘草7g	葶苈子12g
干姜6g	半夏12g	苏子10g	生蒲黄12g

7剂，水煎服。

6月21日二诊：药后胸痛已不著，咽亦畅利，尚短气，太息，阵心慌。脉弦滑，舌暗红。

证属：痰瘀互阻。

方宗：瓜蒌薤白桂枝汤合血府逐瘀汤加减。

瓜蒌15g	桔梗9g	当归12g	薤白10g
柴胡8g	赤芍12g	枳实9g	桃仁12g
红花12g	姜黄9g	桂枝10g	川芎8g

7月26日三诊：上方共服42剂，症已不著，心电图大致正常。上方继服14剂，以巩固疗效。

按： 脉缓，主脾虚痰饮；右寸独弦者乃寒客于肺，肺失宣降，气机不利故胸闷痛。予小青龙汤散寒化饮宣肺，寒去弦除。脉转弦滑，乃阳气见复，然痰瘀未已，故涤痰活血为法，而获显效。

例5：阳虚血瘀

赵某，女，67岁。

2004年7月30日初诊：患冠心病心绞痛，干燥综合征。两月前因急性心梗入院抢救转安。现心中空悬，气短，口干，无泪，下身无汗，不欲食，强食则吐。畏寒，虽已暑天，犹着秋裤，在家穿拖鞋则足如冒风。

脉弦细滑无力，舌干绛无苔。

证属：阳虚，血运不畅。

法宜：温阳活血。

桂枝 9g	干姜 5g	炙百合 15g	炮附子 12g
炙甘草 8g	党参 12g	白芍 10g	生蒲黄 10g

9月7日二诊：上方加减，共服42剂。心悬、气短、畏寒、食欲均较前好转，口干亦减。尚感头晕，腿软无力，寐差，每夜均睡4小时。脉转数而显涌，按之虚，左尺涌著且覆。舌干绛，中有少许黄苔。

依脉所见，阳已升动，药不宜过刚，当刚柔相济。

桂枝 9g	干地黄 12g	生蒲黄 10g	炮附子 9g
炙百合 15g	生龙骨 18g	生牡蛎 18g	白芍 15g
麦冬 9g	炒枣仁 40g	山茱萸 15g	沙参 18g
鸡内金 15g			

11月26日三诊：上方共服42剂，症著减未已。ECG：T、aVL倒置。ST、$V_2 \sim V_3$ 抬高，$V_3 \sim V_5$ 呈QS型。又取7剂，未再来诊。

按： 始心悬、畏寒、脉弦细无力，乃少阴证，扶阳当为正途。然少阴病有寒化、热化两途。9月6日脉转数而涌，左尺呈覆脉，乃阴虚阳浮之象，故增养阴敛潜之品，使刚柔相济，相得益彰。

山茱萸酸敛补肝，《名医别录》云："强阴益精，安五脏，通九窍。"《雷公炮炙论》曰："壮元气，秘精。"《本草备要》谓："补肝肾，健精气，强阴助阳，安五脏，通九窍。"张锡纯称其"大能收敛元气，振作精神，固涩滑脱"。

少阴寒证，本当用姜附扶阳，何时配用山茱萸？当寸或尺，或三部脉皆有升浮之势时，此时用干姜、附子，当配以山茱萸，敛其浮动之阳，或加龙、牡以潜镇，防其阳越。若脉沉微细欲绝，此时用药宜刚以回阳为务，不宜再加酸敛以碍阳复。

舌干绛无苔，肝肾阴虚之象。然脉按之无力，此等脉象，乃阳虚之脉，吾以脉解舌。既为阳虚之证，则舌亦非阴虚之舌，乃因阳虚气化不利，津液不敷，致舌光绛无苔，当温阳化气，阳气布，阴方敷，故见此舌，亦以姜、附温阳。

此案合并干燥综合征，口干咽干，甚至肌肤诸窍皆干，颇似阴虚之象，然吾以脉解症。脉沉取无力，乃阳虚之象，则此诸干，乃阳虚气化不利所致，亦当予扶阳。因脉可定性，故吾辨证以脉为重。这种以脉为重心的辨证方法，乃受大学恩师影响，及学习经典、古籍，经几十年思辨及临床反复验证而形成的，我曾多次反复检讨，像我这种以脉为中心的辨证方法，是否方向对头，是否走偏了，形成系统性误差？但看看名家医案，鲜有不重脉者，我几十年反复临床摸索总结，愈益肯定自己的思路，老而弥坚，于是形成了我以脉诊为中心的辨证论治方法，这也是我算不上特色的特色吧。

例 6：阳虚血瘀

杨某，女，72 岁，伊春市人。

2004 年 5 月 3 日初诊：心慌，胸痛，胸闷，气短，吸气不能下达，背冷痛沉，如冒风，胃脘痛，泛酸，嗳气，食少，寐少，夜尿三四次，便干。ECG：T、$V_4 \sim V_6$ 倒置。

脉沉迟无力，舌暗红少苔。

证属：阳虚阴盛，血行凝泣。

法宜：温阳活血。

炮附子 15g	茯苓 12g	当归 12g	生黄芪 12g
桂枝 10g	炙甘草 7g	桃仁 12g	肉苁蓉 12g
红参 12g	白术 10g	生蒲黄 9g	巴戟天 12g
干姜 6g	川芎 7g	丹参 15g	

6 月 25 日二诊：上方共服 52 剂，症状消失，ECG 大致正常，停药回伊春。

按：脉沉迟无力，显系阳虚之证。舌暗红，不可以舌红而误为热盛，乃阳虚血行凝泣，致舌暗红。法当温阳活血，服药 52 剂，阳回血畅，诸症如失，心电图亦得恢复。

方中加肉苁蓉、巴戟天等温润、益精血之品，缘于肾不仅阳虚，精血亦虚。虚衰之象较著余常加肉苁蓉、巴戟天、仙灵脾、菟丝子或鹿茸、紫河草等，补其元气，与回阳之品并用，相得益彰，此与李可老中医用肾四味，意义相同。

例 7：痰瘀互结

高某，女，53 岁。

2002 年 6 月 24 日初诊：诊为冠心病心绞痛、高血压。

ECG：T、$V_3 \sim V_6$ 倒置。血压：160/100mmHg。胸痛，脘满，憋气，心悸，短气，无力，常于夜间憋醒，寐不实，头昏，便较干。

脉沉滑偏大，按之有力。舌尖瘀点。

证属：痰瘀互结，痹阻气机。

法宜：活血涤痰。

方宗：涤痰汤合血府逐瘀汤加减。

瓜蒌 30g	薤白 12g	枳实 9g	菖蒲 10g
郁金 10g	竹茹 7g	丹参 18g	赤芍 12g
桃仁 12g	当归 12g	绛香 12g	延胡索 12g

9 月 14 日二诊：上方共服 30 剂，症状缓解，自行停药。近又复作，症如前，胸痛夜剧，痛则不得卧。脉仍沉滑有力，舌有瘀点。上方加黄连 10g 继服。

10月25日三诊：上方又服30剂，症已不著。血压140/90mmHg。心电图大致正常。脉沉滑数寸旺，舌暗红，苔薄腻。上方加僵蚕15g、地龙15g，15剂，未再来诊。

按：脉滑实而舌暗，故诊为痰瘀互结、痹阻气机而胸痛、憋气。予活血涤痰，虽症状缓解，但脉仍滑数，知痰瘀未除，病虽减未已，自行停药，两个月后复作。再诊时，症已不著，脉仍未正常，料日后还将复作。由此例可见，中医判断临床疗效的一项重要指征在于脉之和缓。脉未和缓，虽症状消除，亦未彻底康复。借助西医的相关检查，亦可判断病情。即使西医检测指标已正常，若脉未恢复，中医仍认为邪未尽或正未复，仍须坚持调治。中西医对病情、病势的判断，各有所长，又应相互借鉴。将来不断累积，可形成中西医结合的判断标准。

例8：寒凝血瘀

马某，男，51岁，山东东营人。

2004年5月2日初诊：肠癌术后1年，心梗2次，高血压170/110mmHg，糖尿病，空腹血糖10.8mmol/L。ECG：广泛ST–T改变，Ⅰ、Ⅱ、V_5病理性Q波。胸痛，憋闷，不能平卧，气短，肩背痛，以左肩痛为著，行走10米则胸痛，头晕，便干。

脉沉滞尺弦。舌暗苔白，唇暗紫。

证属：寒凝血瘀。

法宜：温阳散寒，活血化瘀。

方宗：小青龙汤合血府逐瘀汤加减。

麻黄7g	桂枝12g	细辛6g	半夏10g
干姜10g	炮附子15g	白芍12g	五味子6g
炙甘草7g	桃仁12g	红花12g	生蒲黄12g
五灵脂12g	炮山甲15g	丹参18g	

停服西药。

8月2日二诊：上方共服90剂，症状明显减轻，可行走半小时以上。

心电图：T、Ⅰ、aVL、V_5低平，Q波仍在，其他已大致正常。血压150/95mmHg。

脉弦滑数，舌可，唇稍暗。

证属：痰热生风。

法宜：清热化痰息风。

方宗：黄连温胆汤加息风之品。

瓜蒌18g	薤白12g	黄芩9g	黄连9g

枳实 9g	半夏 9g	胆南星 9g	菖蒲 9g
郁金 9g	丹参 18g	生蒲黄 10g	地龙 12g
蜈蚣 10 条	全蝎 10g		

11 月 8 日三诊：上方共服 90 剂。症除，心电图已正常，Q 波仍在，血压 130 ～ 140/80 ～ 90mmHg 之间。脉滑，弦劲之象已除，舌唇色已正。上方继服 30 剂，未再诊。

按： 前后共服药 210 剂，终获显效。

首诊因脉沉滞而尺弦，乃阴寒凝泣之脉，且胸痛，唇舌暗，故诊为寒凝血瘀。因服药尚好，且路远不便，即自行服药 90 剂。

二诊脉见弦滑数，乃寒已去，转痰热生风，故转用黄连温胆汤加减，清热涤痰息风，又自行连服 90 剂。血压、心绞痛基本平稳。又予 30 剂以固疗效，未再来诊。

由寒饮转为痰热，一可因寒郁久化热，亦可因自行连续服药而热盛。脉变证变，转而清热化痰息风。动而不已则变作矣，疾病是不停运动变化的，治疗亦应相应而变，方能谨守病机。

例 9：阳虚血瘀

郑某，男，56 岁，徐州人。

2004 年 5 月 17 日初诊：于 2003 年开始胸闷胸痛，频繁发作，服硝酸甘油可缓解。于 2004 年 4 月 20 日剧痛一次。不痛时活动不受限，有时轻微活动亦发作。饮食可，二便正常。

ECG 正常，ECT：心肌小灶性缺血（无症状性心肌缺血）。

脉弦按之不足，两寸沉涩，舌偏暗红。

证属：心阳不振，血行瘀泣。

法宜：温振心阳，活血化瘀。

方宗：桂枝附子汤合血府逐瘀汤加减。

炮附子 15g	桔梗 10g	当归 12g	炙川乌 10g
柴胡 8g	生蒲黄 12g	桂枝 10g	桃仁 12g
川芎 8g	炙甘草 7g		

7 月 9 日二诊：上方共服 35 剂。服至 20 剂期间，只轻微胸痛一次，约二三秒，再未发作，其他可。

脉转弦细数而涩，舌偏暗红。

证属：阴虚血瘀。

法宜：养阴活血。

方宗：百合地黄汤加减。

炙百合 18g	太子参 15g	桂枝 9g	麦冬 12g
干地黄 15g	丹参 15g	生蒲黄 10g	炙甘草 7g
白芍 12g	泽兰 15g		

30 剂，养阴扶正以善后。

按：何以诊为阳虚血瘀？脉弦按之不足，乃阳虚之征；寸沉涩，且胸痛，乃血瘀之象，故诊为阳虚血瘀。法取温阳活血，切合病机，故服药后症状逐减，胸痛基本未再发作。但服药 35 剂后，脉转弦细而数，已然转为阴虚之象；然脉尚涩，乃瘀血未除，故治则改为养阴活血，后未再诊。

该例是否痊愈？未也，虽临床症状已消，心电图基本正常，即使再做 ECT 小灶缺血消失，亦很难说此证已愈，因脉舌均未恢复正常，料其以后将再发。

百余年来，尤其近两三年对中医的论争，都指出中医的致命缺陷是缺乏客观、量化的标准。这点，中医确不如西医，也是中医今后的努力方向之一。但别忘了，中医有着独特的理论体系，也有着独特的诊断标准、疗效标准、最佳药效标准，及吉凶顺逆转归的标准。如桂枝汤将息法中就提出明确的外感病疗效标准。曰"遍身漐漐微似有汗者益佳"，就是以正汗作为疗效、痊愈的标准。很多标准须我们去发掘整理，并结合、吸纳现代医学的有益检测指标，形成现代中医的特色标准。在诸多标准中，脉学无疑是一项重要指标。

例 10：痰热夹瘀

罗某，男，75 岁。

2004 年 12 月 17 日初诊：1994 年脑梗，1995 年心梗、高血压Ⅲ期、糖尿病、慢性支气管炎。服养心丸、丹参滴丸、丽珠欣乐、异山梨酯、尼群地平、二甲双胍、格列吡嗪等药。血压 155/98mmHg。胸骨左侧憋闷、疼痛，口干，夜尿频。

脉沉滑数有力。舌暗红，苔根白干。

证属：痰热夹瘀。

法宜：清热化痰活血。

方宗：升降散合小陷胸汤、血府逐瘀汤加减。

僵蚕 12g	蝉蜕 6g	姜黄 10g	连翘 15g
黄连 10g	半夏 12g	瓜蒌 18g	枳实 9g
胆南星 10g	天竺黄 12g	菖蒲 9g	丹参 18g
生蒲黄 10g	赤芍 12g	桃仁 12g	

嘱停西药，降糖药继服。

2005 年 1 月 7 日二诊：上方共服 14 剂。脉症如前，出现阵发眩晕，半分钟后缓解，此痰热化风，肝风内旋，故予上方加生石决明 30g、生龙骨 30g、生牡蛎 30g、钩藤 18g、夏枯草 18g。

2 月 26 日三诊：上方共服 45 剂，血压 140/90mmHg，诸症皆已不著，唯夜尿每夜三四次。

按： 痰郁而为冠心病者，可有许多不同的变化。痰可寒化，亦可热化；痰热又可生风，风动痰升、火升；痰可阻遏气机，造成气滞、血瘀；痰可伤正，造成虚实相兼证。总之，痰病非常复杂，故云百病皆生于痰。本案脉沉滑数有力，沉主气，乃痰热阻遏，气机不宣而为沉；滑主痰，数主热，沉而有力为实，且舌暗，故诊为痰热夹瘀。升降散宣透郁热，小陷胸汤清化痰热，血府逐瘀汤活血化瘀，三方相合，共奏清热、化痰、活血、透邪之功。后增阵晕眩，乃痰热化风，肝风上扰所致，故加平肝息风之品。若肝风重者，可加全蝎、蜈蚣、地龙等，因价昂故未用。总之，痰多变，临证亦当灵活化裁，方能切合病机。

六、正虚

（一）概述

《内经》："精气夺则虚。"这是正气虚的经典定义。

正虚包括阴阳气血及精、津液的虚衰，因而影响各脏腑经络、组织器官的功能，出现纷纭繁杂的病变。

正气虚，尚可衍生出许多继发的病变，如阳虚则阴寒内盛；阳虚血瘀；阳虚气化不利而水湿痰饮内停；阳损及阴，致阴阳两虚；阳虚阴盛虚阳浮越；阳虚水谷不化而食停，推荡无力而癃闭便结；阳虚不摄而精血津液外泄、二便失禁等。

冠心病因正气虚而心脉不通，可见胸闷气短、胸痛牵背，心无所倚而心神不安、惊悸怔忡等。因而扶正是治疗冠心病的一大门类。

正虚的诊断要点，除诸多虚症之外，关键在于脉沉取之有力无力，沉而无力者，皆以虚看。阳虚者，沉而无力兼有寒象及舌淡；气虚者，沉而无力兼有气短无力、心悸等虚象，但寒象不著；血虚者，脉沉细无力兼血虚不荣之症；阴虚者，脉细数，伴虚热之象及舌红绛少苔；津液亏者脉细数，伴津液不濡的干燥之象，舌红少津。凡正虚者，皆伴脏腑功能失调，当然亦可影响于心，而见冠心病的临床表现。

（二）医案举隅

例 1：阳气虚衰，精血不足

谢某，女，55 岁。

2004 年 10 月 11 日初诊：诊为冠心病、室早。心电图：T 波广泛低平或倒置，频发室早。卵巢早衰。心慌空悬、心烦意乱，看报只能看个题目，再看就心中烦乱难受。气短无力、失眠，彻夜不寐，头晕口干，饮不解渴。食不知味，尚能食。腰背凉，膝下如冰，项筋强痛，腰酸疼痛，大便干，小便频数。服美西律已5年，少吃一次就心慌得很。

脉沉细涩无力，舌尚可。

证属：阳气虚衰，精血不足。

法宜：温阳益精血。

方宗：真武汤合右归丸加减。

炮附子 15g	桂枝 10g	炙甘草 7g	茯苓 15g
白术 10g	当归 12g	巴戟天 12g	肉苁蓉 18g
仙灵脾 10g	山茱萸 15g	熟地黄 15g	炒枣仁 40g
红参 12g			

12月6日二诊：上方加减，共服56剂，诸症皆减，心电图亦有好转。T、aVL倒置，I、V_5低平，其他导联已正常，美西律已停。

2005年4月11日三诊：上方加减，又服105剂。其中一次因生气，一次因春节客人多，两度病情反复，但坚持服药，渐又好转，已无明显不适，心电图大致正常。脉缓滑，舌正常。继服14剂，以固疗效。

按： 此例脉沉细涩无力，正气虚衰较重，而且症状颇多。历经半年调治，正气渐复，诸症渐消。若非坚持，恐难奏效。

心烦意乱一症，多以火论，但阳虚阴盛者亦恒有之，如：

《伤寒论》第29条："烦躁，吐逆者，作甘草干姜汤与之，以复其阳。"

《伤寒论》第61条："昼日烦躁不得眠……干姜附子汤主之。"

《伤寒论》第69条："烦躁者，茯苓四逆汤主之。"

《伤寒论》第269条："其人躁烦者，此阳去入阴故也。"

《伤寒论》第300条："少阴病……复烦躁不得卧寐者，死。"

《伤寒论》《金匮要略》论述阳虚而烦的条文约20余条，可见烦非必因火。心烦之因颇多，邪扰于心可烦，正虚心无所倚亦可烦，凡阴阳气血之虚，皆可烦。欲辨其因，当以脉为重。

此案，烦而彻夜不寐，且口干饮不解渴，颇似阴虚火旺，但脉沉细涩无力，乃少阴脉也，故诊为阳虚所致，予温阳益精血而渐安。

例2：阳虚寒凝

王某，女，55岁。

2004年6月21日初诊：胸闷痛、心慌、多汗已四五年，他可。曾住院诊为十二指肠球部溃疡、憩室，胆汁反流性胃炎，冠心病心绞痛。2004年5月29日心电图：心电轴左偏，T、I、II、aVL、$V_1 \sim V_6$倒置，T波倒置深度大于

5mV，ST、V$_1$ ～ V$_5$降低。

脉沉紧。舌可，舌中少苔。

证属：阳虚寒凝。

法宜：温阳散寒。

方宗：桂枝加龙骨牡蛎汤加附子。

桂枝 10g	大枣 4 枚	生黄芪 15g	炮附子 12g
白芍 12g	生龙骨 30g	生牡蛎 30g	炙甘草 7g

10 月 4 日二诊：上方加浮小麦，共服 77 剂，胸闷痛、气短心慌已除，汗亦明显减少。现伺候女儿坐月子，上六楼时尚须歇一次，其他无不适。

ECG：T、V$_3$ ～ V$_5$低平，已不倒，其他导联均正常，ST 各导联正常。

脉沉滞，右寸虚浮，舌红暗苔少。

证仍属：阴寒内盛，虚阳上浮。

仍予原方加减。

生龙骨 30g	生牡蛎 30g	炙甘草 7g	生蒲黄 12g
山茱萸 15g	茯苓 15g	桃仁 12g	红花 12g
炮附子 18g	白术 10g	桂枝 10g	丹参 30g

10 月 26 日三诊：上方共服 42 剂，症状消除，心电图恢复正常，脉转沉滑。停药。

按：脉沉紧，乃阴寒内盛之脉。其胸闷痛、心慌气短者，缘于胸阳不振；其多汗者，乃阳虚不固，此即以脉解症。

方选桂枝汤者，因桂枝汤能调和营卫，燮理阴阳，实则阴阳平补之方。凡病，皆阴阳失调；凡治，皆在于调其阴阳，使阴平阳密。《伤寒论》《金匮要略》诸方中，仅以桂枝汤加减者，达 50 余方。虚人外感者，桂枝汤可扶正以祛邪，解肌发汗；无外感而正虚者，桂枝汤可调其阴阳，试观虚劳篇，共列 8 方，而桂枝汤加减者占 4 方，列出众多虚证。广而言之，伤寒 113 方，皆可看成是桂枝法的演变，或加重其温阳的比重，或增加益阴之分量，从而衍变出诸多方剂。所以，桂枝汤确为伤寒群方之首，寓意深矣。本案即始终以桂枝汤加减服用，终获满意之疗效。

例 3：阴阳两虚

何某，女，43 岁。

2005 年 11 月 8 日初诊：于 2002 年 10 月 15 日心梗，行搭桥术。ECG：I、aVL、V$_5$ ～ V$_6$低平。既往腰椎间盘脱出，子宫肌瘤。胸闷胸痛，心中有紧缩感，气短，轻微活动辄喘，呼吸困难，腰酸，手麻，肢凉。

脉沉细紧涩，舌暗苔少。

证属：阳虚阴盛，精血亏损。

法宜：温阳益精血。

方宗：右归丸加减。

熟地黄 15g	当归 12g	川芎 7g	白芍 12g
肉苁蓉 12g	巴戟天 12g	鹿角胶 15g	菟丝子 15g
炮附子 12g	桂枝 9g	红参 10g	炙黄芪 12g
细辛 5g	炙甘草 7g	丹参 15g	

11 月 29 日二诊：上方共服 21 剂，胸中闷痛、气短、腰酸、肢麻均减。脉仍沉细涩。加鹿茸 30g、紫河车 30g，共为细面，分 30 次服，日 2 次。

2006 年 4 月 21 日三诊：上方加减，又服 70 余剂，已无明显不适。脉转缓滑。心电图于 2005 年 12 月 23 日已大致正常，为巩固疗效，上方加山茱萸 12g、枸杞 12g、茯苓 15g，另蛤蚧 1 对，10 剂为 1 料，轧细面继服。

按： 此例脉沉紧涩，乃阳气虚衰，精血亏损。元气已虚，法当徐图，非骤用温补可效者。动辄喘，呼吸困难，虽为心功能低下，中医辨证乃属肾不纳气，故用大队益肾之品以扶其本源，更增鹿茸、蛤蚧、紫河车等，益其元气。肾气渐充，喘憋气短渐平。

同为冠心病，有的阳衰，予大剂参附、姜以急救回阳；有的阴阳双补，益肾填精温阳，法当缓图，其区别何在？当阳衰为急之时，固当重剂参附、姜，以回阳救逆为急务，方如四逆汤，此时不宜加阴柔滋腻之品，防其掣肘。若阳衰，虚阳已有浮动之象者，如脉虚浮，或阳脉浮大，或面泛红色，此时宜于姜附回阳之时，加山茱萸，或再加龙、牡，以敛其浮越之阳，以防辛热之药使阳暴脱，或脉暴起。若细涩无力，阴阳两虚，元气已亏者，不可过刚或过柔，当阴阳双补，缓以图之。余常宗右归丸或地黄饮子，加血肉有情之品，培其本元。须长期坚持服药，日久自见功效。

例 4：气阴两虚

张某，男，43 岁，晋州市人。

1996 年 11 月 5 日初诊：心肌炎 7 年，心律不齐，频发期前收缩。除心悸外，他无所苦。

脉沉细数无力。舌嫩红齿痕，苔薄少。

证属：气阴两虚。

方宗：炙甘草汤加减。

炙甘草 12g	党参 12g	干姜 4g	桂枝 10g
白芍 10g	麦冬 10g	生地黄 15g	百合 15g
茯苓 15g	阿胶 12g		

12 月 23 日二诊：上方加莲子 15g，共服 35 剂，心悸偶有，他无不适。脉转濡缓滑而结，舌淡嫩齿痕。脉已不细，乃阴血见复；濡缓而滑，乃阳气未充，改苓桂术甘汤加减。

| 桂枝 10g | 茯苓 30g | 白术 12g | 泽泻 12g |
| 炮附子 12g | 炙甘草 7g | | |

1 月 23 日三诊：上方共服 28 剂，心悸除，期前收缩消失，脉转缓滑，继服 14 剂，未再来诊。

按：初诊以细数无力，故诊为气阴不足，予炙甘草汤，益气阴而复脉。再诊脉转濡缓滑，乃阳虚夹痰饮，故方改苓桂术甘汤加附子，温阳化饮。气阴皆复，心悸除，期前收缩消，已然见效，当继服以固疗效。

例 5：阳虚饮泛

李某，女，22 岁，本院学生。

2003 年 4 月 18 日初诊：心悸，胸闷，胸阵刺痛，手足心热，已 4 月余。

脉沉紧细数，舌可苔白。

证属：胸痹，寒饮遏阳。

法宜：散寒通阳。

方宗：麻黄半夏汤合桂枝甘草汤加减。

| 麻黄 5g | 半夏 10g | 桂枝 10g | 炙甘草 6g |

4 月 25 日二诊：上方共服 7 剂，后 3 剂加生姜 5 片。胸闷痛除，手足心已不热，尚偶有心悸。

脉弦紧细数按之减，舌可。

证属：阳虚血弱，阴寒未消。

法宜：养血通阳。

方宗：当归四逆汤加减。

| 当归 12g | 桂枝 10g | 白芍 10g | 细辛 4g |
| 炙甘草 7g | | | |

4 剂，水煎服。

按：此虽非冠心病，但属中医胸痹范畴，可并而论之。

首诊脉沉紧细，乃阴寒凝敛之象。紧为寒，沉主气，寒遏，气机收敛，故脉沉。细乃阴血虚，然沉紧而细者，此细不以血虚看，乃寒束血脉而细，细从紧。数者，乃阳郁之象。寒遏胸阳不振，致胸闷胸痛；寒夹饮干于心则心动悸。

手足心热者，皆云阴虚有热，此仅五心烦热之一端也，不可以偏概念，误导后人。五心烦热之因，可分两大类；一类是邪遏阳气，阳郁化热，走于阴经而五心烦热。此邪包括六淫、七情及内生之五邪。一类是虚火，阴阳气血之虚，皆可导致虚火内生，走于阴经而为五心烦热。可见，五心烦热原因颇多，不可概谓阴虚，妄予养阴退蒸，分析其因，当于脉中求之。此案沉紧细数，乃阴寒凝敛，阳郁于内，故予散寒通阳，五心烦热随之而除。

半夏麻黄汤，治"心下悸者"。此悸，乃寒饮遏阳。本案脉沉紧细数而心悸，即寒饮遏阳而悸者，故予麻黄半夏汤。麻黄散寒，发越阳气；半夏辛燥蠲饮。

合桂枝甘草汤者，乃振奋心阳。《伤寒论》第 64 条："发汗过多，其人又手自冒心，心下悸，欲得按者，桂枝甘草汤主之。"

此乃过汗伤心阳，心悸不安欲得按者。何以知为心阳不足？经云：邪之所凑，其气必虚。心阳不足，寒方凑之，故加桂枝甘草汤振其心阳。桂枝甘草汤之用，一可助麻黄散寒，发越阳气，此为臣；又可监麻黄之辛散，防其耗散阳气，又为佐。观麻黄汤，即麻黄与桂枝甘草同用。此方未加杏仁而用半夏者，取半夏蠲饮。心悸而知有饮。饮从何来？阳馁寒侵，气化不利，饮从内生，干于心则心悸。此方又与小青龙汤似，若看成小青龙汤之轻症，亦无不可，皆为寒夹饮者。

二诊改从当归四逆汤，因症虽除，然脉未复，且脉按之无力，阳虚之象已露。无力之紧，非寒实，乃阳虚阴盛而紧，当从虚寒看。寒实已散，脉仍细者，此细当属血虚，故证转为阳虚血弱，方取当归四逆汤。《伤寒论》第 351 条："手足厥寒，脉细欲绝者，当归四逆汤主之。"四肢厥逆、脉微本当用四逆汤以回阳，然脉细，阴血又虚，遽用姜、附回阳，又恐辛热耗伤阴血，故用归、芍、草、枣以养血，避姜附之辛热，用桂枝、细辛、通草以通阳，两相兼顾。此案沉紧细数无力，亦血与阳俱不足，故仿而用之，切合病机。

例 6：水亏火旺

焦某，女，43 岁。

1992 年 8 月 22 日初诊：诊为冠心病，房颤。心中慌乱不支，不得平卧。胸及心下皆痛，按之痛。头晕，咽中窒塞、干痛、嗳气，背冷。

脉沉涩无力，寸脉动，参伍不调。舌淡嫩而暗，齿痕，苔少。

证属：肾水不足，心阳独亢。

法宜：泻南补北。

方宗：黄连阿胶汤加减。

黄连 9g	阿胶 12g	白芍 12g	麦冬 10g
生地黄 12g	生龙骨 15g	生牡蛎 15g	山茱萸 12g
肉桂 5g			

7 剂，水煎服。

8 月 29 日二诊：症如上，寸动已平，上方去黄连、阿胶，加茯苓 15g、红参 10g、五味子 5g。

11 月 14 日三诊：上方连服 70 剂，诸症皆减，自行停服。

1994 年 3 月 1 日四诊：上症又作，脉细数无力，参伍不调。舌嫩红，齿痕，无苔。

证属：气阴两虚，宗炙甘草汤加减。

炙甘草 10g	党参 10g	桂枝 9g	麦冬 10g
生地黄 15g	大枣 5 枚	阿胶 12g	当归 10g
沙参 12g	生龙骨 18g	生牡蛎 18g	

5 月 12 日五诊：上方共服 56 剂，症除，脉转滑，心律已整，停药。

按：初诊以阳旺阴弱，故泻南补北，方取黄连阿胶汤主之。因阴脉涩而无力，为阴阳两虚，故方中加肉桂，阴阳双补，亦阳中求阴之意。

1994 年 3 月再诊，脉细数无力，乃气阴两虚，故取炙甘草汤养阴益气。坚持数月，正气渐充，房颤竟除。毕竟房颤易反复，尚须善加调养，以防再发。

例 7：阴阳两衰，真气外泄

康某，女，48 岁。

2004 年 7 月 13 日初诊：风心病，1992 年行瓣膜修复。近年余又觉不适，心慌，活动喘，心下满，精力不济，多唾，下肢肿（++），会阴亦肿，下肢凉，腰痛。

脉弦如刃，按之不足，参伍不调。颈静脉怒张。舌红，根苔白稍浮。

证属：阴阳两虚，胃气将败，真气外泄。

治宜：调补阴阳，收敛真气。

方宗：桂枝加龙骨牡蛎汤合百合地黄汤加减。

生龙骨 18g	生牡蛎 18g	桂枝 9g	白芍 10g
炙甘草 8g	炙百合 15g	干地黄 12g	茯苓 15g

9 月 7 日二诊：上方加生黄芪 12g、山茱萸 12g，共服 56 剂，已无任何不适，阴部及下肢肿消。

脉弦按之虚，两寸沉无力，偶结，约 4 次 / 分，脉已匀，无大小不等、间距不等之感，亦无刃感。舌嫩红，苔中薄黄。上方继服，加沙参 15g、炮附子 12g、泽兰 12g，服至 2004 年 11 月 26 日，已无所苦，脉弦缓，不任重按。本想配料药长期服用，然未再诊。

按：脉弦劲如刃，乃真肝脏脉，《素问·玉机真脏论》曰："真肝脉至，中外急，如循刀刃，责责然，如按琴瑟弦。"脉弦劲不柔，失冲和之象，乃胃气已败，当为危重脉或死脉。

脉弦劲，又按之不足者，类于革脉。革脉，乃真气内虚而按之虚，真气浮越于外而浮取弦急。仲景谓："脉弦而大，弦则为减，大则为芤，减则为寒，芤则为虚，虚寒相搏，此名为革。"此案虽弦急不大，因外急中虚，亦如革看。

脉参伍不调者，因正气将溃，心无所倚，溃溃乎若坏都，致脉慌乱，参伍不调，心中慌乱。

依脉所示，证已危笃，治当缓图，不可骤补，恐正气极虚，药力难运，骤补反致生变。仲景于《金匮要略·血痹虚劳病脉证并治第六》篇中，以桂枝加龙骨牡蛎汤，治极虚之虚劳证，未用大剂参附，亦未用大剂熟地黄、山茱萸、鹿茸、紫河车等，仅以桂枝汤，辛甘扶阳，酸甘化阴，平调阴阳，确有至理。余遵而用之，确获显效。毕竟这种心衰、房颤，可反复发作，须善加调养。

例8：心阳不振，痰热内蕴

王某，男，60岁。

2006年3月11日初诊：诊为冠心病、心绞痛，前列腺肥大术后。心电图：T、I、V_4～V_6倒置。ST、II、III、V_4～V_6降低。胸闷胸痛，憋气，喜太息。口干，饮水反干，小便不利。

脉滑略大，两寸沉无力，舌可。

证属：痰热内蕴，胸阳不振。

法宜：清化痰热，温振胸阳。

方宗：附子泻心汤合瓜蒌薤白桂枝汤加减。

炮附子15g	桂枝12g	枳实9g	黄芩9g
瓜蒌18g	蒲黄10g	黄连9g	薤白12g

4月15日二诊：上方加减，共服32剂，症状著减，偶感胸闷，太息，胸已不痛，口干除。ECG：倒置的T波已直立，尚低，下降的ST已恢复正常。

脉转弦缓寸沉。舌可。

证属：痰热已除，阳虚未复。

法宜：温振心阳。

方宗：小青龙汤加减。

麻黄6g	桂枝10g	干姜5g	细辛5g
半夏10g	炙甘草7g	五味子5g	炮附子12g
生蒲黄12g			

4月27日三诊：上方加减共服42剂，症状消除，心电图恢复正常，又继服一个半月，病情稳定，脉缓寸已起，停止服药。

按：初诊何以诊为胸阳不振，痰热内蕴？因脉滑数，故诊为痰热内蕴。寸脉沉者，寸为阳位，乃清阳所居。若寸沉按之有力者，为邪气闭郁，阳郁不通，不能鼓搏于脉而脉沉。若寸沉无力者，为上焦阳虚，无力鼓搏而脉沉。此案寸沉无力，以附子温振少阴之阳，芩、连清热，成寒热并用之剂。合瓜蒌薤白桂枝汤者，豁痰通阳，二方相合，颇符病机。

口干饮水反渴者，因痰热蕴阻，津液不布而口干；饮水反渴者，因痰饮停蓄中焦，饮入之水不能化为津液，反助痰饮之势，痰饮越盛，则津愈不化，此聚水以从其类，口反更渴。

再诊，脉缓，知痰热已除；寸仍沉无力者，为胸阳未复，故改用小青龙汤加附子，方中附、姜、桂皆温通胸阳之品，方中麻黄、细辛，鼓荡阳气之运行，故方义为温阳化饮解阴凝，终获全功。

例 9：肝肾阴虚，肝风内旋

刘某，男，56 岁。

2005 年 10 月 24 日初诊：心中悬摇惊怵，左胸痛，常太息，头晕，阴缩。诊为冠心病、心绞痛。

脉弦细而劲，舌红绛少苔。

证属：肝阴虚，肝风内旋。

法宜：滋阴潜阳，平肝息风。

方宗：三甲复脉汤加减。

生龙骨 30g	生牡蛎 30g	怀牛膝 12g	干地黄 15g
炙鳖甲 30g	阿胶 15g	地龙 15g	龟甲 30g
白芍 18g	天麻 15g	生石决明 30g	山萸黄 15g
白蒺藜 12g			

11 月 7 日二诊：上方共服 14 剂，症状消失，又以上方 20 剂配面药，以固疗效。

按： 脉细乃阴虚，弦而劲者乃风动。肝风上扰而头晕，内窜于心则惊悸怵惕，胸痛太息。肝经绕阴器，阴亏而筋挛，致阴缩。三甲复脉汤养阴柔肝，平肝息风，与此证病机吻合，故采而用之，竟很快取效，实出意料。

例 10：肝肾阴虚，阳亢化风

张某，男，74 岁。

2006 年 3 月 11 日初诊：于一年前后下壁心梗，抢救缓解。ECG：T、$V_5 \sim V_6$ 倒置，ST、$V_4 \sim V_6$ 降低。糖尿病，空腹血糖 10.3mmol/L。现胸痛频发，慢走几步即胸痛，但不憋气，头晕。脉弦劲且盛，舌嫩红少苔。

证属：肝肾阴虚，阳亢化风。

法宜：滋肝肾，平肝息风。

方宗：三甲复脉汤加减。

生龙骨 18g	生牡蛎 18g	炙鳖甲 8g	龟甲 18g

生石决明 18g	干地黄 15g	生白芍 15g	山茱萸 15g
牡丹皮 12g	怀牛膝 15g	丹参 18g	阿胶 15g
炙甘草 9g			

上方加减，共服 54 剂，诸症已不著，可慢行一二里。心电图大致正常。脉转弦缓滑。后未再诊。

按： 脉弦劲且盛，其意义同于革脉。革脉乃弦芤相合之脉，中空外急，浮取弦大有力，如按鼓皮，沉取则豁然中空。《金匮要略·血痹虚劳病脉证并治第六》："脉弦而大，弦则为减，大则为芤，减则为寒，芤则为虚，虚寒相搏，此名为革，妇人则半产漏下，男子则亡血失精。"

革脉何以中空？乃阴血不足，血脉失充。革脉何以外急？乃血虚不能内守，阳气奔越于外，搏击血脉，脉乃浮大而绷急。

气越的原因，包括血虚、气虚、阳虚、阴虚四类。血虚者，气无所倚而浮越成革；气虚者，不能固于其位，浮越于外而为革；阳虚阴寒内盛，格阳于外，搏击血脉而为革；阴虚不能内守，阳浮于外亦为革。这四种革脉的原因，仲景已然阐明："虚寒相搏，此名为革。"指阳虚而寒；"亡血失精"，指阴血亏虚。《诊家枢要》云："革，气血虚寒。"《脉确》云："主阴虚失血。"

此例脉弦劲且盛，并无中空之感，何言其意同革？脉弦劲盛者乃肝阳亢盛之脉。肝阳何以亢盛？当从阳求阴，因阴虚不制阳，乃阳亢化风。风阳窜扰，故而胸痛，故此脉视同于革。治当滋水涵木为本，平肝潜阳息风为标，方宗三甲复脉汤，风阳渐平，冠心病亦随之缓解。此案亦可归于肝厥心痛类。

例 11：阴虚阳亢，肝风内旋

崔某，女，55 岁。

2002 年 11 月 12 日初诊：甲状腺癌术后 9 年，绝经 7 年。夜间醒后常觉心中窒塞、心悬、心动过速。

脉弦滑稍硬，且有上冲之感。舌可苔少。

证属：阴虚阳亢，肝风内旋。

法宜：滋阴潜阳，平肝息风。

方宗：三甲复脉汤加减。

生龙骨 30g	生牡蛎 30g	干地黄 12g	阿胶 15g
白芍 12g	炙鳖甲 30g	山茱萸 12g	炙百合 15g
五味子 5g	龟甲 30g	牡丹皮 12g	知母 5g

11 月 10 日二诊：上方共服 21 剂，症除，脉缓滑，继予 7 剂以固疗效。

按： 阴阳相互依存又相互制约，诊脉亦当从阳求阴，从阴求阳，从阴阳始。今脉有上冲之感，乃阳气升浮涌动之象。阳动，当知为阴虚不制阳使然。弦而硬者，乃阳亢化风，肝风内旋之象。滑脉为阳，亦阳亢之象。故当滋肝肾，平肝息风。

阳入于阴则寐，阳出于阴则寤。醒后心悬者，本为阴虚阳亢，醒后又阳气升浮，风阳扰心，故心悬不宁。滋阴以配阳，潜降以敛阳，阳静风息，故诸症得平。

例 12：心阳馁弱，饮邪上干

袁某，女，53 岁，内蒙古集宁人。

2004 年 4 月 23 日初诊：心绞痛频发一年半，心中如啖蒜状，轻度活动后憋气，寐差。ECG：ST–T 普遍降低。

脉沉弦缓无力，舌偏淡暗。

证属：心阳虚，饮邪上干。

法宜：温阳化饮，佐以活血通脉。

炮附子 12g	干姜 5g	当归 12g	炙甘草 7g
炙川乌 10g	茯苓 12g	生蒲黄 10g	川芎 8g
桂枝 10g	白术 10g	姜黄 10g	丹参 18g
红参 10g			

5 月 7 日二诊：上症减，心中尚颤动，口糜，腹胀。脉弦按之减，左关浮弦，不任重按。舌淡嫩红，少苔。上方加干地黄 15g。

5 月 14 日三诊：上周心绞痛仅发作一次，已可慢行 1.5 小时。头晕、耳鸣、口干、寐差。血压 120/70mmHg，脉力增，转阳盛阴弱，舌嫩红。证转阴虚阳亢，治当滋阴潜阳，宗三甲复脉汤加减。

生龙骨 30g	生牡蛎 30g	龟甲 30g	黄连 9g
生地黄 15g	生石决明 30g	山茱萸 15g	阿胶 15g
怀牛膝 12g	炙鳖甲 30g	牡丹皮 10g	丹参 18g
白芍 12g			

6 月 25 日四诊：上方共服 28 剂，症状较前明显好转，偶有心中热、头晕、耳鸣、牙痛、溲热。ECG 已基本正常。阳脉芤，尺弦数。舌嫩红少苔。阴虚阳浮，上方 30 剂，后未再就诊。

按：初诊因脉弦缓无力，断为阳虚饮邪上干，予温阳化饮，佐以活血。再诊左关浮弦，已露肝阳浮动之象，虽加干地黄，不足以制其阳刚，致三诊转阳旺阴弱，阳气进一步浮动，头晕、耳鸣、牙痛、溲热等阳浮之症亦起，故转而滋阴潜阳。

三诊脉转阳旺阴弱。此种脉象可见于下列五种情况：

一是阳脉数实有力，阴脉细数，此心火盛，肾水亏，当泻南补北，代表方剂为黄连阿胶鸡子黄汤。

二是阳脉数实有力，阴脉细弱，此阴盛于下，热盛于上，寒热错杂，法当清上温下，方宗交泰丸、附子泻心汤、黄土汤加减。

三是阳脉洪大有力，尺脉细数，此上焦气分热盛，下焦阴液亏耗，法当滋下清上，方宗玉女煎主之。

四是阳浮大无力，尺脉细数，此阴虚不能制阳，阳浮于上，法当滋阴潜阳，方宗三甲复脉汤主之。

五是阳浮大无力，尺弱，此阴盛于下，格阳于上，当引火归原，方宗四逆汤加山茱萸、龙骨、牡蛎或河间地黄饮子加减。

阳盛有实热、虚热之分，尺脉弱有阴虚、阳虚之别，临证当仔细分辨。若于脉尚难遽断者，当结合舌症，综合分析。阳虚者，当有寒象，或真寒假热之象，舌当淡，或舌暗；阴虚者，舌当红，伴虚热之象。

例13：阴虚阳搏，阳浮于上

赵某，女，80岁。

2005年2月28日初诊：2004年12月29日出院小结：①冠心病、不稳定型心绞痛。心率快，房性期前收缩。T、$V_2 \sim V_5$、ST降低 >3mV。②高血压Ⅲ级（极高危）③青光眼术后：服吲达帕胺、维拉帕米、地奥心血康、速效救心丸、美托洛尔等。

胸憋闷疼痛牵背，一日数发，屡服速效救心丸。发作时两臂筋痛，右手筋痛明显。两下肢冰冷，口干苦。

脉沉迟滑，右寸弦紧，舌尚可。

证属：寒痰痹阻，寒饮束肺。

法宜：温阳化饮宣肺。

方宗：小青龙汤合真武汤加减。

麻黄 5g	干姜 5g	白芍 10g	半夏 9g
桂枝 9g	五味子 4g	杏仁 10g	茯苓 12g
细辛 4g	炮附子 15g	白术 10g	

3月29日二诊：前方共服28剂，白天心绞痛发作减少且轻，手筋痛亦减，夜间胸痛发作如前，可憋醒。晨口干苦，眼胀。

脉沉而动，两寸旺。

证属：阴虚阳搏，阳浮于上。

法宜：滋阴潜阳。

方宗：三甲复脉汤加减。

炙鳖甲 18g	山茱萸 18g	玄参 15g	决明子 15g
龟甲 18g	干地黄 15g	赤芍 10g	怀牛膝 10g

| 生龙骨 18g | 生牡蛎 18g | 白芍 15g | 牡丹皮 10g |
| 姜黄 10g | 生石决明 18g | 五味子 5g | 生蒲黄 10g |

4月18日三诊：上方共服14剂，症状已消除。血压：140/90mmHg，心电图：大致正常。因去京居住，上方加天麻15g、僵蚕12g、枸杞子12g、谷精草12g、白蒺藜12g、菊花7g。10剂为1料，共为细面，早晚各1匙，淡盐汤送下。

按：本例治疗，可分两个阶段：第一阶段温阳化饮，第二阶段滋阴潜阳。

前后迥然相异，何也？理论上，阴阳、表里、寒热、虚实可以相互转化；实践中，八纲证之间也确实可以相互转化，这就是中医恒动观决定的。因而，治疗中，必须谨守病机，灵活变化，没有终生服药不变者。

欲谨守病机，把握病情的动态变化，关键在于把握脉象的变化，望闻问切四诊之中，脉象变化最灵敏，常可先于自觉症状变化而改变，此在《伤寒论》《金匮要略》中不胜枚举。如《伤寒论》第4条："脉若静者为不传，脉数急者为传也。"病势的向愈还是恶化、传变，脉为重要判断指标。《金匮要略·血痹虚劳病脉证并治第六》："夫男子平人，脉大为劳，极虚亦为劳。"所谓平人，是尚无自觉不适，或神、色、声之改变，然已见虚劳之脉，证属虚劳。可见脉象变化之灵敏。故欲谨守病机，当注重脉的变化。

第一阶段脉迟滑而右寸弦紧，迟滑为寒痰内伏；右寸为肺，其弦紧者，乃寒饮束肺，故予温阳化饮宣肺。二诊时，又转为阴虚阳亢，乃少阴阳复后转而热化。若从临床症状来看，仍是胸闷、胸痛、筋痛等痛，看不出有什么质的改变，但脉动寸旺，知为阴虚阳搏，阳浮于上，改从滋阴潜阳治之。

动脉，此非指厥厥动摇如豆之动，乃指脉有涌动之感。涌动乃阳脉，乃阴不制阳也。寸旺者，寸为阳位，乃阴不制阳，虚阳升浮于上也。同为寸旺，亦当别其有力无力，有力者，乃上焦实热，治当泻火；无力者，乃虚阳上浮。若阴虚而虚阳上浮者，法当滋阴潜阳；若阴寒内盛格阳者，当引火归原。此案脉动而寸旺，当属阴虚阳亢无疑，故予滋阴潜阳。此即据脉以断。

或问，本为阳虚饮泛而又转为阴虚阳亢，是否温阳太过，致耗伤阴液而阳旺？我认为不排除温阳太过之可能。欲避免治疗中的偏弊，还是要谨守病机，见微知著，把握病势，未雨绸缪，以治未病，先安其未受邪之地。但也有另一种可能，由于阴阳互根互用，又可互损，阳虚者，阴必损。在阳虚阴盛为主阶段，主要表现为阳虚之象，而阴虚之象未露。待阳气已复之后，则阴虚之象方彰显，此时当转而救阴，不可囿于效不更方，而蛮温到底，鲜不偾事者。仲景书中亦不乏此类先例，如脚挛急，用甘草干姜汤温阳，阳复又予芍药甘草汤以复阴，与此案之先阳后阴颇似。总之，不论是哪种原因使病机由阳虚转为阴虚，都要谨守病机，以防偏颇。

例 14：气虚痰蕴化风

李某，男，53 岁。

1993 年 2 月 19 日初诊：诊为冠心病、高血压。高血压已 10 年，每日服尼群地平，维持在 135/100mmHg。冠心病，心电图：完全右束支传导阻滞，广泛 ST-T 改变。头晕胀大、胸痛胸闷、心悸，常阵发呼吸困难。寐不实，醒时眼冒黑星。

脉沉濡滑寸弦，舌淡暗苔白。

证属：气虚痰蕴化风。

法宜：益气化痰息风。

生黄芪 30g	蜈蚣 20 条	全蝎 10g	僵蚕 12g
天麻 15g	钩藤 15g	水蛭 8g	怀牛膝 20g
赤芍 12g	桃仁 12g	红花 12g	乳香 10g
郁金 9g	夏枯草 30g	生龙骨 30g	生牡蛎 30g
珍珠母 30g			

嘱停服西药。

3 月 23 日二诊：上方共服 23 剂，1 剂药分 2 日服。

ECG 已恢复正常，右束支完全传导阻滞如故。血压维持在 150/100mmHg。开始服头两剂药，出现晕眩，约一小时后自行缓解。以后再服无此现象。头晕、胸闷痛、憋气、手麻，均已明显减轻。胸尚偶有短暂疼痛。脉沉濡滑，寸已不弦，舌淡红少苔。上方改生黄芪 120g、蜈蚣 60 条，加知母 9g。

4 月 13 日三诊：上方共服 10 剂，心电图各导联 ST-T 波正常，左束支完全传导阻滞未复。血压 138/98mmHg。夜寐易醒，醒时瞬间眼冒黑星，其他症状除。上方 7 剂，水煎服。

未再来诊。

按：讨论 3 个问题：

（1）为何诊为气虚痰蕴化风？

诊为气虚的依据是脉濡，濡即软也。《脉经》"软一作濡"，《濒湖脉学》"濡即软也"。脉来柔软，即为濡脉，或可径称软脉，以与浮而柔细的濡脉相区别。脉何以柔软鼓荡无力？脉赖血之充盈，气以鼓荡，气虚鼓荡无力，则脉来柔软；或湿蕴伤脾而软。

因其脉濡，故诊为气虚。

何以诊为风？因寸弦也，弦主风，此风乃气虚痰蕴所生。

（2）为何用大量黄芪、蜈蚣？学之于余冠吾先生。余伯龄先生乃吾父之友，原北大文学教授，日寇侵占北平后，愤然辞职，闭门学医，光复后悬壶前门外。

因其用药奇特，擅起沉疴，蜈蚣可用至数百条，附子用至斤许，黄芪亦常用半斤至一斤，遂有"余疯子"之绰号。其弟冠吾先生，亦吾父之友，从其兄习医，然技不如伯龄先生。1959年为吾母治疗高血压，方为蜈蚣40条、全蝎10g、乳香9g、赤芍12g、防风9g、桃仁12g、红花12g、生黄芪60g，共服4剂，血压数十年来一直平稳，其效令人惊叹。余临床数十年来，亦仿而用之，确实效佳。用黄芪者，冠吾先生曰，可托药达于颠顶，且黄芪息大风，量少升压，量大降压。1984年我曾用于一人，黄芪120g，服后头痛欲裂，心跳欲蹦出，血压升至220/120mmHg，自此不敢再用大量黄芪。后逐渐摸索，若脉弱气虚而风动者，大量黄芪确有息风之功。此案因断为气虚风动，故用大量黄芪而效。

（3）用大量蜈蚣问题：余之管见，蜈蚣用治高血压，量应大，息风解痉，一般20～60条。《医学衷中参西录》云蜈蚣"走窜之力最速，内而脏腑，外而经络，凡气血凝聚之处皆能开之""其性尤善搜风"。

关于蜈蚣毒性问题：我临床屡用至60条，未见毒性反应。

我曾一次吞服10条蜈蚣粉，未觉不适，且头脑甚清爽。我用蜈蚣，择其大者，全虫入药，不去头足。

例15：气血两虚，脉痉生风

王某，女，43岁。

2006年7月4日初诊：高血压已3年，有家族史。每日服利血平3片，血压维持在160/100mmHg左右。2006年4月14日ECG：T波广泛低平。胸闷胸痛，头晕耳鸣。脉沉而涩滞无力，舌淡暗苔白。

证属：气血虚，脉痉生风。

法宜：益气血，息风解痉。

生黄芪40g	熟地黄15g	僵蚕12g	当归15g
党参15g	蝉蜕7g	赤芍15g	白芍15g
升麻6g	蜈蚣10条	川芎8g	葛根12g
全蝎10g			

7月18日二诊：上方共服14剂，自服中药始，利血平已减至1片/日。现除耳鸣外，已无其他不适。血压120～140/80～90mmHg。心电图已大致正常。脉尚沉滞，然较前略轻。上方7剂。

后未再来诊。

按：脉涩乃精血亏虚，无力乃气虚不足，故据脉，谓其气血两虚。当然，脉无力亦可诊为阳虚，当用姜附等辛热之品。但因无寒象，所以只诊为气虚，未用辛热扶阳。再者，阴血不足时，辛热易耗血伤阴，故用仲景当归四逆汤，虽有阳虚肢厥，然阴血虚时，则不宜用四逆，恐辛热耗血，而只用养血通阳。

此案提出一个新的病理概念——"脉痉"。脉乃血脉，血以充盈，气以鼓荡，周行全身，环流不休，如环无端。脉当和缓通畅，气血方能调达。正常之脉，当从容和缓。若脉沉拘滞紧涩，便为脉痉，仿佛脉象呈一种痉挛收引凝敛之象。

脉欲从容和缓，全赖气以煦之，血以濡之。若气血不足，脉失温煦，则脉可沉而拘滞凝涩，按之无力。若因邪阻，气血不能畅达，脉失温煦濡养，亦可沉而拘滞凝涩，然按之有力。以沉取有力无力分虚实。《内经》有"涩则心痛""脉涩曰痹"。心主血脉，脉涩心脉不通，故可见胸痹，类于心绞痛。脉痉，气血不能畅达，亦可化风。当然，中医风的概念很广，外风乃风邪所袭；而内风，包括痉搐、动摇、震颤等诸症。高血压常见之眩晕一症，即属风之范畴。故脉痉，可为引发冠心病心绞痛、高血压的重要原因之一。

造成脉痉的原因，有正虚而痉，包括阴阳气血的虚衰，此种脉痉，当沉取无力，治以扶正为务。邪实而致脉痉者，可分为六淫阻隔而致痉，当以散邪为务，如寒痹者，可发汗；湿阻者，可化湿；火热郁闭者，可展布气机，透邪外达。七情所致脉痉者，当调畅气机，令其条达。若内生五邪引起脉痉者，或活血，或涤痰，或化湿，或温阳，因证施治，祛其壅塞，脉痉自解。脉痉解，气血自可畅达，何患高血压、冠心病等病症不平。

此案，脉沉而涩滞无力，乃虚痉，故益气血，且重用黄芪，合息风解痉之蜈蚣、全蝎等。不仅血压在减少降压药的情况下得以缓解，而且冠脉供血亦明显改善。

例16：阴竭阳越

尹某，女，67岁。

1977年5月12日患心肌梗死合并心源性休克，心电图示后侧壁广泛心肌梗死，经西医全力抢救3日，血压仍在20～40/0～20mmHg之间。为保证液体及药物输入的静脉通路，两侧踝静脉先后剖开，均有血栓形成而且黏连。因静脉给药困难，抢救难以继续，仅间断肌注中枢兴奋剂，家属亦觉无望，亲人齐聚，寿衣备于床头，以待时日。此时请中医会诊：病者喘促气难接续，倚被端坐，张口抬肩，大汗淋漓，头面如洗，面赤如妆，浮艳无根，阳脉虚大而尺欲绝，舌光绛无苔且干敛。

此乃阴竭于下，阳越于上。急用山茱萸45g，检净核，浓煎频服。

下午3点开始进药，当日晚9点，血压升至90/40mmHg，喘势见敛。连续2日，共进山茱萸150g，阳脉见敛，尺脉略复，喘促大减，血压110/70mmHg。至第5日，两关脉转弦劲而数，并发胸水、心包积液，胸脘疼痛憋气，改用瓜蒌薤白加丹参、赤芍、白芍，化瘀宣痹。至第8日拍胸片，诊为心包积液并胸水。两寸脉弦，中医诊为饮邪犯肺，上方加葶苈子10g，大枣7枚。一剂胸中豁然，再剂症消。后用养阴佐以化瘀之品，调理月余，病情平稳。两踝剖开处溃烂，骨膜暴露，转外科治疗 4 个月方愈。出院时心电图仅留有病理性 Q 波。

按： 脱证乃真气虚极而脱越于外，乃危笃之证。张锡纯认为"凡人元气之脱，皆脱在肝"，"因人虚极者，其肝风必先动。肝风动，即元气欲脱之兆也。"症多表现为大汗不止，寒热往来，甚则目睛上窜，怔忡，或气短不足以息，或兼喘促，脉微细或欲绝等。对脱证的治疗，张氏主张从肝论治，运用酸敛补肝之法，重用山茱萸肉，肝虚极而元气将脱者，服之最效。张氏曰："人之元气将脱者，恒因肝脏疏泄太过，重用萸肉以收敛之，则其疏泄之机关使之顿停，即元气可以不脱，此愚从临床实验而得，知山茱萸肉救脱之力十倍于参芪也。"肝主脱，是张氏首倡，也是张氏对中医理论的发展。于《医学衷中参西录》一书中，附列大量山茱萸肉救脱的验例，对我颇有启迪。临床按张氏理论，用山茱萸救脱，确有卓效。

例 17：阴竭阳越

匡某，女，84 岁。

1981 年 3 月 15 初诊：心源性休克、心房纤颤合并脑梗死。喘喝欲脱，面赤如妆，喘愈重则面色愈娇艳，独头动摇，汗出如珠，背部自觉灼热如焚，心中摇摇不支，烦躁欲死，触电自戕被家属阻止，左侧肢体不遂，两侧瞳孔缩小如小米粒大小。脉参伍不调，尺微而关弦劲，舌绛苔少。血压 50/30mmHg，心电图示心房纤颤。此为阴竭阳越，肝风陡张。予山茱萸肉 60g 浓煎频服。夜较安静，次日喘已减，面红见敛，脉亦稍缓，脉律已整，血压升至 80/50mmHg。于 8 日夜间两点扶坐吃药时，突然两目上吊，牙关紧闭，口唇青紫，四肢厥逆，冷汗淋漓。

脉转沉微。

此阴阳俱衰，肝风内动。急予培补元气，潜镇固脱。

方用：

山茱萸 30g	人参 15g	龙骨 18g	牡蛎 18g

浓煎频服。

因惜人参，上方煎服二日，参渣亦嚼食。诸症渐平，饮食倍增，但肢体仍不遂。

按： 脱证，即正气脱越之谓。盖人之生也，负阴抱阳。阴在内，阳之守也；阳在外，阴之使也。阴平阳秘，精神乃治；阴阳离决，精气乃绝，二者须臾不能离。凡人之病，无非阴阳偏盛、偏衰，迫衰弱至极，阴阳相互不能维系，势将离决者，即谓脱。

统而言之，脱证不越阴阳二端，曰阴脱与阳脱。阴脱又有血脱、阴脱、精脱之别；阳脱又有气脱、阳脱之异。依其病位而言，脱证又有五脏之殊，如肺气衰、胃液枯、脾气败、心阳亡、心阴竭、肝气脱等。肾乃一身阴阳之总司，诸脏之脱，无不关乎于肾，故救阴不离肾水，回阳不离命火。张氏用山茱萸救脱，无论阴脱阳脱，皆用之。阴脱者，阴不制阳而阴竭阳越，真气脱越于外；阳脱者，阴寒内盛，格阳于外，亦成真气外越。真气脱越之时，必以敛其耗散之真气为务。

张锡纯先生认为脱证乃肝虚极而疏泄太过、真气不藏所致，故凡脱必伴肝风内张，痉搐、头摇、目睛上吊等象迭见，故张氏云："因人虚极者，其肝风必先动。肝风动，即元气欲脱之兆也。"凡脱皆脱在肝，是张氏对中医理论的一大贡献。肝虚极，本当不能升发疏泄，何以张氏云"肝虚极，疏泄太过，真气不藏"？盖肝有体用二端，肝体阴而用阳。肝阴血虚极，则不能制阳，反见肝阳亢而疏泄太过。肝体虚，山茱萸强阴、补肝之体；肝苦急，以酸泻之，以辛补之。泻是泻肝之用，补是补肝之体。山茱萸之酸收，恰能泻肝之用。张氏以山茱萸救脱，确为一大发现，对中医的理论与实践都有重大贡献。此案之头动摇、目上窜、牙关紧、肝脉弦劲，正是张氏所说的肝风动。益知先生所云极是，值得后人学习，继承。

辨识阴竭阳越的要点，首重于脉。阳脉大而阴欲绝，此即阴竭阳越之脉。阳脉之大，可三四倍于尺脉，此为关格之脉。若脉难遽断，可进而查舌，其舌光绛乃其特征。颧红如妆，亦为阳越之特征。其红色艳无根；其红的部位主要表现在两颧，面部其他部位可暗滞、青黄、青白。愈红艳阳愈脱，阳愈脱愈红艳娇嫩。

对于脱证的治疗，张锡纯主张用酸敛补肝之法。"使肝不疏泄，即能堵塞元气将脱之路"，"重用山茱萸肉以收敛之，则其疏泄之机关可使之顿停，即元气可以不脱，此愚从临床实验而得，知山茱萸肉救脱之力十倍于参芪也"

山茱萸肉救脱的功效，很多古代医籍都有记载。《神农本草经》："山茱萸肉味酸平，主心下邪气，寒热。"此寒热乃肝虚厥热胜复之寒热，此心下邪气，即肝虚肝风内旋，气上撞心之心下邪气。《名医别录》："强阴益精，安五脏，通九窍。"《雷公炮炙论》曰："壮元气，秘精。"《本草备要》："补肝肾，涩精气，强阴助阳，安五脏，通九窍。"《中药大辞典》："补肝肾，涩精气，固虚脱。"《医学衷中参西录》曰："大能收敛元气，振作精神，固涩滑脱。"

上述二例，即单用山茱萸一味浓煎频服而救脱，对休克的血压恢复和稳定、病理状态的改善都较理想。基于此，我们将山茱萸肉抗休克列为科研课题，经实验研究，取得了令人鼓舞的结果，展示了山茱萸具有良好开发前景。

七、五脏相干

（一）概述

五脏密切相关，生理情况下，五脏生克制化，病理情况下，相互传变。其传变规律，可循相生关系母子传变，亦可依乘侮关系相互传变。邪实时可传变，正虚时亦可传变。究竟传否，取决正气强弱。"邪之所凑，其气必虚"，"正气存内，邪不可干"。冠心病不独由心病而发，亦可由其他脏腑病变相传而来。

如何判断由何脏引发冠心病？主要根据三点：一是发病先后，先出现冠心病而后他脏并病者，则为由心传他脏；若是先他脏病，继而心并病者，则由他脏传心。二是据经络脏腑辨证，可判断何脏为病。三是据脉以断，脏腑分部于左右寸关尺，据脉可断其病位。三者相参，可知何脏之虚或实传之于心而发冠心病。原病之脏为本，被传之脏为标。治病必求其本，故以治本为主，治标为次。标本先后，又有轻重缓急之变宜，要在临证权衡。

（二）医案举隅

例1：肾阳虚，阴霾痹阻

赵某，女，53岁。

2005年6月3日初诊：诊为冠心病，心导管检查：前降支阻塞60％，ECG：ST–T改变，血压180/80mmHg。胸痛憋闷，心慌头晕，恶心食差，溲频急淋痛，劳则甚。

脉阳弦尺弱，右寸弦且劲。舌可苔白腻。

证属：阳虚阴霾蔽阻。

法宜：温阳化饮益肾。

炮附子15g	茯苓15g	白术12g	白芍12g
桂枝12g	巴戟天12g	肉苁蓉15g	益智仁12g
生龙骨30g	生牡蛎30g	龟甲30g	天麻15g

6月28日二诊：上方共服25剂，上症除，血压130/80mmHg，ECG未复查。继服20剂，后未再诊。

按： 该例三病：冠心病、高血压、劳淋。病虽三，然病机一也。阳虚阴盛，阴霾痹阻胸阳而胸痛闷心慌。阴寒盛，则气血收引、凝泣，血脉绌急而寸弦且劲，脉痉，则血压升高。小便频数急，淋痛，状似小肠有火或湿热下注膀胱，俗皆予清热通淋，或清热利湿等法治之，然有阳虚而淋痛者不可不知。肾中相火，乃水中之火，水亏可令相火妄动而淋痛，火衰亦可令龙雷火动，淫于膀胱而淋痛。若尺旺者，为水不制火；若尺弱者乃肾寒，阴寒盛而相火不安宅窟，亦可淋痛。温肾一法，散其阴霾，胸痹可除；阳气敷布，脉痉可解；肾阳复，龙雷之火安归宅窟，淋痛可蠲，一法而治三症，体现了中医整体观的思想。

例 2：肾阴虚，相火动

张某，男，60 岁。

2004 年 4 月 16 日初诊：诊为冠心病、哮喘，曾两次急诊入院抢救。心电图广泛 ST-T 改变，血压 180/80mmHg。胸憋胸痛，哮喘痰鸣，动辄喘甚，不能平卧，后背热，头眩。

脉弦硬左尺浮旺。

证属：肾虚相火动，风阳内旋，肾不纳气。

法宜：滋阴潜阳，补肾纳气。

方宗：济生肾气加减。

怀牛膝 10g	干地黄 15g	山茱萸 18g	山药 15g
龟甲 30g	牡丹皮 12g	泽泻 12g	盐知母 5g
盐黄柏 5g	五味子 5g		

5 月 7 日二诊：上方共服 21 剂，喘减逾半，已可平卧，胸憋闷亦轻，血压 160/90mmHg。脉趋弦缓，硬度减，尺已平，寸脉沉。舌可。因相火已敛，肝风渐平，脉趋缓且寸无力，阳虚之象渐显，治法改为阴阳双补。

上方去知、柏，加葶苈子 12g、红参 12g。另：蛤蚧 2 对，研细，每服 1.5g，日 2 次。

9 月 13 日三诊：上方共服近百剂，已无明显不适，可步行四五里也不喘，唯上楼还微喘。于 8 月 16 日查，心电图大致正常，血压 140/90mmHg，脉弦缓。

后又继服 35 剂，基本平稳，停药。

按：脉弦且硬，乃肝失柔而脉劲张，风阳内旋。尺浮旺，乃相火动，缘于阴不制阳。阴亏而风阳动，风阳上窜心肺，迫于肺而喘，不得卧；窜于心而胸痛；淫于背而背热；达于颠而头眩。方以济生肾气加减，滋肾潜阳，共服 21 剂，相火渐敛，风阳渐平，喘减逾半。

继之，尺虽平而寸不足。寸为阳位，寸不足乃上焦阳气不足，然相火乍敛，不可骤予桂附，故加参以益气，加蛤蚧以益肾纳气。继服百余剂，诸症渐平。

例 3：心肾阳虚

田某，女，40 岁。

2004 年 11 月 16 日初诊：诊为冠心病，T 波广泛低平或倒置。胸憋闷痛，阵心悸，心中揪紧感，气短不能续，乏力懈怠，肢冷，臂凉如风吹。

脉微细，舌淡苔白。

证属：心肾阳虚。

法宜：温振心阳。

方宗：苓桂术甘汤合参附汤加减。

桂枝 12g	炙甘草 8g	茯苓 15g	白术 10g
炮附子 15g	红参 12g		

2005 年 6 月 14 日二诊：上方第 28 剂后，加仙茅 12g、仙灵脾 10g，共服 184 剂，症除，精力增，面色红润，脉弦缓，舌色红活。心电图恢复正常，继予面药 1 料，以固本元。

生黄芪 120g	红参 80g	白术 90g	茯苓 100g
炙甘草 70g	川芎 60g	当归 100g	白芍 90g
干地黄 100g	山茱萸 100g	巴戟天 90g	益智仁 80g
山药 100g	鹿角胶 90g	紫河车 60g	桂枝 90g

1 料，共为细面，早晚各 1 匙。

2006 年 11 月携其母来诊，知一直健康，精力旺盛。

按：脉微细，此少阴脉，乃阳气式微，故予参附合苓桂术甘汤，益气温阳，历半载而愈。阳复后，又予益气养血、补肾填精之品为面药，固其本元。

例 4：阳虚阴盛，厥气上冲

平某，女，36 岁。

2002 年 8 月 27 日初诊：风心病 20 年，二尖瓣剥离术后 16 年。现心中揪痛，气短，心慌，胸闷，左背沉，周身不适，四肢凉，不欲食，恶心。气自腹上攻，则胸窒闷憋痛，心下聚包，唇木，像他人之唇。便干。

脉沉弦紧滞，舌红暗少苔。

证属：阳虚阴寒内盛，厥气上冲，状如奔豚。

法宜：温阳镇其寒逆。

方宗：真武汤加减。

桂枝 15g	炮附子 15g	茯苓 15g	白术 10g
干姜 6g	泽泻 12g	细辛 5g	炙甘草 7g
半夏 12g	丹参 18g		

9 月 28 日二诊：上方共服 28 剂，诸症皆减，脉转滑，按之减。增党参 15g，继服 14 剂。

按：此案心脾肾阳皆虚。心阳虚而胸痛憋气；脾阳虚而唇木肢凉、不欲食、恶心，肾阳虚而厥气上逆冲胸。故温阳抑寒制其冲逆，诸症得缓，脉亦转滑，说明阳气渐复，本当继续医治，可惜未再来诊。

例 5：肾阳虚，痰浊上泛

韩某，女，66 岁，衡水市人。

2004 年 4 月 30 日初诊：心梗 1 次，脑梗 3 次。1999 年心脏搭桥 4 个。心电图 T 波广泛低平倒置。左心大，主动脉膨隆。胸痛，憋气，不能活动，轻微活动即喘，呼吸困难，胸痛、腰痛、腿肿（++），手臂麻胀痛。

脉沉缓滑，尺弱。舌稍红，少苔。

证属：肾阳虚，痰浊壅遏。

法宜：温阳化浊。

方宗：真武汤加减。

炮附子 15g	干姜 5g	桂枝 10g	茯苓 15g
白术 10g	红参 12g	白芍 10g	葶苈子 12g
生蒲黄 12g			

嘱停西药。

5月21日二诊：上方共服 21 剂，诸症皆减，腿肿已消。寐差，上方加夜交藤 18g，继服 14 剂。因行动不便，来电云症已大减，嘱原方继服 30 剂。

按：虽病重笃，且停西药，辨证论治，尚可获显效。经云："心之合脉也，其荣色也，其主肾也。"肾阳虚，水饮上凌而胸痛、憋气，呼吸困难；水饮下溢则腰痛腿肿；阳虚血运不畅，经脉不通而手臂麻胀痛。阳气得复，乾坤朗朗，阴浊自消。中药的作用不局限于扩血管，增加冠脉血流量，而是治本，复其本元，这凸显了中医治冠心病之优势。

例 6：肝阳馁弱

辛某，女，62 岁。

2002 年 8 月 24 日初诊：头晕痛，胸闷痛，憋气，心空悬，背冷身冷，连续吐大量白痰，疲倦无力，目不喜睁，流泪，常突汗出，寐差，下肢肿，大便干。血压：160/80mmHg。ECG：广泛 ST-T 改变。

脉弦而拘紧，舌暗红。

证属：肝寒而痉，饮泛血瘀。

法宜：温肝，解痉。

方宗：乌梅丸加减。

乌梅 6g	细辛 4g	黄连 9g	水蛭 7g
炮附子 12g	川椒 5g	蜈蚣 20 条	乳香 9g
桂枝 10g	当归 12g	全蝎 10g	半夏 12g
干姜 5g	党参 12g	地龙 15g	茯苓 15g

10月9日二诊：上方服 27 剂，头晕痛已平，他症亦减，痰尚多，心中偶有短暂闷感，目泪已少，近二日曾睡中出汗。

脉弦按之有力，寸旺。

证属：肝热上扰。

法宜：清热泻肝。

方宗：龙胆泻肝汤加减。

龙胆草 4g	干地黄 12g	黄连 10g	夏枯草 15g
栀子 9g	白芍 12g	桑叶 9g	生龙骨 20g
生牡蛎 20g	黄芩 9g	牡丹皮 10g	菊花 7g

12月14日三诊：上方共服37剂，症已不著，心电图正常，血压140/80mmHg。

脉弦略细数，改养阴柔肝平肝之剂善后。

生龙骨 18g	生牡蛎 18g	夏枯草 15g	当归 12g
生蒲黄 10g	龟甲 18g	赤芍 12g	白芍 12g
炙百合 15g	丹参 15g	怀牛膝 9g	干地黄 12g

15剂，水煎服。

2005年1月24日四诊：心中空悬，气短，背沉，膝软无力，偶晨起突然浑身汗出，不敢移动。情绪易激动，好哭，易怒，恶与人言，思绪纷乱，寐时好时差。目畏光，强视之则目努张。食可便调。血压140/80mmHg，ECG：T、V₄平。

脉弦而涌，舌绛红少苔。

证属：肝肾阴虚，肝风内旋。

方宗：三甲复脉汤加减。

生龙骨 30g	生牡蛎 30g	怀牛膝 10g	牡丹皮 12g
白芍 15g	生石决明 30g	乌梅 6g	山茱萸 18g
珍珠粉 2g（分冲）	炙鳖甲 30g	龟甲 30g	干地黄 15g

1月31日五诊：上方7剂，诸症皆减，心悬、好哭、畏光等已不著。尚背冷，冷则心中难受。脉弦，涌势已除，寸稍旺。

证属：肝肾阴阳两虚，虚风内旋。

方宗：三甲复脉汤合河间地黄饮子加减。

上方加炮附子7g、肉桂5g、巴戟天12g、肉苁蓉12g。因近春节，予20剂，水煎服。

节后未再诊。

按：此案亦多变，一变肝寒，二变肝热，三变肝肾阴虚，虚风上扰，四变阴阳两虚，虚风内旋。

一诊脉弦而拘紧，此脉痉也，弦主肝，拘紧为寒。肝开窍于目，经络布胸胁，上达于颠。肝经寒逆而头晕痛，胸闷痛憋气且空悬，目不喜睁，畏寒身冷。肝与心，乃母子相生，俗皆知木火扰心，鲜云木寒扰心。肝寒亦可扰心，其他如肝血虚导致心血虚、肝气虚导致心气虚、肝阳虚导致心阳虚、肝阴虚导致心阴虚、肝风内旋走窜于心、肝热导致心热等，皆为母病及子，肝病传心者也。

乌梅丸补肝之阳，益肝之体，故予乌梅丸主之。然头晕痛较甚，且脉拘紧而痉，故于方中加蜈蚣、全蝎等息风解痉之品，服后头之晕痛即止。

二诊由肝寒一变而为肝热，缘何迥异耶？盖肝为阴尽阳生之脏，内寄相火。若肝寒，则相火内伏，此即"积阴之下必有伏阳"。伏阳郁而化火，乃成寒热错杂之证。厥阴寒热错杂，既可从阳化热，亦可从阴寒化。寒热进退之判断，可从多视角观察，如厥阴篇中四肢厥几日、热几日，以判寒热之进退；亦从咽痛、饮食、吐利、小便色泽、躁烦、脉象等判断阴阳之进退。此二诊而为肝热者，即厥阴热化，因脉弦有力且寸旺，乃肝热上灼，故予龙胆泻肝汤清其肝热。

三诊，肝热清，阴虚阳亢化风之象又起。何以知为肝阴虚？脉弦细数也。弦属肝脉，细数乃阴虚阳亢之脉，故予养阴柔肝之剂治之。

四诊，间隔两年，脉弦而涌者，乃阴不制阳而上涌，阴虚阳亢，内风已成。风阳扰心而心空悬，惕惕不安；神志不宁而好哭、恚怒；肝阳扰窍而目畏光。宗三甲复脉汤，滋阴潜阳，平肝息风。

五诊，虽涌象已敛，但寸尚旺，知阳亢未靖；然背又冷，知阳亦不足，故仿地黄饮子之意，阳生阴长，引火下归水中。起伏跌宕，病机多变，皆以脉为主判断病情之转换，若守效不更方，岂不误人。

例7：肝阳馁弱

王某，男，35岁，赵县人。

2002年10月9日初诊：1个月前突发膻中处痛甚，呼吸困难，出冷汗，四肢冰凉，急往县医院，诊为急性心梗，用尿激酶后缓解。现仍每日频发胸痛，憋气，不能劳作。

脉弦按之无力，舌可苔白。

证属：肝阳虚，经脉不通。

法宜：温肝通阳。

方宗：乌梅丸加减。

乌梅 7g	桂枝 10g	当归 12g	川芎 8g
炮附子 30g	细辛 6g	党参 12g	川椒 5g
炙川乌 15g	干姜 6g	黄连 9g	黄柏 4g

2003年1月22日二诊：上方加减共服106剂，诸症消除，劳作如常，脉弦缓，停药。

按：弦脉主肝，无力阳虚，故诊为肝阳虚，肝经布胸胁，经脉不通而胸痛，憋气，予乌梅丸温肝通经，历百余剂，脉起症消。此当属肝厥心痛者。

例 8：肝阳虚馁

谭某，女，40 岁。

2002 年 7 月 2 日初诊：胸痛，心慌，无力，气短，畏寒，头痛，腰痛，嗜睡，耳聋。ECG：T 波广泛倒置。

脉两关弦细小迟无力，寸尺皆沉细无力。舌尚可，苔少。

证属：阳气虚馁，气血不足，肝失升发。

法宜：温阳补血，益肝肾。

方宗：乌梅丸加减。

乌梅 5g	细辛 4g	生黄芪 12g	干姜 5g
炮附子 10g	川椒 5g	黄连 8g	党参 12g
桂枝 9g	当归 12g	白芍 12g	鹿角胶 15g
肉苁蓉 12g	巴戟天 12g		

12 月 19 日二诊：上方加减共服 102 剂，症状消失。ECG：T、Ⅲ平，其他导联正常。

按：脉沉细无力，乃阳虚阴血不足。关弦者，肝失温煦濡养而拘急，然按之无力，知为肝虚所致。母病及子，心阳亦虚，致胸痛、心慌、气短。肝为罢极之本，肝虚，一阳不升，致身懒惰无力、嗜睡、头痛。肾虚则腰痛、耳聋。方取乌梅丸，温肝之阳，参芪益肝之气，助肝之用，使一阳得升，春令得行；乌梅、当归、白芍补肝之体；鹿角胶、巴戟天、肉苁蓉温肾且益精血，亦助肝之用；黄连泻伏郁之相火。春生令行，万物生机勃发，升降出入调畅，故诸症得安。

例 9：肝阳虚馁，血行凝泣

付某，女，54 岁，河南郑州人。

2004 年 9 月 3 日初诊：胸背痛如刺，胸闷，心悸，重时不能平卧，多汗。血压波动，午后 4 ～ 8 点血压较高，在 160/90mmHg 左右。血压高时头晕。ECG：T、Ⅰ、L、V_2 ～ V_3 双相，V_4 ～ V_6 低平，ST、Ⅰ、Ⅱ、Ⅲ、L、V_2 ～ V_5 低平。现服美托洛尔、单硝酸异山梨脂、丹参滴丸。

脉沉小弦紧，按之无力，舌嫩绛少苔。

证属：肝阳虚馁，血行凝泣。

法宜：温肝，令其疏达。

方宗：乌梅丸加减。

乌梅 6g	干姜 5g	黄连 8g	川芎 7g
炮附子 15g	细辛 5g	黄柏 3g	丹参 18g
桂枝 10g	党参 12g	生蒲黄 12g	巴戟天 12g

| 川椒 5g | 当归 15g | 水蛭 10g | 淫羊藿 10g |

蜈蚣 10 条

12月24日二诊：上方加减共服药90剂。症已不著。脉弦缓，舌可。为肝阳已复，寒凝已解。ECG：T、$V_2 \sim V_4$ 双相，ST、$V_2 \sim V_5$ 低。

按： 冠心病，可因心本身病变所致，亦可由其他脏腑传变而发。《灵枢·厥病》所载之肺心痛、肾心痛、胃心痛、肝心痛、脾心痛，即脏腑传变而发者，肝与心，母子相传，肝寒、肝热、肝阴血不足、肝气虚、肝气郁结、肝阳亢逆等病变，皆可引发心痛。

《素问·经脉别论》："一阴至，厥阴之治也，真虚痟心。"痟心，即心酸痛，乃因厥阴真气虚弱使然。

此例何以用乌梅丸治心绞痛？因肝之阳气虚馁，致心阳不振，心脉不畅而心痛。

何以知为肝阳虚？以脉弦而无力得知。此案脉沉小弦紧，乃寒凝收引之象；弦而无力，乃肝阳虚也。肝经布胸胁，致胸闷痛；肝病及心而心悸。血压酉时高者，以阳气渐消，阴气渐盛之时，阴盛血脉敛涩收引故血压可高；夜半以后阳始升，脉得阳之温煦而舒缓，故血压不高。看来，血压的波动，与阴阳节律密切相关。

肝乃阴尽阳生之脏，阳气始萌而未盛，故常见肝阳虚馁。乌梅丸中，桂、附、姜、椒、辛五味热药，重在温振肝阳，以复肝疏启舒达之性。党参补肝之气，当归补肝之体，益肝之用。乌梅酸入肝，补肝之体，敛肝之亢。既然肝阳虚，为何反用苦寒泻火之连、柏？因肝内寄相火，肝阳馁弱，不得升发疏泄，内寄之相火必郁而为热，此即积阴之下必有伏阳。既有阳虚之寒，又有相火内郁之热，故成寒热错杂之证。

肝的功能甚广，凡人之气血运行、饮食消化、精神调畅、津液敷布、冲任调和、气机升降出入，皆赖肝之疏启敷和。肝失调，则产生诸多病变。而乌梅丸乃厥阴病之主方，因而乌梅丸有广泛作用。若仅以驱蛔、下利言之，乃小视其用耳。

仲景于厥阴篇提纲证中，明确提出，厥阴病可导致气上撞心、心中热痛。故用乌梅丸治冠心病心绞痛，当无异议，我屡用此方，疗效肯定，且有些取得意想不到的突兀疗效。

我使用乌梅丸的主要指征为脉弦无力。弦主肝，无力为阳气虚。

例10：阳虚饮泛，血行凝泣

张某，男，65岁，河南人。

2004年5月24日初诊：2002年心梗，诊为冠心病心衰。肝剑下4cm，肋下 3cm，脾肋下 2cm。心电图：右束支完全传导阻滞，广泛 ST-T 改变，P 波双峰。现胸闷痛牵背沉痛，憋气，不能平卧，常夜间憋醒。咳喘，多泡沫痰。畏寒肢冷。下利日 3 ～ 5 次，饮奶亦下利。小便少，每日尿量在 200 ～ 300mL 之间。下肢浮肿（+++）。睾丸肿如拳，足不能穿鞋。

脉左微弦无力，右脉似有似无。

舌暗苔糙，唇紫。

证属：阳虚水泛。

法宜：温阳利水。

方宗：桂甘姜枣麻辛附汤加减。

桂枝 12g	麻黄 6g	细辛 6g	炮附子 18g
炙甘草 7g	干姜 6g	茯苓 15g	白术 12g
椒目 10g	红参 12g		

5 月 31 日二诊：上方共服 7 剂，呼吸较前顺畅。烦热，醒后汗出，尿量增至每日 400mL。上方加山茱萸 18g、泽兰 18g。

6 月 7 日三诊：服上药 7 剂，憋气、腰痛、虚汗、饮食均有好转，他症无效，肿仍甚，尿量每日增至 700mL，腹泻日二次。脉左稍弦无力，右仍似有似无。

桂枝 10g	炮附子 30g	干姜 6g	炙甘草 6g
红参 12g	茯苓皮 30g	白芍 10g	山茱萸 30g
椒目 10g	生蒲黄 12g	泽兰 15g	

6 月 21 日四诊：上方共服 14 剂，夜间憋气，得暖则舒，已可平卧，咳喘、畏寒、虚汗皆减，尿量可达 900mL。脉力较前略增，上方 30 剂，带药回原籍。

8 月 30 日电告，一直服上方，病情逐渐平稳，肿消大半，尿量可达 1200mL，后未再诊。

按：心衰较重，呈一派阳虚水泛之象，故以温阳为要务。二诊身见烦热，虑阳暴脱，故加山茱萸反佐之。三诊去麻黄之发越阳气，恐水病脉暴出，阴阳离决而亡。若此证加服黑锡丹更好，惜已无此药。

例 11：心阳不振

杨某，男，24 岁。

2006 年 6 月 2 日初诊：胸闷、心悸（期前收缩）。脉弦缓两寸弱，舌嫩红少苔。

证属：心阳不振。

法宜：温通心阳。

方宗：桂枝甘草汤加减。

桂枝 12g   炙甘草 9g   党参 12g

6月16日二诊：上方共服14剂，胸闷、期前收缩已除。脉弦滑两寸沉，舌嫩红苔白少。

桂枝 12g   炙甘草 9g   半夏 12g

6月23日三诊：上方共服7剂，云第2方不如第1方效佳，又偶有胸闷、心悸。脉弦数而略涌，两寸仍沉。

桂枝 12g   炙甘草 10g   党参 12g   生黄芪 12g

山茱萸 15g

7月7日四诊：上方又服14剂，胸闷心悸除，寸脉已起，涌势已平，上方继服14剂。

按： 首诊以寸弱且胸闷心悸而诊为心阳不振。寸为阳，主上焦，为清阳所居，寸弱，知为上焦阳气不振。何以不言肺气虚而言心阳不振？依脏腑辨证，并无咳喘的肺经症状，故不诊为肺气虚，而心悸属心经症状，故诊为心阳不振。予桂枝甘草汤辛甘化阳，温通心阳；加党参者，益心气。方药对证，效果较佳。

二诊脉滑，滑脉为阳，本应视为阳气来复之象，反断为痰，方中去党参加半夏。半夏味辛，能走能散，本为心气不足之虚证，反予走散之半夏，仍虚其虚，故效不如前方。脉转而有涌动之象者，乃虚阳易动，半夏之走散，扰动虚阳，故而脉略涌，故加山茱萸以敛其浮动之阳；因寸脉仍不足，故仍予首方，更增黄芪以升补，继服一月而安。因是本校学生，知情况稳定。

此案本非大病、重病，但体现了以脉诊为中心的这一学术思想，故录之。

例12：肝阳虚馁

张某，女，54岁，平山县人。

2004年9月24日初诊：胸痛、心悸、闻声（如电视声音）则惊怵，活动则心痛剧，头晕痛，耳鸣，低头时后头紧，多汗。

2004年9月15日冠脉造影：右冠开口处狭窄50%。9月13日心电图：低电压，T、Ⅰ、Ⅲ、aVL、aVF、$V_4 \sim V_5$ 低平。

脉弦涩无力，右脉因血管造影损伤，已不足凭。

舌绛，舌中无苔。

证属：厥阴虚馁。

法宜：温补厥阴。

方宗：乌梅丸加减。

乌梅 7g   炮附子 15g   桂枝 10g   干姜 5g

川椒 5g   细辛 5g   当归 12g   党参 12g

生黄芪 12g　　　黄连 9g　　　　生龙骨 18g　　　生牡蛎 18g

11 月 5 日二诊：上方先后加桃仁 12g、红花 12g、蒲黄 12g、丹参 18g，共服 42 剂。症减未已，脉转缓滑，舌转嫩红而润。上方再加巴戟天 12g、肉苁蓉 12g。

11 月 11 日三诊：上方又服 35 剂。症除。心电图大致正常。一般活动均可，天天操持家务。

按：厥阴经，当包括足厥阴肝与手厥阴心包二经。心包为心之官城，心之外护，代心传令，代心受邪。此案诊为厥阴虚馁，主要指足厥阴肝，而手厥阴心包经含于其中。

肝虚则魂不安，闻木声则惊，如人将捕；厥寒上逆而头晕痛、耳鸣；肝虚疏泄太过而汗出。手足厥阴皆寒，脉绌急而心痛，神不宁而心悸。

为何诊为厥阴虚寒？脉弦主肝，涩而无力乃虚寒，涩乃阴盛血行凝泣，其舌绛，亦血行凝泣之征。

首诊予乌梅丸，温补肝阳，增龙、牡以安神魂且止汗。虽有血泣，未加活血之品，以阳虚而血凝，血得温则行，故首诊未加活血之品。服温阳之剂后舌仍绛，又加活血之药。迭经温阳活血，瘀血渐行，舌色由绛而转红润，脉转缓滑，知寒凝渐退，阳气渐复。前后共服 87 剂，症方消，心电图转趋正常。

上述医案基本反映了我学术上并非特点的四个特点，即：

坚持以中医理论为指导的辨证论治体系。

坚持以脉诊为中心的辨证论治方法，方无定方，法无定法。临证首分虚实，谨守病机。

崇尚经方。

既非特点，为什么还要写出来？无非是对学术异化的抗争和发自心底的一声呐喊。我毕生献身于中医专业，也深深地热爱中医事业。我翘首企盼中医的振兴而不是摒弃。

我这里要郑重声明，我所写的医案是真实的。这仿佛有点此地无银三百两的蛇足之言，在学术腐败的现今，我不得不写上绝非假冒杜撰。

今天是 2007 年 1 月 1 日凌晨，我已 70 出头了。名利已然无缘，还辛勤写书，只因与中医的一份情缘。

2006 年春节，我戏写副不讲对杖平仄的打油楹联贴在门上：上联：虽未隐居山林尘念确已渐淡宁静方致高远；

下联：本已退休赋闲还忙看病著述总因未了情缘；横批：怡然陶然。

权作我内心写照，亦是著此书的情愫。

第二章　高血压病

第一节　概　述

高血压属多发病、常见病，可引发心、脑、肾等多种并发症，对人体健康危害极大。西医对此病的控制，快速而有效，但多是治标，且须终生服药，致耐药性及副反应难免。中医对此病还是有相当大的优势，以治本为主，或标本兼顾，不须终生服药，可使停药后血压长期稳定，症状消失，应属治愈，惜至今无治愈标准。

1958年吾母患高血压，北京余冠吾先生予生黄芪60g、蜈蚣40条、全蝎9g、僵蚕12g、赤芍12g、乳香9g（记得处方大致如此），4剂，血压正常，直至1998年吾母去世前，血压一直正常。因效甚佳，请教余先生，曰：蜈蚣配以全蝎、僵蚕，息风之力更雄；配以黄芪者，乃借黄芪升举之力，托蜈蚣直达于巅；且黄芪主大风，助蜈蚣之行窜搜风，开破气血之凝聚。待我毕业搞临床后，常照猫画虎地用此方，取得一定疗效。但有一例，用后血压由170/100mmHg骤升至210/130mmHg，头如裂，心欲蹦出。自此，不敢再加黄芪，改加牛膝、生龙骨、生牡蛎、石决明等，虽亦效，但不如余先生应用之疗效著。后又受张锡纯的影响，屡用镇肝熄风汤，或效或不效。随着对经典及名家的学习，思路逐渐开阔，临床不再拘于一方一法，疗效渐有提高。

第二节　经典启示

中医并无高血压一词，但高血压的主症为眩晕。虽眩晕非高血压独有，但从经典对眩晕的论述中，可得到很多启示。

一、《内经》启示

头为"诸阳之会"，靠清阳以充；"脑为髓之海"，靠肾精以养。若阳气虚或肾精亏，不能上达于头而充养，则眩晕，此为虚；若邪阻而清阳、肾精不得上达而眩晕者，此为实。故眩晕当分虚实两大类，正如《素问·调经论》曰："百病之生，皆有虚实。"

1. 虚证

《灵枢·卫气》："上虚则眩"。

《灵枢·口问》："故上气不足，脑为之不满，耳为之苦鸣，头为之苦倾，目为之眩。"

《素问·五脏生成》："徇蒙招尤，目瞑耳聋，下实上虚，过在足少阳、厥阴，甚则入肝。"

《灵枢·海论》："髓海不足，则脑转耳鸣，胫酸眩冒，目无所见，懈怠安卧。"

《灵枢·经脉》："五阴气俱绝，则目系转，转则目运。"

按：以上聊举数条，皆言因虚而致眩晕者。虚可分为阴阳气血之虚，阳气不充，阴血不养，皆可晕眩。阴阳气血之虚，又与五脏相关。《灵枢·五癃津液别》："五谷之精液合和而为膏者，内渗入于骨空，补益脑髓。"《灵枢·大惑论》："五脏六腑之精气……上属于脑，后出于项中。"五脏六腑之精气亏而致眩晕者，或肝之阳气馁弱而清阳不升，或肝之阴血不足而不能上华；或脾虚生化不足，或脾气虚馁而清阳不升；或心火弱、命火衰，阴霾蔽空；或肾之精血亏，髓海失充，凡此皆可导致因虚而晕眩。施治大法为虚者补之，或温阳，或滋阴，或养血，或益气。病位，或从肝治，或从心、肺、脾、肾治，方法纷呈，要在辨证论治。

2. 实证

《素问·至真要大论》："诸风掉眩，皆属于肝。"

《素问·六元正纪大论》："木郁之发，甚则耳鸣眩转，目不识人，善暴僵仆。"

《素问·玉机真脏论》：春脉"太过则令人善忘，忽忽眩冒而巅疾。"

《素问·气交变大论》："岁木太过，风气流行……民病……甚则忽忽善怒，眩冒巅疾。"

《素问·至真要大论》："厥阴之胜，耳鸣头眩，愦愦欲吐。"

按：以上数条皆肝病致晕眩，肝风上扰清空而眩晕。然肝风分实肝风与虚肝风两类。实者，肝热、肝火、或肝经郁火上冲，或胆经郁火上扰，或肝胆湿热上蒸，或痰瘀搏结化热生风，或风寒入肝而循经上干。虚者，肝阴不足而阳亢生风，或肝阳虚、肝气虚而清阳不能上达，或肝虚相火郁而上干，或肝血虚头失养，皆可致晕眩。肝风，可因肝自病而生风，亦可因他脏之病传于肝而引发肝风。治疗大法为虚者补之，实者泻之。

《素问·风论》："风气循风府而上，则为脑风。"

《灵枢·大惑论》："故邪中于项，因逢其身之虚，其入深，则随眼系以入于脑，入于脑则脑转，脑转则引目系急，目系急则目眩以转矣。"

按：邪中而眩晕，非独风也，当泛指外邪而言，有邪，自当祛邪。

二、《伤寒论》《金匮要略》启示

1. 邪入而头眩

《伤寒论》第 263 条："少阳之为病，口苦，咽干，目眩也。"

《伤寒论》第 171 条："太阳少阳并病，心下硬，颈项强而眩者，当刺大椎、肺俞、肝俞，慎勿下之。"

按：邪入少阳，循经上扰空窍，故头目晕眩。治当和解少阳，主以小柴胡汤。第 171 条乃表邪夹饮阻于经脉而眩。

2. 阳明热盛头眩

《伤寒论》第 198 条："阳明病，但头眩，不恶寒，故能食而咳，其人咽必痛。"

《伤寒论》第 242 条："病人小便不利，大便乍难乍易，时有微热，喘冒不能卧者，有燥屎也，宜大承气汤。"

按：阳明里热盛，热邪不得下泄，郁蒸于上而冒眩。法当泄其浊热，以承气汤主之。

3. 湿热上熏头眩

《金匮要略·黄疸病脉证并治第十五》："风寒相搏，食谷即眩，谷气不消，胃中苦浊，浊气下流，小便不通，阴被其寒，热流膀胱，身体尽黄，名曰谷疸。"

"谷疸之为病，寒热不食，食即头眩，心胸不安，久久发黄为谷疸，茵陈蒿汤主之。"

《金匮要略·中风历节病脉证并治第五》："诸肢节疼痛，身体尪羸，脚肿如脱，头眩短气，温温欲吐，桂枝芍药知母汤主之。"

按：此寒湿化热上蒸而眩。

4. 痰饮内阻头眩

《金匮要略·痰饮咳嗽病脉证并治第十二》："心下有支饮，其人苦冒眩，泽泻汤主之。"

"卒呕吐，心下痞，膈间有水，眩悸者，半夏加茯苓汤主之。"

"假令瘦人，脐下有悸，吐涎沫而癫眩，此水也，五苓散主之。"

"心下有痰饮，胸胁支满，目眩，苓桂术甘汤主之。"

按：此痰饮内阻而眩，治当蠲饮。

5. 冲气上逆头眩

《金匮要略·痰饮咳嗽病脉证并治第十二》："青龙汤下已，多唾口燥，寸脉沉，尺脉微，手足厥逆，气从小腹上冲胸咽，手足痹，其面翕热如醉状，因复下流阴股，小便难，时复冒者，与茯苓桂枝五味甘草汤，治其气冲。"

按：此与痰饮内停而眩晕者不同，彼为痰饮阻遏清阳，见心下痞、胸胁支满、呕吐涎沫、心悸等症；此则亦有饮邪，但兼下虚，服麻黄、细辛，动其冲气。冲气上逆而气从小腹上冲胸咽，面翕热如醉状，予苓桂味甘汤敛气平冲。

6. 妊娠水气头眩

《金匮要略·妇人妊娠病脉证治第二十》："妊娠有水气，身重，小便不利，洒淅恶寒，起即头眩，葵子茯苓散主之。"

按：妊娠胎气阻遏膀胱气化，水气内停，遏蔽清阳而为眩。葵子茯苓散通窍利水。

7. 阳虚头眩

《伤寒论》第 82 条："太阳病，发汗，汗出不解，其人仍发热，心下悸，头眩，身𰀀动，振振欲擗地者，真武汤主之。"

按：此阳虚水泛，方宗真武汤温阳制水。

《伤寒论》第 297 条："少阴病，下利止而头眩，时时自冒者，死。"

按：此下竭上厥而冒眩。

《金匮要略·黄疸病脉证并治第十五》："阳明病，脉迟，食难用饱，饱则发烦头眩，小便必难，此欲作谷疸，虽下之腹满如故，所以然者，脉迟故也。"

按：此太阴虚寒，寒湿中阻，清阳不升而头眩，治当健脾温阳化湿。

8. 阴虚头眩

《金匮要略·百合狐惑阴阳毒病证治第三》："百合病者……若溺快然，但头眩者，二十日愈。"

按：百合病乃肺阴不足，虚阳上扰于头而为眩。

9. 阴阳两虚头眩

《金匮要略·血痹虚劳病脉证并治第六》："夫失精家，少腹弦急，阴头寒，目眩发落，脉极虚芤迟，为清谷、亡血、失精。脉得诸芤动微紧，男子失精，女子梦交，桂枝加龙骨牡蛎汤主之。"

按： 此阴阳两虚，脑失养而眩。桂枝龙牡汤调阴阳、固摄真元。

小　结

通过温习经典可知，眩晕可大致分为虚实两大类。虚者，包括阴阳气血之虚衰，病位有五脏之分。实者，包括风寒外客、湿热内蕴、火热上灼、气机逆乱、瘀血阻遏、痰饮上泛、肝阳化风、肝火上冲等。治当散寒、化湿、清热、降逆、活血、蠲饮、平肝潜阳诸法。这些论述虽非特指高血压病，但对治疗高血压病有重要启悟。

第三节　医案举隅

例1：寒凝脉痉

王某，女，44岁，吴桥人。

2006年11月24日初诊：高血压已3年，高时血压170/110mmHg。服卡托普利、尼群地平、美托洛尔、艾司唑仑，血压控制在140/90mmHg。平素头胀，心悸，臂酸麻，失眠，服安眠药保持在每日6～7小时，ECG大致正常，TCD脑供血不足。

脉沉弦，按之拘紧而急。舌可。

证属：寒凝脉痉。

法宜：温阳散寒解痉。

方宗：麻黄附子细辛汤合息风解痉之品。

炮附子15g	麻黄6g	细辛6g	桂枝12g
干姜6g	防风9g	葛根15g	生姜6片
僵蚕12g	蝉蜕9g	全蝎10g	蜈蚣15条

水煎服，3剂。2～3小时服1煎，啜粥温覆取汗。汗透停后服，未汗继服。

11月27日二诊：服药3煎得汗，未心悸，臂麻减轻，他如前，大便干。脉弦拘，已不急，舌可。血压130/85mmHg。上方加肉苁蓉18g，14剂，水煎服，日服1剂，不再刻意发汗。

12月22日三诊：降压药已减1/3。偶有头晕，其他无不适。脉沉滞，舌可苔白。上方加生黄芪40g，10剂，水煎服。

2007年1月15日四诊：降压药又减1/3。睡眠较差，他无不适。脉沉拘滞，已有小滑数之象。血压130/90mmHg。上方加丹参18g、夜交藤30g，14剂，水煎服，嘱所剩1/3西药全停。

已近春节，未再来诊。

按： 为何用汗法？

治疗高血压的报道甚多，多从肝热、肝阳、痰热、阴虚、阳虚、阴阳两虚等立论，以汗法治之者鲜见。

汗法，俗皆谓治表证，表证当汗。其实表证非皆当汗，里证亦非皆禁汗。此案并非新感，亦无恶寒、无汗、身痛、脉浮等表证，纯属里证，何以汗之？因寒痹于里，故汗之以祛邪。

《素问·缪刺论》云："夫邪之客于形也，必先舍于皮毛，留而不去，入舍于孙络；留而不去，入舍于络脉；留而不去，入舍于经脉，内连五脏，散于肠胃，阴阳俱感，五脏乃伤，此邪之从皮毛而入，极于五脏之次也。"这清楚说明，外邪可由皮毛、经络次第内传，舍于五脏。若正气虚者，外邪亦可直客胃肠，直入三阴。

此案何以知寒客于里？据脉而断。脉沉弦拘紧，乃阴寒痹郁凝泣之象。寒主收引，寒主凝泣，寒客则气机凝滞，血脉不畅，故脉沉弦拘紧泣滞，此种脉象吾称之为痉脉。见此脉，可断为寒邪凝痹，若见表证者，为寒闭肌表；若见里证者，为寒凝于里，皆当汗而解之。

此案主以麻黄附子细辛汤温阳散寒，更辅以发汗三条件：连续服药、啜热粥、温覆，令其汗出。汗透的标准为：持续汗出（可连续出汗三四小时迄至大半夜）、遍身皆见、微似汗出、随汗出而脉静症解。见此汗则停后服，未现此汗则续服。高血压可因外周血管痉挛、外周阻力增高而引发，此与寒凝血脉收引凝泣，出现脉弦紧拘滞的痉脉，机理是相通的。散寒发汗，解除寒邪之凝泣，可由痉脉而转为舒缓，推想可降低外周血管阻力，从而降低血压。这种寒邪，可为新感，亦可为沉寒痼冷；可寒凝肌表，亦可寒痹于里，皆当辛散发越。见兼阳虚者，可温阳散寒；若见气虚者，可益气散寒；若兼阴血虚者，可补阴血而散寒；若兼痰饮者，可涤痰化饮散寒，若兼血瘀者，可活血化瘀散寒；若寒凝火郁者，可清透散寒，双解之；若寒凝腑实者，可通下散寒，视其兼夹之不同，而灵活化裁，把汗法用活了，而不囿于解表邪之一隅。

上述理论经得起实践检验吗？依余之临床观察，是经得住实践检验的。本例用麻黄发汗后，血压不仅未升高，反而有所下降。汗后因脉仍沉滞，断为寒凝未解，故仍予原方，温阳散寒解痉，虽未再用辅汗三法令其再汗，但属辛温宣散之法，在渐停降压西药情况下，血压不仅未反弹，反渐降。虽无追踪观察，难言远期疗效，但起码临床显效或有效是肯定的。

方中蜈蚣、全蝎二药为止痉散，治疗痉证。此方用以息风解痉，此痉非抽搐之痉证，乃指寒凝血脉痉挛之痉，二者病机相通。解痉，则血脉舒缓，血压自可降低。伍以僵蚕、蝉蜕、葛根亦有息风解痉之功。

例2：寒邪痹郁

张某，女，55岁。

2006年4月17日初诊：血压偏高约一年半，波动在130～160/90～100mmHg之间，服尼群地平每日3片。头晕头懵。自春节后失眠，每日睡眠约1～3小时，其他尚可。

脉沉而紧滞。舌苔薄腻，面红。

证属：寒凝夹湿，阳郁上熏。

法宜：散寒化湿。

方宗：五积散加减。

麻黄7g	桂枝9g	生苍术9g	白芷7g
赤芍10g	白芍10g	当归12g	川芎7g
炒枳壳8g	生姜7片	茯苓12g	川厚朴8g
陈皮8g	半夏9g	葱白1根	

3剂，水煎服。2小时服1煎，啜粥温覆取汗。已汗停后服。停服西药。

4月21日二诊：药后已得汗。头懵鸣，头微觉热，仍失眠，便干。脉转滑。舌嫩红苔少。血压120/70mmHg。

证属：痰热内蕴。

法宜：清热涤痰。

方宗：黄连温胆汤加减。

黄连10g	橘红9g	半夏10g	胆南星9g
天竺黄12g	竹茹7g	瓜蒌18g	枳实8g
石菖蒲8g	夏枯草15g	夜交藤10g	生龙骨30g
生牡蛎30g			

7剂，水煎服。

4月28日三诊：睡眠好转，每日可睡6小时，尚头鸣，但未觉头热，便已不干。脉滑寸弦。舌尚可。血压140/90mmHg。

证属：痰热化风，风阳上扰。

法宜：清热涤痰，平肝息风。

上方加僵蚕12g、地龙15g、蜈蚣10条、全蝎10g、白芍18g、怀牛膝12g。7剂，水煎服。

按：以脉沉而紧滞断为寒凝，以苔薄腻断为夹湿，以面红而断为阳郁上熏。寒湿痹郁，清阳不升，致头晕头懵；寒湿阻隔，阴阳不交而不寐；寒湿痹阻，阳郁上熏于面而面红。寒湿凝泣收引，血脉拘紧而脉沉紧滞，脉痉致血压升高。

方取五积散散寒化湿，施以辅汗三法，令其汗。虽有阳郁上熏于面而面红，方中未加清阳火之品，因此阳郁乃湿郁蔽所致，且脉无躁数，知阳郁未甚，待寒湿解，阳可通行敷布，阳郁自解。若加清热之品，反碍寒湿之化解。

汗出之后，脉由沉而紧滞转为滑，知寒湿凝痹已解，三焦气行，腠理得开，阳可敷布，在停用降压药的情况下，血压反随之而降。然脉滑、头鸣、头热、不寐、便干，证有化热之势，故改用黄连温胆汤，清热化痰。

三诊，脉滑又见寸弦，乃风阳上扰之象，故于清热化痰基础上，又增息风解痉之品。惜未再诊，虽效，难言愈否。

此案脉三变，证亦三变，故方亦三变，乃谨守病机之谓。然病机的转变，主要依脉而断。

例3：寒邪凝滞

马某，男，57岁。

2002年12月20日初诊：1990年患脑梗，经救治后基本恢复，仅下蹲时右下肢痛且软。近20日血压持续在170/100mmHg左右，加大药量亦不效。现觉头晕头痛，项强，眼胀，冒金花，小便不利，他可。

脉沉紧有力，舌淡暗。

证属：寒邪凝滞，血脉收引，血行瘀泣。

法宜：发汗散寒，以消寒凝。

方宗：葛根汤加减。

葛根15g	麻黄9g	桂枝10g	芍药10g
生姜6片	炙甘草8g	大枣6枚	

2剂，水煎服。2小时服1煎，温覆令汗。得汗则停后服。

12月24日二诊：药后得汗，头晕痛、项强等症已除，小便不利（前列腺肥大）。脉转弦缓，拘紧之象已减未除。舌淡暗。血压145/95mmHg。继予散寒解痉息风。

葛根15g	麻黄6g	桂枝9g	防风10g
赤芍12g	白芍12g	桃仁12g	红花12g
钩藤15g	地龙15g	全蝎10g	蜈蚣15条
怀牛膝15g	琥珀2g（分冲）		

7剂，水煎服。嘱降压西药减半，后未再诊。

按：葛根汤治"太阳病，项背强几几，无汗恶风"，为太阳表实经腧不利。而本案脉沉紧，且无恶寒、无汗、身痛之表证，乃寒凝于里。何以不用麻黄附子细辛汤，而用葛根汤？麻黄附子细辛汤治阳虚感寒者，此脉紧有力，乃寒实，无阳虚，故不用。无表实何用葛根汤？表实当用葛根汤，里寒实者，葛根汤亦可用之。试观葛根汤的组成，乃桂枝汤加麻黄、葛根。桂枝汤功用在于调和营卫，燮理阴阳，表证可用，里证亦可用。太阳中风用桂枝汤，解肌发汗解表，其实质，太阳中风是虚人感冒，用桂枝汤轻补阴阳，属扶正以祛邪。桂枝汤用于里虚者更多，试观《金匮要略·血痹虚劳病脉证并治第六》篇全篇8方，其中4方为桂枝汤衍生方，用以治疗众多虚证。本案虽属里寒证，用桂枝汤调其阴阳，通行营卫以驱寒外出，完全可以。再者，麻黄虽能发汗平喘、利水，表实者可用，里寒者亦可用之。因麻黄有解寒凝、宣通发越阳气之功，可将在里之寒邪发散于外而解。试观麻黄附子细辛汤，阳虚寒客于表者可用；阳虚寒邪直中少阴者亦可用，此时用麻黄，乃提取下陷肾经之寒邪从表而解，故寒在里者可用麻黄。又如里水之麻黄甘草汤、麻黄附子汤，转大气之桂甘姜枣麻辛附子汤等，皆寒凝于里而用麻黄者。至于葛根，虽能解肌发汗治表证，但葛根又能鼓胃气上行，升清阳，疏达经腧。故本案虽为里寒，葛根汤亦可用之。

汗后，寒凝解，经脉利，脉转缓，血压反可下降。惜未再诊，但亦可说明寒凝所致之高血压，汗法有一定效果。至于汗后的治疗，再随其病机的转变而变。

例4：寒邪凝滞

张某，女，51岁，河南人。

2004年11月5日初诊：高血压已十余年，服卡托普利、五福心脑康、地奥心血康、异山梨酯、硝苯地平等药。血压220/120mmHg（昨乘夜车来石家庄就诊）。心电图ST-T改变。头痛晕，胸背痛，胸闷憋气，心悸如蹦，颈如绳扎，难受时出汗。他尚可。

脉沉弦紧滞，舌淡苔白。

证属：寒邪凝滞。

法宜：散寒解痉。

方宗：五积散加减。

麻黄6g	苍术12g	赤芍12g	当归12g
川芎8g	桂枝10g	干姜5g	茯苓15g
川厚朴9g	陈皮9g	半夏10g	生姜10片
葱白2茎	僵蚕12g	蝉蜕9g	

2剂，水煎服。2小时服1煎，啜粥温覆令汗，汗后停后服。西药继续服。

11月8日二诊：药后汗少未彻，症如前。血压170/95mmHg。脉尚沉弦紧滞，舌淡苔白。寒邪未解，仍予上方，改麻黄为8g，2剂，服如上法。

11月12日三诊：药后已汗，头晕痛、胸闷痛、憋气著减，尚心悸、背痛，夜尿2～4次。脉弦劲尺沉，紧滞之象已除。舌仍淡。血压180/100mmHg。

证属：肾阳虚，肝风张。

法宜：温肾化饮，平肝息风。

炮附子 12g	桂枝 10g	细辛 5g	麻黄 5g
茯苓 15g	白术 10g	泽泻 18g	怀牛膝 18g
紫石英 18g	生龙骨 30g	生牡蛎 30g	代赭石 30g
生石决明 30g	蜈蚣 15 条	全蝎 10g	僵蚕 15g
地龙 15g			

11 月 22 日四诊：上方服 10 剂，症已不著。脉滑，舌可。血压 140/80mmHg，停用他药。因脉滑主痰，故予上方加：半夏 12g、瓜蒌 18g、薤白 15g、胆南星 18、枳实 10g。去附子、麻黄、细辛、桂枝、紫石英。

12 月 6 日五诊：上方共服 14 剂，时有烘热，汗欲出，他症已不著。脉滑兼数，舌可。血压 140/80mmHg。上方加黄连 10g，20 剂，带药回原籍。

按：此案先后四变。初因脉沉弦紧涩且舌淡，属寒邪凝滞之痉脉，故予五积散发汗。一诊汗不彻，脉痉未解，二诊继汗。三诊汗透寒解，脉弦而劲，此肝风内旋，故平肝息风；尺沉乃肾阳虚，合以温肾化饮。医者皆知肾阴不足，木失水涵，肝阳化风；而肾阳虚，寒饮上泛者亦可引动肝风。何也？厥气上逆，血脉失去阳之温煦，拘挛而脉弦紧，方用麻黄附子细辛汤温阳散寒；合五苓散通阳气化湿浊，此治本也。脉已弦紧，故加虫药以解痉，加金石介属以潜降，此治标，标本两顾。一二三诊皆云寒，然又有不同。一二诊脉沉弦紧滞有力，乃寒实凝痹，故发汗散寒；三诊是尺沉肾阳不足，此寒为阳虚而寒，属虚寒，因客寒去而本虚显，故二者不同。

四诊转脉滑，知寒去风平而痰蕴，故改化痰息风。痰从何来？因原为寒盛、阳虚，津液不化而聚痰，故寒去复又痰显。

五诊脉滑兼数，且感烘热汗出，乃痰蕴欲化热，故加黄连以清热，防其热起。

初因血压太高，未敢停用西药。四诊时症已缓，故停西药，停后血压尚可，故带药回家继服，以固疗效。

以上皆为汗法治高血压者。用汗法，我掌握的主要指征就是脉沉弦拘紧。因寒主凝泣收引，若血脉凝泣收引，即形成沉弦拘紧之脉，吾称此脉为痉脉，这与西医学的外周血管阻力增高而血压升高的机理有相通之处。故见此脉，余即以散寒解痉法治之。

寒邪在表者，当汗；寒邪在里者，亦当汗。吾用汗法，恒加辅汗三法，即频服、啜粥、温覆。否则，虽用麻、桂等辛温发汗剂，亦未必汗出。

汗出的标准是正汗，即"遍身漐漐微似有汗者益佳，不可令如水流漓"。若虽见汗，然汗出不彻，且脉仍痉者，则再汗之。本例即一诊汗不彻，二诊再汗。《伤寒论》第48条曰："何以知汗出不彻，以脉涩故知之。"此涩，亦类于脉痉。若汗已彻，但脉仍痉者，吾仍用辛温发散之品，但不用辅汗三法，则不出汗，恐一汗再汗而伤阳或伤阴，但仍可起到散寒的功效。

若寒在里，兼阳虚、阴虚者，则扶正散寒，寒去而正不伤。脉沉弦拘紧，必辨其沉取有力无力。有力寒实，无力正虚。寒实散寒，正虚扶正，不可虚虚实实。

例5：寒邪痹郁

王某，男，53岁。

2006年4月11日初诊：自2003年起，出现头晕、胸痛、心慌。口糜反复发作五六年。善嚏，流涕，咽干，如一层皮。盗汗两年。血压160/100mmHg，心电图大致正常，曾服活血通脉胶囊一年余。

脉沉紧而劲，舌淡暗苔白。

证属：寒邪痹郁。

法宜：发汗散寒。

方宗：五积散加减。

麻黄 7g	桂枝 10g	苍术 9g	白芷 8g
赤芍 12g	当归 12g	川芎 8g	枳壳 8g
桔梗 10g	陈皮 9g	半夏 10g	生姜 6片
葱白 1根			

3剂，水煎服，2小时服1煎，啜粥温覆取汗，得汗停后服。停服活血通脉胶囊。

4月14日二诊：药后已得汗，头晕、胸闷皆除，脉沉弦缓滑，尺不足，紧劲之象已除。舌淡嫩齿痕，苔白。血压140/90mmHg。紧除寒解，阳虚饮蓄之象显露，改温阳化饮。真武汤合桂枝甘草汤加减。

炮附子 15g	茯苓 15g	白术 12g	泽泻 15g
白芍 12g	桂枝 12g	炙甘草 7g	

5月3日三诊：上方共服14剂。嚏、涕已除，胸闷减未已，仍有口糜。脉转滑数。血压120/85mmHg。脉转滑数，乃寒饮已渐化热，故改清热化痰，方以小陷胸汤加减。

黄连 9g	半夏 12g	瓜蒌 18g	枳实 9g
石菖蒲 10g			

5月23日四诊：上方共服14剂，除偶感胸闷外，他症除。脉弦滑，舌嫩红，苔少。血压120/85mmHg。上方加丹参15g，继服10剂，停药。

　　按：脉沉紧而劲，乃寒痹而脉痉。痉证乃筋拘挛，痉脉乃脉拘挛，其理相通。治痉证，仲景有葛根汤法汗而解之；痉脉，亦可予葛根汤法，汗而解之。五积散虽治五般积，主要为外寒内湿者设。散外寒，法同葛根汤，加辅汗三法，故服后汗出，寒解紧除，血压亦有缓和。

　　汗法治高血压，关键在汗后的后续治疗，不可能一汗再汗。此案寒去显阳虚饮蓄之象，转而用真武汤法。温阳化饮后，阳复化热，转滑数之脉，又改清热化痰法。脉凡三变，证亦三变，治法方药亦三变，皆遵谨守病机之旨。

　　秦伯未老师曾云，一个医生的成熟表现在守得住与辨得活。一个病，虽一时无效，只要病机未变，就要仍坚持原来的法则方药，不要变来变去，转去转远，茫然不知所从。若治已效，病机已变，又当随证而变，不可囿于效不更方，蛮治到底。变与不变，皆依病机为转归。

　　例6：寒痹心脉

　　胡某，男，50岁，连云港市人。

　　2004年4月19日初诊：10月前突感胸痛、胸闷、短气、忧惕、惊悸、无力、畏寒、下肢凉。ECG：T波广泛低平，$V_5 \sim V_6$倒置。血压：170/105mmHg。

　　脉沉而拘紧，按之有力。舌尚可。

　　证属：寒痹心脉。

　　法宜：温阳散寒通脉。

　　方宗：小青龙汤加减。

麻黄4g	桂枝9g	细辛4g	炮附子12g
干姜4g	半夏9g	白芍10g	五味子4g
茯苓15g	红参12g	炙甘草6g	

　　该方加减，共服药110剂，至8月9日来诊，症状消失。

　　ECG正常，血压130/80mmHg。

　　按：此案已收载于拙著《冠心病中医辨治求真》一书中。本书何以复载？因患者于2007年4月、5月两次因目疾来诊，予五苓散治之。询知两年来一直正常，查心电图（－）。血压120/80mmHg，未服任何药物。这也是送上门来的追访，应该说此人高血压痊愈，故复予收载。

　　由本案可证明两点：

　　（1）用中药治疗高血压病，无须终生服药。

　　（2）用中药治疗高血压病，可以获得痊愈。

　　例7：寒痹经脉

　　王某，男，23岁，学生。

　　2005年7月18日初诊：高血压5年，因高考学习紧张所致。每日服复方降压胶囊两粒，血压维持在正常水平。近因准备考研，学习紧张，血压140/90mmHg。头懵，周身关节僵痛，左胸时痛，心电图正常。其他可。

脉弦而紧滞有力，舌可苔白。

证属：寒束，经脉不畅。

法宜：散寒通经。

方宗：五积散加减。

麻黄 6g	桂枝 10g	苍术 10g	炒枳壳 8g
赤芍 12g	白芍 12g	当归 12g	川芎 8g
桔梗 9g	生姜 5 片	茯苓 15g	川厚朴 9g
陈皮 9g	半夏 9g	葛根 15g	葱白 1 茎

2 剂，水煎服。2 小时服 1 煎，啜粥、温覆取汗，得汗停后服。停服降压药。

7 月 21 日二诊：药后得畅汗，关节已不僵痛，数日连续测血压，波动在120 ～ 130/70 ～ 80mmHg 之间。脉弦紧滞且数，舌可苔白。因脉尚弦紧滞，乃寒痹未尽除，脉尚未舒缓，且脉数，已然有热，故仍予上方。改麻黄为 4g，加僵蚕 12g、蝉蜕 8g、钩藤 15g、黄芩 9g。

8 月 29 日三诊：上方加减，共服 28 剂。右胸偶闷。右颈有一硬结，按之痛，已 3 个月。脉弦缓，舌可。血压 120/80mmHg。因脉已缓，知寒凝痹结已解。右颈硬结，乃痰气郁结于少阳经。

治宜：涤淡，疏肝，息风。

方宗：半夏天麻白术汤加减。

半夏 10g	天麻 15g	茯苓 15g	白术 10g
钩藤 15g	僵蚕 12g	姜黄 10g	白芥子 9g
炙甘草 7g			

10 月 31 日四诊：上方加减，共服 42 剂，血压基本稳定于 120/80mmHg 左右，右颈之硬结已小，他症不著，停药。

按：因脉弦而紧滞有力，所以断为寒痹；因主要症状是周身关节僵痛，故诊为寒痹经脉。初诊因用辅汗三法，故得畅汗。二诊，因寒邪未尽，仍用原方，但未用辅汗三法，故虽连服 28 剂，亦未出汗。可见，服辛散之方药，能否出汗关键在辅汗三法，否则纵使用麻、桂剂，亦未必出汗。

何以已得畅汗而寒未尽解？概寒邪新客且正气强者，可一汗而解；而沉寒痼冷凝痹者，虽汗亦未必尽解。但已汗又不宜屡汗，盘踞之寒，当渐渐、持续温散，如抽丝剥茧，寒凝方能渐开，非一役可毕其功。尤其寒邪与痰饮或瘀血搏结者，更须持续温散，不可操之过急。

此案之脉弦紧滞，显为寒邪凝泣之脉，初诊畅汗，寒稍解未已；二诊续予温散，但未用辅汗三法，终得经月方寒痹渐解，脉始由紧滞转缓。脉已缓，知寒已去矣。

此例本亦应用蜈蚣、全蝎等息风解痉之品，然蜈蚣等较贵，虑一介书生，恐难承担，故未用。未用非不该用。

例8：邪客经腧

于某，女，35岁。

2007年1月19日初诊：高血压半年余，血压160/110mmHg，服卡托普利。自觉后头痛，经少，经前乳胀痛，近咳。

脉沉弦而滞，舌可。

证属：邪客经腧，经脉拘挛。

法宜：疏风解痉。

方宗：川芎茶调散加减。

川芎 7g	荆芥穗 7g	羌活 7g	防风 9g
蔓荆子 10g	葛根 12g	藁本 9g	蝉蜕 7g
刺蒺藜 12g	钩藤 15g	天麻 15g	全蝎 10g
蜈蚣 15条			

7剂，水煎服。停服西药。

2月9日二诊：上方共服21剂，尚觉头略沉。患乳腺增生，经前乳胀。近尿急，尿检（－）。他可。血压120/80mmHg。

脉弦略劲，舌可。

证属：肝肾不足，肝风萌动。

法宜：滋养肝肾，平肝息风。

方宗：三甲复脉汤加减。

生龙骨 18g	生牡蛎 18g	炙鳖甲 18g	龟甲 18g
生石决明 18g	怀牛膝 15g	白芍 15g	山茱萸 15g
牡丹皮 12g	干地黄 15g	五味子 5g	地龙 15g
天麻 15g			

4月6日三诊：上方共服40剂，已无明显不适，脉弦已不劲。血压125/85mmHg。上方10剂。停药观察，未再来诊。

按：脉沉弦而滞，咳嗽、头痛，诊为风寒之邪客于经腧，致经脉不利，拘挛而弦滞。取川芎茶调散，散风疏达经腧，合以天麻、钩藤、全蝎、蜈蚣息风解痉。

二诊虽症减，在停降压药后血压不仅未反弹，反倒降至正常。脉转弦而略劲，乃肝木失柔而肝风萌动之象。何以肝风萌动？原本阴血不足，又屡用风药，邪虽散，阴复伤，致肝失柔而弦略劲。检讨前方，应加白芍、当归、熟地黄，补肝之体，防其辛散耗伤阴血。肝风已萌，故改三甲复脉汤，养阴柔肝、潜阳息风。

此案为何不予发汗？方皆辛散，若用辅汗法，即连服、啜粥、温覆，亦可发汗。因其脉虽弦滞，并无紧象，知非寒凝，故疏风可也，未予发汗。若服疏风之剂，得汗亦可，无汗亦可，不刻意求汗，顺其自然。

例9：寒饮凝泣

金某，男，49岁。

2004年11月5日初诊：血压高已4个月，头痛畏寒，左侧项筋蹦痛，时有胸闷。血压170/100mmHg，未服降压药。

脉弦滞稍劲，舌略暗红，苔白。

证属：寒饮凝泣。

法宜：温阳化饮。

方宗：小青龙汤加减。

麻黄6g	桂枝9g	干姜6g	细辛5g
白芍10g	五味子5g	半夏9g	炙甘草6g
生姜6片	葱白1茎		

4剂，水煎服。嘱3小时服1煎，啜粥温覆取汗。

11月9日二诊：脉已不滞，尚弦，舌同上。药后已汗，然不多，尿增多，周身觉舒，已不畏寒，项筋亦未蹦痛。原足冷湿，药后亦除。血压降至120/80mmHg。以脉尚欠舒缓，知寒饮未尽，续予上方7剂。

11月16日三诊：症已不著。脉转弦滑数，舌尚略暗红，血压135/90mmHg。因脉转弦滑数，知阳已复，而转为痰热化风，故改清热化痰，平肝息风。

生石决明30g	生龙骨30g	生牡蛎30g	怀牛膝15g
僵蚕15g	蝉蜕7g	姜黄10g	胆南星10g
天竺黄12g	枳实9g	石菖蒲9g	天麻15g
钩藤15g	地龙15g		

12月28日四诊：上方共服35剂，已无不适，脉弦滑，舌可。血压120/80mmHg。上方再予10剂，以固疗效。

按：脉弦滞且畏寒、头痛，乃寒凝之象，颈脉动且痛，水饮上逆，故诊为寒饮。寒饮凝泣，血运不畅，因而舌质略暗红。予小青龙汤温阳散寒化饮。

小青龙汤主"伤寒表不解，心下有水气"，仲景虽未云取汗，但既然伤寒表不解，亦当发汗，故吾于方中加生姜、葱白，增其通阳发散之力，亦加啜粥、温覆、连服之助汗三法，故药后得汗，周身觉畅。

小青龙汤本治外寒内饮者，若寒不在表而在里且与饮结者，小青龙汤亦可用之，温散在里之寒饮，若用辅汗三法则汗，不用辅汗法则未必汗。后来所用的十余剂小青龙汤，因未用辅汗三法即未汗。

三诊改清热化痰、平肝息风法，与一二诊有很大转折，何也？因连用小青龙汤35剂，寒已解，脉转为弦滑数，知寒解热复起，故转清热化痰息风法。

舌暗血行不畅，何以未用活血药？因寒凝而血行不畅，寒散血运自畅，故可不用活血之品，亦治本之谓。古云见血休治血，此言亦适用于血瘀者。血何以瘀？必有其致瘀之因，针对其因而治之即可。若加活血之品，亦不为错，标本兼治也。

例10：寒邪痹阻，水湿下流

张某，女，68岁。

2006年9月8日初诊：脑瘤术后20天，小便频数淋痛，不足1小时即解1次，夜尿10余次，下肢肿（++），头痛、臂痛，食少，便可。血压180/100mmHg，于半夜血压最高。

脉沉弦紧。舌稍暗红，苔白。

证属：寒邪痹阻，水湿下流。

法宜：温阳散寒。

方宗：桂甘姜枣麻辛附子汤加减。

麻黄6g	桂枝9g	炮附子10g	干姜5g
细辛5g	生姜6片	大枣6枚	炙甘草7g

2剂，水煎服。3小时服1煎，啜粥温覆取汗。

9月9日二诊：昨夜连服两煎，已然汗出。头痛、水肿减轻，溲淋痛频数亦减，夜尿3次。脉尚沉而拘滞，舌稍暗红。血压170/90mmHg。因脉尚拘滞，乃寒凝未解，然已汗不宜再汗，仍予温阳散寒，加息风解痉之品。

麻黄5g	炮附子15g	细辛5g	僵蚕12g
蝉蜕9g	蜈蚣20条	全蝎10g	天麻15g
钩藤15g	生姜5片	藁本9g	怀牛膝9g

9月24日三诊：上方共服14剂，已无任何不适，夜半子时血压130/80mmHg，白天血压120/75mmHg。脉缓滑，尺不足，舌已可。拟益肾化痰。

陈皮8g	半夏9g	茯苓15g	白术9g
巴戟天12g	锁阳12g	覆盆子15g	沙苑子15g
益智仁10g	桑螵蛸12g	远志8g	山茱萸12g
天麻12g			

7剂，水煎服，服完停药。至今血压正常，亦无不适。

按： 因脉沉弦紧，而断为寒邪痹阻。寒蔽则气化不利，三焦不通，水湿下流，故下肢肿。小便淋痛频数，多从小肠有火或湿热下注论治。然客寒痹阻，或阳虚阴盛，气化不利者，亦可见小便淋痛频数之象。阴盛气化无权，水液不摄，小便数；寒则气不通而痛。淋痛属热、属寒，当据脉以断。此脉弦紧，知为寒客所致。

汗后寒邪未尽，血压略降不足言，故继予温阳散寒，息风解痉。脉转缓，知血脉已舒，血压亦降。然尺不足，且滑，知为肾虚痰停，邪去本虚显露，故转而益肾化痰。

夜半血压高者，缘于阴气盛也。本为阴寒痹阻，夜半阴寒更甚，寒则收引凝涩，经脉更拘，故血压最高。

例11：寒束热郁

陈某，女，46岁。

2003年4月22日初诊：患高血压已五六年，血压波动在140～220/105～110mmHg之间，服卡托普利、尼莫地平、复方降压片。头眩晕欲仆，心中空悬，心烦意乱，腰酸痛，难以站立。面色暗红。即刻血压150/100mmHg。

脉沉弦紧滞兼小滑数，舌暗红苔少。

证属：寒束热郁，血行不畅。

法宜：散寒透热，佐以活血。

方宗：防风通圣散加减。

麻黄6g	桂枝9g	荆芥7g	防风8g
僵蚕12g	蝉蜕7g	赤芍12g	地龙15g
石膏20g	黄芩9g	栀子9g	大黄5g
连翘12g	薄荷6g		

水煎服，3剂，日3服。啜粥，温覆取汗。

4月25日二诊：药后汗出且利，周身舒坦，上症皆减。脉沉滑欠畅，舌暗红已轻，苔薄白，面色如前。血压140/90mmHg。

证属：寒束未尽，痰热郁伏。

法宜：清化痰热，兼以透散。

僵蚕12g	蝉蜕7g	防风8g	刺蒺藜15g
蔓荆子10g	茺蔚子12g	陈皮10g	半夏12g
茯苓15g	胆南星10g	石菖蒲9g	枳实9g
地龙15g	钩藤15g	怀牛膝12g	

5月23日三诊：上方共服27剂，除腰尚痛外，其他症状已不著。血压维持

在 130/90mmHg，原有的降压药未停亦未减。上方加炒杜仲 15g，继服 10 剂。

按：依脉沉弦紧滞，诊为寒凝，患者无恶寒发热、无汗、身痛等症，知此寒未在肌表，而是寒凝于里，且紧滞有力，当属寒实凝痹。脉沉小滑数，乃热邪郁伏之象。热从何来？或为阳气郁而化热；或为寒未解，伏郁之寒邪已然化热，总而言之，内有热邪郁伏。

脉滞与滑，乃相互对立之脉，何以能并见？寒阻，气血收引凝泣，气血不得畅达以鼓荡血脉，故脉沉弦紧滞；但又有火热内郁，热乃阳邪，主升、主动，热被寒束于内，必不肯宁静，奔冲激荡，故脉滑数。正如《医家心法》所云："怫郁之脉，大抵多弦涩迟滞，其来也必不能缓，其去也必不肯迟，先有一种似数非数躁动之象。"《伤寒瘟疫条辨》亦云："温病脉沉涩而小急，此伏热之毒，滞于少阴，断不可误为虚寒。"沉弦紧滞，与沉小滑数之脉确可并见，并不抵悟，恰恰反映了寒凝热郁之病机。

既有寒闭热郁，自当散寒清热，方选防风通圣散，发汗泄热。药后汗利并作，邪势挫而周身舒坦，血压随之下降。这再一次证明，汗法是治疗高血压的一大法门。

汗后寒挫，病转痰热，故清热化痰佐以宣透。此例降压之西药一直未停，并未治愈，只能说有效而已。

例 12：瘀阻经络

王某，女，55 岁。

2002 年 11 月 26 日初诊：素血压高，无明显症状，亦未服药。近二周左手麻，恐中风，故来诊。血压 160/110mmHg。

脉弦寸劲，舌较暗。

证属：瘀阻经络。

法宜：活血通经息风。

方宗：身痛逐瘀汤加减。

赤芍 12g	当归 12g	姜黄 9g	地龙 12g
桑枝 18g	鸡血藤 18g	水蛭 9g	蜈蚣 5 条
怀牛膝 10g	桂枝 10g	桃仁 12g	红花 12g
川芎 8g			

12 月 31 日二诊：上方加减，共服 28 剂，症除，脉弦滑，寸已平。血压 125/85mmHg。上方继服 10 剂，停药。

按：瘀血脉象无定，典型者脉涩。此例因舌暗诊为瘀血。瘀血阻络而肢麻，故法取活血通经。

瘀血何以血压高？乃瘀血阻遏，气不煦，血不濡，脉痉而弦，致血压升高。

活血祛瘀，气血畅，气可煦，血可濡，经脉自然舒缓而不痉，血压自可降低，身痛亦随之而愈。此人全家 20 余年来皆找我看病，故知其血压一直平稳。

例 13：气钝血滞

张某，男，72 岁。

2006 年 7 月 28 日诊：患高血压已 20 余年，靠降压药维持在 140～150/90～100mmHg 之间。因我在学校做报告时，曾讲过软脉胶囊的研究。其孙在我校上学，为其祖父购软脉胶囊，连续服用一年，降压药全停，两年来，血压稳定于 120/80mmHg。今因空腹血糖 10.4mmol/L，前来诊视，无任何自觉症状，血压 120/80mmHg。脉滑数而实，舌略红绛，舌中苔少微黄。予清热化痰之剂治其血糖高。

按：软脉胶囊，由薛生白三甲散化裁而来。三甲散原为吴又可所立，经薛生白增删，收入《湿热条辨》。原文曰："湿热证，七八日，口不渴，声不出，与饮食亦不却，默默不语，神志昏迷，进辛开凉泄，芳香逐秽，俱不效。此邪入厥阴，主客浑受，宜仿吴又可三甲散，醉地鳖虫、醋炒鳖甲、土炒穿山甲、生僵蚕、柴胡、桃仁泥等味。"此阴阳交困，气钝血滞使然。

口不渴，声不出，默默不语，混然一派痴呆之象，妙在不却二字，真乃画龙点睛之笔。仿佛不知饥亦不知饱，不知香亦不知臭，只要喂就张口吃，饱亦吃，饥也吃，香亦吃，臭亦吃，呆痴之象，惟妙惟肖，跃然纸上。故吾以此法治动脉硬化及其并发症。因动脉硬化的主因是痰瘀互结，与此方旨颇合，用之临床，取得满意疗效，进而开发为新药，名之曰软脉胶囊，可逆转动脉硬化之病理改变。本案服软脉胶囊盈年，破滞破瘀，血脉畅通，终使 20 余年的高血压得以恢复正常。

例 14：气血郁滞，热郁于内

任某，男，45 岁。唐县人。

2007 年 4 月 6 日初诊：高血压 4 年，服洛伐他汀、缬沙坦、硝苯地平。头晕，太阳穴处紧，寐差，心慌，无力。血压 155/115mmHg。

脉沉滞而数，舌暗，面色暗红。

证属：气血郁滞。

法宜：行气活血，透达郁热，息风解痉。

方宗：升降散加减。

僵蚕 15g	蝉蜕 9g	姜黄 12g	川楝子 12g
连翘 18g	栀子 12g	牡丹皮 12g	赤芍 15g
水蛭 10g	䗪虫 12g	怀牛膝 12g	地龙 15g
钩藤 18g	蜈蚣 20 条	全蝎 10g	大黄 4g

14 剂，水煎服。嘱停服西药。

4 月 21 日二诊：头尚紧，饭前饥时可心慌、汗出，食后缓解，他症已不著。脉弦滑，舌已红活苔白。血压 125/90mmHg。上方加半夏 12g、胆南星 12g、天竺黄 12g、竹茹 8g。14 剂，水煎服。

按：脉沉滞、舌暗，乃气血郁滞；沉而数乃热郁于内。升降散透达郁热，更增川楝子行气，水蛭、蟅虫、赤芍、牡丹皮活血破瘀，连翘散热结，栀子清热，共同完成祛除壅塞、展布气机、透热外达之目的。气血瘀滞而热郁，化风上扰而头晕、心悸、寐差，佐以全蝎、蜈蚣、地龙、钩藤以息风。脉由沉滞转为弦滑，表明气机已畅，郁滞已解。弦主风，滑主痰，故于上方加涤痰之品，在停用西药后，血压反可降下来。若有追访，则更能说明问题。

例 15：痰瘀化热生风

李某，男，73 岁。

1991 年 6 月 15 日初诊：自 10 年前诊为动脉硬化、冠心病、高血压。心左壁缺血，血压 190/140mmHg，反复住院治疗，服 7 种治冠心病、高血压的西药。头晕、头痛、耳鸣、烦躁、失眠、胸闷、胸痛、痰多、嗳气、脘胀、便不爽。面唇皆暗红。嗜烟酒肥甘。

脉弦滑数实大搏指。舌暗红，苔黄腻。

证属：痰瘀搏结，化热生风。

法宜：清热涤痰，活血息风。

方宗：涤痰汤、礞石滚痰丸、镇肝熄风汤、血府逐瘀汤、黄连解毒汤数方相合。

陈皮 10g	半夏 12g	胆南星 12g	常山 7g
枳实 9g	石菖蒲 9g	瓜蒌 18g	皂角子 7g
炒莱菔子 12g	青礞石 12g	沉香 9g	黄芩 10g
黄连 10g	大黄 4g	桃仁 12g	红花 12g
赤芍 15g	蒲黄 12g	郁金 12g	生牡蛎 30g
代赭石 30g	旋覆花 18g	地龙 15g	天麻 15g
钩藤 15g	全蝎 10g	蜈蚣 30 条	怀牛膝 15g
茵陈 18g			

9 月 7 日二诊：上方加减共服 68 剂，头晕痛、胸闷痛、烦躁失眠、痰多嗳气皆减。血压 150/95mmHg。心电图大致正常。脉虽略缓，尚弦滑实大搏指，舌略暗红，苔薄黄。因熬药不便，改服散剂。西药已偶服。

上方加：

| 人工牛黄 2g | 水牛角 30g | 羚羊角 10g | 水蛭 10g |

䗪虫 10g	苏子 12g	葶苈子 15g	降香 10g
炙鳖甲 30g	海藻 30g	炮山甲 15g	青黛 2g
熊胆（现用替代品）2g		琥珀 2g	辰砂 2g
珍珠粉 3g

10剂为1料，共研细面，早晚各1匙。

1996年5月18日三诊：上方加减，共断续服用7料，体检：心、肝、肾、肺皆正常，心电图正常，血压正常，颈颅多普勒未见斑块，眼底正常。平素自服决明子、山楂泡水代茶，亦曾服生大黄粉数月。西药已停。脉仍较弦滑实大。

按：患者为离休高干，我为其诊治已20余年，对我颇为信赖，全家20余口，皆找我看病，所以对患者情况很了解。近年走路逐渐蹒跚，嗳气时作，或多痰，或尿频，或失眠，随时调理至今。今年已89岁，起居尚可自理。思维清楚，未查出重大疾病。

皆云老年病本虚标实，本案脉弦滑数实大搏指，一派实象，虽已年高，仍予清热化痰、活血息风，经数年继续治疗，脉始见稍缓，仍为实脉。可见这种实脉与动脉硬化相关，很难短期缓和下来。

脉诊虽纷纭繁杂，难于掌握，但关键在于脉之沉取有力无力。有力为实，无力为虚。《素问·调经论》云："百病之生，皆有虚实。"《景岳全书》云："千病万病不外虚实，治病之法无逾攻补。欲察虚实，无逾脉息。"又说："虚实之要，莫逃乎脉。"所以脉诊起着决定性作用。

《素问·至真要大论》曰："帝曰：脉从而病反者，其诊何如？岐伯曰：脉至而从，按之不鼓，诸阳皆然。帝曰：诸阴之反，其脉何如？曰：脉至而从，按之鼓甚而盛也。"对这段经文，景岳阐述得很清楚。他说："脉至而从者，为阳证见阳脉，阴证见阴脉，是皆谓之从也。若阳证虽见阳脉，但按之不鼓，指下无力，则脉虽浮大，便非真阳之候，不可误为阳证，凡诸脉之似阳非阳者皆然也。或阴证虽见阴脉，但按之鼓甚而盛者，亦不得视为阴证。"这就明确指出，即使临床表现为一派阳证，浮取亦为浮大洪数的阳脉，但只要按之不鼓，指下无力，就是阴证，虚证。即使临床表现为一派阴证，脉亦见沉迟细涩等阴脉，但只要按之鼓甚，便是阳证、实证。《医宗金鉴》云："三因百病之脉，不论阴阳浮沉迟数，滑涩大小，凡有力皆为实，无力皆为虚。"《脉学辑要》云："以脉来有力为阳证，脉来无力为阴证。"

《医家四要》云："浮沉迟数各有虚实，无力为虚，有力为实。"沉取有力无力，是脉诊的关键所在，只要分清虚实，治疗就不会出大格。但话又说回来，真正能分清虚实，却又非易事。典型的虚实好分，就依脉之沉取有力无力来断；但不典型的虚实，就难以遽断。虚实之所以难断，主要见于两种脉象。

一是邪气郁遏殊甚，而脉见沉细小涩迟者，甚至脉伏、脉厥，颇似虚脉、阴脉，但其中必有一种不肯宁静、奔冲激荡之感，此即为实。另一种是脉过于弦长实大搏指，反属正虚而真气外泄之候，不仅不是实脉，反倒是大虚之脉。这两种脉象，最易致惑，使虚实难辨，此时要结合神色舌症综合分析。如若仍然不清，就摸着石头过河，用试验疗法。少量多次服用，看看反应如何。仲景亦有此法，如第 209 条，先用小承气，转矢气者，此有燥屎也，乃可下之。

此案，脉弦滑数实大搏指，诊为邪气亢盛，重剂连续祛邪。若其脉弦大搏指，已无和缓之象，则当滋肝肾，平肝潜阳息风。因脉贵和缓，无和缓之象乃肾气败，就不能重剂祛邪，反应扶正顾护胃气。此等脉象，究竟是断为实耶，虚耶，殊难把握。

例 16：痰瘀互结，化热生风

任某，女，63 岁。

2004 年 3 月 15 日初诊：患高血压五六年，服降压药（药名不详）血压维持在 140～150/90～100mmHg 之间，头晕，后头胀，手时麻，左颈至肩胀。

脉沉滑数有力。舌暗红，苔干。

证属：痰热夹瘀生风。

法宜：清热化痰，活血息风。

黄连 9g	黄芩 9g	半夏 12g	胆南星 10g
枳实 8g	石菖蒲 8g	竹茹 7g	瓜蒌 18g
赤芍 12g	茺蔚子 12g	川牛膝 10g	刺蒺藜 12g
生石决明 18g	夏枯草 18g	钩藤 15g	天麻 15g

嘱停服降压药。

4 月 17 日二诊：上方加桃仁 12g、红花 12g、地龙 15g，共服 28 剂。症除，血压 120/70mmHg。脉弦滑。舌略暗红，少苔。上方继服 14 剂，停药。

按：脉沉滑数有力，乃痰热内盛，气机郁滞；头晕肢麻，乃痰热生风。因舌暗，故诊为痰热夹瘀，缘痰热气滞，血行泣而为瘀。予清热化痰、活血息风，在停降压药的情况下，血压恢复正常。

例 17：痰饮停蓄，肝风内旋

陈某，女，54 岁。无极县人。

2006 年 3 月 17 日初诊：头晕，视物旋转，呕吐痰涎，耳鸣耳堵，不能食，下利日四五次，约一月或两月发作一次，已有 13 年，屡作，于情志不遂时易作，平素寐差或整夜无眠，头晕，无力。经已断。血压高，服 4 种降压药（药名不详），血压维持在 150/90mmHg。

脉沉缓滑，两关弦劲。舌淡苔滑。

证属：痰饮停蓄，肝风内旋。

法宜：涤痰蠲饮，平肝息风。

方宗：半夏白术天麻汤合泽泻汤加减。

天麻 15g	钩藤 15g	半夏 30g	制南星 10g
石菖蒲 9g	枳实 9g	陈皮 9g	茯苓 15g
白术 12g	泽泻 30g	桂枝 10g	

7 剂，水煎服。嘱停西药。

3 月 24 日二诊：眩晕、呕吐、下利均除，睡眠亦大有好转。耳尚鸣，耳堵已轻。血压 130/80mmHg。脉转沉滞，关脉已平，舌尚淡。饮泛已除，肝风亦敛，然脉沉滞且舌淡，阳虚阴寒之象显露。予温阳健脾，补火生土，杜其痰饮之源。方取附子理中汤加味。

生晒参 12g	白术 12g	茯苓 15g	泽泻 18g
陈皮 8g	半夏 18g	炮姜 6g	炮附子 12g
肉桂 6g	天麻 15g	益智仁 9g	

4 月 7 日三诊：上方共服 14 剂，症除，寐可，脉缓滑，舌可。血压 120/80mmHg。上方继服 10 剂停药。

按： 脉缓滑，眩晕耳堵，呕吐痰涎，不食下利，屡屡发作，乃痰饮内蓄所作，状似西医之梅尼埃综合征，法当涤痰蠲饮，吾屡用泽泻汤治之，效彰。泽泻可用至 30 ～ 60g。

两关脉弦且劲，乃肝风内旋。痰饮何以引动肝风？痰饮内泛，升降出入阻碍，肝失升发疏泄条达之性，此土侮木，肝中相火郁勃而发，上干清空而晕眩，夹胃气上逆而呕吐。其本在痰饮，故以涤痰蠲饮为主，以天麻、钩藤兼以息风。

不得寐者，乃痰饮阻遏，阴阳不交。半夏化痰蠲饮，交通阴阳，痰饮除而寐自安。《内经》半夏秫米汤治不寐，因 "厥气客于五脏六腑，则卫气独卫其外，行于阳，不得入于阴……阴虚，故目不瞑"。吾用半夏秫米汤治不寐，适于痰饮阻隔而阴阳不交者，半夏用量应大，可 30 ～ 60g。

二诊脉转沉滞，乃虚象已显，故予附子理中汤，培本杜其生痰之源。兼半夏白术天麻汤及泽泻汤者，除其余邪。

例 18：痰蕴化风

贾某，男，67 岁。

2001 年 4 月 13 日初诊：高血压近 20 年，脑梗两次。（所服药名不清）头晕，神志蒙昧，嗜睡，舌强言謇，腿沉如铅，如绳捆，脚抬不起，迈不开步，踯躅前行，足麻，多痰涎，便干。血压 180/115mmHg。

脉弦硬而滑。舌绛，中有少许腻苔。

证属：痰蕴化风。

法宜：逐痰息风。

方宗：涤痰汤合礞石滚痰丸加减。

生半夏 12g	胆南星 12g	橘红 10g	茯苓 15g
竹茹 8g	石菖蒲 10g	郁金 10g	枳实 10g
瓜蒌 30g	皂角子 8g	炒莱菔子 12g	苏子 10g
天麻 15g	钩藤 15g		

3 剂，水煎服。礞石滚痰丸 3 瓶，每服 6 克，日 2 次。

4 月 16 日二诊：服第 2 剂时，下黏痰样物约半碗，再服再下，已泻痰 4 次。痰下后，觉舌转灵活，腿如绳解，喉间痰少，嗜睡亦少。血压 150/95mmHg。脉弦滑，仍较硬。继予上方。

4 月 23 日三诊：又连服 7 剂，每次都可下痰约半碗。随痰下，诸症皆减，神志较前清楚些，简单话语尚可正确反应，对刚过去的事记忆不清。舌已不觉强，说话较前清晰。腿已可抬起，小步前行，足已不麻。喉间痰已明显减少。每日约睡八九小时，白天可坐马扎在街上晒晒太阳。血压 140/90mmHg。脉弦滑，硬已减。上方加党参 12g，7 剂，水煎服。停用礞石滚痰丸。

按：脉弦硬而滑实，乃痰实生风。回忆近十余年，吾用礞石滚痰丸逐痰近百例，真正下黏痰样物者不足 10 例，每次下半碗者仅二例，皆为卒中后遗症者。痰乃津液所化，下痰勿尽，连下一周即不敢再下。我掌握逐痰的使用指征是脉滑实而盛，属痰实证者。若脉已见敛，则邪势已挫，即停用。未尽之痰，继用涤痰汤类方除之。观《名医类案》及《续名医类案》中，常有吐痰、逐痰法，去痰几斗、几升者，现已罕用。吾对 3 例食道癌痰涎盛者用过吐痰法，未见吐痰涎几斗、几升者；下痰亦鲜有下大量痰涎者，或用不得法。"无限风光在险峰"，中医中的一些剧药、剧法，对一些疑难大病，确有突兀之疗效，但吾不敢用、不会用，未能很好继承，痛惜哉。

例 19：痰瘀化风

张某，男，29 岁。

2006 年 4 月 7 日初诊：血压波动在 140 ～ 160/90 ～ 100mmHg 之间，已半年余，服卡托普利、硝苯地平缓释片。头晕，项强，心中如饥，寐差，口干，咳嗽。

脉弦滑而拘。舌有瘀斑，薄白。

证属：痰瘀生风。

法宜：化痰活血，息风解痉。

方宗：半夏白术天麻汤加减。

橘红 9g	半夏 10g	茯苓 15g	胆南星 10g
石菖蒲 9g	枳实 9g	紫菀 12g	远志 9g
天麻 15g	钩藤 15g	全蝎 10g	蜈蚣 10 条
葛根 12g	桃仁 12g	红花 12g	

嘱停西药。

4月9日二诊：上方共服28剂，尚有头昏、项强，心中如饥，他症除。血压125/80mmHg。脉弦略拘，舌瘀斑见消。予疏风解痉。

葛根 15g	僵蚕 12g	蝉蜕 6g	姜黄 15g
川芎 8g	羌活 8g	防风 8g	蔓荆子 10g
天麻 12g	全蝎 10g	蜈蚣 10 条	赤芍 12g

14剂，水煎服。

按：脉弦拘且滑，乃痰蕴化风；舌有瘀斑，知有夹瘀，故诊为痰瘀生风。宗半夏白术天麻汤合活血息风之品。

二诊虽症状缓解，且血压在停西药的情况下降至正常范围，然脉尚弦而拘，知肝风未靖，故仍予疏风解痉治之。肝风本当潜降，何以反用升散之风药，岂不煽动肝阳？若脉弦而劲者，为肝阳亢逆，自当平肝潜阳；若脉弦拘者，乃邪束之象，故加风药以散邪解痉。痉除，血脉舒缓，肝风自息。

例20：痰蕴化风

李某，男，30岁。

2004年9月3日初诊：头晕、胸痛，于情绪波动及劳累后发作，现服丹参滴丸、单硝酸异山梨脂。血压150/90mmHg，心电图大致正常。

脉弦滑兼劲，舌嫩红。

证属：痰蕴生风。

法宜：化痰息风。

方宗：半夏白术天麻汤加减。

半夏 12g	天麻 15g	白术 9g	陈皮 9g
茯苓 15g	胆南星 10g	瓜蒌 18g	石菖蒲 10g
枳实 10g	皂角子 7g	炒莱菔子 12g	生蒲黄 12g
僵蚕 12g	全蝎 10g	蜈蚣 15 条	

10月7日二诊：上方共服28剂，并已停用丹参滴丸、单硝酸异山梨脂，现症已不著。脉弦滑略数，舌嫩红。血压130/85mmHg。心电图大致正常。上方加黄芩9g、夏枯草18g，14剂，水煎服。

按：以脉弦滑兼劲，诊为痰蕴化风。风痰上扰而头晕，风痰阻塞于胸而胸痛。治宜涤痰息风，予半夏白术天麻汤主之。二诊脉现数象，故加黄芩、夏枯草以清之。

脉弦劲，是指弦但张力高，弦而搏指，乏柔缓之象，这是肝风亢盛的表现。见此脉，在治本的同时，余恒加息风解痉之品，常用者为僵蚕、蝉蜕、地龙、天麻、钩藤、蜈蚣、全蝎等，用量依劲象之张力大小而别。

例 21：痰蕴化风

曹某，男，22岁。2006年11月3日初诊：血压不稳半年，波动在 140～170/100～120mmHg 之间。头晕时痛，他无明显不适，未服降压药。

脉弦滑。舌淡红而裂，少苔。

证属：痰蕴生风。

法宜：化痰息风。

方宗：半夏白术天麻汤加减。

半夏 12g	天麻 15g	白术 10g	茯苓 15g
陈皮 10g	胆南星 9g	石菖蒲 9g	钩藤 15g
僵蚕 15g	全蝎 10g	蜈蚣 5 条	

11月17日二诊：上方共服14剂。头晕轻，醒后头痛，他可。脉弦滑数，舌淡红而裂。血压 120/80mmHg。上方加黄连 9g、竹茹 7g、地龙 15g。

11月1日三诊：上方共服14剂，已无不适。脉右弦，左弦缓兼细，舌如前。血压 120/80mmHg。

当归 12g	白芍 15g	炙黄芪 12g	山茱萸 15g
僵蚕 12g	蝉蜕 7g	天麻 15g	钩藤 12g
全蝎 10g	蜈蚣 5 条		

10剂，水煎服，停药。

按：初诊因脉弦滑，故诊为痰蕴生风，予半夏白术天麻汤。二诊脉已见数，热象已显，故上方加黄连、竹茹、地龙，清热解痉息风。三诊脉尚弦，风未静，左兼缓细，已露虚象，故改当归、白芍、山茱萸益肝体，黄芪益肝气，天麻、钩藤等息风。因血压较平稳，故继服10剂停药。

例 22：痰热壅盛化风

张某，女，59岁。河南新乡人。

2007年3月23日初诊：高血压四五年，两年前脑梗一次，基本恢复。现服单硝酸异山梨脂、尼福达、络德等，血压维持在 170/95mmHg 左右。胸痛约10年，牵引背痛，行走10米即痛，曾仆倒两次，头昏耳鸣，心慌气短，憋气咳嗽，大便干结，他尚可，心电图大致正常。

脉沉滑数实大。舌稍红，苔白厚而糙。

证属：痰热壅盛化风。

法宜：涤痰清热息风。

方宗：黄连温胆汤加减。

黄连 10g	黄芩 10g	连翘 15g	半夏 12g
胆南星 10g	天竺黄 12g	瓜蒌 30g	郁金 10g
石菖蒲 10g	枳实 10g	竹茹 8g	皂角子 7g
炒莱菔子 10g	蜈蚣 10 条	地龙 15g	人工牛黄 3g（分冲）

14 剂，水煎服。另：紫金锭 3 盒，每服 2 粒，日 2 次。嘱停降压药。

5 月 11 日二诊：上方共服 45 剂，因停降压药感头晕，又服络德 1 片 / 日，他药皆停。头晕、胸痛、胸闷已减，手已不紫，已可走 1 千多米。尚感心慌，气短，太息，近 20 日小腹痛，便不干。脉沉滑缓，舌可。上方加葶苈子 15g、生蒲黄 12g、丹参 18g。

6 月 1 日三诊：上方共服 20 剂，胸痛、头晕、咳嗽、气短均已除，只于昨日赶车来石家庄时微觉心慌、气短，偶腹部隐痛，可走二三千米。络德已停，血压 140/80mmHg。脉缓滑，舌可。

黄连 9g	陈皮 9g	半夏 10g	茯苓 15g
胆南星 9g	石菖蒲 9g	枳实 8g	蒲黄 9g
丹参 18g	党参 12g	全蝎 10g	蜈蚣 10 条

14 剂，水煎服。

按：脉滑数实大，乃痰热壅盛。头晕、耳鸣、昏仆，乃痰热化风；胸痛、憋气等，乃痰热痹阻于胸，故予清热涤痰息风。痰盛者，常加苏子、白芥子、莱菔子、皂角子等，增其涤痰之力。三诊治法，大同小异，始终以清热涤痰为治。迭经两个月的连续服药，脉象逐渐缓和下来，痰热渐去。

例 23：痰热蕴结，气滞不舒

周某，女，43 岁。

2007 年 1 月 22 日初诊：高血压两年余，达 180/120mmHg，服吲达帕胺、美托洛尔，血压控制在 160/90mmHg 左右。今日测 166/98mmHg。平素觉头晕头痛，心慌胸闷，心烦易怒，腰酸无力，可上五楼。心电图正常。

脉沉弦滑数，舌尚可。

证属：痰热蕴结，气滞不舒。

法宜：清热涤痰，疏达气机。

方宗：黄连温胆汤加减。

陈皮 9g	半夏 10g	胆南星 9g	枳实 9g
石菖蒲 9g	天竺黄 12g	瓜蒌 15g	竹茹 7g
薤白 12g	夏枯草 18g	怀牛膝 12g	黄连 10g

天麻 15g　　　　　全蝎 10g　　　　　蜈蚣 15 条

14 剂，水煎服。嘱西药减半。

2 月 5 日二诊：药后尚可，头晕痛、心慌胸闷已不著，血压 130/80mmHg。上方继服 14 剂，嘱西药全停。

2 月 19 日三诊：已无不适，血压 125/80mmHg，脉缓滑，舌可。上方继服 14 剂。停药观察，未再来诊。

按：脉沉弦主气滞，滑数主痰热，故诊为痰热蕴结，气滞不舒。痰热生风而头晕痛，内扰于心而心悸心烦，闭阻气机而胸闷。其血压高，亦因痰热生风所致。依此病机，诸症可得到合理解释，故辨证无疑。据病机而立法，宜清热涤痰，疏达气机，佐以息风。方选黄连温胆汤加天麻、全蝎、蜈蚣等息风之品。服药一月且停西药，血压恢复正常。惜未再诊，不知血压能否保持稳定。

我曾于《脉学心悟》一书中提出脉诊在疾病诊断中起决定性作用，若以数字来算，其权重占 50%～90%。从本案及上述各案中，基本都体现了这一精神，医者当重视脉诊。

例 24：痰郁生风

葛某，女，46 岁。

2006 年 7 月 11 日初诊：患高血压 2 年，每日服尼群地平 3 粒，现休息不好时头晕，下肢肿（＋），其他可。即刻血压 150/110mmHg。

脉弦滑，舌可。

证属：痰郁生风。

法宜：涤痰息风。

方宗：半夏白术天麻汤加减。

半夏 12g　　　　天麻 15g　　　　陈皮 9g　　　　白术 10g

茯苓 15g　　　　胆南星 9g　　　　石菖蒲 9g　　　枳实 9g

天竺黄 12g　　　钩藤 15g　　　　僵蚕 12g　　　　泽泻 15g

全蝎 10g　　　　蜈蚣 10 条

嘱停西药。

8 月 22 日二诊：自服中药之日起，西药即全停。上方共服 32 剂，已无不适，下肢肿消，脉缓滑，舌可。血压 120/85mmHg。上方又服 28 剂，服完停药。近日询知，血压正常。

按：脉弦滑，滑主痰，弦主风，故诊为痰瘀化风，予半夏白术天麻汤加减，涤痰息风而效，幸喜一年来，在停西药后，血压仍保持正常，且无不适。此人乃吾同事之女，故知近况。

例25：痰热化风

王某，女，66岁。

2006年3月6日初诊：高血压3年，血压160～170/90～100mmHg，头晕头痛，胸痛背痛，心悸，下肢憋胀疼痛，腰髋酸痛，多梦，咽干。即刻血压145/95mmHg。血糖8.4mmol/L，心电图：室性期前收缩。现服硝苯地平、异山梨酯、降糖药等。

脉沉弦滑数。舌嫩红，苔白少。

证属：痰热化风，气郁不舒。

法宜：清热化痰，息风解郁。

方宗：小陷胸汤合升降散加减。

黄连10g	半夏10g	瓜蒌18g	枳实8g
僵蚕12g	蝉蜕6g	姜黄10g	丹参18g

嘱除降糖药外，其他西药全停。

5月15日二诊：上方加胆南星10g、天麻15g、全蝎10g、蜈蚣10条。咽尚干，目涩，他症已不著。血压110/70mmHg。脉弦滑，舌可。上方继服14剂后，停药观察。

按： 脉沉弦滑数，弦主风，滑主痰，数主热，沉主气，故诊为痰热生风，气机郁滞。痰热夹风上扰，则头晕头痛；扰于心而心悸、胸背痛；窜于经络则肢痛胀、腰髋酸。故予清化痰热，息风解郁。历经近3个月的治疗，在停降压药的情况下，血压得以平稳。

痰热何以生风？概经脉之舒缓，必气以煦之，血以濡之。若气或血虚，失于温煦濡养，经脉必拘挛而弦为风，此为虚肝风；若因邪阻，气机不畅，气血不能温养经脉，亦可脉拘弦而为风，此属实肝风。本案脉实，故为实肝风。

例26：郁火生风

孟某，男，42岁。

2006年9月8日初诊：高血压1年，服氨氯地平等降压药，控制在140～150/100～110mmHg左右，即刻测140/110mmHg。头慒面胀，目花，胸闷，右臂时麻，足冷，晨起恶心，大便溏，日3次。

脉沉弦滞而数，舌暗红苔白少。

证属：气滞热郁化风。

法宜：宣透郁热，息风。

方宗：升降散加减。

僵蚕15g	蝉蜕9g	姜黄12g	栀子12g
连翘15g	赤芍12g	葛根15g	桑叶10g

| 菊花 8g | 苦丁茶 8g | 薄荷 5g | 全蝎 10g |
| 蜈蚣 10 条 | 钩藤 15g | 地龙 15g | |

7 剂，水煎服，嘱停西药。

9 月 15 日二诊：症减，血压 130/90mmHg，脉转沉滑数，舌同上。上方加胆南星 10g、竹茹 8g、天竺黄 12g、黄连 8g。

10 月 14 日三诊：上方共服 28 剂，已无任何不适，血压 130/90mmHg。脉滑略数，舌略暗红。上方继服 14 剂。

按： 沉弦而滞，乃气机郁结；沉而数，乃火热内郁。郁火上攻而头懵胸痛，阳郁不达而足冷。便溏日 3 次，因脉为火郁，故此便溏不以脾虚看，乃郁火下迫使然。"火郁发之"，即祛除壅塞，展布气机，透热外达。方取升降散合栀子、连翘、桑叶、薄荷、葛根等，皆为透热而设。蜈蚣、全蝎、地龙、钩藤等息风解痉。在停降压药后，仍获效。

例 27：肝经郁火化风

赵某，女，69 岁。

2004 年 9 月 17 日初诊：血压高已六七年。头晕，恶心，视物模糊，急躁，小腹凉，四肢凉，转筋，食、眠、便可。服硝苯地平、异山梨酯、复方降压片、罗布麻，皆每日 3 粒。血压控制在 140/70mmHg。

脉沉弦躁数，舌红苔少。

证属：肝经郁火。

法宜：清透肝经郁火。

方宗：升降散合四逆散加减。

僵蚕 12g	蝉蜕 6g	姜黄 12g	大黄 4g
连翘 15g	栀子 9g	牡丹皮 12g	柴胡 7g
枳实 8g	白芍 10g	炙甘草 6g	钩藤 15g
天麻 15g			

嘱停西药。

2004 年 10 月 18 日二诊：上方加减，共服 28 剂，症已不著。血压 135/70mmHg。

脉弦滑数，躁数之象已除。舌尚可。

证属：风痰。

法宜：清热化痰息风。

方宗：天麻钩藤饮合黄连温胆汤化裁。

| 天麻 15g | 钩藤 15g | 生石决明 30g | 黄芩 9g |
| 栀子 10g | 川牛膝 12g | 瓜蒌 18g | 胆南星 12g |

| 竹茹 7g | 天竺黄 12g | 枳实 8g | 石菖蒲 8g |
| 僵蚕 12g | 桑叶 9g | 菊花 7g | 水红花子 12g |

14 剂，水煎服。

按：沉弦，是肝气郁结；躁数是火郁于内，故本案诊为肝经郁火。郁火上攻而头晕、视物模糊，肝火犯胃而恶心，扰心而急躁，走窜于筋而转筋，火郁于内而腹凉、肢冷。诸症皆可以肝火而得到合理解释，则肝经郁火之诊断无疑。方予升降散透达郁热，四逆散疏达肝郁，佐以天麻、钩藤息风解痉。在停降压药的情况下，血压并未反弹。

二诊脉已不沉，示气机已畅；脉转弦滑数，滑数为痰热，弦主风。痰热何来？缘热郁于内，可烁液成痰，痰热而生风，故二诊改清热涤痰息风。

脉未和缓，自行中止治疗，虽有感轻，恐难巩固。息风解痉药中未用全蝎、蜈蚣，非不当用，而是虑其经济负担。

例 28：肝热生风

杜某，女，43 岁。

2005 年 4 月 29 日初诊：患高血压近两年，靠降压药维持在 150/90mmHg。头晕，心悸，心急，腰痛，两臂麻，腿憋胀，寐差。

脉弦数，舌红苔薄黄。

证属：肝热生风。

法宜：清热平肝息风。

方宗：镇肝熄风汤加减。

生石决明 30g	怀牛膝 15g	龙胆草 5g	栀子 9g
牡丹皮 10g	生地黄 15g	白芍 15g	天麻 15g
夏枯草 18g	何首乌 15g	桑叶 9g	夜交藤 18g
钩藤 15g			

7 剂，水煎服。嘱停降压药。

6 月 3 日二诊：上方加生龙骨 30g、生牡蛎 30g、龟甲 18g、山茱萸 18g，共服 21 剂，尚头晕，他症减。脉弦数。血压 140/90mmHg。

继予上方 14 剂。

2007 年 1 月 8 日三诊：因病情好转，血压稳定，熬药麻烦，故停药。近因繁忙，又头晕，心慌，焦急，懊憹，臂麻，腰痛，寐差。脉弦且劲，舌红少苔。血压 170/90mmHg，未服降压药。

证属：肝肾阴虚，肝风陡张。

法宜：滋水涵木，平肝息风。

方宗：三甲复脉汤加减。

生龙骨 30g	生牡蛎 30g	炙鳖甲 18g	龟甲 18g
磁石 18g	怀牛膝 18g	赤芍 15g	白芍 18g
生地黄 15g	熟地黄 15g	山茱萸 15g	牡丹皮 12g
天麻 15g	僵蚕 15g	地龙 15g	全蝎 12g
蜈蚣 20 条	刺蒺藜 15g		

1月29日四诊：上方共服14剂，曾因感冒咳嗽，加黄芩10g、前胡10g。头晕已轻，下午脸胀，口干，他可。脉弦滑，舌偏红，苔薄黄腻。血压120/80mmHg。上方加茵陈18g、滑石15g，14剂，水煎服，后未再诊。

按：晕眩且脉弦数，故诊为肝热生风。肝风上扰而头晕、血压高；肝风走窜经脉而臂麻、腿胀，故予清热平肝息风。虽症减，然脉尚弦数，肝风未靖，自行停药，故一年后又反复。

隔年再诊，脉弦且劲，劲乃风象，肝风较前为重，故重用潜降息风之品。药后虽又减，但毕竟脉尚弦，恐日后再发。

西医判断高血压的疗效标准，主要依血压为据。而中医判断高血压的疗效亦有中医独特的标准。中医的标准是靠脉舌神色症综合判断，其中尤以脉为重。脉贵和缓，和缓是有胃气、有神、有根的反映，是阴阳调和的结果。所以，脉是否已然和缓，是中医判断病情转归预后的重要标志。

仲景于《伤寒论》开篇即云："脉静者为不传。"脉静即脉和缓也。当然，现代毕竟不同于古代，努力借鉴西医的知识，对中医大有裨益。所以高血压病，亦必测血压，进而分辨是原发还是继发，继发原因是什么，高血压程度属哪期等，对中医认识疾病、判断疾病程度、转归、预后、疗效都大有裨益。这不是学术异化，而是与时俱进，尽量汲取一切现代科学知识来丰富、发展中医。

但吾在治疗时，仍严格按中医的辨证论治体系来辨证、立法、处方，决不以西医理论来指导用中药，毕竟中医有中医的理论体系，抛开这一理论体系，充其量剩下一些药物及偏方、验方，严格来说，所剩的药物也不再是中药，脱离中医理论指导的药物，只能称自然药物，中医则荡然无存矣。

切莫轻视中医理论，它确实博大精深。张伯礼院士曾言："中医的优势在于中医理论。"此言确为卓识，我深表赞同。

例29：肝阳化风

任某，男，52岁。

1976年10月7日初诊：患高血压十余年，血压在180～210/100～120mmHg。头昏脑胀，烦躁易怒，口苦耳鸣，心悸腿软，面色紫红。

脉弦数有力。舌暗红，苔少。

证属：肝阳化风。

法宜：平肝息风。

蜈蚣 40 条	全蝎 10g	僵蚕 12g	生黄芪 15g
乳香 8g	怀牛膝 15g	龙胆草 9g	牡丹皮 12g
赤芍 12g	白芍 15g	生石决明 30g	女贞子 15g
旱莲草 15g			

3 剂后，蜈蚣增至 60 条，再 4 剂，症除。血压 140/86mmHg。后予六味地黄丸连服 3 个月，以巩固疗效。至 1979 年底，血压一直正常。

按： 用蜈蚣治高血压，学之于余冠吾先生治吾母一案。临床近五十年来屡用，确有较好的息风功效。用治实肝风，用量应大，一般在 20～60 条之间，曾最大用过 80 条，余伯龄先生曾用数百条。若用治虚肝风，量宜小，二三条足矣。

《本草纲目》谓蜈蚣治"小儿惊痫，抽搐脐风"。《医学衷中参西录》曰："蜈蚣之走窜之力最速，内而脏腑，外而经络，凡气血凝聚之处，皆能开之……其性尤善搜风，内治肝风萌动，癫痫眩晕，抽掣瘛疭，小儿脐风；外治经络中风，口眼歪斜，手足麻木。"张氏所论诚是。

关于蜈蚣毒性问题，我临床屡用，最多一剂 80 条，从未见毒性反应。1973 年我以 10 条蜈蚣为粉，一次吞服，除有草腥味外，别无不适，服后头脑清爽，仿佛睡了一大觉般。正如张锡纯所云："其性原无大毒。"

关于用法问题，皆以蜈蚣全虫入药，不去头足，不炒不炙，生者为佳。张锡纯先生曰："愚凡用蜈蚣治病，必用全蜈蚣也。"

例 30：气分热盛，气阴已伤

赵某，男，34 岁。

2006 年 2 月 21 日初诊：血压高、血糖高已 4 年。血糖空腹 8.4mmol/L，尿糖（++）～（+++）。血压 180/110mmHg，现服降压药控制在 145/90mmHg。头昏沉，耳鸣。饿时心慌无力，颤抖出汗，小腿酸软。现服二甲双胍、拜糖平、依那普利、硝苯地平。

脉滑数略大兼濡。舌嫩红，苔白少。

证属：气分热盛，气阴已伤。

法宜：清热养阴益气。

方宗：竹叶石膏汤加减。

麦冬 12g	西洋参 15g	石膏 18g	知母 6g
天花粉 15g	半夏 10g		

嘱停西药。

3 月 4 日二诊：上方加减，共服 56 剂。头欠爽，午后觉头热、耳热，他症已不著。血压 130/90mmHg，血糖空腹 7.4mmol/L。

脉沉弦细小，舌可苔薄白。

证属：阴虚阳气浮动。

法宜：滋阴潜阳。

方宗：三甲复脉汤加减。

生龙骨 18g	生牡蛎 18g	炙鳖甲 18g	龟甲 18g
怀牛膝 10g	白芍 15g	干地黄 12g	山萸黄 15g
牡丹皮 10g	地龙 12g	西洋参 15g	天花粉 12g

4 月 16 日三诊：上方共服 28 剂，头已不热，尚略头痛，腿无力，下午烧心、便溏。血糖 9mmol/L，嘱再服二甲双胍、拜糖平。血压 130/85mmHg。

脉沉弦小无力。舌淡暗，苔灰。

证属：气虚阳升不及。

法宜：益气升清。

方宗：升阳益胃汤加减。

党参 12g	生黄芪 12g	白术 10g	茯苓 12g
升麻 5g	柴胡 8g	羌活 8g	防风 8g
白芍 9g	川芎 7g	泽泻 12g	半夏 10g

5 月 17 日四诊：上方共服 28 剂，症除，脉缓滑。血压 125/80mmHg，停药观察。

按：案凡三变，皆据脉而变。

一诊脉滑数略大，乃气分热盛；兼濡且舌嫩红，乃气阴不足，故选竹叶石膏汤清热兼益气养阴。

二诊脉转沉弦细小，且症见头热、耳热。细小，乃阴气不足，脉弦而头耳热，乃阳气升动之兆，故方改三甲复脉汤养阴潜阳。血压尚可，血糖复升，故仍加服西药控制血糖。

三诊脉转弦小无力，乃气虚之象，故改益气升阳。前后历 4 个月的治疗，血压尚平稳，症除脉缓，故停药观察。

中医的特点之一是恒动观，病情不断变化，治则方药亦应随之而变。变与不变，脉诊无疑是重要依据，此案即如此。

例 31：热入血室

曾某，女，40 岁。宁晋州市人。

2006 年 5 月 22 日初诊：自 1996 年患肾盂肾炎，现每天无间歇头痛，精力不济，睡不解乏，食后易饥，膝软，易感冒。今年每于行经则寒热往来，经色暗，量少，有血块，小腹腔硬结，出现幻听幻觉。小便正常，下利日数次。现经行第 3 日，将净。血压 185/100mmHg。服复方降压片。

脉沉涩弦小，舌可。

证属：热入血室，瘀热郁阻，枢机不利。

法宜：和解少阳，疏解枢机，提取下陷之热邪，佐以活血。

方宗：小柴胡汤加减。

柴胡 12g	黄芩 10g	半夏 9g	党参 12g
生姜 5 片	大枣 5 枚	茜草 15g	红花 12g
青蒿 18g			

水煎服，4 剂，日 3 服。嘱停西药。

6 月 5 日二诊：头尚痛，他症减。脉沉涩滞，舌可。血压 145/85mmHg。上方加蜈蚣 6 条、全蝎 10g、僵蚕 12g、天麻 15g、刺蒺藜 12g、土鳖虫 10g。

6 月 26 日三诊：上方共服 14 剂。头痛已轻，白天日晒时尚痛。左耳鸣一年半，静时鸣。腰痛，夜卧喘憋胀，有时转筋。现正行经第 2 日，未见寒热、幻觉，小腹未硬但痛。脉小弦拘，按之减，舌可。血压 140/90mmHg。

因脉属阴脉，阳气不得发越，故改温阳益气息风。黄芪桂枝五物汤加减。

生黄芪 12g	桂枝 12g	白芍 12g	炙甘草 8g
大枣 6 枚	干姜 5g	吴茱萸 6g	蜈蚣 6 条
全蝎 10g	天麻 15g	木瓜 15g	

7 剂，水煎服。后未再诊。

按：经水适来适断，血室乍虚，适感外邪，邪热乘虚下陷血室，热与血结，小腹硬结；瘀热邪阻，气机不畅，枢机不利而寒热往来；瘀热上扰于心而幻觉，如见鬼状。主以小柴胡汤，疏达枢机，提取下陷之热邪，亦为逆流挽舟之法。加红花、茜草以化瘀，青蒿透其阴分之邪。药后血压在停降压药后不仅未升，反有下降，概因枢机畅达，气血通利，血压可降。疏达枢机，当亦为治高血压之一法，惜未再诊，不知远期疗效如何。

例 32：脾虚湿阻

王某，女，50 岁。鹿泉市人。

2006 年 4 月 7 日初诊：下肢肿（++），头脸亦肿，下午重，已半年多。头昏沉，身困重，时心悸，便溏，日 3 次，白带多。心彩超：左心大，二尖瓣及主动脉瓣关闭不全。心电图大致正常。尿检（−）。血压 130 ～ 150/90mmHg。现服美托洛尔、卡托普利。即刻血压 145/95mmHg。

脉沉缓滑，舌可苔白。

证属：脾虚，水湿蕴阻。

法宜：健脾温阳利水。

方宜：麻杏苡甘汤合实脾饮加减。

麻黄 7g	杏仁 10g	薏苡仁 10g	桂枝 12g
茯苓皮 30g	白术 12g	木瓜 12g	大腹皮 12g
草豆蔻 7g	泽泻 15g	炮附子 12g	干姜 6g

嘱停西药。

7月21日二诊：上方加减，共服98剂，症除，脉缓滑，舌可。血压125/70mmHg，停药观察。

按： 虚水停，阳气不布，清阳不升而头沉，清阳不实四肢而身困肢肿；水湿下注而为带、利。血压高，亦可因水饮而作，苓桂术甘剂等化饮诸方皆可为法。此仲景已有明训。

上案因水淫肌肤，头面及下肢均肿，用麻杏苡甘汤，发越阳气而利水湿。久用麻黄宁不伤其阳乎？因未用辅汗三法，麻、桂并不发汗，且合以附子、干姜，不虑其伤阳。

例 33：脾肾虚寒，寒热错杂

黑某，女，60 岁。

2006 年 10 月 16 日初诊：患高血压、肾盂肾炎、浅表性胃炎、阵发性室上速。服多种药物。现脘腹胀痛，背部发紧，嗳气，不欲食，头晕轰鸣，目胀，时冒黑星，心慌、气短，精力不济，小腹及腰下坠，大便干结，溲频余沥。

血压 160/95mmHg，尿检：潜血（++），红细胞 2～3 个。

脉弦细缓无力。舌嫩红齿痕，苔少。

证属：脾肾虚寒，寒热错杂。

法宜：温补脾肾，调其寒热。

方宗：半夏泻心汤加减。

半夏 12g	党参 12g	黄连 7g	干姜 6g
吴茱萸 6g	炮附子 10g	柴胡 8g	生黄芪 12g
炙甘草 6g	生姜 6 片	肉苁蓉 18g	

嘱停所有西药。

12月4日二诊：上方共服49剂，后14剂加全蝎10g、蜈蚣10条、天麻15g。胃部偶感不适，难以名状，食尚差。他可，血压130/85mmHg，尿潜血（±），红细胞偶见。

按： 细无力，乃少阴脉；缓而无力，乃太阴虚寒之脉；弦而无力，乃厥阴之脉，三阴经皆为虚寒。诸不足者，取之于中，故以半夏泻心汤治中为主。干姜温脾，吴茱萸温肝，附子温肾，三阴兼顾。

何以诊为寒热错杂？视其脉舌症，并无热征，何以用黄连？乃因脘痞也。

阴阳相交谓之泰，阴阳不交谓之痞，阴阳不交，乃寒热错杂，故中焦痞塞不通。

何以阴阳不交？上为阳，下为阴，脾土居中，斡旋一身之气机。脾虚，则斡旋不及，升降失司，阴阳不得相交，阴积于下而为寒，阳蓄于上而为热，致成寒热错杂、阴阳不交而为痞。典型半夏泻心汤证，当为湿热蕴阻中焦，脉见濡数，舌苔白腻而黄。热为阳邪，湿为阴邪，致寒热错杂。

党参、草、枣健中，干姜、黄连调其寒热，半夏燥湿且交通阴阳。本案以寒为主，并无热象可征，故以温阳为主；但毕竟已成痞，且积阴之下必有伏阳，故稍加黄连以清热，成辛开苦降之剂。

脾肾虚寒与高血压何涉？阳虚者，必阴寒内盛。虽为虚寒，亦主凝涩收引，血脉拘而为弦，血压乃高。温阳健脾，阳复阴霾散，诸症得缓，血压亦随之而降。方中加肉苁蓉者，取济川煎之法，温肾益精血以治便难。后又加全蝎、蜈蚣者，取其解痉息风之功。

例34：阳气弱，虚风动

董某，男，44岁。

2006年6月19日初诊：血压高已半年，服卡托普利。头晕，阵发性胸痛，气短，汗多，吸入之气觉凉，恶心欲吐，左上肢麻。即刻血压140/110mmHg，心电图大致正常。

脉弦无力，舌可。

证属：阳虚气弱，虚风萌动。

法宜：益气温阳，佐以息风。

生黄芪60g	炮附子15g	白术10g	党参15g
茯苓15g	桂枝12g	炙甘草7g	当归15g
蜈蚣10条	全蝎10g		

嘱停西药。

7月3日二诊：上方共服14剂，胸痛减，凉气少未已，头昏胀，目胀，晨起恶心，恶心时食道痛。脉仍弦无力，舌可。上方改生黄芪120g、炮附子30g。

9月8日三诊：上方加山萸萸30g，共服63剂。头晕、胸痛、汗多、肢麻均除，近1周入夜身躁热，黎明则退。溲断续无力。脉沉弦拘按之减，舌嫩红苔薄白。血压120/90mmHg。上方加肉桂6g、山萸萸30g、生龙骨30g、生牡蛎30g。

14剂，水煎服。

按：弦无力，乃阳气馁弱，经脉失于温煦而拘为弦，故诊为阳虚气弱，肝风萌动。阳气虚，清阳不达于颠，虚风窃踞阳位故头晕；蔽塞于清旷之野而胸痛、气短；津液失于固护而汗多；窜于经络而肢麻；阳虚胃寒而上逆，致恶心欲吐；温煦不及，吸入之气亦觉凉。诸症皆可用阳气虚弱解之，诊断当无疑虑，故放胆益气温阳，佐以解痉息风。累计共服70剂，生黄芪加至120g，附子加至30g。虑大剂益气温阳，易致虚阳浮动，故后又加山茱萸30g。

三诊时，症状及血压均有改善，但虚阳已动，致入夜身躁热。何以躁热？或虑其温补太过，致阳亢而热；或虑其阴虚不能制阳，阳浮而热。余据其脉弦无力，乃属阳气虚馁而热。阳虚者，阴寒本盛，入夜，乃阴盛之时，阴盛之疾，又得时令之助，阴气益盛，阳气不得下归宅窟，故而入夜身躁热。黎明阳气升，阴气退，阳气得以下潜水中，故黎明躁热退。故仍予益气温阳，更加肉桂引火归原，加山茱萸、龙骨、牡蛎，敛摄浮阳。

例35：虚寒脉痉

何某，女，44岁。

2006年4月25日初诊：患高血压半年，血压在140～150/90～100mmHg之间，现服施慧达半片/日，博苏1粒/日，已两个月，血压控制在正常范围。现唯觉乏力，他无不适。即刻血压115/75mmHg。

脉沉拘滞按之减，舌尚可。

证属：虚寒脉痉。

法宜：益气温阳，息风解痉。

生黄芪 40g	炮附子 10g	蜈蚣 20条	全蝎 10g
僵蚕 12g	地龙 15g	蝉蜕 9g	防风 8g
刺蒺藜 12g	蔓荆子 10g		

7剂，水煎服。嘱停降压药。

5月30日二诊：上方改为黄芪60g、炮附子20g，共服28剂。无任何不适。脉缓，血压110/80mmHg。上方再予10剂。服完后停药观察。

7月25日三诊：近来血压本已正常，然于7月22日下午，饮啤酒二瓶，感头晕痛欲吐、心慌，步履如醉，血压升至204/110mmHg，急诊入院，输甘露醇一日缓解。现尚觉头大。

脉弦细而劲，按之减，舌可。

证属：气虚，肝风内旋。

法宜：宜气升托，息风解痉。

生黄芪 60g	蜈蚣 20条	全蝎 12g	地龙 15g
僵蚕 15g	蝉蜕 10g	刺蒺藜 15g	蔓荆子 12g
干地黄 5g	赤芍 12g	白芍 12g	

10月13日四诊：服上方17剂，已隔一个半月，血压稳定于110/80mmHg，自行停药。经将行，血压波动，于上午时头欠爽，寐差。血压125/80mmHg。

脉弦细稍劲，舌可。

证属：肝肾不足，肝风内动。

法宜：滋肝肾，平肝息风。

方宗：三甲复脉汤加减。

生龙骨 18g	生牡蛎 18g	炙鳖甲 18g	龟甲 18g
白芍 18g	干地黄 15g	山茱萸 15g	僵蚕 15g
地龙 15g	全蝎 10g	蜈蚣 20 条	刺蒺藜 15g
夜交藤 30g			

14 剂，水煎服，已停药。知至今血压正常。

按：脉沉拘滞按之减，故诊为虚寒。阳虚阴寒内盛而脉拘，按之减乃阳气虚馁。同一沉而拘滞之脉，若按之有力者，余即断为寒邪凝痹，不论寒邪在里或在表，皆予发汗散寒，待寒解后，再依其脉症变化而变。若拘滞按之无力者，即断为阳气虚衰，法宜温阳益气以解寒凝，因属虚寒证，故不可再汗。若确为阳虚而又有客寒袭表或犯内者，其脉当弦紧按之减，此时可温阳散寒。本案脉沉拘滞，并无客寒所致之脉紧，故予温阳益气，未予辛温发汗。

本案以附子温阳，重用生黄芪益气升阳，且托举息风之品，上达颠顶，息风解痉。虽停降压药，血压一直控制在正常范围。

饮酒助其风阳，致血压陡升，待输甘露醇缓解后，脉转弦细而劲，按之减。细为阴虚，弦劲乃肝风内旋；然按之减，乃气虚，故予益气养阴息风。

经前血压波动，脉沉弦细稍劲，按之不觉无力，知为阴虚而肝风内旋，故方改为三甲复脉汤加息风之品。因此人系吾友之女，偶亦相见，知血压至今正常。

余仿余冠吾先生治高血压法，以大量黄芪治高血压。后来逐渐知道，确为气虚者，黄芪确能息大风，配蜈蚣治高血压，确有卓效。进一步认识到，学习他人经验，必须在辨证基础上应用，不能囫囵吞枣，不别虚实，全盘照搬。

例36：阴虚寒束

王某，女，20岁。本校学生。

2002年12月24日初诊：自今年4月献血时，发现血压高，145/95mmHg。未服药，现身酸痛，头痛胀晕，两太阳穴胀重，头痛已十多年，服脑宁片可缓解。月经40天一行。即刻血压150/90mmHg。

脉弦细拘紧而劲。舌较暗红，苔白。

证属：风寒外束。

法宜：疏风散寒。

方宗：九味羌活汤加减。

羌活 9g	独活 9g	防风 10g	苍术 10g
细辛 5g	白芷 9g	川芎 8g	黄芩 9g
干地黄 12g	炙甘草 6g	麻黄 5g	僵蚕 12g
蝉蜕 6g	葛根 12g		

3 剂，水煎服。

12 月 27 日二诊：药后未汗，脉症如上。上方加桂枝 9g、生姜 6 片。3 剂，水煎服。嘱 2 小时服 1 煎，啜粥温覆取汗。得汗后，余药改日 1 剂。

12 月 31 日三诊：服药 1 剂得汗，头晕痛、身酸痛减轻。血压 135/90mmHg。脉弦细稍劲，舌稍红，苔白少。

证属：肝肾阴虚，阳亢化风。

法宜：滋水涵木，平肝息风。

方宗：三甲复脉汤加减。

生地黄 12g	熟地黄 12g	山茱萸 12g	白芍 15g
怀牛膝 10g	牡丹皮 10g	五味子 5g	生龙骨 10g
生牡蛎 10g	生石决明 18g	炙鳖甲 18g	龟甲 18g
刺蒺藜 12g	钩藤 15g	僵蚕 12g	蝉蜕 7g
地龙 15g	全蝎 10g	蜈蚣 5 条	夏枯草 15g

2002 年 1 月 22 日四诊：上方共服 21 剂，症除。血压 125/85mmHg。脉弦细不劲，舌嫩红少苔。

证属肝肾阴虚未复。六味地黄丸 2 丸，日 2 次，连服 1 个月，开学后来告，一直很好，血压 120/70mmHg。

按：脉拘紧，头身痛，虽无恶寒，发热，亦属风寒束表。予九味羌活汤，本治外感风寒之常用方剂，因未用辅汗三法，服后未汗。再服加辅汗三法，1 剂而汗。汗出紧除寒解。汗后阴伤，致脉弦细而劲，此肝肾阴虚，肝风内旋之脉。何以一汗而阴伤？盖固有阴虚而风寒羁留不解，未汗之前已有弦细而劲之象。此细，或为阴虚，或为邪束而细。因未考虑献血之后，外邪乘虚而袭，只重散邪，未注意阴血不足，故一汗而阴伤，阳亢化风。

病转肝肾阴虚，阳亢化风，故转予三甲复脉汤加息风之品，血压平复。因脉尚细，阴未复，故予地黄丸连服 1 月，阴血复而血压稳定。

例 37：肝肾阴虚，阳亢化风

王某，男，53 岁。晋州市人。

2006 年 2 月 17 日初诊：头晕，心慌，卧则甚，口干，踝肿，食眠可，便调。血压 170/100mmHg，未服降压药物。空腹血糖 9.7mmol/L。心电图：心率 95 次 / 分，ST、Ⅱ、$V_4 \sim V_5$ 降低，T、aVL、L 平。

脉弦硬盛大，频促，舌嫩红少苔。

证属：肝肾阴虚，阳亢化风。

法宜：滋肝肾，平肝潜阳息风。

方宗：三甲复脉汤加减。

生龙骨 30g	生牡蛎 30g	炙鳖甲 30g	龟甲 30g
干地黄 15g	白芍 15g	山茱萸 15g	麦冬 12g
炙百合 18g	怀牛膝 15g	丹参 18g	地龙 15g
黄连 10g	夏枯草 18g	五味子 6g	

4月27日二诊：上方加减，共服63剂，尚偶有心悸，他症已除。血压130/90mmHg，心电图大致正常，心律整，脉弦滑，舌嫩红少苔。上方加沙参18g、炙甘草9g。14剂，水煎服。

按：脉弦且硬，肝失柔，阳无化风，从阳求阴，乃阴虚不制；脉促者，乃风阳扰心，法当滋潜，平肝息风，风阳息，则血压渐降，心电图亦随之好转。此类脉象，多见于动脉硬化者，须坚持治疗尚可。

例38：肝肾阴虚，肝风内动

杨某，女，33岁。

2005年4月1日初诊：产后5个月，孕前血压正常，妊期血压渐高，产后仍高，波动在150～170/90～110mmHg之间，服异山梨酯、复方降压胶囊等。头晕头鸣，目花，心慌，寐差，膝软，手指尖麻。即刻血压150/90mmHg（药物控制）。心电图大致正常。

脉沉弦细而劲，舌嫩红苔少。

证属：肝肾阴虚，肝风内动。

法宜：滋肝肾，平肝潜阳息风。

方宗：三甲复脉汤加减。

干地黄 15g	山茱萸 18g	白芍 15g	牡丹皮 12g
炒枣仁 30g	地龙 15g	僵蚕 12g	钩藤 15g
全蝎 10g	蜈蚣 10 条	生龙骨 18g	生牡蛎 18g
生石决明 18g	桑叶 9g	菊花 7g	炙鳖甲 18g
龟甲 18g			

嘱停西药。

9月26日二诊：上方加减，共服140剂，症已不著，血压110/70mmHg。脉弦滑，停药观察。

按：脉细而劲，状如琴瑟弦，乃肝亢化风；细乃阴虚不柔，木失水涵。妇人产后三大病，痉乃其一也，皆因阴血伤所致。

方宗三甲复脉汤合平肝息风之品，幸能坚持治疗，终使血压平复。临床所见，高血压以阴虚阳亢化风者为多，倘以此法加减，坚持治疗，当能取效。

例39：肾虚风动

张某，男，78岁。

2002年8月17日初诊：10年前患脑出血，继又脑梗4次。血压高，服降压及利尿药，血压维持在180/90～100mmHg左右。现头晕，走路蹒跚，行如踩棉，足肿（++），多眠睡，食可，便调。即刻血压175/95mmHg。

脉弦，右较硬。舌暗红，苔中黑润。

证属：肾虚风动。

法宜：益肾息风。

方宗：地黄饮子加减。

熟地黄 12g	山茱萸 15g	麦冬 10g	五味子 5g
巴戟天 12g	肉苁蓉 12g	鹿角胶 15g	石菖蒲 9g
远志 9g	茯苓 15g	炮附子 10g	肉桂 6g
天麻 15g	蜈蚣 20条	全蝎 10g	

嘱停服西药。

8月31日二诊：上方共服14剂，头晕，走路略有好转，足已不肿。喘憋，便稀，日三四次，食即登圊，身下坠，下肢软。血压135/75mmHg。脉左缓滑，右弦滑稍硬。舌暗苔黑润。

证属：肾虚，痰泛化风。

法宜：益肾化痰息风。

方宜：地黄饮子合二陈汤加减。

熟地黄 12g	山茱萸 15g	巴戟天 12g	仙灵脾 10g
石菖蒲 8g	肉桂 5g	炮附子 9g	益智仁 10g
肉蔻 10g	陈皮 9g	半夏 12g	茯苓 15g
蜈蚣 10条	全蝎 10g	天麻 15g	山药 15g

14剂，水煎服。

按： 河间地黄饮子治风痱、肾虚痿厥，乃阴阳双补之方。此例行走蹒跚如踩棉，身前倾且下坠，骨痿不立，皆肾虚所致。肾虚而厥，屡发中风、头晕，血压居高不下。

何以不见尺弱肾虚之脉？乃下虚者上必厥，厥气逆于上而脉弦硬。脉强不柔，乃真气外泄之征，此非实脉，恰为虚脉，故诊为肾气虚惫，予地黄饮子双补阴阳。

二诊喘憋，乃肾不纳气；食即登圊，乃关门不利，故仍宗地黄饮子加固肾之品。肾虚痰泛，脉见滑，加二陈汤化痰。惜未坚持治疗，中途而辍。

例40：肝肾阴虚，肝风内动

贾某，男，46岁。衡水市人。

2007年1月8日初诊：住院诊为冠心病、心动过速、高血压，痛风第3次发作，现足痛，行走困难，出汗多，头晕，心悸，胸闷痛，烦躁寐差。心电图：T波广泛低平、倒置，心率120次/分，血压150/100mmHg，尿酸471mg/dL。脉沉弦细数。舌嫩绛红苔。

证属：肝肾阴虚，肝风内动。

法宜：滋补肝肾，平肝息风。

方宗：三甲复脉汤加减。

生龙骨30g	生牡蛎30g	炙鳖甲30g	龟甲30g
白芍18g	干地黄15g	山茱萸15g	五味子5g
怀牛膝10g	桂枝10g	炙甘草8g	浮小麦30g
丹参18g			

3月23日二诊：上方共服60剂。痛风止，他症除。心率84次/分，血压125/90mmHg，尿酸439mg/dL。脉弦细而拘。舌红苔少。上方加蜈蚣10条、全蝎10g、天麻15g。

8月6日三诊：上方共服120剂，症除。心电图已连续4次均正常。血压115/80mmHg，尿酸382mg/dL，心率72次/分。脉弦缓略细，舌淡红。停药观察。

按：弦细数减，且舌嫩红绛少苔，故诊为肝肾不足，肝风内动。风旋于上而头晕，风阳扰心而心悸、寐不安、烦躁、胸痛，风阳升泄而汗出，走窜经络而足痛，诸症皆可以风阳而得到解释，因而诊断无疑。方选三甲复脉汤，滋肝肾，平肝潜阳，再诊加息风之品。共服180余剂，血压平稳，心电图正常，尿酸降至正常，停药观察。

例41：肾虚阳浮

某男，60岁。

2005年4月26日初诊：面色红暗，头晕耳鸣，鼻中如火，盗汗如洗，腰痛，足冷如冰，下肢肿（++），手如刺，寐差，食可。即刻血压214/126mmHg，服多种西药。

脉弦数而涌，两尺沉弦细急。舌淡暗。

证属：肾虚阳浮。

法宜：补肾敛阳，引火归原。

方宗：地黄饮子合三甲复脉汤加减。

生龙骨 30g	生牡蛎 30g	炙鳖甲 30g	龟甲 30g
怀牛膝 15g	石斛 15g	麦冬 15g	干地黄 15g
五味子 6g	山茱萸 30g	肉苁蓉 12g	巴戟天 12g
石菖蒲 7g	远志 9g	茯苓 15g	肉桂 6g
炮附子 6g			

嘱停全部西药。

7 月 8 日二诊：上方加减，共服 62 剂。头木，目昏花，腰时痛，牙龈肿，刷牙时出血，耳鸣，他症除。血压 110/65mmHg。脉弦滑数，尚有涌动之势。上方加白芍 18g、磁石 18g，继服 28 剂，血压稳定于 120/80mmHg，停药。

按： 弦数而涌，乃阳亢之脉。阳何以亢？从阳求阴，乃阴虚不制也。阳浮于上，则头晕耳鸣、盗汗如洗、鼻中如火。尺沉弦细急，乃肾亏于下，致腰痛、足冷、下肢肿，呈上热下寒之势。阳既已浮，予三甲复脉汤滋潜之；肾既已亏，宗河间地黄饮子益肾。用桂、附者，一可阳生阴长，化源不竭；一可引浮游之火下归宅窟，火归水中，水生木，阳潜风宁。

例 42：阴虚阳亢

王某，女，68 岁。

2002 年 10 月 23 日初诊：高血压已十余年，靠降压药控制，感头晕痛，心如悬，眼疲劳，目眶痛，口鼻干，无力，便干。即刻血压 170/120mmHg。

脉滑数而上涌，阳脉旺，尺略弱。舌淡暗瘀斑。

证属：阴虚阳亢。

法宜：滋阴潜阳。

方宗：三甲复脉汤加减。

生龙骨 30g	生牡蛎 30g	炙鳖甲 30g	龟甲 30g
干地黄 18g	白芍 18g	山茱萸 18g	玄参 18g
何首乌 18g	怀牛膝 15g	桃仁 12g	红花 12g
炙百合 18g	牡丹皮 12g		

嘱停服西药。

11 月 14 日二诊：上方共服 21 剂，症减，便已不干。血压 140/65mmHg。阳脉见敛，上涌之势略轻，两尺差，舌淡暗，有瘀斑，苔少。为求阳生阴长，且引火下归宅窟，故加肉桂 4g、炮附子 4g、五味子 5g。

12 月 7 日三诊：上方又服 21 剂。症除，血压 130/80mmHg。

脉缓滑，上涌之势已平，尺略差。嘱服杞菊地黄丸，每次 1 丸，日 3 次，连服 1 个月。

按： 涌且阳旺，乃阳浮于上。从阳求阴，阳之浮，缘阴虚不制，故予三甲复脉汤滋阴潜阳。

二诊因两尺差，虽阴不制阳，但阴损及阳，应佐温阳之品，一可阳生阴长；一可引浮游之阳下归宅窟，此即景岳所云之"善补阴者，必于阳中求阴，则阴得阳升而泉源不竭"。尝见医者多引用此句，补阴之中屡加补阳之品或补阳之中屡加补阴之品，而未分何时当加，何时不当加。景岳云："以精气分阴阳，则阴阳不可离；以寒热分阴阳，则阴阳不可混。"景岳认为："凡阳虚多寒者，宜补以甘温，而清凉之品非所宜；阴虚多热者，宜补以甘凉，而辛燥之类不可用。"

此案久病且尺弱，虽以阴虚为主，阳必亦伤，故滋阴之时酌加温阳之味，取阳生阴长之意。

本案之高血压，何以不加息风之品？因病机为阴虚阳气浮动，并未形成脉弦细而劲之肝风，故未加息风之品，且阳升动，再加风药走窜，于病无益，反动其阳，故不用风药。

第三章 发 热

第一节 概 述

发热是常见症。吾初临床，见发热，只知清热解毒、发汗解表，误治者屡屡，甚至死亡。在儿科时，有种渗出性体质患儿，肥胖色白，素体阳虚，在患麻疹时，不能托疹外透，皆高热，体温41℃以上，合并肺炎、心衰，心率可达260次/分以上。余以为高热疹出不透，仍宗《医宗金鉴》法，予竹叶柳蒡汤加石膏、羚羊角治之，先后7例皆亡。后见《中医杂志》有篇报道，言此为阳虚不能托疹，当予温托之法，予参附汤，遵而用之，后之11例皆愈。此教训刻骨铭心，每忆及此，扼腕长叹，吾实乃庸医杀人。

关于热的概念，中西医有别。中医之热，是指一组特异症状，如身热、烦躁、口渴、溲赤、便干、舌红、苔黄、脉数、面赤等，体温或高或不高。西医是以体温计的度数为标准，超过37℃即为发热。中西医关于热的概念虽有别，但有重叠。中医因外感引发的热证，一般体温亦高，内伤发热亦有高者。本章所论之发热，全部是指体温高者。

《内经》对所有的发热，有着高度概括，曰："阳盛则热。"所有的发热，皆依此而解。当然，这种阳盛，可分虚实两大类，即实热与虚热。热的来源，分为外感与内伤两大类。所以我治疗发热总体思路是分虚实两大类：发热而脉实者，属实热，以祛邪为主，此邪包括六淫、七情、气血痰食瘀等；脉虚而热，则属虚热，包括阴阳气血之虚，以扶正为主；尚有虚实兼杂者，则祛邪扶正，两相兼顾，务求阴阳平和。

实热者：邪在太阳，则寒热并作，脉浮缓或沉紧，或浮紧，必按之有力。邪在阳明者，但热不寒，脉洪大或沉实，伴有阳明的脉征、舌征、腹征。邪在少阳者，乃半虚半实，寒热往来或但热、潮热，脉弦，且有少阳经腑不利的见证。邪入少阴可寒化、热化。寒化者，可阴寒内盛，格阳于外而为热，此真寒假热；热化者，可水亏火旺，亦可转阳证。邪入厥阴者，为寒热胜复，亦可转阳证。至于温热之邪而发热者，只有气血之分，理由已述于拙著《温病求索》。热邪在气分者，治同伤寒阳明证。阳明为成温之渊薮，非清即下，非下即清。热入营血者，皆为气血两燔，大法宜清气凉血散血。热浮游于阳明经者，脉浮数洪大；阳明腑实者，脉沉实；热入阴经者，脉沉细躁数。湿热者，当遵薛生白的正局与变局，化湿清热，若已化热化燥伤阴，外兼少阳三焦，内兼厥阴风木，则治同温热。

虚热者：气虚者，阴火动，君火不明，相火代之，已虚之气浮动而为热。此种热可仅为自觉症状，亦可体温高；体温可为低热，亦可呈高热，反复发作；可持续数月，乃至数年。此热，必伴脉虚及气虚之见证，法当甘温除热。血虚者，气失依恋，气浮动而为热。除血虚不濡、不荣之见证外，必与气虚之症并见，法当益气养血。阳虚者，阴寒内盛，格阳于外而为热，此即阴盛格阳，或真寒假热，或称龙雷火动。此热，可为自觉症状，亦可为高热，体温可高达40℃以上，持续数日、数月。此热，不可水灭，不可直折，当引火归原。阴虚发热，因阴虚不能制阳，阳气浮动而为热，其特点为夜热早凉，五心烦热，骨蒸潮热，伴阴虚之见证。法当滋阴潜阳。此热，可仅为自觉症状，亦可体温高。

郁热者，属实热，或虚实相兼，乃火热内郁，阳气不得外达。其特点为脉沉而躁数，舌红，症见外寒内热，治当遵"火郁发之"。

因本人主要在门诊应诊，且主治心脑血管病，发热急症者寡。早年在病房的许多高热病例未能保存，故所列诸案难窥全貌，然从中亦可见中医辨治发热之一斑。本节收入学生病案较多，因急性发热而来门诊就诊者，以学生为多，故录之。这些发热，虽非重症，但亦有辨证价值。转录10例已发表于拙著《相濡医集》的病案，意在尽量反映发热的辨治全貌。郁热及小柴胡证发热者，另有专章，可互参。

第二节 医案举隅

一、外感发热

例1：太阳伤寒

杨某，男，21岁，学生。

2007年3月12日初诊：发热4天，体温38.5℃，恶寒，无汗，头身痛，食差，便可。

脉紧数。舌稍红，苔薄白。

证属：寒邪束表。

法宜：发汗散寒。

方宗：麻黄汤加减。

麻黄 9g　　　　桂枝 9g　　　　杏仁 10g　　　　炙甘草 6g

生姜 6 片

2 剂，水煎服，3 小时服 1 煎，温覆取汗，得畅汗停后服。

隔日告曰，服 1 煎，即得汗而解，余药未服。

按：吾屡用麻黄汤发汗治表寒者，其效颇捷，主要掌握发热、恶寒、无汗、脉紧。寒束于表而脉紧者，多沉而不浮。寒主收引敛泣，气血闭阻，故而脉沉。正如《四诊抉微》所云："表寒重者，阳气不能外达，脉必先见沉紧。""岂有寒闭腠理，营卫两郁，脉有不见沉者乎。"故知，沉亦主表。

脉紧数者，数脉从紧，不以热看。因寒闭阳郁而脉数，紧去数自已，故不加寒药清热。

例 2：夏日伤寒

张某，男，34 岁。

2007 年 8 月 2 日初诊：暑热难耐，20 日前卧地而眠，吹电扇，凌晨恶寒发热，无汗，头身痛，胸脘满闷，恶心欲吐，下利日三四度。体温 38.7℃，午后升至 39.8℃。曾输液、服药，未能痊愈，迁延至今。体温仍在 38.5℃ 左右，恶寒无汗，头昏沉，胸脘满闷，周身酸楚，倦怠无力，嗳呃不食，大便稀溏。

脉沉滞，舌苔薄腻微黄。

证属：伤寒夹湿。

法宜：散寒解表，化湿畅中。

方宗：五积散加减。

麻黄 7g　　　　苍术 10g　　　　白芷 8g　　　　赤芍 12g

白芍 12g　　　　当归 12g　　　　川芎 8g　　　　炒枳壳 9g

桔梗 10g　　　　桂枝 10　　　　川厚朴 9g　　　　陈皮 9g

半夏 10g　　　　茯苓 15g　　　　生姜 6 片　　　　葱白 1 茎

2 剂，水煎服。2 小时服 1 煎，啜粥，温覆取汗。汗未透，隔 2 小时再服，得汗停后服。

8 月 4 日二诊：当夜畅汗，寒热、身痛已解，尚头沉，胸脘满闷，倦怠乏力，纳呆便溏。脉濡滑。舌苔白。此寒已解，湿未净，予藿香正气散合平胃散善后。

167

按： 贪凉饮冷，寒邪袭之，湿蕴于中。虽有香薷饮等方，莫若五积散力宏，表里相兼，虽于夏日，不避麻黄，脉沉滞，乃寒邪凝泣之象，有是证用是药，有故无殒。

例3：刚痉

孙某，男，2.5岁。

1978年3月5日初诊：昨因玩耍汗出感受风寒，于晨即恶寒发热，喷嚏流涕，体温39.8℃，灼热无汗，头痛烦躁，手足发凉，突然目睛上吊，口噤手紧，抽搐约3分钟。今晨来诊。见面色滞，舌苔白，脉弦紧数，诊为刚痉。予荆防败毒散加僵蚕2剂，3小时服1煎。翌日晨，周身汗出热退，抽搐未作。

按： 痉证的基本病理改变是筋脉拘急。正如《内经》所云："筋脉相引而急，病名曰瘛。"尤在泾云："痉者强也，其病在筋。"吴鞠通于《温病条辨·解儿难》论痉篇中更明确指出："痉者，筋病也。知痉之为筋病，思过半矣。"真是一语破的。抓住"痉为筋之病"这一本质，就掌握了痉证的关键。痉证无论寒热虚实，轻重缓急，各种不同原因所诱发，皆因筋脉拘挛所致。没有筋的拘挛牵引，就不会发生痉病。

筋脉的柔和，须阳气的温煦，阴血的濡润，二者缺一不可。造成阳气不得温、阴血不得濡的原因，不外虚实两大类。实者，或为六淫、痰湿气血阻于经脉，或因惊吓、恚怒、忧思、虫积、食滞等扰乱气机，使阳气不布，阴血不敷，筋脉失养而拘急为痉；虚者，可因正气素虚，或邪气所耗，或汗、吐、下、失血，或因误治伤阴亡阳，使阴阳气血虚弱，无力温煦濡养筋脉，致筋急而痉。

治痉之法，要在祛除致痉之因，此"治病必求其本"之谓。诚如吴鞠通所言："只治致痉之因而痉自止，不必沾沾但于痉中求之。若执痉以求痉，吾不知痉为何物。"

此案之痉，乃汗出腠理开疏，风寒袭于肌表，致腠理闭郁，邪壅经络，阴阳气血不能畅达，致筋失温煦濡养而痉。治当宣散表邪，祛其壅塞，气血通达，其痉自止。方用荆防败毒散而未用葛根汤者，二者机理相通，唯败毒散较和缓些，少些偏弊，于稚嫩之体更相宜。

例4：喘痫

董某，女，10个月。

1965年4月1日初诊：患腺病毒肺炎，高热7日不退，现体温39.7℃，咳喘痰鸣，呼吸气憋，烦躁惊怵，腹微胀满，便稀而黏，日五六行。

脉浮数有力，舌红苔白少津，唇干紫暗。

证属： 温邪闭肺，肺热下移大肠。

方宗： 升降散合葛根芩连汤加减。

僵蚕 6g	蝉蜕 2g	姜黄 3g	大黄 2g
葛根 4g	黄芩 3g	黄连 3g	连翘 7g
杏仁 2g	桔梗 3g	羚羊角 1g（先煎）	

2 剂，不拘次数频服。

4 月 2 日二诊：药已服尽，昨夜身见微汗，今晨体温 38.4℃，咳喘稍平。原方加芦根 10g，再进 2 剂。

4 月 3 日三诊：遍身汗出，手足皆见。身热 37.3℃，呼吸已不憋气，咳喘大减，尚有痰鸣，已思食，喜睡。脉虽尚数已见缓，舌红苔少。拟养阴清热以善后。

芦根 10g	前胡 4g	冬瓜仁 10g	石斛 6g
炙杷叶 4g	瓜蒌皮 5g	石膏 5g	杏仁 3g
麦冬 4g	竹叶 3g		

3 剂，药尽而愈。

按： 腺病毒肺炎，属中医咳喘、肺胀范畴，虚实寒热皆有之。此例为温邪闭肺，表气不通，咳喘无汗，肺热下移大肠而作利。方取辛凉宣达肺郁，苦寒清泄里热。侯遍身絷絷汗出，则邪热透达，里解表和矣。

腺病毒肺炎，主要症结在于肺闭，多伴有高热、咳喘、痉厥、肺实变，并心衰、胸腔积液、心包积液等。究其病机，乃虚实寒热、表里阴阳皆有，不可概以温病论之。余治此证，辛温散寒者有之，益气扶正者有之，温阳化饮者有之，表里双解者有之，荡涤热结者有之，清解肺胃者有之，方无定方，法无定法，要在辨证，谨守病机。不论何法调理，若是遍身持续微微汗出者，则知表解里和，大功成矣。

例 5：麻疹喘痢

司马某，女，1.3 岁。

1964 年 4 月 7 日初诊：发热已 6 日，颈项及耳后疹密而紫黯，身躯疹稀少。咳喘气粗，烦热渴饮，下痢赤白，日十余行。

脉数大，舌红苔黄腻。

此热毒夹滞壅结于内，疹出不透。急当清泄热毒，畅达气机，佐以消导，予增损双解散加减。

僵蚕 7g	蝉蜕 3g	姜黄 4g	酒大黄 3g
桔梗 3g	防风 3g	薄荷 3g	葛根 6g
黄芩 4.5g	黄连 4.5g	栀子 4g	石膏 8g
紫草 10g	槟榔 4.5g		

1 剂，疹即出透，喘、痢、热皆减。

169

按:《医宗金鉴》云："疹宜发表透为先，最忌寒凉毒内含。"麻疹贵在出齐，疹色红活，使郁伏于内之疹毒尽达于表而解。若过用寒凉，必冰伏气机，表气郁闭，疹不能透达。或疹乍出，受风寒，服药过凉，或用解热镇痛药，或输液液体凉，均可使疹没，疹毒转而内攻，喘闷痉厥，变证丛生。然热毒盛者，又当断然清透，不可因循跡蹰。

此例疹甫露即暗紫，热毒内盛明矣。郁热上攻于肺而为喘，夹滞下迫大肠而为痢。热毒壅盛，气机不畅，疹不能透发。予双解散，内清外透，使热分消，加紫草活血散瘀。毒热得透，疹即出齐，喘利顿减。

例6：热郁于肺

尚某，女，学生。

2006年4月28日初诊：发热1周，体温39℃，咳嗽，不恶寒，胸骨痛，鼻塞，月经方净，无腹痛胀硬，便可。

脉沉滑数兼弦，舌偏淡暗苔白。

证属：热郁于肺。

法宜：清透肺热。

方宗：麻杏石甘汤合升降散加减。

麻黄7g	石膏20g	杏仁9g	炙甘草6g
僵蚕12g	蝉蜕6g	姜黄9g	大黄4g
栀子9g	豆豉10g	连翘15g	

3剂，水煎服，日4服。

4月30日二诊：药后微汗出，热退，偶咳。脉缓滑，舌可，停药。

按: 外感7日，邪已化热，郁伏于里。何以诊为郁热？以其脉沉而滑数。沉主气、主里，乃气机郁遏，热邪内郁。热郁于肺，肺失宣而咳，咳重而胸痛。麻、杏、石膏清宣肺热，升降散清透郁热，更合以栀子汤加连翘，清透胸膈之郁热。三方相合，热透肺宣而愈。

例7：阳明腑实

张某，男，53岁，干部。

1977年4月22日初诊：高热40℃，入院后高热又持续10天。曾做了各种检查，未明确诊断，仍是高热待查，用过多种高级抗生素，热依然不退，请余会诊。灼热无汗，头痛肢凉，口舌干燥，腹胀满疼痛拒按，大便已7日未解。

舌红苔燥黄，脉沉实数。

此典型的阳明腑实，予调胃承气汤加减。

生大黄12g	芒硝30g	玄参30g	生甘草6g

2剂，6小时服1煎。

下午开始服药，仅服1剂便解，初为便硬，后为溏便，共便3次。腹胀痛顿轻，周身微微汗出，身热渐降。至夜半体温已降至正常，翌晨病若失。嘱余剂停服，糜粥调养，勿油腻厚味，恐食复。

按： 阳明热结，身热燔灼，必逐其热结。腑气通，气机畅，津液乃布，反见津津汗出，此乃正汗，标志里解表和，故身热渐退。热退之后，疲乏无力，乃壮火食气所致。此时切忌厚味滋补，恐为食复。

例8：发颐神昏

刘某，男，11岁。

1993年5月12日初诊：5日前患腮腺炎，右颊部肿大，高热不退，已住院3日，体温仍40.5℃。昨晚出现惊搐、谵语、神志昏昧。其父母与余相识，异常焦急，恳请往院诊视。碍于情急，姑以探视身份赴院诊治。大便两日未解，睾丸无肿大。

脉沉数躁急，舌暗红，苔薄黄而干。

此少阳郁热内传心包，予新加升降散加减。

僵蚕9g	蝉蜕3g	姜黄5g	大黄4g
淡豆豉10g	焦栀子7g	黄芩8g	连翘12g
薄荷5g	马勃1.5g	板蓝根10g	青蒿12g

2剂，神清热退，颐肿渐消。

按： 此为热郁少阳，少阳郁火循经上行而发颐。少阳枢机不利，郁热不得透达，逼热内陷心营而见谵语、悸搐、神志昏昧。经云"火郁发之"，王冰以汗训发，过于偏狭。发者，使郁火得以透发而解之意。景岳喻为开窗揭被，赵绍琴老师喻为吃热面，须抖搂开热才可散。火郁的治则，赵绍琴老师总括为"祛其壅塞，展布气机"，气机畅达，热自易透达于外而解。

如何"祛其壅塞，展布气机"？视其阻遏气机之邪不同，部位之异，程度之别而祛。寒邪者当辛温散之，湿邪者当化之，气滞者当疏之，热结者当下之，瘀血者当活血祛瘀。邪去气机畅达，郁火自易透于外而解。

透邪固为其要，然既有火热内郁，亦当清之，故余治郁火，概括为"清透"二字。透者，即祛其壅塞展布气机，清者即清泄郁伏之火热。郁火之清，不同火热燔灼者，不能过于寒凉，以防冰伏气机，使郁热更加遏伏，必以透为先，佐以清之。

此案是少阳郁火、内逼入心，故以透散少阳郁火为主，热得透达，神自清。王孟英曰："凡视温证，必察胸脘，如拒按者，必先开泄。""虽舌绛神昏，但胸下拒按，即不可率投凉润，必参以辛开之品，始有效也。"柳宝诒亦云："凡遇此等重症，第一为热邪寻出路。"邪虽入营，以其郁热未解，不可率用凉开，亦必求其透转，疏通气机，透发郁火。

例9：热极生风

周某，男，1岁。

1964年5月12日初诊：1周前发热出疹，疹没已3日，身热不退，体温39℃～40℃，昨日抽搐3次，予抗生素、镇静剂、输液、降温等未效，昨夜今晨又抽搐4次，乃邀会诊。诊见灼热无汗，头项后屈，哭闹烦躁，时目睛上吊，口紧。

舌红苔黄少津，脉数疾。

诊为热极生风，津液已伤，予泻青丸加减。

龙胆草 2g	栀子 4.5g	川芎 1.5g	生地黄 7g
僵蚕 6g	钩藤 6g	全蝎 3个	

次日仍抽，上方改栀子6g，加生石膏12g、羚羊角1.5g（先煎）。1剂减，2剂止。后予养阴清热、平肝息风之剂调理而愈。

按：以其脉数疾、舌红、身灼热，断为热极生风。当清热息风，热清则风息。转以养阴清热，因热盛阴伤，热退后阴伤显露。

例10：热入血分

赵某，男，22岁，大学生。

1989年11月18日初诊：患再障住院已半年，鼻衄、齿衄、斑疹，屡发高热。每周须输血1～2次，家中告债累累。由我校在该院实习学生介绍请余诊治。鼻衄不止，以药棉充填压迫，鼻如蒜头，血从后鼻腔溢于口中，高热39℃，躯干四肢斑疹甚多，口渴，面色㿠白。检前方，除西药外，中药多为温补，或清热凉血中杂以温补。化验血红蛋白3～4g/dL，红细胞100万/mm³，白细胞2000/mm³，血小板2万/mm³。舌淡，脉洪大躁数。

此血热炽盛，迫血妄行，予清瘟败毒饮主之。

生石膏 40g	知母 9g	黄连 10g	黄芩 10g
栀子 12g	大青叶 10g	玄参 15g	生地黄 15g
牡丹皮 12g	赤芍 12g	槐花 30g	紫草 30g
小蓟 30g	蒲公英 30g	水牛角 30g（先煎）	

1990年1月23日二诊：上方加减共服60余剂，已不须输血，鼻衄止，牙龈萎缩，刷牙时有出血，未再发热。四肢尚有散在之小出血点，腰酸。脉已见敛，尚滑数，按之较软。血红蛋白12.5g/dL，白细胞3900/mm³，中性粒细胞52%，淋巴细胞48%，血小板5.3万/mm³，红细胞380万/mm³，此血热未靖，虚象初露。

生石膏 30g	知母 6g	黄连 9g	黄芩 9g
栀子 9g	大青叶 10g	玄参 15g	生地黄 15g

| 牡丹皮 12g | 赤芍 12g | 槐花 30g | 紫草 30g |
| 小蓟 30g | 山茱萸 12g | 狗脊 15g | 水牛角 30g（先煎） |

6月2日三诊：上方加减服约4个月，脉舌正常，面亦红润，无任何症状，长跑六七百米后觉腿酸，检查其他均已正常，唯血小板较低，6.5万/mm³。

生石膏 30g	知母 6g	牡丹皮 10g	赤芍 10g
紫草 30g	槐花 30g	太子参 12g	山茱萸 12g
熟地黄 12g	山药 12g	枸杞子 10g	鹿角胶 15g
狗脊 18g	川续断 15g		

8月28日四诊：血红蛋白12.1g/dL，红细胞470万/mm³，白细胞4700/mm³，血小板13万/mm³，骨髓报告正常，停药。大学毕业后分配到本市某厂工作，至今正常。已结婚生一子，其子已上小学，健康。

按： 此案出血不止，虽面色㿠白，舌淡，指甲淡，然脉洪大躁数，乃阳热亢盛之极。其衄血斑疹，乃血热迫血妄行，急宜凉血散血，予清瘟败毒饮。虽屡用寒凉之剂近一年，未见不良反应，概亦有故无殒。此证赵绍琴老师称其为热邪深入骨髓。恩师所论，确为精当。据文献报道，多为益气养血、补肾填精之类。余在1970年前，屡用此类补益之方，无一效者。后以白虎汤治寇某再障而效，又受赵老师热入骨髓的论断启发，不论面色惨白舌淡，只要脉属阳脉，径予清热凉血治之，待脉已敛，显现虚象之后，再稍加补益之品，亦不可骤用，恐余热复炽。此法对急性、亚急性再障确有肯定疗效，但对慢性再障，病情复杂，非单纯凉血散血所能取效。

再障出现的红色斑疹与血小板减少、过敏性紫癜、急性泛发性牛皮癣之红色皮损，只要脉属阳脉，余皆认为是血热迫血妄行，径予清瘟败毒饮加减治之，皆可获愈。对于血小板减少或过敏性紫癜，大约服药半月即可正常；急性泛发性牛皮癣30～60剂皮疹可消，但须忌发物。对急性再障，30～60剂可脱离输血，半年左右可恢复正常。以上乃余经验估计而已。

例11：余热未尽，气阴已伤

克里斯，男，20岁，我校美国留学生。

2005年1月9日初诊：发热4天，体温38.5℃，不恶寒，咳嗽，口渴，恶心，腰痛。

脉数大濡软，舌嫩红苔少。

证属：表邪已解，气分余热未靖。

法宜：清透气分余热。

方宗：竹叶石膏汤加减。

| 生石膏 25g | 麦冬 15g | 竹叶 7g | 党参 12g |

173

半夏 9g　　　　生甘草 8g　　　　粳米 1 把　　　　前胡 10g
杏仁 10g

3 剂，水煎服，日 3 服，药尽告愈。

按： 发热 4 日，但热不寒，乃表邪已解，气分之邪未尽。脉数大乃热盛，濡软为气伤，口渴津伤，故诊为气分余邪未靖，津气已伤。竹叶石膏汤清热益气，生津降逆，热迫于肺而咳，气伤脉濡，津伤口渴，气逆恶心，病机与竹叶石膏汤方义相符，故用之而愈。

例 12：邪伏募原

曹某，女，22 岁，学生。

2001 年 8 月 17 日上午初诊：高热 40℃，持续不退已 9 日，血象偏低，已排除伤寒病、肺部感染、泌尿系感染、肝胆疾病，未能明确诊断，仍是高热待查。已用多种抗生素，包括进口昂贵抗生素，均未控制发热，诊时见高热，阵汗出，汗后恶寒发热，头身痛，恶心不食，日下利二三次。

脉濡数，苔厚腻微黄。

此湿热遏伏募原，予达原饮治之。

川厚朴 9g　　　　常山 6g　　　　草果 8g　　　　焦槟榔 10g
青蒿 15g　　　　青皮 10g　　　　黄芩 9g　　　　知母 6g
石菖蒲 9g　　　　藿香 12g

2 剂，水煎服，嘱 8 小时服 1 煎。

8 月 18 日上午二诊：服完 1 剂即遍身漐漐汗出，一夜持续未断。今晨药已服完，体温已然正常，舌苔未净，继予六和定中加消导之品用之而愈。

按： 达原饮出自吴又可《温疫论》，秦伯未老师增补的汪昂《汤头歌诀正续集》与吴氏之达原饮有出入，余临床所用者为秦伯未老师增辑之达原饮。

邪伏募原，表里阻隔，高热恶寒，汗出，头身痛等，非一般芳香化湿所能胜任。达原饮中常山、草果、厚朴、槟榔等，溃其募原伏邪，石菖蒲、青皮开痰下气，黄芩、知母和阴清热，甘草和之。对于湿热蕴阻高热不退者，达原饮疗效非常显著，常可 1～2 剂即退热。该方较之藿香正气、三仁汤、六合定中等方雄烈。

余掌握此方的应用指征有二：一是脉濡数，或濡滑数大，必见濡象。濡即软也，主湿，非浮而柔细之濡；二是苔厚腻而黄，或厚如积粉。见此二征，不论高热多少度，恶寒多重，头身痛多剧，或吐泻腹胀等症，皆以达原饮加减治之，每获卓效。此案住院 8 日，已耗资 6000 元未果，而服 2 剂达原饮，尚不足 10 元，病家深感中医之卓效，西医大夫亦争相传抄。

例 13：邪伏募原

王某，男，27 岁，本校教师。

2002 年 1 月 4 日初诊：恶寒发热 1 周，体温波动在 39℃左右，经输多种抗生药未效，近 2 日腰痛膝痛如刀割。脉弦滑数大兼濡，舌稍红苔薄腻而黄。

此湿热遏伏募原，浸淫经络脉隧。宗达原饮治之。

川厚朴 10g	槟榔 12g	黄芩 12g	石菖蒲 9g
常山 8g	知母 8g	青蒿 30g	草果 9g
青皮 10g	炙甘草 6g		

3 剂，水煎服。嘱 6 小时服 1 煎。

1 月 8 日二诊：服完 1 剂药后，通身汗出，一夜未止，晨起热已退。因方药有效，把药服尽，寒热未作，但腰膝仍痛。脉弦滑，苔尚薄黄，此湿热未靖，闭阻经络。仿吴鞠通宣痹汤加减：

萆薢 18g	防己 10g	黄芩 10g	独活 8g
薏苡仁 30g	木通 7g	黄柏 9g	苍术 12g
晚蚕沙 15g	怀牛膝 12g	桑寄生 18g	茵陈 15g
滑石 12g			

上方共服 6 剂，腰膝痛除而愈。

按： 达原饮治湿热遏伏募原而寒热不退、头痛身痛者，确有卓效，余屡试不爽。据张瑞士大夫称，河北定州地区有 3 位医生皆以擅用达原饮而于当地负盛名。寒热退而腰膝痛者乃湿热痹阻经络，予吴鞠通宣痹汤亦颇有效。

例 14：邪伏募原

王某，女，67 岁。

2002 年 9 月 4 日初诊：发热寒战，体温在 40.8℃～42℃之间，已一个月。寒战时，虽盖 3 床被仍恶寒。住院经服药、输液未效。头昏沉，胸脘痞闷，恶心不食，尿频急，腰痛，便日二三次，不稀。血压 140～200/90～100mmHg。尿蛋白（+++）。住院考虑肾病，拒绝肾穿刺出院。

脉沉数有力，寸旺。舌红苔黄腻。

证属：湿热遏伏募原。

法宜：溃其伏邪，开达募原。

方宗：达原饮加减。

川厚朴 9g	常山 7g	草果 8g	槟榔 10g
青蒿 30g	石菖蒲 9g	青皮 9g	知母 7g
黄芩 12g	藿香 12g		

3 剂，水煎服。日 3 服。

9月7日二诊：药后汗出，近虽未热，但脉仍沉伏而数，舌苔仍黄厚。湿热遏伏未解，恐其复热，上方4剂，继服。

9月11日三诊：未发热。脉沉数，两寸浮大，大于关尺3倍，舌红苔黄厚，面潮红。尿蛋白（++），血压140/90mmHg。属湿遏热伏，郁热上冲。上方加大黄5g、栀子12g、石膏30g。

9月22日四诊：上方加减，共服15剂。未再热，已无任何不适。尿蛋白（±），血压140/90mmHg，脉沉滑数，舌可，中尚有黄腻苔。仍予清利湿热，宗甘露消毒丹加减。

茵陈 18g	白蔻仁 6g	藿香 12g	滑石 15g
川木通 7g	石菖蒲 9g	连翘 12g	白茅根 15g
金钱草 15g	益母草 15g	苍术 9g	黄柏 6g
栀子 10g			

上方共服14剂，未再热，停药。

按：湿热相搏，"身热不扬"，此话多解为身热不高，此乃衍文敷义。湿热相搏者，照样可高热，而且可高热稽留，此案即是。身热不扬，当热象不甚张扬解。如热盛当脉数、烦躁、口渴引饮、面赤、便干、溲赤等；而湿热相搏者，相对脉缓，表情呆滞、渴不喜饮、面垢、便溏、溲浊等，此即身热不扬。因热为阳邪，而湿为阴邪，湿热搏结，互相掣碍，又相互为疟，湿遏热伏，热蒸湿横，难解难分。

此案寒热，乃湿热搏结，阻隔募原。募原外近肌肉，内近胃腑，表里不通，经久不愈。必溃其募原之伏邪，使表里通达，热透乃愈。而溃其伏邪者，非达原饮之燥烈莫属。三仁汤等方，虽亦清化湿热，但力薄难溃募原伏邪。吴鞠通谓达原饮过于燥烈，实未识此方之妙。

服达原饮后，湿热挫，伏热得透，勃然上冲，致阳脉浮大，甚于关尺3倍，呈关格之势。阳虽大，按之有力，非阳上脱，故不足虑。乃湿缚乍松，湿热虽稍挫，仍然遏邪，伏热不得外达而上冲。法当清其上冲之热，折其势，予原方加石膏、栀子清泄，加大黄泄热下行。三诊热退，寸脉平，然湿热未靖，继予甘露清毒丹清利湿热。

例15：湿伏募原

姚某，男，36岁，藁城市人。

2006年5月29日初诊：于2005年11月2日开始断续发热，体温在38℃～40℃左右，输液后热退，隔一二日又热。发热时伴恶寒，或者寒战，头身痛，无力肢软。大便3～6日一解。曾患肥厚型结核性胸膜炎。

脉濡缓，苔白。

证属：邪伏募原。

法宜：化湿，开达募原。

方宗：达原饮加减。

川厚朴 9g	槟榔 10g	常山 7g	草果 7g
苍术 12g	石菖蒲 9g	黄芩 9g	青皮 9g
干姜 6g	炮附子 15g	半夏 10g	柴胡 12g

6剂，水煎服。日3服。

6月2日二诊：药后未热，身倦乏力，有痰，尿频，便溏，日3次。脉弦濡缓，舌苔白。上方加党参12g、益智仁10g、茯苓15g，6剂，水煎服，未再诊。

按：脉濡缓，湿浊重，湿浊不化，阻遏募原，表里不通，寒热不解，故予达原饮化浊，开达募原。因湿为阴邪，非温不化，故加姜、附温阳化湿。二诊湿化热透，寒热除，乏力、溲频、便溏、气虚之象渐显，故加党参益气，茯苓健脾渗湿，益智仁补脾肾而固涩下元。

募原，内近胃腑，外近肌肉，位于半表半里之间，是病位概念，属少阳范畴。温病之热郁少阳，或湿热蕴遏少阳，亦是病位概念。邪伏募原及热郁少阳，皆为实证，皆位表与里之间，属半表半里证。而伤寒小柴胡汤证，属半虚半实、半阴半阳证，位在阴阳之交界，性质与邪伏募原及热郁少阳者不同。

例16：邪伏募原

刘某，男，34岁，本院职工。

2006年5月30日初诊：发热39℃左右，已7天，头昏，身酸痛，恶寒。曾服解表、清热解毒剂及输抗生素等未效。

脉弦濡，舌略红苔白。

证属：邪伏募原。

法宜：开达募原。

方宗：达原饮加减。

青蒿 18g	川厚朴 9g	常山 7g	草果 7g
槟榔 10g	黄芩 6g	知母 6g	石菖蒲 9g
青皮 9g			

2剂，水煎服，4小时服1煎。药后汗出愈。

按：湿热遏伏募原，表里不通，寒热缠绵不解。予达原饮，效甚迅捷。

吴又可达原饮方为：槟榔二钱、厚朴一钱，草果仁五分，知母一钱，芍药一钱，黄芩一钱，甘草五分。上用水二钟，煎八分，午后温服。

秦伯未、严苍山《汤头歌诀正续集》之达原饮，为槟榔二钱，厚朴一钱，草果一钱，知母二钱，黄芩一钱五分，青皮一钱五分，甘草一钱，常山二钱，石菖蒲一钱，清水煎，发前热服，温覆取微汗。

二方在方名、药味、药量及服法均略有差异。因我初学时先背汤头歌，应用时，亦未查原方，且在药味、药量及服法上，又有增损，然大法不离达原饮之意。这倒不是活学活用，而是一直按汤头歌诀所记用下来了，用之颇效，也就不再纠正了，本例之达原饮即我现在习用的达原饮。

吴氏所云之由疠气引起的温疫，是具有传染性、流行性一类的烈性传染病，发病急，病情重，死亡率高。这从积极预防、积极救治的角度来讲，有重要意义。但从治疗来讲，疠气，还得纳入中医的病因体系来辨证论治。疠气属六淫中的什么？总的来说还得属湿热阻闭气机，治疗当重在逐秽化浊，宣畅气机，佐以清热。秽浊除，气机畅，伏郁之热亦易透达。吴鞠通批评吴又可之达原饮过于燥烈，从实践来看，燥烈开破，恰是达原饮屡获卓效之奥妙所在，若用三仁汤等，虽然平稳，但疗效远不及达原饮。吾用达原饮，常加常山、石菖蒲、青皮、青蒿，算是歪打正着吧。

例17：邪伏募原

贾某，男，71岁。

2003年3月5日初诊：发热已14个月，体温波动在38.4℃～39℃之间，约十几日发作一次。先寒战，继而发热，发热可持续数小时，热后汗出，热渐退，热高时服退热药，每次发作可持续2～3日。热时头痛身痛，胸脘满闷，不欲食，恶心未呕，口干饮少，无力，大便可，溲频数。先后住院6次，做过很多检查，未能确诊，都是高热待查。面色萎黄，即刻体温39.2℃。

脉滑大有力。舌淡嫩暗，苔厚腻微黄。

证属：湿热阻遏募原。

法宜：化湿清热，开达募原。

方宗：达原饮加减。

厚朴10g	常山8g	草果8g	槟榔10g
石菖蒲9g	黄芩9g	知母7g	青皮10g
柴胡12g	半夏12g	党参12g	苍术12g
青蒿18g			

3剂，水煎服，日3次。

3月8日二诊：药后未热，小腹有向内抽紧的感觉，但不难受。脉滑濡稍大。舌质如上，苔退大半。虑其久病，正气已虚，不耐寒凉，故上方去黄芩、知母。4剂，每日1剂。

3月15日三诊：昨又发热38.2℃，未恶寒，服感冒胶囊2粒，汗多不止，热退，不欲食，无力，便干结。脉濡滑。舌淡暗，苔白，厚苔已退。面萎黄。

以其脉濡、舌淡、面色萎黄，服感冒胶囊后汗出不止，乃湿热退，阳气不足之象显露，方改益气温阳化湿。

生黄芪 12g	党参 12g	白术 10g	柴胡 8g
升麻 5g	当归 15g	陈皮 9g	半夏 10g
黄芩 8g	炮附子 12g	干姜 6g	

4 剂，水煎服。

3 月 19 日四诊：烧退。昨日呕吐 4 次，为黏涎夹食。现头晕、心烦、无力、胸脘满，得嗳则舒，便已下。脉濡滑。舌淡嫩稍暗，苔白润。

证属：饮蓄于胃。

法宜：温阳化饮。

方宗：苓桂术甘汤合附子理中汤加减。

| 桂枝 12g | 茯苓 15g | 白术 12g | 干姜 7g |
| 炮附子 12g | 红参 12g | 半夏 12g | 陈皮 8g |

4 月 9 日五诊：上方共服 21 剂。断续尚有发热，一般在 38℃以下，发热时间较短，约半日自行缓解。精神、体力较前增，胸脘已不闷，仍不欲食，频欲便。素咳多痰，自服药后已瘥。脉弦数而虚。舌淡红，苔少。唇淡，面黄。继予上方加升麻 6g、生黄芪 12g、肉桂 6g。

5 月 8 日六诊：上方共服 28 剂。已半月未热，症除，精力已复，食增。脉缓滑，面已不晦。

嘱服人参养荣丸 1 个月，善后。

按：湿热遏伏募原，发热年余未愈，可谓病势缠绵。初诊，脉滑大有力，乃邪盛之脉。脉实证实，故予达原饮开达募原，以祛邪为主，虑其久病正虚，加党参以兼顾正气。二诊，湿热见退，随之虚象显露，小腹抽紧，乃寒之收引所致。本当转而温补，又恐"炉烟虽息，灰中有火也"，故仍予达原饮去黄芩、知母。三诊改益气温阳化湿。四诊呕吐痰涎，乃素有痰饮，改从温阳化饮。

湿热已去，何以仍断续发热？此正虚，乃阳气易动而热。同为热，初诊脉实，为邪盛而热，祛邪退热；邪退仍断续发热，因脉已虚，乃正虚发热，故温补之。不可囿于效不更方，当谨守病机。

例 18：邪伏募原

刘某，男，49 岁，平山县人。

2007 年 4 月 16 日初诊：去年 12 月因高热、咳嗽、盗汗而住院，诊为肺部炎症，曾连续输抗生素、激素。现仍发热，恶寒，体温在 38.5℃～39.4℃之间。面晦暗，周身骨痛，鼻骨已塌陷。汗多，每日自服感冒药，汗出后症状可缓解。头晕，胸闷，脘胀，不欲食，寐少，咳嗽重。身虚弱而痛苦，下车后由家人搀扶来诊，坐时亦倚扶于家人。血沉 115mm/h，血小板 34 万 /mm³，抗链 O（＋），类风湿因子（－）。

脉弦濡数。舌尚可，苔黄腻。

证属：湿热阻遏募原。

方宗：达原饮合宣痹汤加减。

厚朴 10g	常山 8g	草果 8g	槟榔 10g
黄芩 9g	青皮 9g	石菖蒲 9g	知母 6g
秦艽 12g	威灵仙 12g	滑石 15g	苍术 12g
炒苍耳子 12g	海风藤 18g		

5 月 21 日二诊：依上方加减，共服 32 剂，湿热虽减未化，每日发热在 37.5℃～38℃之间，身痛轻未已，出汗见少，尚咳，无力，食增，便调。已可自行来诊。脉弦濡数，舌苔白腻微黄。上方加炮附子 12g、干姜 5g、生晒参 12g、生黄芪 12g。

7 月 2 日三诊：上方加减，共服 35 剂。发热 37.2℃～37.5℃之间，热时伴微恶寒；身痛已明显减轻，唯膝尚痛；汗已正常，阵咳，两胁憋胀。脉弦稍数，按之无力，尺弦。舌苔已退，舌质略暗。证转阳气虚，血行泣，桂枝附子汤加减。

桂枝 12g	炮附子 18g	白术 12g	细辛 6g
红参 12g	桃仁 12g	红花 12g	干姜 6g

7 月 23 日四诊：上方共服 21 剂，热退、身痛已，尚咳多痰，胁胀，脉弦濡。舌尚可。宗小柴胡汤合薛生白《湿热条辨》第 18 条方加减。

柴胡 12g	黄芩 9g	半夏 12g	党参 12g
生姜 5 片	炙甘草 6g	葶苈子 15g	炙杷叶 12g
滑石 15g			

7 剂，水煎服。

按：脉弦濡数，苔黄腻，故诊为湿热蕴遏。寒热、身痛、汗出、咳嗽约半年未解，乃湿热搏结，遏伏募原，浸淫经络，壅阻于肺，故以达原饮开达募原，合以宣痹汤化经络之湿热。迭经月余治疗，湿热未化，乃湿盛则阳微，湿邪蕴久，阳气已伤，湿更不化，故二诊加辛热之姜、附。三诊脉已按之无力，阳虚已著，故改用温阳之方，宗桂枝附子汤加减。四诊湿热去，余邪未尽，枢机不利，肺气失宣，致胁胀、咳嗽，改用小柴胡汤和解枢机，宣肺络之滞。

本为湿热蕴阻，何以累经 3 个月治疗方渐瘥？概因一诊清热化湿，未予温阳，故湿久不化，热亦不除。二诊虽湿热仍在，原方加姜、附，附子由 12g 加至 18g，湿渐化，热亦透。湿热退，阳虚之象已现，转而予桂枝附子汤温阳祛寒。可见湿热证，重在化湿，辛热药当视情况，及早足量应用。再者，长期大量用激素者，治起来总是比较缠手。此例鼻骨之塌陷，中医认为是天柱陷，是一重症，可能与激素导致骨质疏松有关。

例 19：胆经湿热

杨某，女，23 岁，学生。

2004 年 9 月 27 日初诊：夙有肺结核，浸润、空洞。近 1 周，午后低热，37.5℃左右，无恶寒，头顶及手足心热，口干苦，脘满不欲食。现正行经，小腹无急结，大便可。

脉沉弦滑数。舌略红，苔腻微黄。

证属：湿热郁遏于胆。

法宜：清利胆经湿热。

方宗：蒿芩清胆汤合升降散加减。

青蒿 15g	黄芩 9g	竹茹 8g	半夏 9g
陈皮 9g	赤茯苓 12g	枳实 8g	僵蚕 12g
蝉蜕 6g	姜黄 9g	栀子 9g	滑石 15g

3 剂，水煎服。日 3 服。

10 月 15 日二诊：上方共服 6 剂，因"十一"放假，诊治未接续。发热已退，至夜偶有手足心热，身烦热。脉沉弦滑数，舌稍红，苔腻微黄。胆经湿热未解。上方继服 5 剂，日 3 服。

12 月 6 日三诊：云上症药后已除。近日头痛。脉滑略弦，乃夙有痰，风寒上干于颠，予半夏白术天麻汤合川芎茶调散合方，3 剂愈。

按：夙有肺结核，且午后低热，手足心热，显然属阴虚痨热。然脉沉弦滑数，并非细数之痨热阴虚之脉；舌苔腻微黄，非舌红光之痨热之舌，故虽症似痨热，却不以痨热看。脉沉主气，乃气机郁遏；弦主肝胆；滑数主痰热；且苔黄腻，诊为湿热壅遏；且口干苦而热，胆热上泛所致，故此病为胆经湿热，予蒿芩清胆汤，合升降散者，助其郁热之透散。

五心烦热，惯以阴虚发热来看，予养阴退蒸之剂。这种以偏概全的观点，屡见于教材及中医著作中，极易误导后学，起码我临床的前 20 年就是先入为主，一直这样认为。实则五心烦热原因甚多，虚实皆有。湿热者，湿遏热伏，伏热内窜阴经而手足心热，午后潮热，状若阴虚；气郁化火者，郁火内窜而五心烦热；气虚而气浮动于阴经者，可手足心热；阳虚而虚阳浮动者，可五心烦热。总之五心烦热非只阴虚一端，原因颇多，不可一见五心烦热，动辄滋阴退蒸。然何以别之？虽曰四诊合参，但以脉为主，脉实证实，脉虚证虚。此案脉沉弦滑数，显然属实，且苔黄腻，故诊为胆经湿热，而不以阴虚来断。

湿热郁遏于胆，亦称少阳证；然伤寒之少阳证，性质是半阴半阳、半虚半实，其位在三阳与三阴的阴阳交界之处，治当扶正以祛邪。而温病湿热郁遏少阳者，属阳证、实证，位于半表半里，在胃与肌表之间，治当祛邪，二者不可混淆。

例20：湿热蕴阻

王某，男，21岁，学生。

2005年5月16日初诊：日晡发热恶寒已1周，体温在39℃左右，头昏沉，脘满不欲食，口干饮不多，身痛较著。脉弦濡数。舌略红，苔薄腻。

证属：湿热蕴阻，浸淫经络。

法宜：清化湿热，宣通经络。

方宗：甘露消毒饮合宣痹汤加减。

茵陈18g	白蔻仁7g	藿香12g	滑石15g
石菖蒲9g	黄芩9g	通草7g	连翘12g
晚蚕沙15g	海风藤18g	炒苍耳子10g	防己9g

4剂，水煎服。日3服。

5月19日二诊：药后身热减未已，日晡热38℃，持续约1小时，可自行缓解。身痛，服布络芬，每日4片，汗出较多，恶风。入夜起红疹，手足心热。脉弦滑数兼濡，舌稍红，苔薄腻微黄。此属湿热蕴阻，浸淫经络。入夜起红疹者，乃热邪波及血络。上方加地龙12g、威灵仙10g、薏苡仁18g、苍术10g、紫草15g，4剂，水煎服。日3服。嘱停布洛芬。

5月22日三诊：近2日未热，身痛已轻，疹未再起。脉濡滑。舌苔退。仍予化湿，宣通经络。

地龙10g	秦艽10g	威灵仙10g	滑石12g
炒苍耳子10g	海风藤15g	丝瓜络10g	薏苡仁15g
晚蚕沙12g			

4剂，水煎服。

按：湿热蕴阻，发热身痛半月余。薛生白《湿热条辨》第4条乃治湿热侵入经络脉隧而痉者。此可为痉，亦可为麻痹、酸痛沉胀、或痿、或转筋拘挛、呙僻等，可举一反三，病机一也。发疹者，乃热淫血络，仍重在清化湿热，湿热除，疹自消，不必大量凉血，恐遏湿邪。

例21：湿热蕴阻

程某，男，54岁。

1985年8月1日初诊：两个月来，持续发热，体温在37.8℃～39.4℃之间，恶风，多汗，头晕，胸闷，心悸，气短，无力，肢体震颤，右足肿，便溏。

脉沉滑濡数。舌暗红，苔白糙。

证属：湿热蕴阻。

法宜：清化湿热。

方宗：甘露消毒饮加减。

茵陈 18g	白蔻仁 7g	藿香 12g	佩兰 12g
滑石 15g	川木通 7g	石菖蒲 9g	黄芩 10g
连翘 12g	大贝母 12g	防风 7g	僵蚕 12g
黄连 7g	海风藤 18g		

8月15日二诊：上方加减，共服14剂。热退，胸闷减，肢颤除。足尚肿，微汗出恶风，头欠爽。属湿浊未尽，营卫未调。宗桂枝汤合苓桂术甘汤加减。

桂枝 10g	白芍 10g	炙甘草 6g	茯苓 15g
白术 10g	泽泻 12g		

7剂，水煎服。

按： 湿热氤氲，发热久羁不解。头晕、胸闷、气短等，皆湿热所作。肢体震颤，乃风动之象，皆因筋脉动惕所致。痉乃筋之病，震颤亦为筋之病。筋主柔，赖气以煦之，血以濡之。今湿热蕴阻，气机不畅，筋失气血之温煦濡养，致绌急动惕而身震。湿热祛，风自息。

多汗者，非表虚不固，乃因湿热阻遏，营卫不能正常敷布，致腠理不固而汗出。这种汗出，仍着重在化湿，湿去汗自止。

例22：湿遏热伏

高某，女，36岁。

2006年8月11日初诊：发热两月余，体温波动在38℃～39.5℃之间，即刻体温38.7℃。微汗出，不恶寒，胸脘满闷，恶心不欲食，经调，溲淋漓不畅，便干。

脉沉而动数，舌略红绛，苔薄腻。

证属：郁热夹湿。

法宜：清透郁热，佐以化湿。

方宗：升降散加减。

僵蚕 12g	蝉蜕 7g	姜黄 9g	栀子 9g
豆豉 12g	连翘 15g	青蒿 18g	藿香 12g
滑石 15g			

水煎服，4剂，日3服。

8月14日二诊：发热减未已，近日体温37.2℃～37.5℃之间，不恶寒，微汗，胸脘满，不欲食，二便可。脉沉弦滑数。舌略红，苔薄腻。湿未化，热未净，重于化湿，宗达原饮合小柴胡汤主之。

柴胡 9g	黄芩 9g	半夏 12g	石菖蒲 9g
枳实 9g	川厚朴 10g	苍术 12g	草豆蔻 7g
焦槟榔 9g			

3剂，水煎服，日3服。

8月17日三诊：药尽病除，胃纳尚差，予藿香正气丸2盒，日3次，每次1丸。

按：湿遏热伏，当先祛湿，使热易透达而解。叶氏《外感温热论》云："若白苔绛底者，湿遏热伏也，当先泄湿透热。"首方以升降散透热为主，化湿次之，虽热减未已；二方转而用小柴胡汤合达原饮，化湿为主，药尽即愈，可见叶氏所云极是。湿热相合，纵使湿热各半者，化湿亦应占十之七八，湿去则热透。

例23：肝胆湿热

王某，男，36岁。

2007年5月14日初诊：发热已月余，身酸楚恶风，食、便尚可。最高体温39.5℃，即刻38.2℃。

脉弦濡数，寸脉沉。舌尚可。

证属：肝胆湿热，清阳不升。

法宜：清利湿热，升发清阳。

方宗：泻青丸加减。

龙胆草 6g	栀子 9g	黄芩 9g	羌活 8g
防风 8g	柴胡 9g	川芎 8g	当归 10g
茵陈 15g	滑石 15g		

4剂，水煎服。

5月18日二诊：近2日未热，体温36.3℃，便较干，他无不适。脉弦濡，舌可，苔白。热已退，胆未舒，予小柴胡汤。

| 柴胡 10g | 黄芩 9g | 半夏 10g | 党参 12g |
| 生姜 5片 | 炙甘草 6g | | |

4剂，水煎服。

按：湿热蕴遏，故热缠绵。苔不腻、胸不痞，何以诊为肝胆湿热郁遏，清阳不升？因脉弦濡数耳，濡数乃湿热蕴遏，弦为肝胆气郁，故诊为湿热蕴于肝胆。寸沉者，乃湿热蕴阻，少阳郁结，清阳不升。

方选泻青丸者，一可清肝胆之热，加茵陈、滑石，取甘露消毒丹之意，相伍为用，清利湿热。方中妙在众多风药，风能升清、胜湿、解肝胆郁结，且能疏邪外达。湿化热透郁结解，发热随之而解。

再诊，脉尚弦，胆尚未舒，半虚半实之机，故予小柴胡汤善其后。至于便干者，待上焦得开，津液得下，胃气因和，自然便下。

例 24：湿热蕴阻

门某，女，16 岁，安平县人。

2007 年 2 月 9 日初诊：自 2006 年 1 月断续发热，体温在 39℃左右，即刻体温 37.7℃，血沉 56mm/h，抗链 O（＋）。诊为风湿热，屡治未效。现腰、胁、肩、膝痛，头痛，鼻塞，出汗较多，晨起咽痛，乏力，不恶寒，经血少。

脉濡滑数。舌可，苔薄腻。

证属：湿热蕴阻，浸淫经络。

法宜：清热化湿通经。

方宗：薛生白《湿热条辨》第 4 条方。

地龙 12g	秦艽 9g	威灵仙 10g	滑石 15g
苍术 10g	黄连 9g	晚蚕沙 15g	炒苍耳子 10g
防己 9g	丝瓜络 10g	海风藤 18g	豨莶草 15g

3 月 12 日二诊：因隔春节停诊，上方共服 25 剂。症状已除，未再发热。1 周前化验：血沉 5mm/h，抗链 O（＋）。脉弦濡滑。舌略淡，苔薄白。上方去黄连、防己。加生黄芪 15g、当归 12g、桂枝 10g。

4 月 2 日三诊：上方共服 21 剂，无任何不适。血沉 7mm/h，抗链 O 弱阳性，血、尿常规正常，心电图正常。上方继服 14 剂，停药。

按：湿热蕴伏不解，发热经久不除。湿热浸淫经络，则肢体疼痛，酸困沉胀。湿阻营卫不和，腠理不固而汗多。

薛生白《湿热条辨》第 4 条曰："湿热证，三四日即口噤，四肢牵引拘急，甚则角弓反张，此湿热侵入经络脉隧中。宜鲜地龙、秦艽、威灵仙、滑石、苍耳子、丝瓜藤、海风藤、酒炒黄连等味。"薛氏自注云："此条乃湿邪夹风者。风为木之气，风动则木张，乘入阳明之络则口噤，走窜太阴之经则拘挛。故药不独胜湿，重用息风，一则风药能胜湿，一则风药能疏肝也。选用地龙、诸藤者，欲其宣通脉络耳。"

湿热侵入经络脉隧可为痉，举一反三，亦可为痹、为痿、酸麻肿胀、转筋、拘挛等证。据此理，我拓展了此方的应用范围，治疗湿热引起的面瘫、中风后半身不遂、肢体肿胀、风湿或类风湿、痛风引起的肢体疼痛，糖尿病末梢神经炎的肢麻、转筋、痿软不立等。

《温病条辨》宣痹汤，条文为"湿聚热蒸，蕴于经络，寒战热炽，骨骱烦疼，舌色灰滞，面目萎黄，病名湿痹，宣痹汤主之"。方用：

防己五钱	杏仁五钱	滑石五钱	连翘三钱
山栀三钱	薏苡仁五钱	半夏三钱（醋炒）	晚蚕沙三钱
赤小豆皮三钱			

宣痹汤与薛氏方，异曲同工，吾常二方掺和而用，疗效颇佳。

二、虚人外感

例1：阳虚营卫不和

朱某，女，20岁，学生。

2002年11月17日初诊：自暑假即断续发热恶风寒，自汗，体温在37.8℃左右，头痛，身倦，不欲食。面色不华。

脉弦细按之减。舌略淡，苔白。

证属：阳虚，风客于外，营卫不和。

法宜：温阳调和营卫。

方宗：桂枝加附子汤加减。

| 桂枝9g | 白芍9g | 炙甘草6g | 生姜4片 |
| 大枣6枚 | 炮附子10g | 党参12g | |

2剂，水煎服，3小时服1煎。啜粥，温覆，取微汗。

11月19日二诊：药后未汗，已不恶风，体温37℃，自汗，口苦。经行1日，腹无急结。脉弦细按之减。

舌尚可，苔薄白。

证属：少阳微结。

方宗：小柴胡汤加减。

| 柴胡9g | 黄芩7g | 党参12g | 生黄芪12g |
| 半夏9g | 炙甘草6g | 生姜4片 | 大枣6枚 |

3剂，水煎服。药后告愈。

按：脉细按之减，乃少阴之脉；发热、恶风、自汗，乃风袭于表，营卫不和，故诊为太少合病。少阴伤寒，当予麻黄附子细辛汤；此恶风自汗，乃太阳表虚，营卫不和，故予桂枝附子汤主之。

药后恶风除，表已解；然口苦，脉弦细减，乃邪留少阳，改予小柴胡汤主之。

例2：少阴表证

付某，女，31岁。

2002年7月24日初诊：发热已20余天，曾输液消炎、抗病毒，服清热解毒之方，未效。伴恶寒，无汗，头身痛，乏力，纳呆，面晦。即刻体温38.2℃。

脉沉细弦涩，左脉无力。舌可。

证属：阳虚感寒。

法宜：温阳散寒。

方宗：麻黄附子细辛汤加减。

麻黄 6g　　　　　炮附子 15g　　　　细辛 5g

2 剂，水煎服。日 3 服，得汗停后服。

7 月 27 日二诊：服药 1 剂得汗，恶寒解，头身痛除。昨日午后体温 37.1℃，身有微热感，他无不适。脉舌如上，阳仍未复，予益气温阳。

生黄芪 12g　　　党参 12g　　　　白术 9g　　　　茯苓 12g

炙甘草 7g　　　　当归 12g　　　　柴胡 8g　　　　升麻 5g

炮姜 5g　　　　　炮附子 12g

4 剂，水煎服。

药后热退，已无不适，脉尚弱，嘱服补中益气丸半月，以善其后。

按： 阳虚之体，虽于暑天，因贪凉饮冷，亦可感寒。脉弦细涩无力，乃阴脉；寒热无汗，头身痛，仍寒邪闭郁，故予麻黄附子细辛汤，温阳散寒。二诊尚有微热者，非外感余热未尽，因脉仍弱，故此微热乃阳虚易动而热，故予温补。

例 3：正虚中风

李某，男，20 岁，学生。

2005 年 11 月 28 日诊：两月前，曾胃不适、咽痛、头昏、脉弦减，诊为肝虚，而予乌梅丸方服之而愈。前日外感发热，体温 37.7℃，恶寒，肢冷，咽干，流涕。

脉弦无力。舌尚可，苔薄白。

证属：阳气不足，风寒袭表。

法宜：益气温阳，调和营卫。

方宗：新加桂枝汤加减。

桂枝 10g　　　　白芍 12g　　　　炙甘草 6g　　　　党参 12g

生姜 6 片　　　　大枣 6 枚　　　　干姜 6g

元旦假后告曰，药后已愈。

按： 此虚人外感，加党参、干姜，温振中阳。桂枝汤辛甘化阳，酸甘化阴，本为阴阳轻补之方，主治太阳中风，实亦虚人外感。若无外感，阴阳微虚者桂枝汤照样可用。

桂枝汤乃群方之首，由桂枝汤加减衍生出的方子，在《伤寒论》《金匮要略》中达 56 首之多，依桂枝汤法所创立的方子，其数当以千百计。桂枝汤何以有如此巨大的生命力？关键在于能调和阴阳。所有的疾病，都可概括为阴阳不调；而所有的治疗，最终目的都是恢复阴阳的平衡，达到健康。桂枝甘草，辛甘化阳；芍药甘草，酸甘化阴；补中有散，散中有收，药仅五味，平淡无奇，又奥妙无穷。扩展其化阳的一面，就衍生出众多温阳的方子；增其养阴的比重，又演化出一系列益阴的方子；阴阳双重，则诞生出纷纭的燮理阴阳的偶方，故称其为方祖，当之无愧。

此案，即在调和营卫的基础上，增重了温阳的一面，成益气温阳、调和营卫之剂。

现在振兴中医，强调继承发扬。有人认为继承不能总在经典里打转转。此言太小视中医经典，并未体会到中医经典的博大精深。一提到发扬，仿佛就是以现代科学手段研究中医。固然，此亦不失为发扬中医的一条路子，但几十年来，投入了大量人力物力，并未取得多少骄人的成就，反而中医传统被冷落，边缘化，日臻萎缩。发扬中医，应该还有条路子，就是依照中医固有的体系去探索、研究，拿下一个个疾病堡垒。若真能把中医经典及历代的发展理解了，并看活了，依其思想、方法、观点去探索，就可展现一幅幅波澜壮阔的生动画卷。区区一个桂枝汤，就纵横捭阖，呈现如此璀璨的诗篇，吾辈乃至后人，当更加无量。我更看重后一条路，我孜孜以求者，就是辨证论治水平的提高。

还原分析的现代科研方法，在人体生命这样复杂科学面前，路子是越走越窄了，而整体的科研方法，将开辟一条新路。最近，WHO 把中医定位为整体医学，我很赞同，以整体科学方法的探索之路，将越走越宽，具无穷生命力。我们高举整体医学大旗，拿出突兀的疗效，世人不仅信你，而且要学你，终有一天，整体医学的大旗，将插上科学巅峰。放眼未来，何必自戕。

例 4：虚人外感

侯某，男，18 岁，学生。

2002 年 1 月 2 日初诊：发热 1 周，持续在 38.5℃左右，经服药、输液未愈，现仍发热恶寒，咽痛，口糜，龈肿，心慌胸闷，胃满恶心，食欲不振，疲乏无力，大便溏薄，日一二次。

脉弦而略拘，舌稍红，苔薄白。

证属：正虚外感。

法宜：益气散寒。

方宗：人参败毒散加减。

党参 12g	茯苓 12g	炙甘草 6g	炒枳壳 6g
桔梗 9g	柴胡 9g	前胡 9g	羌活 7g
独活 7g	川芎 7g	黄芩 9g	苏叶 5g

生姜 5 片

3 剂，水煎服。日 3 服。

1 月 5 日二诊：热已退，仍觉心慌、胸闷，胃胀、恶心，不欲食，疲乏无力。心电图示室性期前收缩。

脉弦濡。舌稍红。

证属：阳气不振。

法宜：温振胸阳。

方宗：桂枝去芍药加附子汤加减。

桂枝 12g	炙甘草 9g	炮附子 15g	茯苓 15g

白术 10g

此方加减，共服 35 剂，症除，期前收缩消。

按： 发热恶寒且脉弦拘，表之寒束未解；心慌、胸闷、脘满不食、乏力便溏，阳气已虚；咽痛、口糜、龈肿者，少阳郁热上灼，故此例之病机，当为表寒、气虚、火郁，颇似太少二阳合病，所以方中亦寓小柴胡汤意。方以参、苓、草以益气扶正；柴芩疏解少阳热结；羌、独、苏叶、桔、前等解表宣肺。区区一感冒，病机亦不单一，非清热解毒抗病毒或发汗解表散寒那么简单，仍须仔细辨证。所以中医治感冒，非常复杂，没有一二十年的临床功底，很难说会治感冒。

热退后，阳虚之象显露，胸阳不振，饮气上凌而心悸，早搏经久不已。疑为心肌炎，予桂枝甘草汤加附子，合苓桂术甘汤治之，历时一个半月方瘥。

例 5：阳虚感寒

付某，女，21 岁，学生。

2003 年 12 月 29 日初诊：素体虚弱，外感后，恶寒无汗，发热，体温 37.9℃，周身痛，腰痛，足冷，胃中嘈杂胀满。

脉沉无力，寸独大，按之虚。舌淡灰。

证属：阳虚外感。

法宜：温阳散寒。

方宗：再造散加减。

生黄芪 12g	党参 12g	炙甘草 6g	桂枝 9g
炮附子 15g	干姜 6g	羌活 6g	荆芥 5g
麻黄 3g	川芎 7g	白芍 12g	细辛 4g
大枣 6 枚	肉桂 5g		

1 剂，水煎服。日 3 服。

12 月 30 日二诊：药后微汗，热已退。尚恶风，身酸楚，腰痛，足冷。服药后咽痛。脉舌同上，继予引火归原。

生黄芪 12g	党参 12g	白术 9g	炙甘草 6g
炮附子 12g	肉桂 5g	干姜 5g	半夏 10g
山茱萸 15g			

2 剂，水煎服。

2006 年 5 月 22 日三诊：相隔 3 年多。外感 4 天，因才工作，不敢请假，自己吃了点成药，拖延至今。今已但热不寒，且有微汗，尚头晕恶心，咽痛，身痛，懈怠无力，膝下冷。体温 37.6℃。

脉沉弦细拘滞。舌淡胖，苔白润。

证属：阳虚寒凝。

法宜：温阳散寒。

方宗：桂枝加附子汤加减。

| 桂枝 10g | 白芍 10g | 炙甘草 7g | 生姜 5 片 |
| 大枣 6 枚 | 炮附子 12g | 党参 12g | |

2 剂，水煎服。日 3 服，数日后双休日来告已愈。嘱早服人参归脾丸，晚服金匮肾气丸，坚持服 1～2 月。

按：发热、恶寒、无汗、身痛、腰痛，当属太阳表实，予麻黄汤。然脉沉无力，寸独大按之虚，知为阳虚阴盛，虚阳升浮，又兼感外寒，故予再造散，益气温阳散寒。

脉沉无力乃阳气虚；寸脉虚大，乃阴寒内盛，虚阳浮越于上，法当温暖下元，引火归原，故方中加肉桂，与附子、干姜相伍，以使浮游之火下归宅窟。白芍之酸收，升散之中有收，防其阳越。

二诊服再造散后，热虽退，然增咽痛。此咽痛，非为热盛，乃虚阳所致。引火归原，虽可温暖下元，使浮游之火下归宅窟，但毕竟所用之药性皆辛热，温下之时，亦可格拒，反使阳浮，故而咽痛。仲景白通汤加人尿、猪胆汁反佐之，以防格拒。余遵仲景法，加山茱萸、白芍，酸收以敛浮阳，防其格拒。

阳旺阴弱之脉，可见于五种情况：

（1）阳浮大而虚，尺无力者，此为下焦阴寒，虚阳浮越于上，当引火归原，法如白通汤加人尿猪胆汁。

（2）阳浮大而虚，尺细数者，此为阴虚不能制阳，阳浮于上，法宜滋阴潜阳，仿三甲复脉汤主之。

（3）阳脉数实，尺细数者，此心火旺而肾水亏，法当泻南补北，方宗黄连阿胶汤。

（4）阳脉洪大，尺细数者，此上焦气分热盛，下焦肾水不足，法宜滋下清上焦气分之热，方宗玉女煎主之。

（5）阳脉盛而尺弱无力者，此上热下寒，法当清上温下，方宗附子泻心汤法。

脉若难以遽断，当进而查舌，阳虚者，舌当淡胖；阴虚者，舌当红绛。再结合神色、症，不难分辨。

例 6：少阴表证

徐某，男，22 岁，学生。

2004 年 10 月 5 日初诊：昨夜恶寒发热，体温 39.4℃。头痛，身痛，呕吐，手足凉，夜间已发汗，恶风寒已解，仍发热，即刻体温 38.7℃。

脉左沉细无力，右沉弦拘紧。

舌可，苔白。

证属：少阴感寒。

法宜：温阳散寒。

方宗：麻黄附子细辛汤加减。

| 麻黄 6g | 炮附子 12g | 细辛 5g | 吴茱萸 6g |
| 生姜 6 片 | 炙甘草 7g | | |

2 剂，水煎服。6 小时服 1 煎。药后得微汗，病除。

按：脉沉细无力，乃少阴脉；且左肝右肺，左脉沉细无力，肝阳亦虚，故此证实为少阴厥阴两虚。右沉弦拘紧者，乃寒束之象。右脉主气、主肺，寒袭肌表，肺气不宣，故右脉拘紧。头痛、身痛、恶寒、手足凉，乃寒袭肌表，故此证诊为少阴表寒。方以麻黄附子细辛汤温阳散寒；加吴茱萸、生姜以温肝散寒。

麻黄附子细辛汤，立方宗旨是温阳散寒，余常用于三种情况：一是阳虚，寒束肌表者，此方温阳散寒。

二是阳虚，寒邪直中少阴，而不在表，见阴冷阴缩，小腹寒痛，四肢厥冷，头痛等。附子温阳；细辛启肾阳，散沉寒，且引麻黄直达于肾，散直入于肾经之寒达肌表而解。

三是纯为阳虚阴寒凝泣者，麻黄附子细辛汤仍然可用，此时用麻黄，已非散客寒，而是发越阳气解寒凝，伍细辛之启肾阳，相辅为用，鼓舞阳气之升发布散。所以，纯阳虚者，此方亦可用，此时麻黄、细辛量宜小。

例 7：气虚外感

尹某，女，36 岁。

1991 年 5 月 27 日初诊：7 年前绝育，未能复原，常感冒，咳嗽，烦劳汗出受风，发热，体温 38.7℃，恶风，自汗，头昏沉，鼻塞，气短心慌，脘腹胀满不欲食，目蒙，白带多，便可。血压 90/60mmHg。

脉沉濡缓，舌淡苔白。

证属：中气不足，卫外不固，风袭肌表。

法宜：益气解表。

方宗：补中益气汤加减。

生黄芪 12g	党参 10g	白术 9g	茯苓 12g
炙甘草 6g	当归 10g	陈皮 7g	半夏 9g
升麻 6g	柴胡 9g	葛根 12g	生姜 5 片

2 剂，水煎服。日 3 服。

5 月 29 日二诊：发热、恶风已除，尚感胸闷、气短。此胸阳不振。上方加桂枝 12g、干姜 6g。6 剂，水煎服。

按：虚人外感，这是外感中的一大类，包括阴阳气血之虚，病位包括心肝脾肺肾之虚，其中尚有兼受外邪，又夹气血痰瘀水湿等，确也纷纭繁杂。总的治疗原则是扶正祛邪，扶正与祛邪亦有轻重缓急之别。

判断正虚感邪，最关键在于脉沉取无力，略无力者，余称之为减。无论脉或浮或沉或数或迟或弦或紧，只要沉取无力，皆以虚论。当然，虚中尚有阴阳气血之分，阳虚气虚者，脉沉无力，气虚见头昏心慌、气短无力等虚象；阳虚见虚寒之象；血虚者，脉细无力，除血虚不濡、不华之象外，多兼气虚之象；阴虚者，脉细数，见虚热之象，此乃大要。

本例虚人外感，脉症比较典型，不难分辨。发热恶风，自汗，头昏鼻塞，乃风邪外袭；心慌气短乏力，脘腹满不欲食，且脉沉濡缓、舌淡，乃脾虚中气不足，故以补中益气汤健脾益气，扶正祛邪。此法吾经常应用，疗效确切，毋庸置疑。

例8：气虚外感

史某，男，3 岁，本院家属。

2006 年 4 月 10 日初诊：因玩耍汗出受凉，昨夜发热 38.5℃，无汗，萎靡，不食。素体弱，易感冒，消瘦，食欲差，大便或干或溏。面色晦。

脉数虚。舌淡红，苔白。

证属：气虚外感。

法宜：扶正祛邪。

方宗：人参败毒散加减。

党参 9g	茯苓 10g	炙甘草 5g	桔梗 6g
前胡 6g	柴胡 5g	羌活 5g	川芎 4g
荆芥 4g	生黄芪 10g	生姜 3 片	

2 剂，水煎服。嘱 2 小时服 1 煎，啜粥，温覆，取微汗。汗出后止服。

4 月 12 日二诊：共服 2 煎，得汗，热已退。为增强体质，防止屡屡发热，改服面药长服。

方宗参苓白术散加减。

党参 30g	茯苓 30g	白术 30g	山药 40g
莲子 40g	炙甘草 20g	砂仁 10g	大枣 10 枚
陈皮 20g	半夏 20g	生黄芪 30g	桂枝 20g
白芍 20g	仙茅 20g	仙灵脾 20g	当归 30g
升麻 15g	柴胡 15g	防风 12g	鸡内金 30g
焦三仙各 30g	乌梅 15g		

共为细面，加糖调服，每服 1 匙，日 2 次。上方共服 2 料，未再感冒，饮食转佳，较前长高长胖，面色已显红润。

按：虚人外感，既有正虚，又感外邪，虚实相兼。正虚，包括阴阳气血之虚，其病位可包括脏、腑、经络、肌表之虚，程度有轻重之别。外邪，当包括六淫诸邪，其侵袭部位包括肌表、经脉、脏腑等，其程度亦有轻重之异，病程有新久之殊；其中又有兼内生之邪者，因而虚人感冒甚为繁杂。中医的病分外感内伤两大类，西医本科毕业，大约两年就能熟练地治外感；而中医本科毕业，起码 20 年才能熟练地治外感。可是中医能驾驭外感的治疗，那么对内伤杂病，遇到一些急危重症及疑难杂证，也都可大致掌握。因中医不论外感内伤，都是靠辨证论治体系的指导。掌握了辨证论治体系，外感内伤皆可治疗。我所说的 20 年，是指比较成熟的中医大夫，欲成名医，大概还须二三十年的磨砺，其中还须精研经典，博学名家，勤于实践，敏于思悟，方能有所建树，绝非有个博士头衔就可妄称名医。

此案，脉数而虚，且平素羸弱多病，面色不华，脾虚气弱，又汗出受凉而发热，故诊为气虚外感。脉虚数，此数不以热看，《濒湖脉学》：数脉"实宜凉泻虚温补"，此言甚为紧要，数而有力者为实，宜用寒凉清热泻火；数而无力者为虚，当予温热补益之品，温阳扶正。同为数脉，或寒凉，或温热，判若冰炭，其区别全在有力无力。此案虽数而虚，故诊为气虚。外感初起发热，本当恶风寒，幼儿难以准确描述，故未言恶风寒否。但发热无汗脉数，病方 1 日，当属邪犯肌表，故予人参败毒散扶正祛邪，且用辅汗三法，取微似汗，邪散乃愈。

因体弱多病易感冒，故配细散长服，以参苓白术散建中，加二仙汤补其先天，加桂枝白芍益其营卫，加黄芪益气固表，加风药，升发清阳，使补而灵动。脾胃健，饮食增，正气渐强，身体渐壮。

例9：气虚受暑

赵某，女，40岁。

1983年8月24日初诊：每年二伏即发热，此次发热已5日，即刻体温39.2℃，午后重，汗出不恶寒，面色萎黄，头昏、胸痞、恶心。已十余年，年年至二伏发热，非暑天很少发热。平素心慌、气短、乏力、白带较多。恰逢月经提前1周来潮，经血污垢，量不多，腹不痛，稍胀。

脉沉稍数无力。舌淡红苔少。

证属：气虚受暑。

法宜：健脾益气，化湿清暑，佐以活血。

方宗：东垣清暑益气汤加减。

党参10g	生黄芪10g	炙甘草6g	当归9g
麦冬10g	五味子6g	陈皮9g	青皮7g
黄柏6g	苍术9g	葛根12g	升麻5g
泽泻12g	白术10g	青蒿15g	泽兰15g
生姜6片			

3剂，水煎服。日3服。

8月27日二诊：药后热退，尚心慌、气短、乏力、纳呆、白带、经色转红。继予化湿开胃、益气血之剂善后。

按：素脾虚湿盛，入伏以后，天暑下逼，地湿蒸腾，人在气交之中，内湿与外湿相召为患，故病发于暑伏。清暑益气汤益气化湿清热，兼顾肺津。虽逢经至且血污，然无神志症状及少腹急结，故不以热入血室论，仅加泽兰以兼顾之。

例10：阴虚外感（一）

王某，女，23岁，学生。

2003年12月15日初诊：素体下元冷，昨寒热咳嗽，头痛。正值经期未净，小腹不急结。

脉沉弦细数，右寸弦细而劲。舌红少苔。

证属：阴虚外感。

法宜：养阴解表。

方宗：加减葳蕤汤加减。

葳蕤12g	白薇7g	桔梗6g	豆豉10g
银柴胡7g	桑叶9g	僵蚕10g	蝉蜕6g
麦冬10g	石斛12g		

2剂，水煎服。日3服。

按：药尽寒热除。因脉弦细数且舌红少苔，乃素体阴虚；症见寒热、咳嗽、头痛，乃外受风邪，故诊为阴虚外感，予养阴祛邪。

素体下元冷，何以不诊为阳虚外感？阳虚者脉当无力，或细无力，舌淡。今脉细数，且弦劲，乃阴虚阳张。其舌红少苔，亦为阴虚之象，所以诊为阴虚外感。

例 11：阴虚外感（二）

高某，男，9 岁。

2005 年 12 月 24 日初诊：夙有喘疾，昨发热 38.8℃，不恶寒，嚏、涕、喘、头痛，遇光脑门痛。

脉浮弦细数且劲，按之减。舌红少苔。

证属：阴虚阳亢。

法宜：滋阴潜阳。

方宗：加减葳蕤汤加减。

葳蕤 12g	白薇 7g	桔梗 6g	豆豉 10g
青蒿 12g	麦冬 9g	沙参 12g	干地黄 10g
桑白皮 9g	地骨皮 10g	桑叶 7g	天花粉 10g
生牡蛎 15g	炙鳖甲 15g	龟甲 15g	

4 剂，水煎服。日 3 服。

12 月 28 日二诊：药后第 2 日热退，头痛止，喘平。脉弦虚，尺不足。因夙有喘疾，屡作，故补脾肾以固其本，防喘再作。

龟甲 40g	蛤蚧 2 对	熟地黄 40g	山茱萸 40g
山药 40g	党参 30g	茯苓 30g	炙黄芪 30g
白芍 40g	五味子 15g	款冬 30g	紫菀 30g
炙百合 40g	麦冬 30g		

1 料，收膏。早晚各 1 匙。

按：脉弦细数且劲，细数乃阴虚；弦且劲，乃阴虚肝风萌动。外感初起即见此脉，料其平素乃阴虚阳亢之体。

时逢隆冬，外感本应由风寒所客，然发热不恶寒，知非表寒证。外邪侵袭，随人而异，素体阴虚阳亢，即使感受风寒，亦随阴虚阳亢而化。中医的病因，是推断性的，是"审证求因"，是根据临床表现而推断病因。"证"又何来？证主要据脉而定。《伤寒论》各篇皆云"辨某某病脉证并治"，一病分若干证，而每证的确定，依脉而断。此案脉弦细数且劲，故诊为阴虚肝风萌动。阴虚阳亢而热，喘亦因阳亢上迫于肺而作。治当滋阴潜阳，因无合适成方，所以取葳蕤汤加减，方中合沙参麦冬饮、百合地黄汤养阴退热，三甲平肝潜阳，桑白皮地骨皮取泻白散意，降肺气，亦佐金平木。

例 12：热陷阴分

王某，女，35 岁。

2006 年 7 月 4 日初诊：断续发热已 3 年，体温在 37.5℃～39.5℃之间，约间隔四五日或八九日即热，以日暮为著。热时不恶寒，持续约三五日，服药、输液后缓解。曾多方检查，无明确诊断。心烦，寐差，乏力，口臭，乳癖，多唾，肢麻痛，牙龈肿，食、便可。

脉弦细数，舌红绛少苔。

证属：热入阴分。

法宜：透达阴分伏邪。

方宗：秦艽鳖甲散加减。

青蒿 18g	鳖甲 30g	地骨皮 15g	银柴胡 10g
知母 6g	牡丹皮 12g	秦艽 10g	青皮 9g
海藻 15g	玄参 15g		

7 月 25 日二诊：上方共服 21 剂，一直未再热，精力较前好。肢尚麻，脉弦，舌红润。上方加海风藤 18g、鸡血藤 18g。14 剂，水煎服。

按：以其脉细数，舌红绛少苔，且发热日暮为著，故断为热伏阴分。伏热内扰而心烦、寐不安，上灼而龈肿、口秽，阴虚失濡故肢麻痛。予秦艽鳖甲散透散伏郁阴分之邪；加青皮、海藻疏肝软坚，兼顾乳癖。连服 21 剂，阴分伏邪透散，未再热，脉已起，舌亦转红润，病有转机。二诊因肢仍麻，加藤类以通经脉。再予 14 剂以固疗效。

例 13：阳明热盛，肾水不足

周某，女，24 岁，学生。

2004 年 1 月 2 日初诊：发热 4 日，始恶寒，半日后即但热不寒，头痛烦躁，口渴自汗，恶心不食，经未行，便尚可，输液 3 日仍烧，即刻体温 39.1℃。

脉洪数尺细。舌红而干，无苔。

证属：阳明热盛，肾水已亏。

法宜：清阳明，滋肾水。

方宗：玉女煎加减。

生石膏 40g	知母 7g	生甘草 8g	粳米 1 把
生地黄 18g	麦冬 15g		

2 剂，日 3 服。药后热退，欣喜来告。

按：发热始恶寒，邪尚在表；化热入里，则但热不寒，脉洪数，乃阳明经热之脉，主以白虎汤。时值隆冬，本应用寒远寒，但有是证亦用是药，有故无殒，仍重用石膏 40g。尺减，舌干红，水已亏，故加冬、地，金水相生，此方即玉女煎去牛膝。

例 14：气虚风袭，相火内动

张某，男，22 岁，学生。

2005 年 5 月 20 日初诊：昨日发热，体温 37.5℃，恶风自汗，头晕，不欲食，便干，小便正常。

脉寸弱，关数软，尺盛。舌略红绛少苔。

证属：上焦气虚，腠理不固，风入化热，相火妄动。

法宜：益气固表，滋阴泻相火。

方宗：黄芪桂枝五物汤合知柏地黄丸加减。

生黄芪 15g	桂枝 10g	白芍 10g	炙甘草 7g
大枣 6 枚	生姜 5 片	知母 6g	黄柏 6g
熟地黄 12g	山茱萸 12g	牡丹皮 12g	山药 12g
茯苓 12g	泽泻 10g	五味子 5g	生龙骨 18g
生牡蛎 18g			

4 剂，水煎服。日 3 服。

5 月 23 日二诊：药后发热恶风解，尚头晕，胸闷，无力。脉阳弱阴旺，乃气虚未复，相火未敛。

嘱服补中益气丸、知柏地黄丸，早晚各 1 丸，连服两周。

按：外感初起以相火旺者少见，此例即尺旺相火动。缘于平素肾水亏，又兼风邪内入，扰动相火而作。

寸为阳位，寸弱乃上焦气虚，致腠理不固，风邪易入。治当益气升阳，调和营卫，固其腠理，故予黄芪桂枝五物汤主之。阴虚，相火易动者，本应滋水泻相火，使水中之火敛潜；

然上焦气虚，又当益气升提。下焦潜降，上焦升提，并用之，确实互碍。本不当同用，但二者病机又确实共存，无奈之际，不得不共用。为防相火升腾，故予方中加五味子以敛，加龙骨、牡蛎以潜。此种病机，在诊治其他病时亦曾遇到数次，不得不升潜并用，此亦为偶之剂也。

三、内伤发热

例 1：瘀久化热伤阴

杜某，男，63 岁。

2001 年 5 月 8 日初诊：数度患疟，脾大。每日下午低热，伴恶寒，已半年余。气短难续，心慌无力，体位变动时尤甚。虚赢消瘦，食欲不振，面色晦暗。

脉阳弦数，尺沉弦劲而细数。舌淡红，瘀斑。

证属：瘀久化热伤阴，阳亢风动。

法宜：活血软坚，滋阴潜阳，平肝息风。

方宗：鳖甲煎丸加减。

炙鳖甲 30g	龟甲 30g	生牡蛎 30g	夏枯草 15g
海藻 15g	牡丹皮 12g	银柴胡 9g	赤芍 12g
白芍 12g	黄芩 9g	干地黄 15g	山茱萸 15g
土鳖虫 12g	水蛭 10g	桃仁 12g	红花 12g
姜黄 10g	西洋参 15g		

7 剂，水煎服。

5 月 15 日二诊：脉弦稍数，寸偏旺，尺已不弦劲。舌已不淡，呈暗红，瘀斑。近 2 日未寒热，他症亦减。继予上方，加昆布 15g。

6 月 13 日三诊：上方共服 28 剂，一直未寒热，食增，心慌气短渐轻。以此方 10 剂，轧面服。

按：此为疟母。脉弦数，乃瘀血久羁化热；脉沉细劲数，乃肾水已亏，水亏不濡，肝阳亢化风，故脉弦劲。瘀血导致阴虚阳亢而午后发热，状若阴虚。活血化瘀治其本，养阴退蒸治其标，历月余而热除。由此可知，瘀血久羁亦可致热。

例 2：瘀久化热

徐某，男，35 岁，汽车司机。

肝炎病史 12 年，1976 年底加重。常发热，体温 38℃（±），反复鼻衄，恶心，食欲低下，腹胀，肝区疼痛，皮肤及巩膜黄染（++），胸部及颈部有多个蜘蛛痣，腹水征（+），肝大肋下 1.5cm，脾大 2cm，中等硬，压痛，下肢凹陷性水肝（+）。诊为肝硬化腹水。

入院化验：谷丙转氨酶 670U/L，麝浊 16U，麝絮（++++），锌浊 32.4U。总蛋白 6.6g/L，白蛋白与球蛋白比为 2.7：3.9。

治疗：除保肝疗法外，并用能量合剂、激素、蛋白、血浆或全血等，利尿药用安体舒通、氨苯喋啶、呋塞米等。中药除健脾利水、清热解毒法外，曾用十枣散等峻下剂。经中西医结合治疗半年，病情日渐恶化，腹水进行性增加，腹围达 110cm，横隔平第 7 胸椎，阴囊肿如孩头大。因腹压大而出现腹股沟斜疝，每日尿量达 200mL 左右，卧床不能翻身。

化验：白蛋白 6g/L，白蛋白与球蛋白之比为 1.5：4.5，血小板 2.2 万 /mm^3。钡餐：食管中下段及胃底静脉曲张。于 1977 年 7 月 13 日邀中医会诊。

患者面色黯滞，身目皆黄，恶心呕吐，肌肤甲错，烦热无汗，渴喜冷饮，入夜尤甚，腹如鼓，脐突，囊肿大如孩头。

舌绛苔少，脉弦数。

予活血软坚法：

桃仁 9g	红花 9g	五灵脂 15g	赤芍 9g
丹参 15g	牡丹皮 12g	青蒿 12g	郁金 6g
生地黄 12g	银柴胡 6g	生牡蛎 30g	海藻 15g
玄参 12g			

服药 23 剂，腹围减至 84cm，24h 尿量增至 1800mL，改用养阴益气软坚法。10 月中旬，腹水消退后，右胸腔出现大量积液，为悬饮停留胸胁，改用泻肺化瘀法。至 11 月 14 日，胸水全部消失。1978 年 1 月，黄染消退，自觉症状消失，肝功能多次化验正常，钡餐未见食管及胃底静脉曲张，于 1978 年 3 月 12 日出院。又配活血软坚丸药 1 料继服。随访 2 年，情况良好，一直全日工作。

按：肝硬化腹水，当属蛊胀、癥瘕范畴，中医治疗当辨证论治。据余经治的此类患者，肝热炽盛者有之，脾虚水泛者有之，阳虚不能制水者有之，阴虚肿甚者有之，血瘀水停者亦有之。本案曾因水势泛滥而用十枣散逐水，初服 0.4g，魄门如烙，并未泻。再服加至 0.6g、1g，皆未泻水。后用活血软坚法而效。此法对缓解门脉高压、改善肝功能，确起到一定的积极作用。虽然患者血小板仅 2.2 万 /mm³，但持续使用活血药，并未见促进出血倾向。只要属瘀血为患，用活血化瘀法，就不必顾忌出血，常可因瘀血去而血可循经，新血得生，出血反倒可止，此亦通因通用。此案长期发热，亦为瘀久化热而发热，活血化瘀，热遂渐退。

例 3：真寒假热（一）

刘某，男，79 岁，铁路退休工人。

1982 年 1 月 3 日初诊：两个月前，因高热 39℃以上，持续不退而住院。初以为外感，治疗未效；继之胸片发现肺部阴影，以肺炎治疗未效，又经 9 次查痰，7 次发现癌细胞，并经气管镜检查确认为肺癌。因治疗无望而转回家中。诊时仍高热，体温 39.3℃～ 39.8℃，身热而畏寒肢冷，蜷卧，口中干热如开水烫，渴喜冷饮，且一次食冰糕两支，觉得心中舒服，咳嗽痰多，呕吐，胸闷气短，大便干结，神志尚清，面色黧黑而两颧浮红。

舌淡暗无苔且润，脉数大按之虚。

此阴盛格阳，真寒假热证。予参附汤：

红参 10g	炮附子 12g	干姜 5g	白术 10g
山茱萸 15g			

另用吴茱萸面，醋调敷足心。

1 月 5 日二诊：服上方 2 剂，身热竟退，尚肢冷畏寒蜷卧，口已不热，且畏食冰糕；仍咳嗽多痰，便干。两颧红色已消，脉尚数，已不大，按之无力。此浮阳已敛，虚寒本象显露。仍予温阳救逆，引火归原。

| 红参 10g | 炮附子 12g | 肉桂 6g | 干姜 6g |
| 山茱萸 15g | 肉苁蓉 15g | 炙甘草 6g | |

此方进退连服 15 剂，春节后已可背上马扎，自行到大街上晒太阳。

按：真寒假热，乃阴阳行将离决，缘于阳气虚衰，阴寒内盛，虚阳不能固于其位而浮越。浮于外者谓之格阳，浮于上者谓之戴阳。其临床特点为外呈一派热象，内显一派寒象。景岳曾细致描述其临床特征，谓"假热亦发热，其证则亦为面赤躁烦，亦为大便不通小便赤涩，或者说为气促咽喉肿痛，或为发热脉见紧数等证""其内证则口虽干渴必不喜冷，即喜冷者饮亦不多……或气短懒言，或色黯神倦，或起倒如狂而禁之则止，自与登高骂詈者不同，此虚狂也""凡假热之脉，必沉细迟弱，或虽浮大紧数而无力无神"。此热，自觉躁热殊甚，欲卧泥地，欲入井中。经此案，始知假热体温亦可高。

寒热真假，务在辨清孰真孰假。辨别关键在于脉，正如景岳所云："察此之法，当专以脉之虚实强弱为主。"脉之强弱，以沉候为准，虽身热如火，脉洪大数疾，若沉取无力，即为假热。虽身冷肢厥，昏愦息微，脉沉小细迟紧，若沉取有力而见躁者，即为假寒。若脉诊尚难判明，则当进而察舌。舌淡胖嫩滑，必是阳虚阴盛，真寒假热；舌红绛苍老坚敛、干燥少津，必是热结于内，真热假寒。然亦有阴寒盛而舌红者，此阳虚寒凝，气血运行不畅，致血凝泣而舌红，此红多兼嫩暗，必不干敛、苍老。此乃吃紧之处，医者望留意于此。

本案以参附汤益气回阳。阳越于外，施之辛热，防其阳未复而浮越之阳更形脱越，故加山茱萸敛其耗散之真气，且固其本元。吴茱萸敷足心者，引热下行之意。

例 4：真寒假热（二）

孙某，男，57 岁，工程师。

1985 年 5 月 13 日初诊：肝癌术后，胁部留一引流管，终日流黄绿色液体，云绿脓杆菌感染，高热，体温 39℃～40℃，持续 1 个月不退，已用多种进口抗生素，高热不见稍减。人已瘦弱不堪，备受折磨，痛不欲生，遂请中医诊治。

阳脉大按之虚，尺脉沉细拘紧而涩。此阴盛格阳，予桂附八味丸治之。

| 炮附子 12g | 肉桂 6g | 熟地黄 12g | 山茱萸 12g |
| 山药 12g | 泽泻 10g | 牡丹皮 10g | 茯苓 12g |

上方共服 6 剂，热退身凉，阳脉敛而阴脉复。

按：阴盛格阳者，赵献可《医贯》称龙雷火动，此火得湿则燔，遇水则燔。每当浓云骤雨之时，火焰愈炽。不可水灭，不可直折，当引火归原，唯八味丸，桂、附与相火同气，直入肾水，据其宅窟而招之，同气相求，相火安得不引之而归原。

龙雷火动之真寒假热证，其脉之特点为阳脉大而尺脉沉细。此种阳强阴弱之脉，可见于三种情况：

一是心火旺而肾水亏，水亏不能上济心火，心火独亢而不下交，呈现水火不济、心肾不交。其阳脉之大也，必按之有力；其尺脉之细也，按之必细数。治之当泻南补北，代表方为黄连阿胶鸡子黄汤。

一是阴虚不能制阳，阳浮而大按之虚，其阴脉当细数躁急。治当滋阴潜阳，方如三甲复脉之类。

一是阴盛格阳，由于阳气虚衰，阴寒内盛，虚阳浮越于外，成为格阳、戴阳。尺脉当沉细无力，或沉细拘紧无力；阳脉浮大按之虚。治当引火归原，使浮游于外之阳得以下归宅窟。方如白通汤、白通加猪胆汁汤、桂附八味之类。

此三者脉象，皆阳旺而阴弱，然病机、治则迥异，差之毫厘，谬之千里。若脉象难以遽断，当进而察舌。水亏火旺者，舌红而坚敛苍老；阴虚阳浮者，舌当嫩而光绛无苔；阴盛格阳者，舌当淡嫩而润，或淡嫩而黯。

例5：真寒假热（三）

赵某，男，17个月。

1965年2月4日初诊：发热3日，体温高达41.7℃，体胖面白，喘促肢冷，烦躁哭闹，不得稍安，疹淡稀隐隐。

舌淡苔滑，脉疾无力。

此阳虚不能托疹，予参附汤加味，以回阳益气托疹。

方予：

| 炮附子6g | 人参6g | 鹿茸4.5g | 当归6g |

浓煎频服。2剂服尽，面色由青白转红，肢冷亦除，麻疹1日即布满全身，热亦降。

按： 余1963年至1971年，8年多，任大庆油田总院儿科专职中医师，负责儿科全科会诊。8年里，全部看的是急症、危症。当时大庆油田几十万人会战，地处北大荒，自然条件恶劣，生活条件也非常艰苦，儿科疾病发病率甚高。当时尚无麻疹疫苗，每至冬春麻疹流行，儿科180张病床暴满，常走廊、大厅都加满了床，患儿每年病死者达500余名。有一类白胖的患儿，都是高热41℃以上，面色㿠白，舌淡肢冷，麻疹出不来，喘憋，呼吸困难，脉搏可达260次/分以上，但按之无力。余初不识此证，套用通常的表疹方法，7例皆亡。后读《中医杂志》的一篇报道，始知此为阳虚之体，当予温补回阳以托疹，余仿效之，之后11例皆活。此案乃其中一例耳。

高热 41℃以上，因儿科大夫都知道不能用物理降温及退热药，否则麻疹立刻收敛，造成疹毒内攻，故都仰仗中医表疹。此类患儿诊为阳虚，以其面色㿠白、舌淡、脉疾无力，故予回阳托疹。由此可见，阳虚发热，照样可高达 40℃以上，不可见体温升高辄云热盛，妄用寒凉。属阳虚寒盛者有之，莫重蹈余之覆辙。前车之鉴，当谨记。

例 6：阳虚发热（一）

魏某，女，66 岁。

2006 年 8 月 5 日初诊：10 天前发热，体温 40℃左右，遍身红疹，痒，不恶寒，输液后，烧未退，增脘腹膨胀不能食，已 1 周未进食。便本干，服泻药后，便稀如垢油，昨晚体温 39.5℃，服退烧药汗出始退。身软无力，搀扶来诊，面泛青黄，即刻体温 39.2℃。

脉沉细数无力。舌绛，中无苔，两边有苔。

证属：阳虚发热。

法宜：温阳，引火归原。

方宗：四逆汤加减。

| 炮附子 15g | 干姜 6g | 炙甘草 7g | 红参 12g |
| 生黄芪 15g | 山茱萸 15g | | |

水煎服，3 剂。日 3 服。

8 月 7 日二诊：昨晚体温 38℃，自己无发热恶寒之感，脘腹胀满已轻，饮稀粥 1 碗。大便昨 2 次，仍稀色褐，小便清如水。脉弦数，按之减，继予上方加干地黄 15g、五味子 6g，4 剂，水煎服。日 3 服。

8 月 10 日三诊：药后未热，甚觉疲倦，手足冷，脘腹略满，食增。1 日可进粥、面片 4 碗，大便溏，已不稀，日一二次。脉弦缓滑，力稍逊。舌嫩红，苔薄白。

炮附子 12g	干姜 5g	红参 12g	白术 10g
炙黄芪 12g	茯苓 12g	山药 15g	益智仁 6g
山茱萸 12g	五味子 5g		

7 剂，水煎服。日 1 剂。

按：高热，然脉无力，故诊为阳虚发热。脉虽数，因数无力，故不以热看，仍诊为阳。《濒湖脉学》论数脉，"实宜凉泻虚温补"。数而有力者为实，宜寒凉之药泻火；数而无力者为虚，宜温热之药扶阳益气。同为数脉，一虚一实，天壤之别，冰火迥异。指下微妙之变化，诊治截然不同。

本为阳虚之体，输液寒入，又复泻下通便，致重伤脾阳，脘腹胀满不食，下利色褐。

阴寒内盛，阳浮于外故热，亦真寒假热。阳越者，本当脉浮虚而大，面色如妆，然此脉沉细无力，面青黄，或因阳虽虚未至脱。

舌赤绛无苔者，本为肝肾阴亏的典型舌象，然不以肝肾亏来看待。何故？吾以脉解舌。阳虚阴寒内盛者，寒则收引凝泣，血亦瘀滞不行，故而舌绛；无苔者，阳虚不能蒸腐，胃气不布，故而无苔，这就是以脉解舌。若脉数实者乃热盛，热邪煎烁阴液而血泣舌绛，此绛当以热入营血来看。若脉细数，肝肾阴亏而舌绛，当嫩绛或干敛，此阴液亏耗而血凝致舌绛。今脉沉细无力，乃阳虚之脉，舌绛亦以阳虚看，阳气复，血行畅，舌绛自转红活。

加山茱萸者，阳虚而浮，药皆辛热，恐虚阳暴脱，故加山茱萸以收之，亦反佐法也。二诊更加干地黄、五味子者，虑其热久阴伤，且下利亦伤阴，故以二药佐之。

例7：阳虚发热（二）

房某，男，75岁，易县人。

2001年3月28日初诊：每日日晡畏寒发热，已半年，体温在38℃～39.5℃左右，至后半夜热渐退。心慌气短、乏力，动辄甚，周身痒，手足麻，食可，便调。

脉细无力，舌淡苔根腻。面色晦。

证属：阳虚发热。

法宜：甘温除热，引火归原。

方宗：补中益气汤加减。

生黄芪 10g	党参 10g	白术 9g	当归 9g
升麻 5g	柴胡 7g	陈皮 6g	茯苓 12g
肉桂 6g	炮附子 12g	山茱萸 15g	

7剂，水煎服。

4月3日二诊：药后寒热已不著，他症减未已。脉细无力，已见弦象。上方加桂枝10g、白芍10g、炙甘草7g。7剂，水煎服。未再来诊。

按： 日晡潮热，可见于阳明腑实、阴虚内热、湿热蕴蒸或瘀血状若阴虚等，而阳虚发热见日晡潮热者鲜。

何以知为阳虚发热？因脉细无力，此少阴之脉，且舌淡，面晦，畏寒，知为阳虚发热。

阳虚发热，何以日晡而热？盖阳虚阴盛，格阳于外，日晡阴气渐盛，虚阳不能归其宅窟，故热。后半夜，子时以后，阳气渐升，阴寒渐退，浮游之虚阳可暂安其窟，故热渐退。

阳虚发热，法当引火归原，故予桂、附温下元，壮命门火，据其宅窟以招之；补中益气汤甘温除热，且补中健脾，培土以制水；佐山茱萸者，防浮阳暴越。

二诊脉见弦象，乃阳略复之兆。弦为春脉，故曰阳略复。弦为阳中之阴脉，阳虽见复，阴寒尚盛，故脉弦，见此脉，故知阳略复。阳复而寒热渐退。

身痒者，营卫虚，故加桂枝、芍药，益其营卫。

因住山区，家境不裕，未曾检查，也未再来诊。因阳虚日晡潮热者鲜，故录于兹。

例 8：气虚发热（一）

白某，女，34 岁。

1981 年 5 月 12 日初诊：于 1979 年 6 月做人工流产，时胎已 6 个月。人流后患肺炎，高热不退。愈后身体遂弱。每于紧张或劳累时，阵畏寒烘热，自汗，体温在 38.5℃左右，或 10 天，或半月发作一次。自以为感冒，常自服感冒药。休息两天渐缓解。平素头昏，心慌气短，倦怠乏力，易饥，食后亦觉饥，白带较多，大便多干。

脉左弦细无力，关浮弦而虚；右脉细弱，寸脉略弦。舌淡红，苔白。

证属：气虚发热。

法宜：甘温除热，佐以敛肝。

方宗：补中益气汤加减。

党参 9g	生黄芪 10g	茯苓 10g	白术 9g
当归 10g	升麻 5g	柴胡 6g	炙甘草 6g
陈皮 5g	大枣 6 枚	山茱萸 12g	生牡蛎 15g

6 月 11 日二诊：上方加减，共服 26 剂，劳累后未再发热，精神、体力渐增，头昏、气短、心慌、易饥除，脉转弦缓，便亦不干。嘱继服人参养荣丸 1 月，日 2 丸。

按：以补中益气汤为代表方剂的甘温除热法，乃东垣对中医的一大发展。后世广为应用，且疗效确切。

东垣关于气虚发热的机理阐述，于《脾胃论》中曰："若饮食失节，寒温不适，则脾胃乃伤。喜怒忧恐，损耗元气，即脾胃气衰，元气不足，而心火独盛。心火者，阴火也，起于下焦，其系于心。心不主令，相火代之。相火，下焦包络之火，元气之贼也。火与元气不两立，一胜则一负。脾胃气虚，则下流于肾，阴火得以乘其土位。故脾证始得，则气高而喘，身热而烦，其脉洪大而头痛，或渴不止，其皮肤不任风寒，而生寒热。"这段话颇为费解，以致后世众说纷纭。

这段话，主要讲的是元气虚导致阴火问题。首先要明确阴火的含义、概念。"元气不足，心火独盛。心火者，阴火也"，可见心火独盛，不是指君火，也不是指心经实热、实火，而是阴火。这个心火独盛，显然不能用寒凉之品清心热泻心火。阴火，是起于下焦的相火。肝肾、心包皆有相火。"君火以明，相火以位"，相火辅君火行事，潜而不露。待元气衰，"心不主令"时，"相火代之"。此即君火不明，相火不能安于其位，于是相火飞腾而暴疟，焚屋燎原，此即阴火。

这个阴火是怎么来的呢？是由于饮食失节，寒温不适，喜怒忧恐，戕伤脾胃，损耗元气。脾胃气虚，则阴浊内生，下流于肾。阴霾秽浊伤于肾中元气，相火不藏，飞腾暴疟，此即起于下焦之阴火。元气愈虚，阴火愈盛，故曰"火与元气不两立"。若元气复，乾坤朗，离照当空，阴霾自散，阴火自然潜敛。肾脉与心相连，相火腾起，上达于心，心不受邪，心之包络代之，因而心包络之相火亦起。此即东垣所云"心火独盛""心不主令，相火代之"。心火，实指相火、阴火。

由上述分析可知，东垣所说的阴火，就是指脾胃伤，元气虚，君火不明，相火代之而起的阴火，亦即虚火。这种虚火，不可直折，不可火灭，必甘温扶脾胃、益元气，阴火自敛，相火自潜。

经云："阳气者，烦劳则张。"阳气本当卫外而为固，阳气虚则不能固于其位，烦劳扰动虚阳，虚阳升腾而为热。这就是本案每遇烦劳而发热的道理。

这种阴火，其临床表现颇似外感热盛。《内外伤辨惑论》云："始得之则气高而喘，身热而烦，其脉洪大而头痛，或渴不止，皮肤不任风寒而生寒热。"临床须与外感热盛相鉴别。

气虚发热的特点：

（1）热呈烘热，骤然而起，不伴恶寒，但不任风寒。热而汗出，汗后畏寒。

（2）这种热，可仅是自觉症状，体温不高；也有的体温高，可达39℃以上。

（3）这种热反复发作，每遇烦劳则热。可持续数月或数年。

（4）此热于晨起及上午明显，此时乃阳升虚阳易动之时。

（5）伴头昏、气短、心悸、乏力倦怠、食欲不振、脉虚、舌淡嫩、面少华等气虚之象。这里关键是脉虚，脉可浮、数、大，但必按之虚。

阴虚、阳虚之发热，亦可呈烘热状，但与气虚有别。阴虚者，伴虚热之象；阳虚者，伴虚寒之象，此不详述。

本案以补中益气汤补脾益气，甘温除热，加山茱萸者，因左关虚弦，伴肝阴不足而相火动，真气易泄，故加山茱萸以敛肝。

例9：气虚发热（二）

白某，女，39岁。

2006年5月27日初诊：自云经常感冒，咳嗽，胸闷，口干无痰，头晕，乏力，背脊缝凉，时有发热，体温在38℃左右，已两年。便或干或溏，经少。
脉沉迟无力。舌嫩暗，苔少。

证属：阳气不足。

法宜：益气温阳。

方宗：补中益气汤合四逆汤加减。

生黄芪 12g	党参 10g	白术 10g	当归 10g
柴胡 8g	升麻 5g	炙甘草 7g	大枣 6 枚
干姜 6g	炮附子 12g		

8月12日二诊：上方加巴戟天、肉苁蓉、肉桂等，共服52剂，近一月未再热，精力转佳，背尚时凉，他症已除。脉沉滑，按之不足，舌嫩绛，苔少。为复其元，以散服之。

鹿茸 30g	紫河车 30g	肉苁蓉 90g	巴戟天 90g
菟丝子 120g	枸杞子 100g	山茱萸 90g	干地黄 100g
制首乌 100g	当归 90g	白芍 90g	生黄芪 120g
红参 60g	茯苓 120g	白术 90g	炮姜 30g
炮附子 60g	肉桂 30g	破故纸 30g	炙甘草 60g

1 料，共为细面，早晚各 1 匙。

按：因脉沉迟无力，此虚寒之脉，故诸症及舌，皆以脉解。头晕乏力、胸闷背冷、易感冒等皆阳气不足所致；口干者，阳气虚，气化不利而干；发热者，乃虚阳易动而作；舌嫩者虚也；暗者，阳气虚，血运不畅也。疾病的性质，亦即病机，主要依脉而断。诊脉而明其病机，再在中医理论指导下，以此病机来解释舌症。若脉舌症、病机一致，这个病就看透了，看明白了，治则治法也就明确了，剩下的问题，就是选方用药了。这一过程，理法方药，一气相贯，此即辨证论治。

方用补中益气汤合四逆汤，一则温阳，一则补火生土，相得益彰。服药两月余，正渐复，症渐除。为复其本元，配散常服缓图之，方义乃阴阳气血脾肾皆补。

例10：阴虚发热

广某，男，22岁。

1981年4月3日初诊：两年前患支气管肺炎，住院治愈。出院后经常感冒发烧，体温在38℃～39℃左右，干咳少痰，痰不易出，易汗出。查肺正常，血象不高，结核试验阴性，服消炎药无效，服解热镇痛药体温可暂降，旋又升高，精力不济，食欲不振。

脉弦细，两寸虚大。舌红少苔。

证属：肺阴虚。

法宜：养阴润肺。

方宗：百合地黄汤加减。

炙百合 20g　　　干地黄 15g　　　沙参 15g

5月12日二诊：上方共服27剂，未再发烧，咳止汗敛，精力转旺。脉平。

按：脉细乃阴虚，寸虚大乃阳浮于上。肺合皮毛，肺气虚，可腠理不固而易感外邪；肺阴虚者，亦可腠理不固而外邪易入。养肺阴，使阴阳调和，腠理自固。此人为部队休干所卫生员，彼此谂熟，于转业前辞行，云1年多再未发热。

例11：金水交困

孙某，女，65岁。

2005年4月22日初诊：发热已年余，体温在37.2℃～38.5℃之间，喘而多痰，胸胁觉热，热则胸部多汗，心中慌乱，寐少，日约三四小时，便干。

脉左弦细数，右脉寸细关旺而虚，尺弦细。舌红绛无苔。

证属：金水交困，肝木失柔，反侮肺金。

法宜：金水相生，柔肝敛肝。

麦冬 12g　　　炙百合 15g　　　干地黄 12g　　　沙参 15g

白芍 15g　　　山茱萸 15g　　　牡丹皮 10g　　　乌梅 7g

炙鳖甲 18g　　　龟甲 18g　　　生牡蛎 18g　　　五味子 5g

5剂，水煎服。日3服。

5月18日二诊：上方加减，共服25剂，热退，喘减，痰少，胸胁未热，寐好转，便已不干。脉尚细数，舌嫩绛苔少。上方加炒枣仁30g、地骨皮15g、阿胶15g。7剂，水煎服。未再来诊。

按：发热经年，阴分已伤，寸尺细数，乃金水交困；关弦浮旺而虚者，乃水亏肝阴虚，肝阳亢。阴亏阳旺则热，木亢反侮肺金则喘。多痰者，津化为痰，正水反亏，故阴亏多痰并见。肺为水之上源，肾为水之下源，金水交困，故上下同滋。水亏肝旺，滋水敛肝，故加三甲、乌梅、五味子、白芍、山茱萸，滋肝、敛肝、平肝。症虽减，本未复，恐日后再发。

例12：高热而亡

刘某，男，73岁。

2006年3月31日初诊：反复发热一年半，约十几天、二十几天烧一次。开始体温37.5℃左右，三四天后可升至40℃～41℃。每次用抗生素及激素输三五天可缓解。去年4月17日又高烧入院，未明确诊断。今年1月12日第5次因高热住院至今。每于高热时，卧冰床，极为痛苦。诊为肺间质纤维化，全口腔溃疡，浸及咽部。现觉周身感觉迟钝，口腔严重糜烂、疼痛，不能进食，每次口腔用表面麻醉药后方能勉强进食。

3月4日腹泻，一夜水泻33次，后每日腹泻二三次。今晨体温37.4℃，晚8点达38℃，半夜达39℃以上。每发热时伴恶寒，无汗。患糖尿病，置胰岛泵。来诊时，尚在住院，患者极痛苦，衰弱，下车后须两人搀扶入诊室，诊时俯于诊桌上。

脉濡滑。舌溃烂伸不出，望之满口皆黏腻苔。

证属：寒热错杂。

法宜：调其寒热。

方宗：附子泻心汤加减。

| 黄芩 9g | 黄连 9g | 生晒参 12g | 半夏 10g |
| 干姜 6g | 炮附子 15g | 炙甘草 8g | |

4剂，水煎服。

4月7日二诊：药后仍热无汗，热甚恶寒，腹泻加重，次数难计，腹胀，手足热，喜露被外。因解便时腰又摔伤。脉洪大无伦，按之虚，尺脉盛，舌嫩绛，苔已少。诊为相火妄动，真气外泄。

方宗：理阴煎加减。

| 熟地黄 30g | 山茱萸 20g | 干姜 5g | 肉桂 5g |
| 炮附子 9g | 赤石脂 15g | | |

4剂，水煎服。

数月后，其女来诊，云其父已亡。

按：此案虽亡，然久不能忘，自责医术不精，治疗不得要领。分析原因，与长期、大量应用抗生素、激素造成二重感染有关。热重即卧冰床，与中医治法有别。中西医如何配合、协调，值得研究。

例13：暑厥高热而亡

刘某，女，32岁。

1985年8月11日初诊：分娩5日，产褥怕受风，门窗皆闭，厚衣，厚被，恰值盛暑，突高热昏迷，体温已超过42℃。当即入院，予物理降温，全身冰敷，且两头吹电扇（当时尚无空调）。请中医会诊。

脉沉数大躁急。

予白虎汤合安宫丸，一直昏迷，成植物人，一年半后亡。

按：《素问·生气通天论》："因于暑……体若燔炭，汗出而散。"白虎汤本达热出表，汗出而散，但已然冰敷，难以再汗。再次面临中西医治疗协调问题，这是经常面临而又须研究的问题，此处仅举两例而已。

例 14：阴竭阳越而亡

冯某，女，83 岁。

1993 年 8 月 15 日初诊：昨下午恶寒发热，体温 39.7℃。曾用阿尼利定及庆大霉素。胸闷、不欲食，有少量黏痰，于当日下午邀诊。

脉右弦大而躁，两尺欲绝，阳脉浮大而虚。舌绛少苔。

证属：气分热盛，阴亏阳越。

法宜：滋阴敛阳，清解气热。

方宗：仿玉女煎法加减。

生石膏 15g	知母 6g	金银花 15g	生地黄 15g
白芍 15g	山茱萸 15g	五味子 6g	生龙骨 18g
生牡蛎 18g	龟甲 18g		

2 剂，频服。

8 月 16 日下午 3 点：体温降至 36.1℃，至夜间两点，突然呕吐、肢冷、冷汗、烦躁、昏迷，脉微欲绝，诊为急性心梗，心源性休克，抢救而亡。

按：此例给我一重要警示，恶寒发热应属外感，然初起即是阴竭阳越者罕见，《寓意草》曾载一例，喻氏亦谨见，此时虽有表证，亦不可散；虽有热证亦不可清，唯予固护正气为务。外感见此种脉象者一定要提高警惕，不可再按一般外感，注阿尼利定之类，这同样面临中西医用药协调问题。

第四章　肝　风

第一节　概　述

临证之初，凡见肝风，动辄平肝息风，或金石介属以重镇或虫类搜剔以息风，不效者多，幸中者寡，碰壁日久，方渐有所悟。

肝风的概念：肝风是由肝的病变而引发的一系列风证，包括痉搐转筋、动摇震颤、中风㖞僻、眩晕物旋、步履蹒跚等诸多病症。因皆有动摇振掉的风的特性，且肝主风，肝为刚脏，故诸症皆称为肝风。此正如《素问》病机十九条所云："诸风掉眩，皆属于肝。"高血压病中多有属肝风者，已述于前，兹不复赘。中风与痉，本为大证，当列专章以论之，惜吾所治者，主要限于门诊，急性期者鲜，多为恢复期或后遗症期者，若列专章则难以反映该病之全貌，故未列专章，皆归之于肝风中并而论之。

上述风证，五脏六腑、虚实寒热皆可引发，如支饮所致之眩晕呕吐，阳明实热所致之痉症等，亦为风象，何言"诸风掉眩，皆属于肝"？因肝主筋，筋司运动。筋之柔，必气以煦之，血以濡之。若邪阻气血不荣于筋，或正虚气血无力温养于筋，皆可使筋拘搐挛缩而为动摇、痉搐、㖞僻不遂、转筋拘挛之象，正如吴鞠通所云："知痉为筋之病，则思过半矣。"痉，固为筋之病，而其他动摇震颤、㖞僻不遂诸症，亦皆因筋病乃发。肝主筋，筋病皆由肝病而发，故云："诸风掉眩，皆属于肝。"

诚然，风证，五脏六腑、虚实寒热皆可引发，但不涉于肝，则无风证之作；必病涉于肝，乃有风证。犹"五脏六腑皆能令人咳"，咳本为肺气上逆而作，五脏六腑之病变，上干于肺方能咳，若不干于肺，仅原脏腑自病而已，绝不生咳。肝风亦如咳，五脏六腑、寒热虚实，必涉于肝、淫于筋方生风证。

肝风，当分实肝风与虚肝风两大类。实肝风者，皆由邪实所致，其邪，包括外感六淫、七情内伤、内生五邪及跌打虫兽中毒等，伤及于肝而引发肝风。虚肝风，乃正虚所致，包括阴阳气血津液之虚，肝失养而化风，成虚肝风。

实肝风与虚肝风的区别要点，在于脉之沉取有力无力，有力者实，无力者虚。实者泻之，虚者补之。然肝之特性，体阴而用阳，若脉弦劲者，非为实证，多见于本虚标实，肝肾阴亏而阳亢化风，治当滋肝肾、平肝潜阳息风。

关于肝风，《临证指南医案》辟有专章，华岫云有精辟论述，不烦其长，抄之于后，以资参考。华氏云："经云，东方生风，风生木，木生酸，酸生肝。故肝为风木之脏，因有相火内寄，体阴用阳，其性刚，主动主升。全赖肾水以涵之，血液以濡之，肺金清肃下降之令以平之，中宫敦阜之土气以培之，则刚劲之质，得为柔和之体，遂其条达畅茂之性，何病之有。倘精液有亏，肝阴不足，血燥生热，热则风阳上升，窍络阻塞，头目不清，眩晕跌仆，甚则瘛疭痉厥矣。先生治法，所谓缓肝之急以息风，滋肾之液以驱热，如虎潜、侯氏黑散、地黄饮子、滋肾丸、复脉等方加减，是介以潜之，酸以收之，厚味以填之，或用清上实下之法。若思虑烦劳，身心过动，风阳内扰，则营热心悸，悸动不寐，胁中动跃，治以酸枣仁汤、补心丹、枕中丹加减，清营中之热，佐以敛摄神志。若因动怒郁勃，痰火风交炽，则有二陈龙荟。风木过动，必犯中宫，则吐不食，法用泻肝安胃，或填补阳明。其他如辛甘化阳，酸甘化阴，清金平木，种种治法，未能备述。然肝风一证，患者甚多，因古人从未以此为病名，故医家每每忽略。"华氏所论肝风，侧重阴虚阳亢及风火痰者，如寒者、湿者、火热者、气虚者、阳虚者均未论及。且肝病，包括广泛病证，肝风仅为肝病的一小部分，肝病非必皆呈风证。学者当胸有全局，方不致偏狭。

第二节　医案举隅

例1：寒湿痹阻

陈某，女，52岁。

2002年11月27日初诊：于1个月前脑梗，现口舌歪斜，左侧肢体不遂，抬臂不能平肩，手胀麻，指略可屈伸，不能持物；下肢无力，挽行不能抬足，舌强语言不清，流涎，饮呛，嗜睡，二便尚调。

脉沉弦细紧涩。舌淡暗，苔白腻满布。

证属：风寒夹痰痹阻经络。

法宜：散寒涤痰通经。

方宗：小续命汤加减。

桂枝 12g	炮附子 12g	川芎 8g	麻黄 6g
党参 12g	赤芍 12g	白芍 12g	杏仁 9g
防风 9g	苍术 12g	白芷 9g	僵蚕 12g
半夏 12g	制南星 10g	石菖蒲 9g	生姜 6 片

3 剂，水煎服，4 小时服 1 煎，温覆啜粥令汗。

11 月 30 日二诊：药后通身皆汗，周身轻松，神情见振，喝僻不遂皆减，已不呛，左半身仍无力不遂；舌强见轻，语言略好转。

脉转沉细涩无力，紧象已除。舌淡暗，苔见退。

证属：气虚夹痰瘀阻闭经络。

法宜：益气活血，涤痰通经。

方宗：补阳还五汤加减。

生黄芪 120g	赤芍 12g	川芎 8g	当归 12g
地龙 12g	桃仁 12g	红花 12g	柴胡 8g
升麻 6g	防风 9g	半夏 12g	制南星 10g
白芥子 9g	白附子 10g		

2003 年 1 月 25 日三诊：上方加减，共服 70 剂，左肢力增，活动已恢复正常，语言清晰，脉缓滑，舌可。上方继服 14 剂，停药。

按：中风乃中医内科四大证之一，历代论述广博而精深。关于中风有无外邪问题，很多医家持否定态度，认为中风属内风而非外风，提出类中风、非风等概念，以示与外邪相区别。我认为外邪不可一概摒除，以续命汤为代表的散风剂，仍有应用价值。

关于续命汤的应用，可见于两种情况：一是中风后出现表证者，续命汤可用；一是中风后，并无表证，邪伏于里，而脉沉滞拘紧者，此乃寒邪收引凝泣之脉，续命汤亦当用之，药后令汗，使邪随汗泄。汗透后，再观其脉症，随证治之。

本案因脉沉弦细紧涩，故断为风寒痹郁，予以续命汤散其风寒。汗后，脉转沉细涩无力，乃气虚之象显露，故转予补阳还五汤治之。

由此案可证明，中风之外因不可一概否定，续命汤等方亦不可一概摒除，要在辨证论治，有是证则用是方，有故无殒。

例 2：湿热侵入经络脉隧

郭某，女，56 岁。

1986 年 4 月 18 日初诊：脑梗已 4 个月，左侧肢体不遂，酸痛且肿，抬臂不及肩，屈伸不利，下肢痿软无力，不能行走。头昏沉，语言尚清，其他可。

脉弦滑濡数。舌红，苔黄腻。

证属：湿热侵入经络脉隧。

法宜：宣化经络湿热。

方宗：薛生白《湿热条辨》第 4 条方加减。

地龙 12g	秦艽 10g	威灵仙 10g	滑石 12g
炒苍耳子 12g	丝瓜络 10g	海风藤 18g	黄连 9g
防己 10g	晚蚕沙 12g		

上方共服约 30 剂，苔退，肢体已可正常活动。

按：脉弦濡滑数，且舌红苔黄腻，属湿热之脉舌无疑。湿热在何处？因肢体不遂，知湿热蕴阻经络，故用《湿热条辨》第 4 条方，宣化经络之湿热。

该方所治之证为："湿热证，三四日即口噤，四肢牵引拘急，甚则角弓反张。"这是典型的痉证表现。这种痉证的原因，是湿热侵入经络脉隧中，阻遏气血的运行，使筋脉失去气血的温煦濡养而拘挛为痉。举一反三，湿热侵入经络脉隧，因阻遏气血而为痉，亦可成痹、痿、麻木、肿胀、肢挛、肌肉消铄、肌僵等。尽管表现各异，然病机相通，故可异病同治而共用之。此案是中风后的肢体痿废，湿热病位不在肌表，不在脏腑，而在经络脉隧之中，故方用地龙、海风藤、丝瓜络以宣通经络，秦艽、威灵仙胜湿疏风，黄连、滑石清热利湿。方用苍耳子以散风湿，上而脑顶，下而足膝，内而骨髓，外而肌肤，为祛风疗湿之圣药。加防己、蚕沙者，取吴鞠通之宣痹汤，以防己急走经络之湿，蚕沙化经络中浊气而生清。凡湿热侵入经络脉隧所引起的痉、痹、痿、肿、肢挛、转筋、僵直、酸烦、麻木、肌肉萎缩、喝僻不遂等，皆可用之。

例 3：痰热走窜经络

梁某，女，74 岁。

2006 年 4 月 18 日初诊：于今年 3 月初，突觉半身不遂，至夜仆倒，诊为脑梗，经住院治疗好转，半身仍觉不利，嗜睡，每日约 14 小时，头热多汗，腰痛，口干，舌中觉有一层厚苔，板硬，语言欠畅，其他尚可。

脉滑数。舌偏红，苔微黄。

证属：痰热走窜经络。

法宜：涤痰通经。

方宗：薛生白《湿热病篇》第 4 条方加减。

地龙 15g	秦艽 10g	威灵仙 10g	滑石 12g
炒苍耳子 10g	丝瓜络 12g	海风藤 18g	黄连 9g
胆南星 9g	天竺黄 12g	天花粉 12g	郁金 9g
石菖蒲 9g	竹茹 9g	白芥子 9g	

5月3日二诊：上方共服14剂，半身不遂、腰痛均有好转。多年的足趾叠落（二足趾压在拇指上）竟伸展开。头汗尚多，目视物模糊。自云一周感冒6天，每天服感冒通6粒，服后觉周身轻松，已服用一年多。脉滑数。舌暗红，苔糙而干。上方加瓜蒌18g、桃仁12g、红花12g。另熊胆2g、羚羊粉7g混匀，分14次冲服，日2次。

6月6日三诊：上方加减，共服35剂，嗜睡、半身不利、舌板已除，目矇已轻。尚觉头阵热多汗，溲急，牙龈红肿。脉阳滑数，阴细数。舌红而干。

证转：阴虚阳亢。

法宜：滋阴潜阳。

方宗：三甲复脉汤加减。

炙鳖甲 18g	龟甲 18g	煅龙骨 18g	煅牡蛎 18g
山茱萸 30g	生地黄 15g	熟地黄 15g	白芍 18g
牡丹皮 12g	怀牛膝 9g	五味子 6g	山药 15g
阿胶 15g	女贞子 15g	旱莲草 15g	

14剂，水煎服。

按：本案恢复较好，与中风时间较短有关。脉滑数，乃痰热。舌强、肢体不遂，乃痰热走窜经络；嗜睡乃痰热蒙蔽心包；头热多汗、口干、龈肿乃痰热上蒸所致，故予清热涤痰通经。

脉转阳滑数，阴细数，乃阴虚阳亢之象，盖因邪祛而本虚之象显露，故转而滋阴潜阳固其本。

所奇者，本叠趾数年，病家未叙此症，余亦未着意治此症，药后竟可松开，叠趾竟愈，盖叠趾亦痰热走窜经络，筋挛而叠。通经筋自舒，叠趾随之而愈。临证时，偶亦可发现一些无意中的疗效，留意于此，亦可积累一些经验，得到一些启悟。

例4：痰热化风走窜经络

赵某，男，64岁。

2004年10月19日初诊：于2004年8月22日下棋时，突然右手不能持棋子。眩晕仆倒，急诊入院，诊为脑梗。现右半身不遂，无痛麻感，卧时患肢搐搦，口舌歪斜，眼睑下垂，饮食时呛，语言尚可，食、寐、便可，血压正常。

脉沉弦滑，右脉沉滑且大。舌稍红，苔厚。

证属：痰热化风走窜经络。

法宜：清热化痰，息风通经。

方宗：宣痹汤合白虎汤加减。

生石膏 30g	知母 6g	地龙 18g	秦艽 10g
滑石 15g	炒苍耳子 12g	丝瓜络 12g	海风藤 18g
黄连 10g	防己 10g	晚蚕沙 15g	威灵仙 12g
桃仁 12g	红花 12g	胆南星 10g	白芥子 10g
蜈蚣 10 条			

12 月 12 日二诊：上方加减，共服 49 剂，肢体活动正常，搐搦已除，喝斜、时呛亦止，已自觉无任何不适。脉尚弦滑稍大，痰热未靖，上方继服 14 剂。

按：脉弦滑且大，乃痰热生风。左脉主血，右脉主气，右脉大者，气分热盛，故以白虎汤清气分之热。右半身不遂者，乃痰热化风走窜经络。不遂、搐搦、喝斜，皆筋之病。"宗筋主束骨而利机关也"，司运动。筋失柔，或筋弛纵而萎废，发为痿躄不遂；或筋拘挛而为搐搦，喝僻。筋之柔，须气以煦之，血以濡之，二者缺一不可。正气虚而筋失温煦濡养，或邪阻气血不能温养筋脉，皆使筋失柔而为病，此一虚一实。本案弦滑数大，乃邪盛阻隔气机，使气血不能温养于筋脉，致不遂、喝僻、搐搦。治当祛其邪阻，疏通经络。

方中用白芥子，乃取法阳和汤，祛皮里膜外之痰。用苍耳子，取法《湿热条辨》，散十二经风湿。用晚蚕沙者，取法《温病条辨》宣痹汤，化经络之湿浊。

此例恢复较好，与发病时间较短有关，尚处恢复早期，故疗效显著。

例 5：风火痰瘀

徐某，男，71 岁。

2007 年 5 月 8 日初诊：于 2004 年 4 月右基底节及左丘脑腔隙性脑梗、脑动脉硬化。现头懵昏沉，不愿说话，疲乏无力，两腿酸软，上午口干。血压 130/70mmHg。

脉弦滑数，舌稍暗。

证属：痰热生风，血行瘀泣。

法宜：清热涤痰，活血息风。

方宗：黄连温胆汤加减。

黄连 10g	陈皮 10g	半夏 12g	胆南星 10g
瓜蒌 15g	枳实 9g	石菖蒲 9g	竹茹 9g
天竺黄 12g	郁金 10g	僵蚕 12g	地龙 15g
天麻 15g	蜈蚣 6 条	全蝎 10g	桃仁 12g
红花 12g	赤芍 15g		

6 月 19 日二诊：上方加减共服 35 剂，已无任何不适，近日准备外出旅游。

脉尚弦滑略数，舌仍稍暗。继服上方 14 剂，以清余邪。

按：风火痰瘀互结，是中风病的主要病机，痰瘀互结化热生风，风火相煽而肆疟，内窜脏腑而闭窍动风，外窜经脉而㖞僻不遂，此时务在祛邪。诊断要点为脉弦滑数，此痰热生风之脉。瘀血无定脉，依舌症而断。

本例腔梗已历三年余，当属后遗症期，治疗较难。但此例尚取得较好疗效，可见后遗症期，仍有治疗价值。

例 6：风痰阻于舌本经络

黄某，男，57 岁，宁晋人。

2004 年 2 月 23 日初诊：去年 5 月患脑出血。现头晕，舌强语謇，左侧肢体无力，左腿凉，左足木，左手晨僵，食欲不振。血压 150/100mmHg。

脉弦滑有力，舌可。

证属：风痰阻于舌本，走窜经络。

法宜：涤痰息风。

方宗：涤痰汤加减。

陈皮 10g	生半夏 12g	茯苓 15g	胆南星 12g
枳实 10g	石菖蒲 10g	竹茹 10g	白芥子 12g
海风藤 18g	穿山龙 15g	桃仁 12g	红花 12g
怀牛膝 12g	蜈蚣 20 条	全蝎 10g	天麻 15g
僵蚕 12g	郁金 10g	白矾 1g（研细分冲）	

10 剂，水煎服。礞石滚痰丸 10 袋，每服 9 克，日 2 次。

3 月 12 日二诊：药后每日便三四次，稍稀，未见黏痰样物。

服白矾 15 次，口中涩痛恶心。头晕已除，语謇舌强明显好转，语言较清晰，旁人可听懂。左腿尚凉，足木。脉弦滑，舌可苔薄白，血压 150/100mmHg。上方加地龙 15g、水蛭 10g。去白矾、礞石滚痰丸，继服。

5 月 24 日三诊：上方加减，共服 52 剂，头晕除，舌已不强，语言清晰，肢体活动正常，已无不适。脉弦缓滑，舌可，血压 130/80mmHg。上方继服 10 剂，停药。

按：脉弦滑有力，乃痰蕴化风，阻于舌本而舌强语謇，窜于经络而肢体不遂。因脉弦滑有力，邪气盛，故加礞石滚痰丸逐痰。吾屡用礞石滚痰丸逐痰，能下痰者十之二三，多见无痰。此例即未下痰，观古代医案，常下痰几斗、几升，我用起来总是与古代医案所述有差别，或吾术不精，或为药不良。痰盛脉实，逐痰乃一门径，尚须揣摩。

风痰除，舌謇、肢体不遂得复，多年之高血压亦渐趋正常。余治中风及高血压，属风痰盛者，皆以此法治之，疗效确切。

例 7：风痰鸱张

蔡某，男，63 岁。

2001 年 3 月 7 日初诊：1 年半前因脑梗住院，现舌强语謇，流涎，喉间痰鸣；右腿酸沉，犹如坠铅、绳捆，抬不起来，迈不开步，搀扶下蹰踯而行；足趾麻，头晕眩，嗜睡。血压 180/120mmHg。

脉弦硬而滑。舌暗，舌中苔腻。

证属：风痰鸱张。

法宜：逐痰息风，活血通经。

方宗：涤痰汤加减。

陈皮 10g	生半夏 12g	胆南星 12g	瓜蒌 30g
天竺黄 12g	枳实 10g	石菖蒲 10g	竹茹 10g
皂角子 7g	苏子 9g	僵蚕 12g	蜈蚣 20 条
全蝎 10g	天麻 15g	地龙 15g	怀牛膝 18g
桃仁 12g	红花 12g		

4 剂，水煎服。礞石滚痰丸 4 瓶，每服 10g，日 1 次。

3 月 11 日二诊：上方服后，大便日二三次，次日见便中下黏痰样物，估计有半碗，30～50mL，连续 3 天，便中皆有黏液半碗。随痰下，腿逐渐松活，仿佛被捆的绳子解开般；舌亦随之觉灵活，说话较前清晰，说话大部分可听懂；喉间痰涎亦有减少。上方再进 4 剂。

3 月 19 日三诊：继下黏痰样物，每次量皆约小半碗，已下痰 1 周，共计便痰十五六次，症状随痰下而缓解。痰乃膏脂所化，去痰勿尽，未敢再下。血压 160/95mmHg，脉弦滑已不硬。改从涤痰息风。

陈皮 10g	半夏 12g	胆南星 10g	白芥子 10g
竹茹 10g	茯苓 15g	天竺黄 12g	郁金 10g
石菖蒲 10g	蜈蚣 10 条	全蝎 10g	地龙 15g
桃仁 12g	红花 12g	白矾面 0.6g（分冲）	

4 月 18 日四诊：上方共服 35 剂，舌强已不明显，语言欠清，已可听清；右下肢软，已可跛行；痰涎已少，嗜睡已除，脉弦滑见缓。上方加生黄芪 30g、巴戟天 12g、肉苁蓉 12g，继服 14 剂。

按：脉弦滑而硬，且不遂，舌强、语謇，故断为风痰鸱张。风痰阻于舌本而舌强语謇，风痰走窜经络而不遂，腿沉如铅。以涤痰汤合滚痰丸，逐其痰涎；合蜈蚣等虫药，息风剔络。随痰下而症状逐渐缓解。

以礞石滚痰丸逐痰，吾虽屡用，然真能下痰者不多，尤其像本例连服下痰者鲜。连下十五六次，脉已见缓象，未再继续攻下，因古有逐痰勿尽之说，恐痰尽正气亦伤，故适可而止。"适可"这个度如何掌握？我以脉缓为度，若脉已弱则为过，若脉仍滑实，尚可再下。

例8：痰热生风

刘某，男，56岁，安新人。

2004年8月17日初诊：今年2月脑出血，2001年脑梗，糖尿病4年，高血压10余年，即刻血压190/105mmHg。现面色暗红，头昏，下肢无力，食欲不振，咽痛，便干。情绪易激动，善哭泣，舌强语謇，书写困难。健忘，病前可记四五十个手机号，现连自己的手机号也记不起。现服卡托普利、硝苯地平、吡拉西坦等。

脉弦滑数大搏指。舌嫩红而裂。

证属：痰热生风。

法宜：清热化痰息风。

瓜蒌 30g	黄连 12g	栀子 12g	半夏 12g
胆南星 12g	天竺黄 12g	竹茹 10g	怀牛膝 18g
干地黄 15g	生龙骨 30g	生牡蛎 30g	生石决明 30g
蜈蚣 20条	全蝎 10g	地龙 15g	僵蚕 12g
天麻 15g	生蒲黄 12g	连翘 15g	人工牛黄 3g（分冲）

10月1日二诊：上方共服42剂，头已清爽，胜于病前，已能书写，记忆恢复，语言流畅，可主持会议讲话。情绪亦稳定，未再哭泣。下肢尚有无力感。咽痛，颔下淋巴结大。西药已减半。血压175/105mmHg。脉仍弦滑数大，强劲之势已减。仍宗上方继服14剂。

按： 脉弦滑数大搏指，乃痰热涌盛生风，痰热逼乱神明而心绪不宁，悲泣善哭，健忘；风火相煽扰于上而头昏；风火痰窜于经络而肢体不遂。坚持清热息风化痰，诸症明显改善。惜未再诊，脉未平，风痰未靖，恐再犯。

王永炎院士提出中风急性期之病机为风火痰瘀，是对中风的独到见解。此案虽非急性期，亦为风火痰盛者，治当清热涤痰息风，夹瘀者伍以祛瘀。邪去的标准为脉缓，此种脉由强劲搏指到脉缓，大致须3个月以上的坚持治疗。待脉静后，再予扶正固本，以杜再犯。

例9：气虚血瘀

冯某，男，38岁。

2002年8月24日初诊：4年前第1次脑梗，1年前第2次脑梗，恢复尚可。现左侧肢体虽能活动，但乃感无力，语言欠利，书写较难。鼠蹊部天冷时痛。小便黄有味，溲后时有白浊，阴部湿冷。血压130/90mmHg。

脉弦虚。舌暗红，苔少。

证属：气虚血瘀，肾气虚惫。

法宜：益气活血，佐以益肾。

方宗：补阳还五汤加减。

生黄芪 150g	赤芍 12g	川芎 8g	归尾 12g
地龙 12g	桃仁 12g	红花 12g	巴戟天 12g
山茱萸 15g	蛇床子 15g	蜈蚣 10 条	全蝎 10g

9月21日二诊：上方共服28剂，黄芪增至250g，右侧肢体力增，与健侧已无差别，语言、书写已可，阴湿、白浊除。口略干，不喜饮。脉转弦缓。舌淡红，苔白少。上方继服14剂。

按：中风半身不遂，王清任倡"气虚归于身半"的理论，立补阳还五汤，诚为一大贡献，至今临床广为应用。但补阳还五汤不是治中风的通用方，必须气虚血瘀者方可用之，我掌握的应用指征主要是脉虚。脉或弦或滑、或缓，必沉按无力者方可用之。若脉弦大搏指，或阴虚阳浮，补阳还五汤不可用。

方中加益肾之品，因下冷湿白浊且阴股痛，乃肾气不足。加蜈蚣、全蝎者，因病久入络，以其搜剔息风。

恙已延宕年余，属后遗症，但治之尚可有一定程度恢复。

例 10：气虚生风

杨某，男，16 岁，学生。

1995 年 9 月 14 日初诊：于 1994 年 12 月 7 日夜间睡眠中，突然呕吐，昏迷 2 天，右侧肢体不能动，头颅 CT 示左基底节区出血，破入脑室。2 年前曾突然嘴歪，短暂意识不清。现右侧肢体痿软无力且凉，行走不便，时左头痛，口稍向左歪。食、眠、二便均可。

脉缓而软，舌淡苔白滑。

证属：气虚中风。

法宜：益气活血，息风通经。

方宗：补阳还五汤加减。

生黄芪 150g	赤芍 12g	川芎 12g	地龙 10g
桃仁 12g	红花 12g	桂枝 9g	炮附子 12g（先煎）
知母 6g	巴戟天 12g	蜈蚣 10 条	

10 月 1 日二诊：上方连服 15 剂，除精神好些外，他症如前。上方改黄芪为 180g。

10 月 7 日三诊：上方共服 30 剂。走路较前有力，可步行二里多，上肢抬举无力，手不能伸，但呵欠时手指可张开。近日头未痛。上方改黄芪为 250g，加肉桂 5g、肉苁蓉 12g。

11月26日四诊：上方服30剂，下肢基本恢复，走路如常人。上肢进步较慢，已可举过顶，脉转缓滑。上方改蜈蚣为30条，加全蝎12g。

1996年2月8日五诊：上方服约40剂，除手伸展欠灵外，他症已瘥。上方加鸡血藤30g、桑枝30g，未再来诊。

按： 补阳还五汤是以四两黄芪为主药，主治因气虚而导致中风半身不遂者。中风的病机有多种，不可概用补阳还五汤。

使用补阳还五汤的主要指征是脉虚无力。确为脉虚者，补阳还五汤可放胆使用，亦可在此方基础上加益肾温阳之品。此例属卒中后遗症期，虽恢复较难，亦可取得一定疗效。

例11：气虚风动

梁某，男，14岁，南宫人。

2005年12月19日初诊：10个月前颅外伤，手术后左侧肢体不遂，上肢、手指无自主运动，下肢痿软不能站立移步，口舌歪斜，左眼睑不能单独闭合，可双眼一起闭。语言尚清，神志可。

脉缓滑，寸弱。舌左歪，舌质略红。

证属：气虚风动，经络不通。

法宜：益气活血，息风通经。

方宗：补阳还五汤加减。

生黄芪 120g	赤芍 15g	川芎 8g	当归 15g
地龙 15g	桃仁 12g	红花 12g	水蛭 10g
土鳖虫 10g	全蝎 10g	蜈蚣 10 条	炮山甲 15g
鸡血藤 18g			

另马前子粉10g，每服0.2g，日2次。

2006年3月20日二诊：上方黄芪加至150g，马前子加至0.3g，另加炮附子15g、桂枝12g，共服82剂，左下肢已有力，可跛行；左上肢恢复自主活动，可外展、内旋，用力抬举可过头；手可屈伸，可持物；口舌歪已不明显，睑已可闭合。服马前子无不适。脉缓滑，舌可，上方继服30剂。

按： 虽因外伤，表现同于中风。脉缓而肢废，故诊为气虚而风动，用补阳还五汤主之。加蜈蚣、全蝎、穿山甲、土鳖虫等，通经剔络。加马前子，以其善通经络，透达关节，对风湿顽痹、肌痿无力者，用之可通经止痛振痿，效力颇彰，非他药可代。然毒性剧，当如法炮制，且自小量试服渐加，以每日不过1g为宜。若服后牙关紧、身紧，即已过量，当挽其走动可缓解。若无此反应，可连续服用。

例 12：寒湿浸淫经络

吴某，男，54 岁。

2005 年 6 月 20 日初诊：于今年 3 月份患脑血栓，现左半身凉、麻、无力，流涎，其他可。

脉沉迟涩无力。舌淡，苔白腻。

证属：阳虚，寒湿浸淫经络。

法宜：益气温阳，化湿通经。

方宗：补阳还五汤合宣痹汤加减。

生黄芪 150g	炮附子 30g	炙川乌 15g	桂枝 12g
干姜 8g	威灵仙 12g	炒苍耳子 12g	苍术 12g
薏苡仁 30g	海风藤 18g	白芥子 9g	桃仁 12g
红花 12g	当归 15g	川芎 9g	

7 月 11 日二诊：上方加减，共服 21 剂，左肢凉麻除，力增，流涎已瘥。脉沉濡小滑，舌淡苔白。上方加马前子粉 0.6g，分冲。

7 月 25 日三诊：上方共服 14 剂，患肢力复，已无不适，脉转缓滑。

上方继服 14 剂。

按：脉沉迟涩无力，气虚阳亦虚，故益气温阳化湿通经。重用生黄芪，取补阳还五汤意；重用附子、乌头、干姜，取乌头汤意。宣通经络，取宣痹汤意。宣痹汤，本治湿热侵入经络脉隧者，今去其苦寒，加辛热之乌、附，一改而为治寒湿之方，与三附子汤意合。更增马前子，通经振痿，以增肌力。

例 13：气虚肾亏

赵某，男，61 岁。

2002 年 7 月 30 日初诊：自 1980 年以来，已 3 次脑梗，3 个月前又再次脑梗。现唯腰酸肢软，站立不稳，腰偻，行走蹒跚蹒跚，神志尚可。血压 110/80mmHg。

脉沉涩无力。舌淡暗，苔白。

证属：气虚肾亏。

法宜：益气壮腰肾。

方宗：补阳还五汤合健步虎潜丸加减。

生黄芪 150g	赤芍 12g	川芎 8g	当归 12g
地龙 15g	桃仁 12g	红花 12g	怀牛膝 9g
熟地黄 15g	锁阳 12g	肉苁蓉 12g	龟甲 18g
白芍 15g	鹿角霜 15g	肉桂 6g	炮附子 12g
狗脊 18g	鹿茸粉 2g（分冲）		

9月27日二诊：上方加减，共服56剂，基本恢复正常，可慢行二里，脚力尚软。脉缓、尺略差。上方继服30剂。

按：肾主骨，肾虚骨痿不立，腰偻不能直，行走蹒跚，故予健步虎潜丸补肾壮骨。脉涩无力，气亦虚耗，故合以补阳还五汤补气活血。此人中风后，非半身不遂，而是腰膝痿软，视同风痹。

例14：肾虚气亏

白某，男，62岁。

2003年3月1日初诊：脑出血已1年余，左半身瘫痪，不能活动，患肢觉胀痛凉，语言欠利，饮水偶呛，饮食差，便稍干。血压145/100mmHg。

脉沉细微，舌嫩红。

证属：脾肾两虚。

法宜：补肾益气。

方宗：补阳还五汤合地黄饮子加减。

熟地黄12g	山茱萸12g	石菖蒲8g	远志9g
茯苓15g	肉苁蓉15g	巴戟天12g	肉桂6g
炮附子12g	生黄芪150g	地龙12g	当归15g
川芎8g	桃仁12g	红花12g	桂枝12g

鹿茸粉2g（分冲）

4月26日二诊：上方共服56剂，患肢恢复部分自主活动功能，上肢可举至颈，下肢搀扶下跛行二三十步，手足可屈伸，已不凉，仍欠利，呛水除。血压104/70mmHg。上方加水蛭7g，继服30剂。

按：补阳还五汤与地黄饮子皆治中风，但所主病机不同，方义有别，二方可并用吗？补阳还五汤所治者，乃气虚归于身半，半身无气而不遂；地黄饮子治下元衰惫而厥喑风痹；前者补后天之脾肺，后者益先天之元气，先天后天并补，相得益彰，可合而用之。本案脉微细，先后天皆衰，故合而用之，取得一定疗效。若肾亏而阳浮者，则断不可与补阳还五汤并用，防其阳升无制而厥脱。若虑二方合用而阳升，可于方中重用山茱萸，收敛真气，以防厥脱。

例15：肾虚风动

孙某，女，72岁。

1984年5月6日初诊：于4月12日突患头痛、呕吐、昏迷。

左半身肢体不遂，高热，诊为脑出血，住院治疗20多天，病情稳定出院。诊时神志昏昧，口舌歪斜，左侧肢体不遂，不能言语，二便不能自禁。

脉弦尺沉细无力，舌绛而嫩。

证属：肾虚风动。

法宜：补肾息风。

方宗：地黄饮子加减。

熟地黄 12g	山茱萸 12g	麦冬 9g	五味子 5g
石菖蒲 8g	远志 9g	茯苓 12g	肉苁蓉 12g
巴戟天 12g	肉桂 5g	炮附子 6g	龟甲 18g（先煎）
生龙骨 18g	生牡蛎 18g（先煎）	怀牛膝 8g	生白芍 12g

此方加减，共服 40 余剂，神志语言、肢体活动均恢复正常，可从四楼自己上下，到院中散步。

按： 此例用中药治疗较早，恢复得也好。对水亏肝风内动者，我皆用地黄饮子加减，应用要点是尺脉不足，无论出血性中风或缺血性中风，确为尺弱肾亏者皆用之，疗效肯定。

例 16：风阳上扰

贾某，女，48 岁。

2004 年 4 月 16 日初诊：头晕项强，气短太息，烦躁寐差，多汗足冷，已四五年，今春尤重。经绝 3 年。服降压药，血压维持在 145/95mmHg 左右。

脉弦且劲，舌尚可。

证属：阴虚阳升，肝风内旋。

法宜：滋阴潜阳，平肝息风。

方宗：三甲复脉汤加减。

生龙骨 30g	生牡蛎 30g	炙鳖甲 30g	龟甲 30g
怀牛膝 10g	干地黄 15g	山茱萸 15g	牡丹皮 12g
五味子 6g	生白芍 15g	何首乌 15g	炒枣仁 30g
夜交藤 15g	刺蒺藜 12g	僵蚕 12g	天麻 15g
阿胶 15g			

嘱停降压药。

4 月 7 日二诊：上方加减共服 21 剂，头晕、短气皆减，项已不强，睡眠好转，尚膝软足冷。血压 135/85mmHg。脉弦硬之象已除，转沉细缓无力。

证属：阴阳两虚。

法宜：阴阳双补。

方宗：右归丸加减。

熟地黄 15g	山茱萸 15g	山药 15g	茯苓 15g
菟丝子 12g	炒杜仲 12g	巴戟天 10g	肉苁蓉 10g
鹿角胶 12g	肉桂 4g	炮附子 6g	生龙骨 18g
生牡蛎 18g			

5月28日三诊：上方加减，共服21剂，精力增，症状除，血压130/80mmHg，脉缓，按之稍逊。上方加党参12g，继服14剂。

按： 头为诸阳之会，清净之府，靠清阳上达以奉养；"脑为髓海"，赖肾精上华以充填；故清阳不升者可晕眩，肾精亏者亦可晕眩。盖清阳不升，精不上奉，一可因气虚、阳虚而不上达，或阴精亏虚而不上奉，此晕眩乃因虚所作。一可因邪扰而清阳、阴精不能上达而晕眩，此晕眩乃因邪实而发。而本案之晕，乃本虚标实。肝乃刚脏，体阴而用阳，肝阴不足，肝阳失制，亢而化风，呈刚劲不柔之象，上扰清空而为晕眩。

何以知为肝阴不足而阳亢化风？以其脉弦且劲。弦主肝，弦而劲者，乃风阳亢劲不柔之象，此为标。何以标实？缘于本虚，肝失水涵而失柔，此为本，故成本虚标实。

此之本虚标实，自不同于虚实相兼者。虚实相兼者，必虚实之征兼见，治当补泻并施；而本虚标实者，却见一派亢极不柔之象，其脉亦呈亢极不柔阳实之象。然从阳求阴，阳之所以亢逆，乃阴虚不制也，故其本为虚。治此，当滋阴潜阳以治本，平肝息风以治标，予三甲复脉汤主之。迨经3周而风阳潜敛，本虚之象显露，脉转细软无力。细乃阴虚，无力阳虚，转为阴阳两虚，故方予右归丸，阴阳双补。阴阳者，以正气之化生、依存言，阴阳不可离；阴阳以寒热言，阴阳不可混。右归丸阴阳双补，正是从阳求阴，从阴求阳，阴阳相生之理，使正气复，髓海得充，肝木得涵，晕眩自已。

例17：阴虚风动

苗某，男，71岁。

2006年2月28日初诊：于30年前患风心病。2004年2月第1次脑梗，2006年2月5日右侧顶深部脑梗。现左侧肢体无力，活动尚可，走路跛行，患肢痛麻，左髀处尤甚。口舌不歪，无语謇，神志清。寐差，一日三四小时，夜尿七八次。咳已十余年，连续阵咳。

脉弦细劲，按之虚。舌嫩红无苔。

证属：肝肾阴虚，肝风内旋。

法宜：滋肝肾，息肝风。

方宗：地黄饮子加减。

生龙骨 18g	生牡蛎 18g	龟甲 18g	山茱萸 18g
石斛 15g	麦冬 15g	五味子 6g	石菖蒲 18g
远志 9g	茯苓 15g	干地黄 15g	炒白芍 15g
肉苁蓉 12g	巴戟天 12g	肉桂 4g	炮附子 6g
炒枣仁 40g			

4月18日二诊：上方加减，共服49剂，患侧肢体已基本正常，麻已可，咳已除，夜尿一二次。原有瞬间眩晕亦除。脉弦已不劲，舌嫩红苔白。上方加减继服24剂，停药。

按：脉弦细而劲，乃肝肾阴虚，肝风陡张，走窜经络而不遂。肝风内扰而不寐，上侮于肺而干咳，肾虚不固兼肝疏太过而夜尿频。诸症皆可依脉而解，予补肝肾息肝风，诸症皆减。

本为肝肾阴虚，何以补阴兼用桂、附补阳？景岳云："善补阳者，必于阴中求阳，则阳得阴助而生化无穷；善补阴者，必于阳中求阴，则阴得阳升而泉源不竭。"此即阴阳互根，无阳则阴无以生，无阴则阳无以化。可是当亡阳用四逆汤时，为何不加熟地黄等养阴之品，使阴生阳长呢？当肝肾阴竭而用三甲复脉汤养阴时，何不加桂、附温阳，以使阳生阴长呢？景岳云："以精气分阴阳，则阴阳不可离；以寒热分阴阳，则阴阳不可混。"景岳并未把问题说清楚，如肝肾阴竭，此阴乃精气也；亡阳之阳，此阳亦精气也，何以四逆不加熟地黄，三甲不加桂、附？盖阴阳互补，用之于阴阳两虚，尤其久病、慢性病，欲培其本时，常阴阳兼顾，若病危急，亡阳者，当急回其阳，不可杂以阴柔；亡阴者，当急复其阴，不可伍以辛热，此案脉虽弦细而劲，阴虚不柔，但又按之减，阳亦见衰，故阴阳双补，滋阴药中加桂、附及巴戟天、肉苁蓉，取阴阳互根互用之意，固其本也。

例18：湿热转筋

耿某，男，61岁。

2002年8月9日初诊：两手及两腓转筋已一年余，每周发作三四次，常于临卧及休息时抽筋，每次可持续十余分钟，抽时肢痛。食欲差，他无不适。

脉弦濡数。舌较暗红，苔少黑。

证属：湿热淫于经脉。

法宜：清利湿热，宣通经络。

方宗：薛生白《湿热条辨》第4条方加减。

地龙15g	秦艽10g	威灵仙10g	滑石15g
炒苍耳子10g	丝瓜络12g	海风藤18g	黄连9g
薏苡仁30g	防己9g	木瓜15g	晚蚕沙12g

8月31日二诊：上方加减，共服21剂，转筋未作。脉弦缓尺细。

证属：脾虚，肾亏。

法宜：益气养阴。

方宗：黄芪桂枝五物汤加减。

炙黄芪15g	桂枝12g	白芍30g	炙甘草8g

大枣 6 枚　　　　　饴糖 30mL　　　　　木瓜 12g　　　　　山茱萸 15g

14 剂，水煎服。

按： 首诊之方无方名，见于薛生白《湿热条辨》，曰："湿热证，三四日即口噤，四肢牵引拘急，甚则角弓反张，此湿热侵入经络脉隧中。宜鲜地龙、秦艽、威灵仙、滑石、苍耳子、丝瓜络、海风藤、酒炒黄连等味。"薛氏所治，乃湿热侵入经络脉隧而形成的痉证，而本案乃转筋，症虽有别，理实一也。

痉乃筋之病，筋挛而痉；转筋亦筋之病，筋挛而转筋，俗称抽筋。筋之柔，必气以煦之，血以濡之。或因阳气虚或阴血弱，筋失温煦濡养而拘挛；或因邪阻，气血不能达于筋脉，筋失温煦濡养而为痉。虚者可因阴阳气血之虚，病位可有心肝脾肺肾之异；实者，包括六淫、七情、内生五邪等，所以痉与转筋，原因颇多。

湿热侵入经络脉隧者，邪不在表，故无表证；邪不在脏腑，故无里证。湿热在经络者，必清化经络中之湿热。湿热去，经络通，筋可得气与血之温养，筋自当柔，而痉与转筋自除。

病机十九条云："诸痉项强，皆属于湿。"喻嘉言谓湿性濡，不能致痉，湿当为燥之误。湿虽性濡，然湿乃邪耳，阻遏气机，气血不能温煦濡养筋脉，筋亦拘挛而为痉。此乃喻氏千虑之一失也。

例 19：营卫两虚

魏某，女，13 岁。

2006 年 3 月 20 日初诊：两大腿觉骨内痒，两腿绞动不宁，约数年，西医诊为"不宁腿"。胸闷太息，喑哑。

脉弦按之减，舌可。

证属：营卫两虚。

法宜：调和营卫。

方宗：黄芪桂枝五物汤加减。

生黄芪 15g　　　　桂枝 10g　　　　　白芍 10g　　　　　炙甘草 6g

大枣 6 枚　　　　　生姜 5 片　　　　　炮附子 12g

4 月 3 日二诊：已服 14 剂，胸闷好转，腿仍痒不宁。上方加巴戟天 12g、仙茅 10g、山茱萸 15g、鹿角胶 15g、怀牛膝 9g、当归 12g。

4 月 17 日三诊：上方又服 14 剂，减不足言。上方更加蜈蚣 10 条、全蝎 10g、地龙 15g。

5 月 9 日四诊：上方又服 21 剂，腿痒不宁减约十分之三。上方改黄芪为 60g，后加至 100g。

6 月 7 日五诊：腿已不觉难受，亦不再绞动。继服上方至 7 月 1 日，腿痒绞动未作，脉滑。停药观察。

按： 盖风主动，故腿痒绞动不宁，亦属中医之风证，因脉弦按之不足，故诊为营卫两虚，虚风走窜经络筋骨。《伤寒论》第 196 条："身如虫行皮中状者，此以久虚故也。"久虚之人，化源不充，营卫两虚，致身如虫行。此案脉弦按之不足，乃正虚也；骨中痒者，营卫虚也，故予黄芪桂枝五物汤调其营卫。

黄芪桂枝五物汤，治"血痹阴阳俱微，身体不仁，如风痹状"者。本案因虚而腿痒不宁，与血痹机理相通，故用黄芪桂枝五物汤。服后未效者，因恙已数年，营卫久虚，治则虽符然药力尚轻，故加巴戟天、鹿角胶等补肾益精血之品，补其营卫之虚。仍未效者，盖因虚风已窜经络筋骨，病久入络，仅扶正治本，难祛在络之风，故加虫药以搜剔。连服 21 剂，虽见小效，然减不足言，盖因正气未复，虚风难平，故又重用黄芪，取黄芪息大风之功，又经 1 个月治疗，风始平。

黄芪息大风，乃治气虚之风动，必脉有虚象者始宜，实肝风及阴虚阳亢、本虚标实之风，则非所宜。阳气当周行全身，邪方无处遁匿，深入细微幽隐络脉之邪，方可驱之而去。王清任所立补阳还五汤，以大剂黄芪息风，确为治肝风另辟一法门。

此案幸得病家之信赖，能够坚持治疗，终获痊愈。在整个治疗过程中，我始终抓住脉弦按之减，从虚论治。首方调营卫，二方加补肾血，三方加搜风剔络，四方重用黄芪益气息风，从一定意义上来说，这是摸着石头过河。中医看病，有些病，医者学识、经验丰富，辨证论治准确，疗效卓著；而有些确有摸着石头过河的意味。中医每一诊，都是一次实践，医者主观的辨治是否正确，当依实践结果判断。影响疗效的因素甚多，但医者的学识、经验是个首要因素。此案断为虚风没错，但扶正力量不足，迭经多次诊治，才逐渐加大扶正药力，最终取得疗效。此类病，我所治不多，谈不上经验，整个治疗过程，都是在摸石头，不断修正完善治疗方案。我爱中医，其中一个原因，即每一病、每一诊，都不是简单地重复，一切都在变，一切都须辨，都须缜密思辨，逐渐积累经验，提高疗效。经验是宝贵的，是无价之宝，是心血结晶，不应有丝毫贬低。

例 20：气虚痰热生风

崔某，男，7 岁。

2005 年 8 月 29 日初诊：自去年 5 月，甩手，身体抖动，挤眉弄眼咂嘴，秽语，当被训斥时，上症更重。性情急躁。曾于北京天坛医院确诊为抽动秽语症，服托泰、硝西泮，效不著；又改服氟哌利多、苯海索、托吡酯等，症状有所缓解，但减量复作，且症状加重，转寻中医治疗。

脉弦滑数按之减，舌尚可。

证属：气虚，痰热生风。

法宜：清热化痰，息风安神，益气扶正。

生黄芪 60g	党参 40g	茯苓 50g	当归 40g
桂枝 30g	白芍 40g	炙甘草 40g	半夏 30g
胆南星 30g	常山 15g	郁金 30g	白矾 10g
青黛 10g	天竺黄 35g	人工牛黄 15g	石菖蒲 30g
枳实 30g	礞石 20g	蜈蚣 30 条	全蝎 30g
僵蚕 40g	天麻 40g	辰砂 20g	琥珀 20g
珍珠粉 30g	生龙齿 40g	黄连 40g	栀子 40g
芒硝 30g	竹茹 30g		

1 料，共为细面，每服 2g，日 2 次，渐减西药。

2006 年 2 月 27 日二诊：甩手、身抖动、秽语、性情急躁、挤眉弄眼等症皆已不著，唯遭训斥时尚有挤眉弄眼、口鼻搐动。食眠二便均可，西药已停 2 个月。脉弦滑按之不实，舌可。

证属：风气渐敛，正虚渐露。

法宜：扶正涤痰，息风安神。

方宗：可保立苏汤加涤痰息风安神之品。

生黄芪 70g	破故纸 20g	炒枣仁 40g	白术 30g
当归 30g	茯苓 40g	白芍 40g	炙甘草 30g
肉苁蓉 30g	巴戟天 30g	枸杞子 40g	肉桂 10g
胆南星 30g	郁金 30g	白矾 10g	石菖蒲 30g
常山 15g	竹茹 15g	天竺黄 30g	僵蚕 40g
蜈蚣 30 条	全蝎 30g	天麻 40g	珍珠粉 20g
琥珀 20g	辰砂 20g		

1 料，共为细面，每服 2g，日 2 次。

7 月 21 日三诊：已 3 个月无症状，上学、生活、玩耍皆正常，药尚剩约四分之一，孩子不愿再服，询问是否可停药，脉缓滑，症除，可停药。

按：甩手、身抖动、挤眉弄眼、口鼻搐动等，皆风动之象，且脉弦滑数，按之减，故诊为痰热生风兼气虚不足，故予益气，清热涤痰，息风安神。二诊，脉已不数，且按之减，虚象较初诊明显，故加大扶正比例，合以化痰息风安神，坚持服药近 1 年，终得风息症除。

例 21：虚风内旋

宋某，男，14 岁。

2005 年 9 月 30 日初诊：肢体频繁抖动，挤眉夹眼，口鼻搐动，虽能强迫控制不动，但不动就觉难受，已 3 年。曾诊为多动症，屡服镇静药未愈，他可。

脉弦按之减，舌可。

证属：气虚风动。

法宜：益气息风。

方宗：可保立苏汤加减。

生黄芪 60g	破故纸 6g	炒枣仁 30g	白术 9g
当归 10g	白芍 12g	党参 12g	茯苓 15g
炙甘草 8g	山茱萸 15g	枸杞 12g	巴戟天 10g
桃仁 10g	红花 10g	蜈蚣 5 条	全蝎 7g

2006 年 1 月 3 日二诊：上方黄芪渐加至 150g，共服药约 90 剂，诸症已平，继服 14 剂，春节后未再诊。

2007 年 7 月 27 日三诊：一年多来，一直稳定，近因升学复习考试紧张，又有撂目咂嘴现象，其他可。

脉弦细数。舌红绛，苔白少。

证属：肝肾阴虚，虚风内动。

法宜：滋肝肾，平肝息风。

方宗：三甲复脉汤加减。

炙鳖甲 18g	龟甲 18g	生龙骨 18g	生牡蛎 18g
干地黄 15g	麦冬 12g	山茱萸 15g	白芍 15g
牡丹皮 12g	五味子 6g	阿胶 15g	地龙 15g
天麻 15g	全蝎 9g	蜈蚣 5 条	夏枯草 15g

7 月 25 日四诊：上方共服 28 剂，症已除，脉弦略数，舌偏红。

上方继服 14 剂。

按：可保立苏汤，为王清任治久病气虚而风动者，肢体抖动，咂嘴挤眼等，皆筋之病也，筋绌急伸缩而肢体口眼随之而动。吴鞠通曰："知痉为筋之病，则思过半矣。"

筋之柔，赖气以煦之，血以濡之，二者缺一不可，筋失柔则为拘。筋失柔，或阳气阴血不足而拘，此为虚风；或邪阻气机不畅，气血不得温煦濡养而筋失柔，此为实风。

本案初诊脉弦按之减，则此风动，乃气失温煦所致，故予可保立苏汤，益气扶正以息风。历 4 个月治疗，风气渐息。相隔 1 年半，风又萌动，然脉转为弦细数，当属肝肾阴虚而风动，故予三甲复脉汤，滋肝肾以息风。虽皆为虚风，但一为气虚，一为阴虚，治法迥异。

可保立苏汤，析其方义，乃益气养血、健脾补肾之方，故对气虚为主且脾肾皆虚之证，均可用之，不限慢脾风一证，所以该方我临床应用较多，主要针对脾肾两虚之证。

例22：痰热生风

胡某，男，17岁。

2004年7月27日初诊：两年前出现头动、扭颈、抖肩、挤鼻、弄眼、噘嘴，肢体频抖动。烦躁不宁，心中急躁毁物，恶言秽语。诊为秽语抽动症，予氯硝西泮、氯丙嗪、氟哌啶醇等药，虽能缓解，但头昏沉，学习时头脑不灵，减量复又加重。即将高考冲刺阶段，学习任务繁重，本人及家长都很焦急，转请中医诊治。

脉弦滑数有力，舌红苔薄黄。

证属：痰热生风。

法宜：清热涤痰息风。

方宗：黄连温胆汤加减。

黄连 12g	黄芩 12g	栀子 12g	瓜蒌 30g
半夏 12g	胆南星 12g	竹茹 10g	茯苓 15g
石菖蒲 10g	枳实 10g	天竺黄 12g	莲子心 7g
青礞石 10g	天麻 15g	钩藤 15g	僵蚕 15g
皂角子 7g	大黄 4g	芒硝 8g	

另：蜈蚣10条、全蝎10g、辰砂20g、琥珀20g、珍珠粉20g、人工牛黄20g，共为细面，分50次分服，日2次。所服西药每月减三分之一量。

10月8日二诊：上方加减，共服42剂，西药尚服原量三分之一。抽动已明显减少，情绪较稳定。因西药已减，头脑觉清爽，学习效率提高。因大便已稀，于服药两周后去硝、黄。上方继服。

12月27日三诊：上方加减，又服68剂，西药已全停，搐动止，情绪安宁，无任何不适。因脉尚滑数，恐余邪未靖，配细散以固疗效。

生龙齿 40g	黄连 20g	栀子 20g	陈皮 30g
半夏 30g	胆南星 30g	天竺黄 30g	常山 20g
皂角子 15g	石菖蒲 20g	郁金 20g	枳实 20g
竹茹 20g	茯苓 40g	柏子仁 40g	丹参 40g
生蒲黄 30g	琥珀 20g	辰砂 20g	珍珠粉 30g
羚羊角 30g	熊胆 3g	人工牛黄 30g	蜈蚣 30条
全蝎 30g	僵蚕 30g	地龙 30g	天麻 30g

共为细散，每服1匙，日2次。相隔2年，其母来诊，云已晋大学，一直平稳。

按：脉弦滑数有力，此痰热生风且兼躁狂，法当清热涤痰，息风宁神。服
药一百余剂，终得热清痰祛风息神宁。

痰火生风者，可引起很多病证，或上扰而晕眩，或内窜而惊狂，或窜入经
络而㖞僻不遂、顽麻痹痿拘挛等，治法皆以清热涤痰息风为务，倘能坚持，多
能获效。

例 23：肝肾阴虚，肝风上旋

林某，女，36 岁。

2002 年 6 月 29 日初诊：右面颊痉挛已 5 年，频频抽动，眼、嘴皆随之而
动，每隔十分钟或半小时，即连续抽动五六次，甚者十余次，颇为痛苦。右前
额痛，痛重则吐，吐后缓解。食、眠、二便可。

脉弦细，右脉阳弦阴弱。舌淡红。

证属：肝肾阴虚，肝风上旋。

法宜：滋肝肾，平肝息风。

方宗：三甲复脉汤加减。

生龙骨 18g	生牡蛎 18g	生石决明 18g	龟甲 18g
炙鳖甲 18g	生白芍 18g	山茱萸 15g	当归 12g
川芎 7g	生地黄 15g	熟地黄 15g	阿胶 15g
刺蒺藜 15g	天麻 15g	僵蚕 15g	蝉蜕 8g
蜈蚣 30 条	全蝎 10g	水蛭 8g	桃仁 12g
红花 12g			

8 月 8 日二诊：上方共服 35 剂，痉挛止，额痛除，他无所苦。脉尚弦细，
阴未复，风未静，继予上方 14 剂，未再诊。

按：脉弦细且阴脉弱，乃肝肾阴虚而风动，固当滋肝肾、息肝风。然病久
入络，故予虫类以搜剔，佐以水蛭、桃仁、红花活血通络。重用蜈蚣息风解痉，
疗效确切。本属虚肝风，蜈蚣量宜少不宜大，然痉挛重，肝风鸱张而标急者，
亦可重用以缓标急之象。

例 24：阴虚风动而阴缩

刘某，男，56 岁。

2002 年 11 月 27 日初诊：凤头晕，心中悬悸，惊怵，太息。

1 周前突发阴缩，茎如蛹，睾缩入少腹，少腹及睾皆痛。脉弦细且劲。舌暗
红，苔少。

证属：肝肾阴虚，肝风内窜厥阴。

法宜：滋肝肾，平肝息风。

方宗：三甲复脉汤加减。

生龙骨 30g	生牡蛎 30g	生石决明 30g	炙鳖甲 30g
龟甲 30g	怀牛膝 12g	白芍 18g	生地黄 15g
山茱萸 18g	阿胶 15g	炙甘草 9g	天麻 15g
地龙 15g	蜈蚣 10 条	全蝎 10g	

12月22日二诊：上方共服25剂，阴缩止，已10日未作。心悬、惊怵、晕眩等皆好转，脉尚弦细，风虽敛，本未复，配细散长服，以复本元。

生龙骨 90g	生牡蛎 90g	石决明 90g	炙鳖甲 90g
龟甲 90g	生白芍 60g	干地黄 60g	五味子 40g
山茱萸 60g	阿胶 60g	怀牛膝 60g	蜈蚣 30 条
全蝎 30g	地龙 60g	肉苁蓉 60g	枸杞子 70g
巴戟天 60g	茯苓 70g	沙苑子 70g	

1料，共为细散，早晚各1匙，淡盐汤下。

按：肝经绕阴器，肝主筋。肝肾阴虚，肝风内旋，扰于上则晕眩，干于心则悸悬，窜入阴而阴缩。必滋肝肾息肝风，筋不拘则阴自下。此症肝肾寒者可见，肝肾阴虚者亦可见，其病机，同于温病后期之肝肾阴竭而舌謇囊缩，故亦予三甲复脉汤复其阴，佐以虫药息风治其标。

例 25：阴阳两虚，筋脉失柔

刘某，女，21岁，学生。

2005年6月13日初诊：腰右侧肌肉瞤惕无止时，屡痉挛，肌肉痛，已2年，他可。脉弦细减，舌可。

证属：阴阳不足，筋脉失柔。

法宜：养阴通阳。

方宗：桂枝倍芍药汤加减。

桂枝 10g	白芍 20g	炙甘草 9g

6月24日二诊：上方共服10剂，动惕痉挛已止，脉尚细，上方加山茱萸15g。

按：脉细乃阴血不足，按之减者阳亦虚，筋失柔而拘挛，亦即转筋。肉动惕者，风气动。芍药甘草酸甘化阴，桂枝甘草辛甘化阳，益阴阳，柔筋脉，风自敛。风虽止，然脉仍细，阴气未复，故于方中更加山茱萸以柔肝敛肝，复其本。

例 26：气血虚抽搐

邢某，女，29岁。

2004年4月23日初诊：右颊频繁抽搐痉挛，已3年，近日加重，每日抽搐数十次，寐中亦可抽醒。腰痛，胃不适。经量少，色暗。

脉沉细无力，右关弦细。舌可，苔薄白。

证属：气血虚，肝风内旋。

法宜：益气血，息风止痉。

方宗：可保立苏汤加减。

生黄芪 90g	白附子 10g	炒枣仁 30g	白术 10g
当归 15g	白芍 18g	党参 12g	炙甘草 7g
山茱萸 15g	枸杞 15g	巴戟天 12g	白芷 8g
防风 9g	天麻 15g	全蝎 10g	蜈蚣 20 条

6 月 7 日二诊：上方黄芪加至 120g，共服 77 剂，面搐止，已 20 余日未作，脉缓滑。上方继服 14 剂。

按：脉细无力，乃气血两虚。筋失气血之温煦濡养，则筋挛搐而收引拘急，致肝风内旋。此风乃虚肝风。可保立苏汤大补气血脾肾，治其本；加息风之品，解痉止抽，标本相兼。共服近 80 剂，脉始起，风始止，可见此症亦非一蹴而就者。

例 27：风痰夹瘀

张某，女，66 岁。

2005 年 12 月 20 日初诊：头晕，头重脚轻，行走蹒跚欲仆，须扶墙踉跄而行，已半年。自 1992 年始，小腹酸，向里抽紧，每夜均发作一二次，发作后出汗，欲溲不禁，右肾区酸痛，不能直腰，牵引右大趾亦痛。视物模糊，可看清报纸大标题，看一行字即流泪恶心。身痒，肛周痒。胃中嘈杂，食欲差，便可。血压 140/80mmHg。

脉弦缓滑。舌偏暗红，苔少。

证属：风痰夹瘀。

法宜：化痰息风，佐以活血。

方宗：半夏白术天麻汤加减。

天麻 15g	半夏 12g	橘红 9g	茯苓 15g
胆南星 10g	钩藤 15g	川芎 7g	当归 12g
桃仁 12g	红花 12g	僵蚕 12g	蝉蜕 7g
地肤子 15g			

2006 年 2 月 28 日二诊：上方共服 42 剂，春节期间停药，现走路已可，不再扶墙蹒跚，头晕未作，腹未再抽紧。目仍模糊，寐不实。脉沉滑，阳偏旺。舌略红暗。上方加黄芩 9g、黄连 9g。

4 月 5 日三诊：上方又服 35 剂，症已不著，仅目欠清晰，看报觉眼疲劳。上方加刺蒺藜 15g、谷精草 15g，继服 14 剂。

按：头晕欲仆，行走蹒跚，蹒踽而行，皆为振掉动摇之风象。以其脉弦缓滑，故断为痰郁化风，予半夏白术天麻汤祛痰息风。腹酸而抽紧者，亦为筋拘所致，总因风痰走窜而筋失舒缓。视物模糊、流泪，缘风痰上扰。身痒者，当为风痰窜于肌肤，营卫不行而痒，以僵蚕、蝉蜕、地肤子化风止痒。

二诊阳脉偏旺，此上焦热盛，缘于痰蕴久化热。有热当清，故原方加芩、连以泻火清上。前后共服近80剂，风痰始宁。

此证可加蜈蚣、全蝎否？可。何以不加？虑其经济不裕，非不可加。

例28：阳虚饮泛

杨某，女，70岁。

2004年11月8日初诊：立则头晕眩，懵沉，走路蹒跚欲仆，已3年，逐渐加重。身紧、畏寒、尿频、寐差，直至后半夜才能睡三四小时。右耳堵，左肩臂痛。血压130/80mmHg。

脉沉弦滑无力。舌嫩暗，苔白。

证属：阳虚饮泛。

法宜：温阳蠲饮。

方宗：真武汤加减。

| 炮附子18g | 白芍12g | 茯苓15g | 白术12g |
| 泽泻30g | 生姜10g | | |

11月22日二诊：上方共服14剂。眩晕、蹒跚已明显好转。头尚懵沉，身紧，畏寒，寐差。脉沉滑，两寸弦细，舌暗红，苔白。上方加桂枝9g、麻黄5g、细辛5g、干姜6g。

12月6日三诊：上方共服14剂，症已不著，睡眠尚差，每夜睡五六小时，晨起口苦。

脉沉弦滑数略盛。舌暗红，苔少。

证属：痰热内蕴。

法宜：清热涤痰。

方宗：黄连温胆汤加减。

黄连9g	半夏10g	竹茹9g	瓜蒌15g
胆南星9g	天竺黄10g	陈皮9g	茯苓15g
枳实8g	石菖蒲9g	夏枯草15g	夜交藤18g

14剂，水煎服。

按：立则晕眩，蹒跚欲仆，皆振掉不定之风象。何以生风？脉沉滑无力，知为阳虚饮泛而为风，主以温阳蠲饮，宗真武汤主之。

真武汤所治之"头眩，身瞤动，振振欲擗地者"，与本案之眩晕、蹒跚欲仆者同，皆阳虚饮泛所致。此亦振掉动摇之象，亦可归于虚风内动。

振掉皆因筋之收引绌急。肝主筋，然肝阳赖肾温煦。真武汤证已然肾阳虚不能制水而水泛，肝失肾阳之温煦必亦虚，致筋绌急而风动。

一诊真武汤加泽泻，取泽泻汤之意，泻浊蠲饮。

真武汤中何以加白芍？乃反佐也。《伤寒论》第82条云："太阳病，发汗，汗出不解，其人仍发热。"此热，非太阳表邪所致。此热乃阳虚阴盛，虚阳浮越而热，伤寒取白通加猪胆汁汤，以人尿、猪胆汁反佐之；真武汤取白芍反佐之；张锡纯来复汤取山茱萸反佐之；李可破格救心汤亦取山茱萸肉反佐之，一理相贯。反佐，防其阳暴脱，脉暴起。故仲景云："服汤脉暴出者死，微续者生。"

二诊加麻桂辛姜者，非为散寒解表，意在启肾阳，鼓舞阳气之布散。

三诊脉转滑数且盛，知已化热。此热何来？或因痰蕴久化热，或久服辛热而阳盛。毕竟脉已转盛，不可再守效不更方而继予温阳化饮，当谨守病机，转而清热化痰。

例 29：气虚风动

李某，女，53岁。

2006年5月8日初诊：头晕眼黑，走路蹒跚，行如跳坑，劳则胃中觉热，心慌惊悸，气短太息，肩酸，小溲余沥。血压、眼底正常。

脉弦迟无力。舌尚可，苔糙。

证属：气虚风动。

法宜：益气息风。

方宗：补中益气汤加减。

生晒参 12g	生黄芪 12g	白术 10g	茯苓 12g
当归 12g	陈皮 6g	升麻 6g	柴胡 9g
炙甘草 9g	川芎 8g	防风 7g	羌活 7g
炮姜 6g			

5月28日二诊：上方共服14剂，眩晕、蹒跚已轻，尚觉行路高低不平。脉弦缓按之减，尺不足。上方加山茱萸12g、巴戟天12g、肉苁蓉12g、破故纸6g、沙苑子12g。

6月22日三诊：上方又服14剂，眩晕已除，行路已正常，余沥已无，尚觉心悸、气短、乏力，减未已，劳则自咽至心下觉热，他无不适。脉弦缓，舌可。上方加肉桂5g。

按：气虚何以生风？中风病，东垣倡正气自虚；王清任治半身不遂之补阳还五汤，皆以气虚主论。肝主筋，筋之柔赖气以煦之。气虚不能温煦，筋失柔而绌急，眩晕蹒跚乃作，此亦为肝风旋动。既然气虚而风动，法当益气升清，故方取补中益气汤主之。

心中热，乃气虚阴火内炽，下焦包络之火动，阴火乘其土位而心中热。此热，烦劳则张，故而劳则胃中觉热，法当甘温除热，补中益气汤皆治之。

二方加益肾之品，成脾肾双补之方，不逾"劳者温之"之意。

例 30：阴阳两虚，虚风内动

方某，女，34 岁，高邑人。

2004 年 4 月 19 日初诊：步履蹒跚，蹩踬趔趄，眩晕欲仆，左眼裂变小，欲瞑，下肢凉，上肢活动失准，背沉紧，寐差，食少，语言、吞咽可。恙已九载；诊为遗传性共济失调，丧失生活自理能力，屡治未效，反渐加重。

脉沉弦细涩减，舌可。

证属：阴阳两虚，虚风内动。

法宜：阴阳双补，平肝息风。

方宗：地黄饮子加减。

熟地黄 15g	山茱萸 15g	麦冬 15g	五味子 7g
石菖蒲 9g	远志 10g	茯苓 15g	巴戟天 12g
肉苁蓉 12g	仙灵脾 10g	肉桂 6g	炮附子 12g
生黄芪 15g	党参 12g	蜈蚣 10 条	全蝎 10g

制马前子粉 0.6g 分冲，鹿茸粉 2g 分冲。

6 月 19 日二诊：上方加减，共服 56 剂，行起趋正常，可慢行二三里，但脚下尚欠稳，上肢活动已准，可完成精细动作，生活可自理。头晕、背沉、肢冷已除，眼裂尚小。脉弦缓力逊。舌可。

上方加紫河车 2g、当归 12g、白芍 12g、桃仁 10g、红花 10g，20 剂为 1 料，轧细散，每服 1 匙，日 2 次。

按： 脉弦细涩减，目眩晕、蹒跚、欲仆，乃虚风内动。肾主骨，骨强而立；肾虚骨弱不立，则脊以代头，尻以代踵。肝主筋，司运动，肢体屈伸自如；肝虚筋绌急或废弛，肢体屈伸不能自如，动作难以协调，摸鼻反触耳，持筷不能夹，端水反晃撒，皆动摇振掉之风象。以脉知为肝肾虚之虚风，故阴阳双补，培本息风。连服两月，终得大减。

河间地黄饮子，治厥痱风痱："由乎将息失宜，心火暴甚，肾水虚衰，不能制之，则阴虚阳实，而热气怫郁，心神昏冒，筋骨不用，而卒倒无知也。"河间所言之心火暴甚，乃肾虚而相火升动所致，当引火归原，故方用桂枝、附子，以使升动之相火下归宅窟。本案并无心火暴甚之见症，何以亦用桂枝、附子？意在温补肾阳，使阴阳互生。

例 31：肾虚魂游

曹某，女，21 岁，学生。

2002 年 11 月 19 日初诊：头晕耳鸣，颠顶痛，身振振摇，卧则如在舟中，已近半年。

脉沉小滑无力。舌赤少苔。

证属：肾气虚，魂浮游。

法宜：益肾气，安神魂。

方宗：肾气丸加减。

熟地黄 12g	山茱萸 15g	茯苓 15g	山药 15g
牡丹皮 10g	泽泻 12g	五味子 6g	肉桂 6g
炮附子 9g	生龙骨 18g	生牡蛎 18g	磁石 15g

辰砂 1g（分冲）

12 月 10 日二诊：上方共服 21 剂，头鸣、耳鸣、身摇、剧则身飘浮之感皆不著，脉沉缓滑。上方继服 14 剂。

按： 头晕、身摇、卧则如在舟中，皆动摇不定的风象。脉沉小无力，乃正气内夺，肾气已虚。水与木，乃母子相生，肾亏木失养，肝虚而虚风动，脑晕、身摇乃作。随神往来者谓之魂，肝虚魂不安，卧则魂游而身如在舟中。虚则补其母，补肾即益肝，肝之正气复，魂自归舍，身摇、如在舟楫自除。加金石介属者，安其魂也。

例 32：气虚而厥

武某，女，44 岁，晋州人。

2006 年 2 月 17 日初诊：平素心动悸、惊怵，头晕，寐差，身无力，肢酸软。20 岁时因胃脘左侧痛、起疱而昏厥，知觉丧失，不抽搐。30 岁时又犯一次，近来发作较频，本月已昏厥五六次。每次昏厥约持续 1～3 分钟，醒后困乏，下肢酸软，须数日方能恢复。食尚可，经尚行。

证属：气虚而厥。

法宜：益气升清。

方宗：可保立苏汤加减。

生黄芪 30g	生晒参 12g	茯苓 15g	白术 10g
桂枝 12g	炙甘草 9g	白芍 12g	当归 12g
炒枣仁 30g	巴戟天 12g	肉苁蓉 12g	枸杞子 12g
破故纸 8g	肉桂 5g	升麻 6g	柴胡 8g

4 月 24 日二诊：上方加减，共服 56 剂。服药期间共昏厥 5 次，最后一次为 3 月 4 日，后未再昏厥。精力增，头晕、气短、心慌等已除。脉缓，寸尚不足。

舌可。上方加鹿角胶 15g、鹿茸 3g、紫河车 3g，20 剂为 1 料，共为细散，每服 1 匙，日 2 次。

按：头为诸阳之会，赖清阳上达以充养；脑为髓海，须肾精上华以滋填。若气虚或精亏，不能奉养充填于上，则神失守而昏厥，此厥属虚。若气与精虽不虚，然因邪阻而清阳不得上达或肾精不得上充者，亦可致神失守而昏厥，此厥仍因邪实而作。《内经》所言之大厥、薄厥、煎厥等，不外虚实两类。

本案脉沉迟小弦，乃精血不足之脉；寸弱者，乃清阳不得上达也。精气两虚，故而晕厥。已届六七、七七之年，三阳脉衰于上；七七，任脉虚，太冲脉衰少，天癸竭，地道不通，精血益虚，故昏厥益频。

方宗可保立苏汤，阴阳气血双补，正气渐复，晕厥渐除。

例 33：湿阻生风

白某，男，57 岁。

2004 年 11 月 26 日初诊：手颤已 20 年，有逐渐加重之势，尤于书写时手颤显著，常因颤重而不能继续书写，右手颤重于左。平素头懵、胸闷、倦怠，他可。血压、心电图正常。

脉濡，苔厚腻。

证属：湿阻清阳不升而生风。

法宜：化湿升清，佐以息风。

方宗：羌活胜湿汤加减。

羌活 8g	独活 8g	川芎 8g	蔓荆子 9g
藁本 9g	防风 9g	苍术 12g	陈皮 9g
茯苓 15g	半夏 12g	石菖蒲 9g	僵蚕 12g
天麻 15g	全蝎 10g	蜈蚣 6 条	地龙 12g

12 月 10 日二诊：上方共服 14 剂，手颤、头懵、胸闷、乏力皆著减。脉转濡缓无力，舌腻苔已退。湿化，正虚之象显露，改可保立苏汤主之。

破故纸 7g	白术 12g	当归 12g	白芍 12g
党参 12g	生黄芪 15g	炙甘草 6g	肉苁蓉 12g
山茱萸 12g	巴戟天 12g	枸杞子 12g	桂枝 12g
蜈蚣 5 条	全蝎 9g	僵蚕 12g	

2005 年 1 月 7 日三诊：上方共服 28 剂，手颤止，书写畅利，他症除，脉缓滑。上方继进 14 剂，以固疗效，春节时停药。

按：脉濡苔腻，显系湿蕴生风。喻嘉言云湿性濡，不当出现风证，提出湿为燥之误。究竟湿能生风否？《内经》病机十九条云："诸痉项强皆属于湿。"《金匮要略》将相关联的痉湿暍三病合为一篇。薛生白《湿热条辨》中，因湿而致痉者多条。吴鞠通于《温病条辨》专列湿痉一条。可见湿可生风致痉。

湿缘何生痉？因痉乃筋之病，湿性黏腻，易阻气机，气血不能畅达以温养筋脉，筋必拘急搐搦而生风致痉。知此机理，湿可生风致痉则不必疑。

本案之手颤，因湿阻筋脉搐搦而作，故予化湿息风治之而效，湿去而正虚显露，转而予可保立苏汤，扶正固本而愈。

例34：肝风走窜经络

孙某，女，38岁。

2004年10月22日初诊：于今年2月患脑出血，现左下肢麻、凉，心烦，寐差，面暗。血压140/90mmHg。服降压0号、卡托普利、硝苯地平等药。

脉弦数且劲，舌可。

证属：肝经郁火化风，肝风走窜经络。

法宜：清肝热，息风通经。

方宗：泻青丸加减。

龙胆草 6g	栀子 10g	黄芩 9g	生地黄 15g
赤芍 12g	白芍 12g	桃仁 12g	红花 12g
生石决明 30g	地龙 15g	怀牛膝 10g	牡丹皮 12g
僵蚕 12g	姜黄 9g	全蝎 9g	蜈蚣 10 条
鸡血藤 18g	首乌藤 18g		

11月12日二诊：上方共服21剂，上症著减未已，脉转弦细，尺不足。肝热清，肝风敛，阴虚之象显露。改滋肝肾以固本，方宗三甲复脉汤加减。血压130/90mmHg，西药未停。

生龙骨 18g	生牡蛎 18g	炙鳖甲 18g	龟甲 18g
干地黄 15g	麦冬 15g	白芍 15g	牡丹皮 10g
山茱萸 15g	阿胶 15g	怀牛膝 10g	木瓜 12g
地龙 15g			

14剂，水煎服。

按： 下肢麻、凉，似痹证，何以列入肝风中？因脉弦而劲，乃肝风鸱张之象，则此痹，乃肝风走窜经络所致，故列入肝风中。据此可知，痹证肢麻者，肝风走窜经络，亦为痹证之一类型。

何以生风？脉弦数且劲，乃肝热生风，故以泻青丸清泻肝热，合以活血、息风、通经之品。热清风敛而症著减，然脉转弦细，阴虚之象已显，故转而滋阴平肝息风。未再来诊，且西药未停，虽效未愈。

例35：痰瘀互结，化热生风

张某，男，46岁。

2002年8月7日初诊：两手颤抖1年半，逐渐加重，现已不能书写、端碗、持筷。头晕胀，两肩酸，耳痒鸣，胃欠和。脑CT（－）。ECG：$V_3 \sim V_5$平，血压140/90mmHg。诊为帕金森病。

脉弦滑数。舌暗红，苔腻滑。

证属：痰瘀互结，化热生风。

法宜：清热化痰，活血息风。

方宗：黄连温胆汤合血府逐瘀汤加减。

黄连 12g	陈皮 9g	半夏 12g	胆南星 10g
茯苓 15g	竹茹 10g	瓜蒌 18g	石菖蒲 9g
枳实 9g	赤芍 12g	桃仁 12g	红花 12g
丹参 18g	天麻 15g	全蝎 10g	蜈蚣 10 条
地龙 15g			

10月9日二诊：上方加减，共服58剂，颤止，两肩臂尚酸。脉濡滑。湿未尽，改宣痹汤主之。

地龙 12g	秦艽 9g	威灵仙 10g	滑石 15g
苍术 12g	炒苍耳子 12g	丝瓜络 10g	海风藤 18g
薏苡仁 30g	萆薢 18g	羌活 8g	独活 8g
海桐皮 12g	黄连 9g		

10月30日三诊：症已除，脉濡滑。上方继服10剂，停药。

按：痰瘀互结化热，阻碍气血，筋失温养而拘挛，致手颤抖，此即肝风。黄连温胆汤与血府逐瘀汤相合，涤痰活血治其本，天麻及虫类息风解痉以治标。标本相合，迭经两月风渐平。二诊臂酸，脉濡滑，知湿侵经络，予宣痹汤，化湿通经，经月方愈。

例36：肝肾阴虚，虚风内动

李某，女，47岁。

2001年9月22日初诊：头晕、心悸、手颤、无力已两年余，近半年手颤加重，难于书写持物。若静时颤轻，若强忍不颤反颤愈剧。经前低热、耳鸣、龈肿，易焦急。

脉阳弦，尺细不足。舌偏红绛，少苔。

证属：肝肾阴虚，虚风内动。

法宜：滋肝肾，平肝潜阳息风。

方宗：三甲复脉汤加减。

炙鳖甲 18g	龟甲 18g	生龙骨 18g	生牡蛎 18g
干地黄 15g	山茱萸 15g	白芍 15g	山药 15g
阿胶 15g	天麻 12g	钩藤 12g	全蝎 8g
蜈蚣 5 条			

11 月 14 日二诊：上方加减，共服 49 剂，手颤已除，头晕、心悸亦止，脉弦缓。上方加当归 12g、巴戟天 10g、肉苁蓉 10g、炙黄芪 12g，继服 14 剂。

按：尺细不足，乃肾水亏，肝木失涵，亢而化风。肝风上干则头晕耳鸣，内扰则心悸、烦躁，窜入经络则筋搐而颤。法当滋肝肾，息肝风，方宗三甲复脉汤加减。加息风之品，治其标也。脉转弦缓，加温润之品温肾益精血，固其本也。

例 37：虚风内动

冯某，男，56 岁。

2006 年 3 月 25 日初诊：手颤已 10 年，不能书写、端碗，自去年看电视头亦摇，诊为帕金森病。心律不齐 20 多年，服普萘洛尔已 10 年。

脉沉迟无力，参伍不调。舌稍红暗，苔白少。

证属：阳气虚衰，虚风内动。

法宜：益气温阳息风。

方宗：可保立苏汤加减。

破故纸 8g	炮附子 18g	炒枣仁 30g	白术 10g
当归 12g	白芍 12g	生晒参 15g	生黄芪 120g
炙甘草 9g	肉桂 6g	肉苁蓉 15g	巴戟天 15g

4 月 15 日二诊：普萘洛尔已停，黄芪加至 180g，已服 21 剂，尚颤。脉沉迟结，已见滑象。上方加蜈蚣 20 条、全蝎 12g、僵蚕 15g。

4 月 29 日三诊：上方共服 14 剂，右手已不颤，头不摇，左手尚颤已轻，两手可端碗、持筷、书写。晨起四肢肌肉僵痛，活动后缓解。已无胸闷、心悸之感。脉沉小滑、结，舌稍红。

上方加桃仁 12g、红花 12g、地龙 15g，继服 14 剂。

按：手颤头摇，此风气内动。缘何生风？脉沉迟无力且参伍不调，知为阳气虚、精血不足而生风。阳气精血俱不足，筋失温煦濡养而搐急，故而手颤头摇，虚风乃作。予可保立苏汤，乃阳气精血俱补之方，尤以益气为重，黄芪加至 180g，借其补气而息大风。脉见滑象，乃阳气来复之兆。

一诊只补阳气阴血，连服 21 剂，颤未见著效；二诊加蜈蚣、全蝎、僵蚕息风之品，14 剂即见显效，可见虫类息风之卓效。标本兼治，乃提高疗效之重要方法。

例38：痰热化风，肝肾阴虚

杨某，女，60岁，隆尧人。

1997年3月30日初诊：经省二院脑系科确诊为帕金森病五年，现服多巴胺10片/日。现震颤已较前缓解，但两上肢及左下肢仍震颤，上肢铅管样征（＋）。头昏晕，健忘，走路蹒跚，腿软无力，卧不能翻身，左腿转筋。咽干，便干。

脉弦细滑数。舌嫩红而裂，苔少，舌轻颤。

证属：痰热生风，肝肾阴伤。

法宜：清化痰热，滋养肝肾，平肝息风。

方宗：天麻钩藤汤合地黄饮子加减。

橘红 9g	茯苓 12g	半夏 10g	胆南星 10g
天竺黄 12g	夏枯草 15g	瓜蒌 18g	石菖蒲 9g
郁金 9g	钩藤 15g	天麻 15g	熟地黄 15g
何首乌 18g	山茱萸 18g	怀牛膝 12g	栀子 12g
地龙 12g	僵蚕 12g	全蝎 10g	蜈蚣 30条

6月6日二诊：家属来述，上方共服45剂。震颤已明显减轻，上肢活动自如，力增。原右脚大趾与二趾相叠，现已不重叠。转筋止。于紧张时有抽泣样呼吸。拽床边可自行翻身。据当地医生检查，铅管征与齿轮征消失。用力时，左眼角膜曾出血。其他可，多巴胺已减至3片/日。继予上方加木瓜12g、龟甲18g、生龙骨18g、生牡蛎18g，15剂，水煎服，未再来诊。

按：因年迈路遥，来诊不便。只是好转，并未痊愈。

震颤动摇，皆风动之象。《内经》云："诸风掉眩，皆属于肝。"肝风内动，有实肝风与虚肝风之别。脉弦，乃风动之脉。弦细且舌嫩红而裂苔少，乃肝肾阴亏而肝风内旋；弦滑数，又属痰热内蕴化风；故此案之肝风，乃虚实夹杂。虚为肝肾阴虚；实为痰热生风。故治当虚实相兼，滋肝肾，清热化痰，平肝息风，宗天麻钩藤汤合地黄饮子加减。服药45剂，在减少多巴胺用量的情况下，诸症得以好转。惜未彻底治愈。

二趾相叠已多年，本未在意。相叠之因，亦因筋挛而叠，息风舒筋，相叠二趾竟开。在治他病时，亦有一老妪，多年相叠二趾竟开。这也是治疗中无意间的偶然发现。临床中，时有这种无意间的发现，当留意总结，积累经验。

例39：痰热生风而咬齿

袁某，女，69岁。

2002年7月27日初诊：寐则咬齿，昼则嗑牙，自云牙根痒，嗑牙觉舒，伴胸闷夜剧，手足麻，手颤，已年余。近一月嘴歪，便干。血压160/90mmHg，心电图正常。

脉沉弦滑数有力。舌较红暗，苔微黄腻。

证属：痰热生风。

法宜：清热涤痰，平肝息风。

方宗：黄连温胆汤加减。

黄连 12g	瓜蒌 30g	郁金 10g	半夏 12g
胆南星 10g	天竺黄 12g	茯苓 15g	枳实 9g
石菖蒲 9g	竹茹 10g	夏枯草 15g	僵蚕 15g
地龙 15g	蜈蚣 20 条	全蝎 10g	水蛭 9g

8 月 24 日二诊：上方共服 28 剂，啮齿嗑牙、胸闷手颤已除。当发笑或鼓气时，口角尚显略歪。脉弦滑。血压 150/80mmHg，风痰未靖，上方稍事加减，继服 14 剂。

按：叶天士《外感温热论》云："若咬牙啮齿者，湿热化风，痉病；但咬牙者，胃热气走其络也。若咬牙而脉证皆衰者，胃虚无谷以荣，亦咬牙也。何以故，虚则喜实也。"

啮齿即龇齿，俗称磨牙。鼠为啮齿类动物，因其常磨牙而得名。嗑牙与磨牙意同，咬牙是牙关咬定不开，即口噤，此皆肝风走窜阳明之络使然。然肝风之作，有虚实之分，邪实化风者为实肝风，正虚而化风者为虚肝风。叶氏所云之"湿热化风"与"胃虚无谷以荣"，仅实肝风与虚肝风之一种，当举一反三。

本案之啮齿嗑牙，且手足麻而颤，脉沉弦滑数有力，显系痰热生风。风痰窜于四肢则肢麻，筋脉绌急而颤抖；窜入阳明之络而啮齿、嘴歪。症虽不同，而病机一也。清热涤痰息风，切合病机，乃获显效。

例 40：虚风走窜阳明之络

陶某，女，18 岁。

2003 年 10 月 30 日初诊：啮齿一年余，高三时始作，渐加重。睡中磨牙声响，常把同寝室同学吵醒，自己全然不知，唯醒后觉牙酸。其他可。

脉细无力，舌可苔薄白。

证属：气血两虚，筋失荣而生风。

法宜：益气血以息风。

方宗：可保立苏汤加减。

破故纸 7g	炒枣仁 15g	白术 10g	当归 12g
白芍 12g	党参 12g	生黄芪 15g	茯苓 15g
炙甘草 8g	肉苁蓉 12g	巴戟天 12g	枸杞子 12g
山茱萸 15g	全蝎 8g	蜈蚣 5 条	

11 月 28 日二诊：上方共服 28 剂，啮齿已除，脉转缓，停药。

按：可保立苏汤出自《医林改错》，治"病久气虚，四肢抽搐，项背后反，两目天吊，口流涎沫，昏沉不省人事皆效"。其病机，王清任指出是"气虚不固肢体也"，是王氏的一大贡献。同时，王氏极力批判以肝风命名的"抽风、慢惊风"等以风冠之的病名，曰"风之一字，尤其误人"；"慢惊风三字，相连立名，更为可笑，不但文义不通，亦未细察病源"。若强调此证，非因外风引发，已失之于偏；若否认是肝风引动，则非。此风字，非指外风，而是症状的分类归属，凡振掉动摇一类的症状皆称为风。风之发，有虚实之分，气虚引动之风，则为虚肝风，何云误人之有。

此案，啮齿，亦属肝风，因脉细无力，气血两虚，筋脉失荣，引发肝风。予可保立苏汤，大补元气，益其精血，筋得荣而风自息。

例41：虫积化风

张某，男，7岁。

2002年5月18日初诊：近3个月来睡觉时啮齿，平素食僻，偶腹痛，消瘦。

脉缓，苔薄白。

证属：脾胃虚弱，虫积化风。

法宜：健脾驱虫。

方宗：香砂六君加减。

党参9g	白术8g	茯苓12g	炙甘草6g
陈皮7g	半夏7g	木香5g	砂仁3g
焦槟榔6g	炒使君子10g	苦楝皮7g	焦三仙各10g

6月20日二诊：上方共服21剂，食增，啮齿止，未见下虫，上方再服10剂。

按：虫积扰乱气血，亦可使筋脉失荣而化风。现随卫生条件好转，虫积难得一见。《上海中医药杂志》曾报道薛中理虫积致痉医案一则，一日抽搐三四次，面有虫斑，腹有积块，脉虚无力，予杀虫攻积而愈；四川江尔逊先生亦曾报道虫积致痉一例，皆因虫积扰乱气血而为痉。本案仅见啮齿，亦为风证，据食僻，而仍为虫积，予健脾杀虫，幸亦得愈。

例42：风痰夹瘀

潘某，女，52岁。

2002年11月20日初诊：自1998年患喝僻，屡治虽减，仍未痊愈。现右颊麻木发紧，面肌抽搐，口角左歪，鼓气时右颊鼓不起，说话时左嘴角上翘，右眼畏光流泪，闭目尚可，右太阳穴处痛。肢体、语言无障碍。心中烦悗，晨起口苦，便干。

脉左弦，右沉滑。舌暗苔白少。

证属：风痰夹瘀，走窜经络。

法宜：涤痰活血，通经息风。

方宗：涤痰汤合桃红四物汤加减。

川芎 8g	赤芍 12g	归尾 12g	桃仁 12g
红花 12g	胆南星 9g	半夏 10g	瓜蒌 30g
白附子 10g	僵蚕 12g	蝉蜕 9g	防风 10g
白芷 10g	王不留行 18g	蜈蚣 20 条	全蝎 10g
地龙 15g			

2003 年 3 月 1 日二诊：上方加天麻、水蛭、䗪虫，共服 84 剂。面肌痉挛、口歪、流泪、头痛等均除，唯右颊鼓气时力尚欠。脉弦滑，舌可。上方加生黄芪 15g、升麻 7g，继服 14 剂。

按：脉弦滑舌暗，知为痰瘀互结，肝风内动。面㖞、肌肉痉挛，皆风痰夹瘀走窜经络所致。病久不愈，乃病久入络，必加虫类搜剔，故加蜈蚣、全蝎、水蛭、䗪虫、僵蚕、蝉蜕等，皆为搜风剔络者设。

本一㖞僻，治之不难，约半月左右即可痊愈。何以此案累经 3 个多月虽轻尚未痊愈？盖因久病入络，其入微，其病深，非虫类搜剔不能驱其邪。加生黄芪、升麻，鼓舞清阳之气上达头面，托举诸药上达头面以剔络息风。

例 43：内热外寒

吕某，女，67 岁。

2001 年 2 月 21 日初诊：自 2 月 7 日觉右颊麻木，发现嘴向左歪，饮水时顺口角下流，右目不能闭，伴恶寒头痛，大便稍溏。

脉弦滑两寸滑大，舌正常。

证属：素有内热，风寒外袭。

法宜：疏风散寒，清泄里热。

方宗：防风通圣散加减。

防风 9g	酒大黄 4g	荆芥 6g	麻黄 7g
炒枳壳 8g	赤芍 12g	桔梗 10g	石膏 18g
连翘 15g	白芷 8g	黄芩 9g	川芎 8g
僵蚕 12g	蝉蜕 8g		

2 月 23 日二诊：上方 2 剂，恶寒头痛除，㖞斜减不足言，脉弦滑，寸已平。风寒已去，风痰未清。予化痰息风通络。

防风 9g	僵蚕 15g	蝉蜕 7g	天麻 15g
地龙 15g	蜈蚣 6 条	全蝎 9g	黄芩 9g

胆南星 10g	半夏 10g	白芥子 9g	白附子 12g
白芷 8g	川芎 8g	赤芍 12g	桃仁 12g
红花 12g			

3月7日三诊：上方共服12剂，配合针灸，口眼已不歪，说话时，嘴稍歪。上方继服7剂。

按： 㖞僻属中风之中经络者。中风病，唐宋以来，力排外风，实则外风之说不可废，续命汤类不可弃，临床仍有应用价值。此案因有恶寒一症，故断为外之风寒袭入经络；脉两寸滑大，知为痰热内盛，故诊为内热外寒，而予防风通圣双解之。药后恶寒、头痛除，知风寒已除。然脉尚弦滑，知风痰未靖，故予涤痰息风，配以针灸，共服12剂而显效。

例44：肝胆郁火㖞僻

刘某，女，31岁。

2005年10月21日初诊：面瘫8日，嘴向左歪，饮水漏，右眼闭不合，右颊肿木，口苦。

脉沉弦数，舌稍红。

证属：肝胆郁火，上窜经络。

法宜：透达肝胆郁火。

方宗：普济消毒饮加减。

黄芩 9g	黄连 9g	栀子 9g	牛蒡子 10g
玄参 12g	桔梗 9g	生甘草 7g	升麻 5g
柴胡 8g	连翘 15g	僵蚕 12g	蝉蜕 6g
姜黄 8g	马勃 3g	板蓝根 10g	

11月10日二诊：上方加蜈蚣5条、全蝎9g、地龙15g配合针灸，共服21剂，㖞斜愈，目可闭。

按： 脉沉弦数，乃肝胆郁火上窜阳明之经络，致口眼㖞斜。普济消毒饮乃治少阳郁火上结之大头、发颐。此虽㖞斜，然病机相同，故用之。邪透，经络通而㖞自瘥。

例45：湿热侵入经络而㖞僻

刘某，男，42岁。

2005年3月3日初诊：酒后汗出当风，口眼㖞斜一周，左颊麻木，左半舌及牙亦木，咀嚼不利，饮水溢出。

脉濡滑而浮大。舌略红，苔薄腻微黄。

证属：湿热夹风，侵入经络脉隧。

法宜：清热利湿，疏风通经。

方宗：薛生白《湿热条辨》第 4 条方加减。

地龙 12g	炒苍耳子 10g	苍术 10g	秦艽 10g
羌活 9g	白芷 8g	滑石 15g	晚蚕沙 12g
僵蚕 12g	蝉蜕 7g	海风藤 18g	黄连 10g
蜈蚣 10 条	全蝎 10g		

3 月 24 日二诊：上方加生石膏 30g、防风 9g，共服 21 剂，并配合针灸，喎斜愈。

按：脉濡滑而大，舌红苔腻而黄，故诊为湿热侵入经络脉隧；酒后汗出当风，且脉浮，故诊为夹风。外无六经之形证，内无二便之阻隔，主症为喎斜，故诊为病位在经络脉隧。

喎斜乃筋之病。湿热夹风，侵入经络脉隧，必阻遏气血之周行，则筋失气血之温煦濡养，必拘急收引，致口眼歪斜。法当清热化湿，疏风通经。薛氏方即治经络之湿热者。因夹风，故于方中加羌活、白芷、僵蚕、蝉蜕以疏风。

薛氏以此方治湿热侵入经络脉隧而痉者，举一反三，推而广之，经络既为湿热所侵可痉，亦可为痹、为肿、为麻木、为拘挛、为痿软、为酸胀、为喎僻等，因其病机相同，皆可宗此法、此方治之。

例 46：痰热化风，走窜经络

刘某，女，26 岁。

2007 年 6 月 4 日初诊：面瘫两个月，缘于耳内疱疹引起，诊为亨特面瘫。嘴歪，左眼流泪，右眼磨痛，便干。

脉沉弦滑数，舌稍红，苔薄黄。

证属：痰热生风走窜经络。

法宜：清热化痰通经。

方宗：升降散合黄连温胆汤加减。

僵蚕 15g	蝉蜕 8g	姜黄 9g	大黄 3g
栀子 9g	连翘 15g	瓜蒌 18g	竹茹 10g
胆南星 10g	枳实 9g	半夏 10g	地龙 15g
炒苍耳子 12g	海风藤 18g	蜈蚣 6 条	全蝎 9g

7 月 9 日二诊：上方去大黄，加白芥子 9g、威灵仙 10g，共服 35 剂，喎僻已除，右眼尚略有不舒。

8 月 15 日三诊：上方加谷精草 15g、密蒙花 10g，10 剂，继服。

按：沉主气滞，滑数为痰热，弦主郁、主风，故此症诊为痰热内蕴化风。风痰走窜经络而喎僻；痰热化风，上干于目而流泪、磨痛。升降散透散郁热，温胆汤以涤痰，加虫药以搜剔息风。风痰除，经络畅，喎僻除。

痰无处不到，其兼证众多，致病广泛，有"百病皆生于痰""怪病多痰"之说，故祛痰是中医治病一大法门。本案乃痰热化风走窜经络所致，故清热、涤痰、息风、通经乃本案之治则与治法。对风痰走窜经络而引起的肢体顽麻痹痛、不遂拘挛、转筋痿软等，皆可依此法治之。

例47：肝风内旋

王某，女，36岁，某厂卫生所司药。

1978年4月15日初诊：争去外埠进修，因其夫为厂长，有近水楼台之嫌，众人颇有微词，反强拗要去。因进修考试落第，未被录取，又遭讥讽，遂郁闷成疾。初始头眩手颤，不能持物，取药片时，洒落满桌；灌暖瓶时，开水洒得满地，以后吃饭不能用筷，用勺送不到嘴中，走路蹒跚，欲左反右，欲前反后，常撞墙碰人，几成废人。曾数次到北京大医院检查，未能确诊，只云共济失调。曾服镇静药甚多，始终罔效。恙已半载，异常焦急，转诊中医。

脉弦细，舌可。

证属：肝风内旋，肝血不足。

法宜：平肝息风，补益肝血。

蜈蚣 10 条	全蝎 9g	生黄芪 15g	僵蚕 9g
川芎 6g	当归 10g	白芍 12g	炙甘草 6g

上方共服20余剂，蜈蚣增至20条，症渐好转，复如常人。

按：情志怫逆，肝郁化风，久伤肝血，致肝血不足，肝风内旋，法当补益肝血，平肝息风，方中重用蜈蚣。

蜈蚣为搜风舒挛、祛瘀解毒之佳品，人多畏其有毒弃而不用，殊为可惜。张锡纯谓其"走窜之力最速，内而脏腑，外而经络，凡气血凝聚之处，皆能开之。其性尤善搜风，内治肝风萌动，癫痫眩晕，抽掣瘛疭，小儿脐风；外治经络中风，口眼㖞斜，手足麻木"。此案用蜈蚣20条，皆取大者，不去头足，其效颇彰。余曾取大蜈蚣10条辄细面，一次吞服，服后头脑异常清爽，仿佛睡一大觉醒后之感，始知张锡纯谓其"善理脑髓神经"不诬。凡高血压之眩晕、痉搐震颤、㖞斜，余皆用之。最多用过一剂80条，未见不良反应。此案之肝风内动，全赖蜈蚣息风之功。

例48：肝风鸱张

高某，男，72岁，乡村老中医。

1981年5月24日初诊：两手抖动已半年余，不能诊脉写字，不能进餐穿衣。静时稍缓，越强忍不抖反抖得更重。余予以诊脉时，其子强按其手，仍然抖动。

脉弦劲而滑。舌稍暗，苔白。

证属：痰瘀互结，肝风鸱张。

法宜：涤痰活血，平肝息风。

蜈蚣 20 条	全蝎 10g	僵蚕 12g	地龙 12g
生石决明 30g	怀牛膝 10g	赤芍 12g	白芍 12g
水蛭 6g	龟甲 18g	胆南星 9g	天竺黄 12g
天麻 12g			

上方共服 12 剂，颤抖止，写字进餐已可。

按：振掉颤抖，脉弦且劲，当属肝风鸱张。脉滑舌暗，乃痰瘀互结。法予涤痰活血，平肝息风。只服 12 剂而症消，其效颇捷。

例 49：虚肝风

范某，男，8 岁。

2000 年 7 月 11 日初诊：于年初脑外伤，枕骨骨折，左颞枕部硬脑外血肿。手术后，现遗留左面瘫，左眼无泪，左眼小，嘴右歪，左鼻无涕，左耳聋，走路蹒跚欲仆。

脉沉无力，舌淡红。

证属：虚风内动。

法宜：扶正息风。

方宗：可保立苏汤合补阳还五汤加减。

生黄芪 60g	当归 12g	巴戟天 10g	补骨脂 4g
川芎 7g	全蝎 9g	僵蚕 10g	党参 12g
白术 8g	赤芍 10g	白芍 10g	炒枣仁 15g
肉苁蓉 10g	桃仁 8g	红花 8g	蜈蚣 10 条

10 月 10 日二诊：共服上方 2 个月，蜈蚣加至 20 条。行走已正常，嘴歪已除。左眉低，左眼裂小，左耳尚聋。脉已和缓。

12 月 1 日三诊：上方加减又服一个半月，他症均除，唯耳聋如故。后改用益气聪明汤合通窍活血汤，耳聋终未改善。

按：补阳还五汤为气虚血瘀之中风而设，可保立苏汤治吐泻气虚而风动者，二方合用，除补气活血之功，尚有养血益肾之效。本案外伤术后，气血大伤，二方合用，较为周匝。加虫药者，因病久入络，虫类息风搜剔。耳聋未愈，乃为憾事。

例 50：刚痉

孙某，男，2.5 岁。

1978 年 3 月 5 日初诊：昨因玩耍汗出感受风寒，于夜即恶寒发热，喷嚏流涕，体温 39.8℃，灼热无汗，头痛烦躁，手足发凉，突然目睛上吊，口噤、手紧，抽搐约3分钟。面色滞。今晨来诊。

脉弦紧数。舌苔白。

证属：刚痉。

法宜：发汗，散风寒。

方宗：荆防败毒散加减。

荆芥 5g	防风 6g	羌活 5g	独活 5g
柴胡 5g	黄芩 4g	薄荷 3g	桔梗 5g
前胡 5g	炙甘草 4g	僵蚕 7g	蝉蜕 4g

2剂，水煎服。3小时服1煎，温覆令汗。翌日晨，周身汗出热退，抽搐未作。

按：痉证的基本病理改变是筋脉拘急，正如《内经》所云：筋脉相引而急，病名曰瘛。"尤在泾云："痉者强也，其病在筋。"吴鞠通于《温病条辨·解儿难》论痉篇云："痉者，筋病也，知痉之为筋病，思过半矣。"抓住痉为筋病这一本质，就掌握了理解痉证的关键。没有筋的拘挛牵引，就不会有痉病的发生。

筋的柔和须气以煦之，血以濡之。造成气不煦、血不濡的原因，不外虚实两大类。实者，或为六淫、痰湿瘀血阻于经脉；或因惊吓、愤怒、忧思、虫积、食滞等扰乱气机，气血不得温煦濡养；虚者，可因正气素虚，或邪气所耗，或汗、吐、下、失血，或误治伤阴亡阳，使阴阳气血虚衰，无力温煦濡养，致筋急而痉。

治痉之法，要在祛除致痉之因，诚如吴鞠通所云："只治致痉之因而痉自止，不必沾沾但于痉中求之。"

本案之痉，乃汗出腠理开疏，风寒袭入肌表，腠理闭郁，邪壅经络，阴阳气血不能畅达，致筋失温煦濡养而痉。治当宣散表邪，祛其壅塞，气血畅达，其痉自止。方用荆防败毒散，而未用葛根汤者，二者机理相通，唯败毒散较和缓，少些偏弊，于幼稚之体更相宜。

例51：热极生风

周某，男，1岁。

1964年5月12日初诊：1周前发热出疹，疹没已3日，身热不退，体温39～40℃以上，昨日抽搐3次，予抗生素、镇静剂、输液、降温等未效，昨夜今晨又抽搐4次，乃邀会诊。

脉数疾，舌红苔黄少津。

证属：热极生风。

法宜：清热息风。

方宗：泻青丸加减。

龙胆草 2g	栀子 4.5g	川芎 1.5g	生地黄 7g
僵蚕 6g	钩藤 6g	全蝎 3 个	

次日仍抽，上方改栀子 6g，加生石膏 12g、羚羊角 1.5g。1 剂减，2 剂止。后予养阴清热、平肝息风之剂调理而愈。

按：以脉数疾、舌红、苔干黄、身灼热，断为热极生风，予清热息风，热清则风息，转以养阴清热而愈。

例 52：阴虚风动

胡某，男，1 岁半。

1965 年 4 月 7 日初诊：一月前患麻疹肺炎，愈后又下利十余日。利止身热不退，半月来体温波动在 37.8～40.2℃，西医诊为败血症。自 3 月 27 日出现抽搐，每日三四次至十余次，虽用钙剂及镇静药，发作日频，醒后即目窜视，手足蠕动或抽搐。诊时患儿形体极消瘦，皮肤松弛皱褶，已然破䐃脱肉。精神萎靡，两颧微赤，身热干燥无汗。面及前胸有小出血点十余个。

脉疾而无力，舌干绛瘦敛无苔。

证属：温邪久羁，真阴耗伤，虚风内动。

法宜：填补真阴，平肝息风。

方宗：大定风珠加减。

广牛角 6g	鳖甲 6g	龟甲 6g	牡蛎 6g
生地黄 6g	玄参 6g	白芍 6g	山茱萸 7g
牡丹皮 4.5g	生麦芽 10g		

2 剂，水煎服。少量频服。

药后颧红见敛，瘛疭稍轻。再增羚羊角 3g，3 剂后身见微汗，热减抽搐止。再 3 剂，热退神清，舌苔渐布。后予养阴益胃，调理 20 余日，渐可坐起玩耍。

按：温邪久羁，又下利多日，真阴耗伤，虚风内动，虚阳浮越，故宗大定风珠加减。因温邪未靖，故加犀角、羚羊角，清热息风。当时犀角未禁。用山茱萸、五味子、阿胶，敛其浮越之阳。

阴复而身见微汗，此正汗也。大定风珠本无发汗之功，反见汗出者，乃阴液复、阴阳调和之佳兆。阴亏无作汗之资，故干热无汗，阴复乃自然汗出。发汗原无定法，调和阴阳，皆为汗法，全在临证灵活运用也。

例 53：慢脾风

童某，女，1 岁。

1965 年 6 月 8 日初诊：患麻疹肺炎入院。疹退后又复发热，精神不振，轻微气喘，吐泻时作时止，体温波动在 38～39℃。5 月 22 日又增抽搐，每日五六次，目睛上吊，手足瘛疭无力，每次发作 5～30 分钟。面色青而㿠白。

脉寸口跌阳脉弱，舌因涂甲紫无法辨认。

证属：慢脾风。

法宜：扶正息风。

方宗：可保立苏汤加减。

补骨脂 3g	炒枣仁 6g	白芍 6g	当归 6g
生黄芪 15g	党参 6g	枸杞子 6g	山茱萸 6g
肉豆蔻 6g	白术 6g	茯苓 9g	炙甘草 3g
核桃 1 个			

6月10日二诊：服上药2剂，抽搐稍减，但跌阳脉参伍不调，胃气将败、极危。前方改生黄芪为30g，连服5剂，抽搐已止，但仍摇头揉目，虚风未息，下利当日十余次，面仍青白，寸口脉弱。改诃子散止泻，利仍未止。仍宗前方，改生黄芪为60g，又服6剂。泻止热清。再服12剂，虚风平，精神振，面色亦转红润。

按：可保立苏汤出自《医林改错》，治疗小儿因伤寒、温疫或痘疹吐泻等症，病久气虚，四肢抽搐，项背后反，两目天吊，口流涎沫，昏沉不省人事皆效。方中黄芪二两三钱，约折今量70g，此分量指4岁小儿而言。黄芪用量独重，以黄芪补脾肺之气，有息大风之功。

此案大病之后吐泻频作，脾胃大伤，生化之源竭，不能"散精于肝，淫气于筋"，筋失所养而拘挛。王清任以此病缘于气虚，致"角弓反张，四肢抽搐，手足握固，乃气虚不达肢体也；两目天吊，口噤不开，乃气虚不上升也；口流涎沫，乃气虚不固津液也；咽喉往来痰声，非痰也，乃气虚不归原也"。此方余屡用，确有卓效。

第五章 咳 嗽

第一节 概 述

咳嗽本为临床常见病，但有些治之非易。余临证初年，只知宣肺、降气，侥幸中者有之，不效者亦多。临证既久，渐知咳嗽一病纷纭繁杂，并非几个固定死方或套路所能解决的问题。如今，余已七十有二，在经验与教训的交织中，对咳嗽的辨治渐觉清晰。总的方法是依据中医理论指导，严格遵从辨证论治方法，胸有全局，以脉诊为中心进行辨证，治疗崇尚经方动态地治疗，方无定方，法无定法，没有僵死的套路。

凡咳，皆肺气上逆所致。肺气何以上逆？无非虚实两类实者，邪壅肺气，气逆而咳；虚者，正气虚衰，无力宣发肃降而为咳；或虚实夹杂，邪正相兼。

实者，包括外感六淫、七情内伤、内生五邪、饮食劳倦等虚者，包括阴阳气血及津液之虚衰，致肺失宣降而为咳。

经云："五脏六腑皆令人咳，非独肺也。"因而有五脏六腑咳。肺与其他脏腑之传变，可因肺先病而传至其他脏腑，亦可因其他脏腑先病而后传至于肺。所谓五脏六腑咳，必涉于肺方为咳，若不涉肺则不咳。

脏腑相互传变之因，亦分虚实两大类，或因邪实而传，或因正虚而传，更有虚实相兼而传者。如肝病传肺，凡肝火、肝经湿热、肝气郁结、肝风上扰、肝阳虚、肝气虚、肝阴虚、肝血虚等皆可传于肺而为咳，其他脏腑亦然，更何况虚实相兼，邪有轻重兼夹，脏腑有合病并病，变化多端，纷纭繁杂，倘胸无全局，只见一斑，难窥全貌。所以，我临床追求的是灵活辨证，圆机活法，方无定方，法无定法。

本章所列诸案，并非全貌，但辨证思路，已经昭然，大致可体现本人的学术思想。

第二节 医案举隅

例 1：风客肌表，肺失宣降

张某，女，5 岁。

2004 年 11 月 23 日初诊：夙有喘疾，以往余曾多次诊治。昨玩耍汗出，感受风寒，入夜咳嗽有痰，尚未喘，阵微汗出，恶风，体温 37.3℃，不欲食，神态倦，便较干。

脉弦数按之减。舌可，苔中稍厚。

证属：太阳中风，肺失宣降。

法宜：解肌发汗，宣降肺气。

方宗：桂枝加厚朴杏子汤加减。

桂枝 7g	白芍 7g	生姜 4 片	炙甘草 6g
大枣 5 枚	杏仁 7g	厚朴 6g	紫菀 7g

2 剂，水煎服，4 小时服 1 煎，啜粥，温覆，取微汗。

11 月 26 日二诊：药后见汗，恶风、发热已除。咳减未已，痰多，不欲饮食。脉弦滑。予降气化痰，消导。

橘红 6g	半夏 5g	茯苓 9g	炙甘草 5g
杏仁 6g	紫菀 7g	浙贝 8g	党参 8g
焦三仙各 8g	鸡内金 8g	冬瓜仁 12g	鱼腥草 15g

4 剂，水煎服。

按： 桂枝加厚朴杏子汤，本治喘者，本案虽夙有喘疾，此前经多次治疗，已有好转，此次外感，仅咳，未引发宿疾而喘。虽咳不喘，然亦可用桂枝加厚朴杏子汤，因咳与喘，病机相通，皆因肺失宣降所致，故此方亦可为治咳之剂。

桂枝汤证，本应恶风、自汗、脉缓，然本案脉弦数按之减，何以亦用桂枝汤加厚朴、杏子？盖桂枝汤所治之外感，乃虚人外感，桂枝汤辛甘化阳、酸甘化阴，轻补阴阳，更加姜、草、枣、啜粥，益胃气，扶正以祛邪。《金匮要略》虚劳篇 8 方，竟有 4 方皆桂枝汤加减，用以治虚劳，故桂枝汤扶正之功昭然。本案虽非缓脉，然弦数按之减，与缓脉同义，皆为正气不足，故用桂枝汤调营卫，扶正以祛邪。加厚朴、杏子、紫菀以降肺气。

例 2：寒伏于肺，肺失宣降

韩某，女，30 岁。

2004 年 3 月 1 日初诊：外感后，表证已除，咳嗽半月，曾输液、服西药未愈。自咽至气管上段痒则剧咳，痰咳不爽，头空痛耳鸣，便干。

脉沉弦紧，舌可苔白。

证属：寒饮郁伏于肺，肺失宣降。

法宜：宣肺散寒。

方宗：小青龙汤加减。

麻黄 8g	桂枝 9g	细辛 5g	干姜 6g
半夏 10g	白芍 9g	五味子 5g	杏仁 9g
炙甘草 7g			

3 剂，水煎服，日 3 服。

3 月 5 日二诊：药后咳著减未已，痰多已可咳出，胸脘略满，便不畅。

脉弦按之减，独右关弦滑。

证属：痰郁于中，气机不利。

方宗：瓜蒌薤白桂枝汤加减。

瓜蒌 25g	薤白 12g	枳实 7g	厚朴 7g
桂枝 9g	半夏 10g	茯苓 12g	

4 剂，水煎服。

按： 外感愈后，咳嗽久不除者屡屡，用消炎药疗效并不理想。此皆表证已解，邪伏于肺，致久咳不已，宣肺散邪，乃其大法。

本案脉沉弦紧，沉主气滞不宣，弦紧乃寒邪郁伏；咳不已者，乃病位在肺，故法取宣肺散寒，宗小青龙汤加减。

小青龙汤治"伤寒表不解，心下有水气"而咳者，予小青龙汤，解表宣肺，温化寒饮。本案表证已解，寒伏于肺，小青龙汤尚可用否？曰，仍当用之。麻黄不仅可散太阳在表之寒，亦可入肺，散伏郁于肺的在里之寒，且宣肺止咳平喘，其效甚著。若寒客于脉，内舍于心，心脉泣而不通，致胸痹心病者，小青龙亦可用之。如冠心病属寒实者，余常用此散寒通脉。即使高血压、中风半身不遂属寒实者，余亦用之。所以寒邪在表而有表证者，小青龙汤可用；无表证者，寒伏于里者，小青龙汤亦可用之。

小青龙汤使用要点为脉弦紧滞，此寒主收引凝涩之脉。见此脉，无论咳喘或胸痹皆可用之。

麻黄用量，常用 10g 左右。以前我多用 6g 左右，后来发现量稍大些效果更好。

例 3：寒饮蕴肺

班某，男，39 岁。

2003 年 2 月 28 日初诊：因咳剧、痰盛、咯血，一年前诊为右中上肺支气管扩张。现整日阵阵剧咳，每日吐黄痰约 100mL，近半年未咯血，咽喉痒，喉鸣，其他尚可。

脉沉弦，舌稍红苔少。

证属：寒饮蕴肺。

法宜：散寒化饮。

方宗：小青龙汤加减。

麻黄 8g	桂枝 10g	白芍 10g	细辛 6g
半夏 12g	五味子 6g	紫菀 12g	款冬花 12g
干姜 7g	炙甘草 7g	葶苈子 12g	大枣 6 枚
杏仁 10g			

3 月 14 日二诊：上方共服 14 剂，咳已轻，原整日咳，现仅晨起咳。痰减少一半，仍为黄脓痰，咽喉痒、鸣、不爽。脉沉弦紧数。上方加鱼腥草 30g、冬瓜仁 30g、牛蒡子 12g。改葶苈子为 15g。

5 月 4 日三诊：上方加减，共服 48 剂，咳止，痰少，咽利，脉弦滑。上方加茯苓 15g、党参 12g，继服 14 剂。

按：咳痰脉弦，而诊为寒饮。弦为减，为阳中之阴脉，总因阳未充，脉拘而弦。弦亦主饮，故诊为寒饮内停。虽无太阳表寒，然寒伏于里者，亦可用小青龙汤散寒、温阳、化饮。

此案吐大量黄稠痰，不以色黄而诊为热，因脉弦无热象，故仍以寒饮视之。舌红当属热，因脉弦，阳运不畅，血泣而红，以脉解舌，此舌亦不以热看。

既为寒痰，何以用清热解毒之鱼腥草？仲景薏苡附子败酱散，亦温阳与清热解毒之品并用。寒饮内蓄，馁弱之阳郁而为热，此即积阴之下必有伏阳，故加鱼腥草兼之，并用不悖。

例 4：阳虚，寒伏于肺

宋某，女，9 岁。

2007 年 7 月 6 日初诊：感冒后，寒热已退，咳嗽未除，昼夜皆咳，已然半月，经输液未减。咳则痰鸣，痰难咳出，活动稍剧则呼吸急促。

脉弦紧数疾，按之无力。舌嫩红，中心苔厚。

证属：阳虚，寒邪伏肺。

法宜：温阳散寒。

方宗：小青龙汤合真武汤加减。

麻黄 5g	桂枝 6g	白芍 6g	细辛 5g
五味子 5g	半夏 7g	干姜 5g	炙甘草 6g
茯苓 12g	白术 8g	炮附子 12g	

3 剂，水煎服。

7 月 9 日二诊：偶咳，痰易出，皮肤瘙痒，便可。脉弦滑数。舌嫩红，中心苔退。上方加生石膏 15g。4 剂，水煎服。

7 月 13 日三诊：咳已止，痰尚多，脉滑数，予清热化痰，小陷胸汤加减。

黄芩 7g	半夏 8g	瓜蒌 15g	大贝母 10g

3 剂，水煎服。

7 月 16 日四诊：咳本已愈，昨夜因天热喝冷饮，今晨又咳，无痰，脉滑数。

麻黄 6g	杏仁 7g	石膏 12g	炙甘草 6g
桔梗 7g	瓜蒌 10g		

3 剂，药后愈。

按：外感后，表虽解，而咳嗽日久未愈，乃邪羁于肺而肺失宣降。何邪？脉弦紧，此乃寒主收引凝涩之征，故予小青龙汤宣肺散寒化饮。脉数疾，何以不诊为热伏于内？因脉虽数疾，却按之无力，知非实热，反属正虚，且愈虚愈数，愈数愈虚。

《濒湖脉学》云数脉，"实宜凉泻虚温补"。数而有力者为实，宜寒凉之药泻火清热；数而无力者为虚，宜温热之药扶阳。同为数脉，其有力无力，所反映的病机迥异。虚于何处？水泛为痰，脾虚寒则生痰，肾阳虚亦水泛为痰。故方用真武汤以镇肾寒；干姜、白术、茯苓有理中之意，以健中州；合小青龙汤宣肺、散寒、化痰。

外感余邪郁伏，本当郁久化热。缘素体阳虚，邪不化热，反而寒化。此即邪气入内，究竟是寒化还是热化，必随人之素体而异，素体阳虚，邪必寒化。

二诊脉转滑数，乃阳气见复，已有热化之象，故加石膏清热。阳既已复，本当转而清化痰热，去其辛热之品，然脉尚弦，饮未尽，故予原方加石膏，温化之品未去。三诊脉滑数，弦象已除，即撤辛热，改从清热化痰以靖余邪。

四诊饮冷复咳，总因阳乍复，不耐寒凉激肺，寒热交迫，故而又咳，改麻杏石甘汤清热宣肺散寒而愈。

其身痒者，乃营卫不行，久虚故也。《伤寒论》第 196 条云："其身如虫行皮中状者，此以久虚故也。"待邪去正复，营卫周行，其痒自除，故未加祛风止痒之套药。

例 5：寒饮蔽肺，肝风萌动

孔某，男，67 岁。

2005 年 1 月 28 日初诊：咳喘时作，已 8 年，近因着风寒，咳喘又发，头晕痰多，卧则胸闷。血压高，服药控制。

脉沉弦而拘，右寸兼劲。舌稍暗，中根苔厚。

证属：寒饮蔽肺，肝风萌动。

法宜：宣肺散寒，平肝息风。

方宗：小青龙汤合旋覆代赭汤加减。

旋覆花 15g	代赭石 18g	麻黄 8g	桂枝 9g
白芍 12g	细辛 6g	干姜 6g	五味子 6g
半夏 10g	炙甘草 7g	紫菀 12g	蝉蜕 7g
地龙 15g			

7 剂，水煎服。

2 月 5 日二诊：喘已不著，尚咳，痰已少。脉沉弦，已见不足之象，恐耗气，上方加党参 12g，继服 7 剂。

按：夙有伏饮，咳喘屡作，复感风寒，引发咳喘。以其脉沉弦而拘，故知为寒饮所发；然右寸弦而劲者，乃寒饮夹肝风上扰。小青龙汤多为辛温升散之品，虽可散寒化饮，难免有鼓动肝风之虞，故加旋覆代赭汤以镇之，平其冲逆，以为佐使之用。

二诊寒去，脉显不足，恐辛散耗气，又加党参以佐之，先安未受邪之地。

例 6：脾虚，寒饮伏肺

张某，男，37 岁。

2004 年 11 月 26 日初诊：咳已月余，胸痛窒闷，喉中痰鸣，痰伏较深，难以咳出，久咳不愈，声渐嘶哑，咽喉不利，如有炙脔，精力不济，饮食渐减。脉弦缓。舌略淡，苔润。

证属：脾虚，寒饮伏肺。

法宜：健脾益气，温化寒饮。

方宗：射干麻黄汤合六君子汤加减。

射干 10g	麻黄 8g	杏仁 9g	细辛 6g
干姜 8g	半夏 10g	五味子 6g	紫菀 10g
款冬花 10g	党参 12g	白术 12g	茯苓 15g
陈皮 9g			

7 剂，水煎服。

12 月 2 日二诊：药后咳著减，痰饮已蠲未已。上方加炮附子 12g，7 剂，水煎服。

按：脉弦缓，主脾虚湿痰。寒饮上逆于肺，上入喉间，肺气不降而上逆，致咳而胸闷，咽喉不利而声嘶。久咳伤肺气，金破不鸣，为咳逆上气之一忌。取射干麻黄汤温化寒饮降逆气，取六君子汤健脾化痰，且补土生金。二诊更增附子，助其温化之力。

例 7：寒束热郁

刘某，女，50 岁。

2002 年 10 月 25 日初诊：咳喘气急已 40 余日，经输液 10 日未愈。着凉或吸入凉气则咳甚，喉鸣多涎，夜寐不安，便偏干。

脉沉弦紧数，两寸偏旺。舌红暗苔薄白。

证属：寒束热郁于肺。

法宜：宣肺散寒，清透郁热。

方宗：小青龙加石膏汤加减。

麻黄 8g	桂枝 9g	细辛 6g	半夏 10g
五味子 6g	白芍 9g	炙甘草 6g	生姜 5 片
生石膏 18g			

11 月 8 日二诊：上方加减，共服 14 剂，咳喘已轻，痰尚较多，烦渴，寐不安。脉滑数略大，右寸旺。舌红苔少微黄干。寒已化热，津液已伤。改拟清热化痰，佐以生津。

生石膏 30g	知母 7g	瓜蒌 18g	芦根 30g
冬瓜仁 30g	桃仁 12g	鱼腥草 30g	炙杷叶 10g
紫菀 12g			

7 剂，水煎服，药尽咳止。

按： 小青龙加石膏汤，本治"肺胀，咳而上气，烦躁而喘，脉浮者，心下有水气"。本案脉不浮反沉，何以亦用小青龙加石膏汤？因本方功效为宣肺散寒，化饮清热，寒束表而脉浮者，本方可散寒宣肺，可用；若无表证，寒邪闭肺而脉沉者，此方亦可用。

二诊脉滑数略大且寸旺，寒去转而热盛，故转予清热化痰而安。

例 8：寒饮伏肺，肺气虚馁

韩某，男，24 岁。

2006 年 10 月 23 日初诊：咳痰月余，夜剧，他可。脉弦。舌可。

证属：寒饮伏肺。

法宜：宣肺散寒化饮。

方宗：小青龙汤加减。

| 麻黄 7g | 桂枝 10g | 白芍 10g | 细辛 6g |
| 干姜 6g | 五味子 6g | 半夏 10g | 炙甘草 6g |

4 剂，水煎服。

10 月 27 日二诊：咳痰减未已，小便频。脉弦缓，寸弱。此寒饮未尽，肺气已虚，上虚不能制下而溲频。上方加生黄芪 15g、党参 15g、升麻 6g、炮附子 12g。4 剂，水煎服。

按：咳痰经月，其脉弦，故诊为寒饮闭肺，予小青龙汤散寒化饮。寒饮挫而寸弱，知为上焦阳气已虚，上虚不能制下而溲频。故加益气温阳之品。兼热可加石膏，兼寒亦可加附、姜，兼气虚亦可加益气之品，兼肾虚亦可加益肾之品，明其病机，灵活变化，纵横捭阖，不致囿于一方一法，随心所欲不逾矩。

例9：寒束热郁，肾阴不足

高某，女，67岁。

2002年4月24日初诊：咳喘多痰，遇冷加重，胸憋闷，心中躁热，口干苦，牙龈出血，左手颤抖。

脉弦紧数大，两尺细不足。舌暗红。

证属：寒束热郁，肾阴不足。

法宜：散寒清热，滋阴补肾。

方宗：麻杏石甘汤合玉女煎加减。

麻黄 8g	石膏 30g	杏仁 10g	知母 6g
僵蚕 12g	蝉蜕 8g	鱼腥草 30g	熟地黄 18g
山茱萸 15g	五味子 6g	炙甘草 7g	地龙 15g

5月8日二诊：上方加减，共服14剂，咳喘痰多已减，尚躁热，心烦，卧寐不安，头脑轰鸣，左手抖。

脉浮数稍大，尺不足，弦紧之象已除。舌暗红苔少。

证属：热盛于上，水亏于下。

法宜：滋水清热，佐以潜阳。

生石膏 20g	知母 6g	怀牛膝 9g	熟地黄 15g
山茱萸 15g	五味子 6g	麦冬 12g	生牡蛎 18g
龟甲 18g	地龙 15g		

14剂，水煎服。

按：脉弦紧为寒束，数大为热郁，尺细不足，乃肾阴虚，故诊为寒束热郁于上，水亏于下。麻杏石甘汤散寒宣肺清热，佐以僵蚕、蝉蜕透热祛风。热盛水亏，故取玉女煎法，清上滋下。

二诊弦紧已除，示寒束已解。阳脉浮数且大，按之有力，乃上焦热盛，故予石膏知母清之。尺不足，水亏于下，故仿玉女煎法清上滋下。然上焦热盛，虽为实热，以膏、知清之，然恐夹水亏阳浮而盛，故加牡蛎、龟甲以潜之，加山茱萸、五味以敛之。

例10：寒束于肺，热郁于内

齐某，女，22岁，学生。

2004年3月15日初诊：咳嗽痰少，咽痒，已5个月，背紧，易紧张，注意力不能集中，痛经，便可。

脉沉紧数，舌可。

证属：寒束于肺，热郁于内。

法宜：散寒宣肺，透达郁热。

方宗：麻杏石甘汤加减。

| 麻黄 5g | 杏仁 9g | 石膏 18g | 甘草 6g |

鱼腥草 30g

3 剂，水煎服。

3 月 18 日二诊：药后咳反增重，脉仍沉紧数，寒束未解。夙有项背痛。前方改麻黄为 8g，加葛根 15g、生姜 6 片，7 剂，水煎服。

3 月 25 日三诊：药后咳已不著，脉紧已除，转沉滑数，证转热郁夹痰，予升降散合小陷胸汤加减。

僵蚕 12g	蝉蜕 7g	姜黄 9g	大黄 4g
瓜蒌 18g	半夏 12g	黄芩 9g	黄连 9g
枳实 9g	连翘 12g	葛根 15g	桔梗 10g

4 剂，水煎服。

按：脉沉气滞，紧为寒束，沉数为热伏于里，依此可定性为寒束热郁。主要症状为咳嗽、咽痒，牵及背紧，据此知病位在肺，肺气不宣。因此，本案的病机为寒束热伏于肺；

法宜散寒宣肺，透达郁热，方选麻杏石甘汤主之。麻黄宣肺散寒，石膏清解肺热，杏仁降肺化痰，甘草和中，加鱼腥草清解热毒，方证相符。

药后何以不效反剧？检视前方，诊断、治则、选方均无问题，关键在于麻黄之用量问题。石膏加鱼腥草，寒凉偏重，而散寒宣肺之麻黄用量不足，反使寒凉遏伏气机，郁热不能外透，致肺气更逆而咳剧。将麻黄由 5g 增至 8g，加强散寒宣肺的比重，连服 7 剂咳已止。《伤寒论》麻杏石甘汤，麻黄与石膏的比例为 1：2；温病用麻杏石甘汤，麻黄与石膏的比例为 1：4。吾一生屡用麻杏石甘汤，因畏麻黄之强悍，一般都按温病的比例用麻杏石甘汤，麻黄比例偏小，后遇到一些疗效不著的病例，增加麻黄用量，按《伤寒论》麻杏石甘汤的比例来用，效果就好。可见，最佳药量是须逐渐学习、实践探索，才能把握。

例 11：热郁于肺

王某，女，21 岁，学生。

2004 年 1 月 4 日初诊：每至冬咳嗽有痰，晚咳重，连续阵咳，他可。

脉沉滑躁数，舌尚可。

证属：热郁于肺。

法宜：清热宣肺。

方宗：麻杏石甘汤加减。

麻黄 6g　　　　生石膏 20g　　　　杏仁 9g　　　　炙甘草 7g

鱼腥草 30g　　　蝉蜕 6g　　　　　地龙 12g

4 剂，水煎服。

1 月 8 日二诊：药后咳已减半，痰易咳出，脉弦滑数，舌可。上方加海蛤 15g、青黛 2g 分冲。7 剂，水煎服。

1 月 15 日三诊：咳已不著，晨起稍咳有痰。脉弦细数，舌尚可，证转肺肝之阴不足。

沙参 15g　　　　麦冬 12g　　　　干地黄 12g　　　大贝母 12g

紫菀 12g　　　　代赭石 15g　　　旋覆花 12g　　　炙百合 15g

白芍 12g

7 剂，水煎服。

按：脉沉滑躁数而咳，乃气滞痰热内郁于肺。至冬而咳者，缘冬主闭藏，其痰热更形郁伏，肺气不宣而咳。至晚重者，乃阳入于内，气机闭藏，亦如一年之冬。虽咳已 3 年，然郁伏之痰热未靖，故仍予麻杏石甘汤宣肺清热。加鱼腥草清热，加蝉蜕、地龙以缓气道之痉。

二诊脉已不沉，气机已畅，肺气已宣，躁象除，火郁已轻，故咳已减半。然脉转弦滑数，知肺之痰热未靖，且弦数为肝热，故加黛蛤散化痰清肝。三诊热退脉转弦细数，知为阴液不足，故改益阴降逆。虽一小恙，脉三变，治亦三变。中医临床特点之一是恒动观，必谨守病机。而要谨守病机，脉占主导地位。

例 12：肺热下淫阳明

李某，女，22 岁，学生。

2004 年 5 月 18 日初诊：外感后，咳未愈，已半月，咽痒，头痛，口干，下利日四五次。今日行经，少腹无硬痛。

脉弦滑数，舌红苔少而干。

证属：肺热下淫阳明。

法宜：清泄里热，佐以养阴。

方宗：葛根芩连汤加减。

葛根 12g　　　　黄芩 9g　　　　黄连 9g　　　　炙甘草 6g

僵蚕 12g　　　　蝉蜕 7g　　　　麦冬 12g　　　干地黄 12g

3 剂，水煎服。

5 月 21 日二诊：咳减未已，下利已止。上方加芦根 18g，4 剂，水煎服，药尽咳止。

按：外感后咳嗽、咽痒，当属余邪恋肺，肺气不宣而咳，肺热下移大肠而下利，为脏腑同病，法当以葛根黄芩黄连汤，以芩、连清热，葛根提取下陷阳明之热邪，达于肌表而解。

葛根芩连汤用于"太阳病，桂枝证，医反下之，利遂不止，脉促者，表未解也，喘而汗出者"。太阳证误下，邪陷阳明，成协热下利，热迫于肺而喘。

本案有咳无喘，葛根芩连汤可用否？可用。肺气上逆而为喘，然肺气上逆亦可为咳，咳喘机理相同，故可用之。

葛根芩连汤治热陷阳明之协热利，阳明热熏迫于肺而喘，以阳明之热为主，而肺热为次。本案是肺热为主，阳明热为次，本方可用否？可。

主次如何分辨？其区别要点有三：一是症状出现的先后，先咳后利者，以肺热为主，而肠热次之。本案先咳后利，故以肺热为主。二是症状的轻重，咳重者，肺热为主；利重者，肠热为主。本案咳重，故以肺热为主。三是以脉别，上盛则肺热为主；若关尺盛，则以肠热为主。本案三部脉皆平，不易区分孰轻孰重。脉"平"，当以平等、平均解，不是指正常的脉。

葛根芩连汤，既清肺热，亦清肠热。此案虽以肺热为先、为主，葛根芩连汤亦可用之，加僵蚕、蝉蜕，透达郁热，且解气道之挛急；加冬、地以增液养阴。本已下利，冬、地可润下，加重下利，然口干舌干知阴液已伤，故当用之，有故无殒也。

肺热为何不用石膏，而用芩、连，且津已伤，芩、连苦寒化燥，石膏清热又可生津，岂不更好？石膏清气分无形之热，脉当偏洪大；而芩、连泻火，脉当数实。本案脉滑数，热已成实，已无外达之势，故用芩、连而不用石膏，且黄连厚肠胃而坚便，用于热利正宜。

例 13：痰热壅盛

刘某，女，58 岁。

2001 年 3 月 27 日初诊：咳不得卧，夜不成寐，胸闷胸痛，黏痰频吐，每夜约吐百余口痰，涕亦甚多，心烦喜饮，头不痛，大便硬，小便黄。住院诊为气管囊性腺瘤，放疗刚刚结束。

脉滑数，寸弦。舌绛红少苔。

证属：痰热壅盛，肺气怫郁。

法宜：清化痰热，宣降肺气。

方宗：清气化痰丸加减。

黄芩 10g	瓜蒌 30g	杏仁 10g	枳实 9g
陈皮 9g	半夏 12g	茯苓 15g	胆南星 10g
竹茹 10g	海浮石 15g	皂角子 6g	莱菔子 10g
鱼腥草 30g	竹沥汁 40mL（分冲）		

4月7日二诊：上方共服10剂，下干结粪便约20枚，大便已畅，咳痰胸痛已减，已能卧。上方加减，继服14剂，咳痰已平，脉滑，寸弦已解。

按：脉滑数，当属痰热，且咳唾黏痰不得卧，乃痰热壅盛。寸弦如何理解？弦主郁、主风、主肝胆、主饮。本案之寸弦主痰饮，《濒湖脉学》曰："寸弦头痛膈多痰。"痰饮壅塞于上，肺失宣降，故而脉弦。肺气不降，腑气不通，因而便结。

法宜清化痰热，宣降肺气，方宗清气化痰丸加减。痰热渐清，肺气渐降，咳痰渐平，腑气亦通。

例14：肺胃痰热壅盛

黄某，女，62岁。

2006年10月23日初诊：久咳20年，逐渐加重，屡服西药只能短暂缓解。现天天咳，夜亦咳，阵咳可连续两分钟。于饥饿劳累时均咳，干咳无痰不喘，咽干痒即咳。食可，便干。

脉滑数且盛，舌嫩绛少苔。

证属：肺胃痰热壅盛。

法宜：清化肺胃痰热。

方宗：白虎汤合小陷胸汤加减。

生石膏 30g	知母 7g	山药 15g	生甘草 7g
麦冬 18g	黄芩 10g	半夏 12g	瓜蒌 30g
青黛 2g（分冲）	海蛤 15g		

4剂，水煎服。

10月27日二诊：咳减，已有痰，便畅。脉弦滑数，右寸独旺。上方改麦冬为40g，加炙桑白皮30g。上方共服10剂，咳已减半。继服14剂，咳已止，肺脉已平。

按：因脉滑数且盛，且症见久咳，故诊为痰热互结且热盛。饥饿劳累时即咳，颇似饮食劳倦伤脾，土不生金而咳。然脉滑数且盛，此邪实之脉，非虚脉，故不诊为土不生金。邪实何以饥饿劳累则咳？邪热消谷而善饥，此饥因胃热盛所致；劳则阳张，阳热动而迫肺故咳，此亦非虚所致。虚实鉴别之点，在于脉之沉取有力无力。脉实，当以脉解症，故不以虚看。

肺胃痰热壅盛，以白虎汤清肺胃之热；合小陷胸汤以涤痰热；加黛蛤散清肝之痰热。

二诊咳虽减，而右寸独旺，乃久热津伤，寒之不寒，是无水也，故重用麦冬40g，清热养阴；重用桑白皮泻肺气，气降则火降。连服24剂，咳止脉平。

例 15：痰热蕴肺

张某，男，47 岁。

2004 年 8 月 16 日初诊：咳痰 1 周，口干，便干。脉沉滑，舌稍红，苔腻微黄。

证属：痰热蕴肺。

法宜：清热化痰宣肺。

方宗：麻杏石甘汤合小陷胸汤加减。

黄芩 10g	瓜蒌 30g	半夏 12g	麻黄 8g
石膏 25g	杏仁 10g	鱼腥草 30g	甘草 6g

8 月 21 日二诊：上方共服 4 剂，咳止，痰易出，便畅，脉转沉缓滑，停药。

按：此案乃痰热互结，蕴阻于肺而咳。此时用麻黄，不在于散寒，而在于宣肺，痰热清而肺气利、便亦畅。

例 16：痰热壅盛

宋某，女，67 岁。

2001 年 12 月 8 日初诊：外感后咳喘一个半月，痰多而黄，动辄喘甚。阵寒热，自汗，背冷，口苦，咽干，便干。脉沉滑数盛实，舌红苔厚而黄。

证属：痰热蕴肺。

法宜：清热化痰，宣透肺热。

方宗：麻杏石甘汤合升降散加减。

麻黄 7g	石膏 20g	杏仁 10g	甘草 7g
僵蚕 12g	蝉蜕 7g	姜黄 9g	大黄 4g
黄连 12g	半夏 12g	瓜蒌 30g	鱼腥草 30g

12 月 22 日二诊：上方共服 14 剂，诸症均减，咳喘减未已。脉滑数，舌红苔尚厚。仍予清热化痰，方宗《千金》苇茎汤合黄连温胆汤加减。

芦根 30g	冬瓜仁 30g	桃仁 12g	薏苡仁 30g
黄芩 12g	黄连 10g	陈皮 10g	半夏 12g
胆南星 10g	瓜蒌 30g	竹茹 10g	石菖蒲 9g
枳实 9g	苏子 9g	鱼腥草 30g	

本方共服 21 剂，咳喘平，寒热除，脉尚略滑数，上方继服 7 剂。

按：恙系外感后，邪恋于肺，痰热搏结，肺失宣降而咳喘。阵寒热自汗者，颇似表邪未解，当予疏解表邪。若果系表邪，当表不解而恶寒不除，本案阵寒热，外邪束于表。以其脉沉滑数且盛，乃痰热郁肺，肺失宣降而寒热。因上焦开发，宣五谷味，熏肤充身泽毛。肺郁卫阳不得敷布，因而寒热、自汗、背冷，不可发汗解表，当宣肺清化痰热。又阵寒热且口苦、咽干，似少阳证，实非少阳证。少阳证属半阴半阳证，当调和阴阳表里，扶正以祛邪。本案口苦咽干，见滑数而盛之实脉，其口苦咽干乃肺热上熏所致，非少阳证，不可用小柴胡汤。

既然痰热蕴肺，肺气不宣，故以麻杏石甘汤清热宣肺，合升降散透达郁热，合小陷胸汤清热化痰。连服14剂，邪势挫而症缓。继予《千金》苇茎汤合黄连温胆汤，清热化痰，诸症得除。

例17：痰热内蕴，血行瘀泣

高某，女，74岁。

2002年6月5日初诊：咳喘已4年，痰不畅，卧则憋闷烦躁，腹胀便干，下肢凉。

脉沉滑躁数，舌绛苔少。

证属：痰瘀互结，热郁于内。

法宜：活血涤痰，清透郁热。

方宗：升降散合涤痰活血之品。

僵蚕 12g	蝉蜕 8g	姜黄 10g	大黄 5g
栀子 12g	枳实 9g	瓜蒌 18g	竹茹 9g
天竺黄 12g	桃仁 12g	红花 12g	赤芍 12g
蒲黄 10g			

6月16日二诊：上方加减，共服10剂，咳喘、憋胀、躁烦均减，便下已畅，痰尚多难咳。脉滑数，已不躁，按之减。舌尚绛。此郁热已透，痰瘀已减未已，气阴已显不足之象，故改以活血涤痰，兼顾气阴。

黄连 10g	瓜蒌 18g	石菖蒲 9g	竹茹 9g
天竺黄 12g	干地黄 12g	玉竹 12g	天花粉 12g
海蛤 15g	太子参 15g	赤芍 12g	牡丹皮 12g
生蒲黄 10g			

7剂，水煎服。

按：沉主气，有力者为邪遏，气机滞塞而脉沉。脉滑而躁数且舌绛，为痰瘀热相互搏结于里。邪蕴于肺而咳喘难卧，热扰则躁烦，热郁阳不通达而下肢冷。此冷，非下寒，因脉沉滑躁数，故断热郁气滞，阳不达四末而下肢凉，不可误为下寒而妄用辛热。

治肺疾，以瘀血论之者鲜，实则肺血瘀者并不罕见。肺主治节，气行周痹，血亦瘀泣，肺瘀者恒多，故活血化瘀亦为治肺疾之一大法则。

例18：阴虚痰热

康某，女，5岁。

2005年5月9日初诊：自生后9个月，即因外感而咳喘，每于感冒即发，曾多次住院，用抗菌消炎、激素等可缓解。一月前，再次发作，因屡用这些药，恐产生副反应，转而就诊中医。症见咳喘痰鸣，食差，日晡低热37.5℃以下，自幼便干。

脉滑数，舌绛红无苔。

证属：痰热阴虚。

法宜：清热化痰养阴。

麦冬9g	玄参10g	生地黄10g	石斛10g
沙参10g	白薇7g	青蒿10g	炙鳖甲10g
牡丹皮6g	地骨皮7g	瓜蒌12g	川贝8g
竹沥水10mL（冲服）	海蛤粉12g	竹茹4g	紫菀8g
款冬花8g	石膏12g	知母4g	

5月23日二诊：上方共服14剂，咳喘停，低热退，脉滑，舌尚绛。上方继服7剂。

按：脉滑数，而咳喘痰鸣，诊为痰热；舌绛红无苔，且午后微热，乃营阴亏，热陷阴分。养阴碍痰，清热化痰碍阴，两相掣碍，必须养阴而不滋腻、清热化痰而不苦燥伤阴者方可。方取增液汤以养阴，知、膏清热，瓜蒌、贝母、竹沥、竹茹、海蛤粉以化痰，青蒿、鳖甲、白薇、牡丹皮以退阴分之热，共奏养阴清热化痰之功。王孟英医案中多见此法。

例19：痰瘀互阻，肝失疏达

吴某，女，67岁。

2006年9月20日初诊：于2005年因右下肺错构瘤，行肺叶切除。现干咳著，胸闷痛，心慌，寐差，约每日睡5小时，转筋，足跟痛，右肩痛。

脉滑关弦，舌暗少苔。

证属：痰瘀互阻，肝失疏达。

法宜：活血化痰，理气疏肝。

方宗：血府逐瘀汤合温胆汤加减。

柴胡9g	桃仁12g	红花12g	当归12g
赤芍12g	丹参18g	生蒲黄10g	半夏10g
胆南星10g	竹茹8g	瓜蒌18g	石菖蒲9g
枳实9g	茯苓15g		

9月23日二诊：上方共服21剂，干咳、心慌、胸闷痛、转筋止，夜尿3～4次。脉弦缓滑，尺减。舌嫩绛齿痕，少苔。上方加山茱萸15g、桑螵蛸12g，7剂，水煎服。

按：因其脉滑主痰，关弦乃肝气不舒，舌暗为血行瘀泣，故诊为痰瘀互阻，肝失疏泄。诸症皆依此病机而解。干咳，则因痰瘀互阻，肝失疏达，肺气不利而咳，故治以活血化痰，理气疏肝。本为错构瘤术后而咳，若拘于西医诊断，吾不知此症为何物，必将无从着手。所以，中医看病，还得遵从中医的辨证论治体系，西医诊断，有助我们认识疾病，判断转归预后，但治疗，我绝不以西医诊断为据，必须遵从中医的理法方药，常可取得突兀之疗效，彰显中医之优势。

例20：痰瘀化热

靳某，女，79岁。

2006年5月13日初诊：2004年2月脑梗，咳喘痰盛，时轻时重，头晕，不知饥，腹不胀，便不干，但便难下，每次须灌肠方解，小便淋漓断续、涩痛，口干如锉，唇干暗紫。血压180/100mmHg，服尼群地平3片/日，硝苯地平2片/日。

脉滑而大，舌暗苔厚糙。

证属：痰热壅盛，血行瘀滞。

法宜：涤痰清热化瘀。

方宗：礞石滚痰丸合化瘀之品。

金礞石 12g	黄芩 12g	大黄 5g	沉香 9g
枳实 9g	石菖蒲 9g	瓜蒌 18g	苏子 10g
皂角子 7g	赤芍 12g	桃仁 12g	红花 12g
蒲黄 10g			

5月17日二诊：上方共服4剂，第2日始下利，日二三次，每次下黏痰样物约30mL，连下约六七次，后痰样物渐少。随痰下，咳喘渐轻，痰壅盛渐少，二便转畅，口干已除。血压150/90mmHg。脉转弦滑，已不大。舌尚暗，苔已退。唇暗已减。邪势已挫，恐过伐伤正，故转平剂调之。

芦根 30g	冬瓜仁 30g	桃仁 12g	红花 12g
薏苡仁 30g	鱼腥草 30g	沙参 15g	川贝 12g
海蛤 15g	麦冬 15g	紫菀 12g	前胡 12g
旋覆花 15g	地龙 15g		

7剂，水煎服。

按：虽属年迈之人，然脉滑而大，乃邪势盛。邪壅于肺，气逆不降而咳喘痰盛、晕眩；腑气不通而便滞；三焦不利而溲淋。

实者泻之，故予重剂之礞石滚痰丸逐痰，幸得痰下而渐瘥，血压亦降。

例21：痰郁气滞

赵某，女，64岁。

2007年5月7日：咳嗽多痰，不得卧，胸闷短气，脘腹胀满，卧则痰壅，呼吸困难，睡中常憋醒，已 3 月余。食差，便可。

脉弦滑数，舌绛。

证属：痰郁气滞，血行瘀泣。

法宜：清热化痰，行气活血。

方宗：枳实薤白桂枝汤加减。

枳实 9g	厚朴 9g	瓜蒌 18g	薤白 12g
半夏 12g	桂枝 9g	石菖蒲 9g	黄芩 10g
蒲黄 9g	丹参 15g		

5 月 28 日二诊：上方加减，共服 21 剂，咳痰大减，已可卧寐，胸闷脘满皆已不著。上方继服 10 剂。

按： 胸痹，喘息咳唾，胸背痛，短气，皆因痰浊壅塞，肺气不宣，心脉痹阻，诸症丛生。化痰蠲饮，开达气机，心脉通，肺气降，诸症随之而消。心肺同居上焦，痰浊壅塞于上，心肺皆受其累，咳喘胸痹可并见。枳实薤白桂枝汤，本治胸痹之方，因胸痹咳喘唾，病机相通，故皆可用之。

例 22：湿阻

刘某，男，57 岁。

2004 年 4 月 10 日初诊：咳痰月余，咽塞胸闷，脘痞纳呆，精神困顿，便溏，日 2 次。

脉弦细濡数。舌略暗，苔白腻。

证属：湿邪阻遏，肺气不宣。

法宜：化湿宣肺。

方宗：《千金》苇茎汤加减。

芦根 30g	薏苡仁 30g	冬瓜仁 30g	桃仁 10g
鱼腥草 30g	杏仁 12g	前胡 10g	橘红 9g
半夏 12g	茯苓 15g	桔梗 10g	石菖蒲 9g

4 月 24 日二诊：上方共服 14 剂，咳止痰消，胸脘痞闷除。

按： 湿阻气机，肺失宣降，咳逆多痰，当化湿、理气，宣畅肺气，咳痰即止。

湿阻肺络而咳者，《临证指南医案》咳嗽篇中有多例因湿而咳之案例。《温病条辨·上焦篇·湿温》："太阴湿温喘促者，《千金》苇茎汤加杏仁、滑石主之。"本案仿此。

例 23：湿热蕴肺

张某，女，57 岁。

2002 年 8 月 11 日初诊：咳嗽胸闷，咳痰不爽，头昏心慌，恶心口苦，脘痞纳呆。

脉沉滑濡数，寸脉偏旺。舌红，苔黄腻。

证属：湿热蕴阻。

法宜：清化湿热，宣畅肺气。

方宗：甘露消毒饮加减。

茵陈 18g	滑石 15g	白蔻仁 7g	藿香 12g
黄芩 10g	川木通 7g	石菖蒲 9g	连翘 12g
杏仁 10g	大贝母 10g	射干 9g	冬瓜仁 15g
陈皮 10g	半夏 10g	炙杷叶 10g	

8月24日二诊：上方加减，共服12剂，咳止，胸脘痞满除。

脉滑濡，舌苔退。继服7剂。

按：湿热蕴阻中上焦，肺失宣降而咳痰、胸闷；胃失和降而脘痞，恶心不欲食。以其脉濡滑数且苔黄腻，辨证并不难。方取甘露消毒饮合三仁汤，清化湿热，气机畅，诸症除。

例24：湿阻血瘀

刘某，女，53岁。

2003年3月16日初诊：咳嗽多痰，胸闷，嗳气，头昏目胀，两腓转筋。

脉弦濡数。舌紫暗，苔薄腻。

证属：湿阻血瘀。

法宜：化湿活血。

方宗：《千金》苇茎汤加减。

芦根 30g	冬瓜仁 30g	桃仁 12g	红花 12g
薏苡仁 30g	鱼腥草 30g	前胡 10g	杏仁 10g
炙杷叶 10g	滑石 15g	葶苈子 10g	

3月23日二诊：上方共服7剂，咳已大减，腓尚转筋，上方加炒苍耳子10g、晚蚕沙12g、海风藤18g、威灵仙10g，7剂，水煎服。

3月30日三诊：药后咳止，转筋未作。

按：湿滞肺络，肺气不畅而咳痰胸痞；舌紫暗，乃血行瘀滞。

法宜化湿活血，方宗《千金》苇茎汤。加炙杷叶、滑石、葶苈者，取薛生白《湿热条辨》之意，曰："湿热证，咳嗽昼夜不安，甚至喘不得眠者，暑邪入于肺络，宜葶苈、枇杷叶、六一散等味。"自注云："人但知暑伤肺气则肺虚，而不知暑滞肺络则肺实。葶苈引滑石，直泻肺邪则病自除。"二方相合，相得益彰。

二诊转筋未解。此之转筋，亦因湿气下注，筋脉失于温煦濡养所作。《湿热条辨》第 4 条云："湿热证，三四日即口噤，四肢牵引拘急，甚则角弓反张，此湿热侵入经络脉隧中。宜鲜地龙、秦艽、威灵仙、滑石、苍耳子、丝瓜络、海风藤、酒炒黄连等味。"痉乃筋之病，转筋亦筋之病。湿阻可痉，湿阻亦可转筋。故本案之转筋，取薛氏方，化湿舒筋。

例 25：悬饮内停

辛某，男，54 岁。

2002 年 6 月 29 日初诊：咳嗽颇剧，已年余，动辄喘而气短痰涌，转侧则胸胁痛，难平卧，食少腹胀便结，面色暗。查：右胸积水。

脉弦硬滑数而促，舌暗红。

证属：悬饮内停。

法宜：逐下水饮。

方宗：十枣汤加减。

煨甘遂 3g	煨大戟 3g	煨芫花 3g	白芥子 6g

共为细面，第 1 日服 0.5g，得快利停后服；未利，第 2 日增至 1g；未利，第 3 日仍服 1g。

7 月 2 日二诊：连服 2 日，初下为硬屎夹水，后为水泻 5 次，下褐色水约 2500mL。咳喘、胸胁痛皆减，已可向左侧卧。觉利后无力腿软，立则腿颤，第 3 日未服。脉弦滑已不甚硬，尚促。舌暗，面暗。改温阳化饮，方宗苓甘五味姜辛半夏汤加减。

茯苓 18g	炙甘草 8g	细辛 7g	干姜 8g
半夏 12g	五味子 7g	炮附子 12g	红参 12g
葶苈子 12g	大枣 7 枚		

上方加减，共服 35 剂，诸症渐安，胸水消退。

按： 十枣汤为逐水饮之峻剂，《伤寒论》及《金匮要略》中凡五见，主症为胸胁痛、心下痞硬满、咳唾引痛，其脉弦，为水在胸胁，迫于心肺而症急者。急则治其标，逐水以缓其急。方中甘遂善行脏腑之水，大戟善泻脏腑之水，芫花善消胸胁伏饮痰癖，合而用之，逐水饮消肿满。然三药皆毒，故用大枣 10 枚为君，于峻下逐水之时以顾护胃气。"平旦服"，即清晨空腹服之，以使药力速行。

《三因极一病证方论》创控涎丹，取甘遂、大戟、白芥子等分为丸，实由十枣汤化裁而来。加白芥子辛温开痰结，痰在皮里膜外，非此不达；痰在四肢两胁，非此不通。

本案之所以取十枣汤加白芥子逐痰饮，因脉弦硬滑数，脉实邪实，堪受攻伐。幸得水泻而症缓，邪势稍挫，二诊转予温阳化饮，加葶苈子以泻肺水，诸症渐安。若脉弱者，即使水饮盛，亦不可攻逐，恐正脱而亡。

例26：寒饮凌肺

臧某，女，65岁。

2006年3月27日初诊：诊为左肺门癌，左胸腔积液。频咳痰多，胸痛憋气，行则气短，烦躁，身尤恶寒，鼻流清涕，食减，便少。血压180/110mmHg，即刻160/100mmHg，脉沉弦细而拘，两寸浮弦劲。舌偏淡，苔白。

证属：寒饮上凌于肺。

法宜：温化寒饮，合以泻水逐饮。

方宗：小青龙汤合甘遂及葶苈大枣泻肺汤加减。

麻黄6g	桂枝9g	白芍9g	细辛6g
半夏10g	干姜6g	五味子6g	葶苈子12g
大枣7枚	炮附子12g	红参12g	

另：煨甘遂面2g，每服0.4g，日1次，得快利止后服，未利次日再服。

4月10日二诊：上方共服14剂，甘遂面共服5次，仅便下3次，无水泻，胸痛、咳喘、憋气减轻，恶寒除。脉转沉而滑数。舌可苔白。此阳气见复且转痰热内蕴，予苏子降气汤主之。

苏子9g	炒莱菔子9g	白芥子7g	皂角子6g
葶苈子12g	杏仁9g	前胡9g	半夏9g
当归12g	生晒参12g	紫菀12g	款冬花12g
瓜蒌15g	大贝母12g		

水煎服，7剂。

另：煨甘遂面2g，服法同上。

5月2日三诊：上方共服14剂，自服甘遂以来，仅4月25日水泻五六次，无明显黏痰样物，水泻约2000mL左右，泻后停用甘遂。咳喘、憋闷、痰多明显减轻，略觉气短无力。于5月28日行X线检查，左肺门处阴影消失，左肋膈角消失，胸水在第7肋以下。脉沉弦细涩无力，舌尚可。因脉属阴脉，仍依一诊方，改炮附子为15g、红参为15g，7剂，水煎服。未用甘遂。

按：自服上方14剂后停药，至今较好，生活自理，常在院中溜达。

一诊频咳痰多，胸痛憋气，脉沉弦细拘，且两寸浮弦劲，乃寒饮内盛，壅迫于肺，小青龙汤虽可散寒化饮，但力薄，不足以御寒饮之壅盛且情急，故仿甘遂半夏汤意，逐其寒饮，急则治标，挫其邪势。年高病重，峻剂伤正，然脉尚未虚，故敢暂用。三诊脉已见虚，故加参、附以防脱，去其峻泻之品。

很多峻药，皆有奇效，若能把握，正确运用，常可获突兀之疗效，惜多畏而弃之，损失大矣。

例 27：结胸证

李某，女，78 岁。

2006 年 6 月 7 日初诊：咳喘痰盛，胸痛憋闷，左胁胀痛，反复发作，近两个月较重，不能卧寐，时心悸惊怵，尚能食，便可。心电图：广泛 ST-T 改变。胸片：左肺下大片致密阴影，考虑为炎性病变。

脉弦劲且盛，舌嫩绛苔少。

证属：饮邪壅肺之结胸证。

法宜：逐其饮邪。

方宗：大陷胸汤加减。

大黄 5g	芒硝 8g（分冲）	葶苈子 12g	杏仁 9g

煨甘遂面 0.6g（分冲）

2 剂，水煎服。

6 月 10 日二诊：药后稀便 4 次，未水泻。咳喘、胸胁痛胀稍缓。继予上方 2 剂，改甘遂面每服 0.6g，日 1 次，得快利停后服。

6 月 12 日三诊：药后下利日 3 次，仍未泻水及黏痰物。然脉之劲势见缓。改以活血涤痰治之，方宗涤痰汤合血府逐瘀汤加减。

桔梗 9g	柴胡 8g	桃仁 12g	红花 12g
川芎 8g	当归 12g	赤芍 12g	半夏 12g
制南星 10g	橘红 10g	党参 12g	茯苓 15g
竹茹 9g	石菖蒲 9g	枳实 9g	葶苈子 12g
生蒲黄 10g	延胡索 12g		

上方共服 21 剂，诸症渐缓。

按：大陷胸汤证乃水热互结、凝结胸脘所致。其特点为膈内剧痛、心下石硬、脉沉紧。本案症状表现与结胸并不全符，而以咳喘痰涌、胸痛憋闷、左胁胀痛、不得安卧为主症，并无心下石硬，然脉弦劲且盛，属实脉、阳脉，与结胸病机相符，急则治标，故用大陷胸丸，先挫其邪势。两诊均未畅利水泻，仅便稀而已，主要因已年迈，且心脏较差，所以甘遂、硝、黄用量较小，唯恐一泻而正脱不起。虽未畅利，但症减脉见缓，总是邪势见挫，标实见缓，故改活血涤痰缓图，幸经 3 周治疗，诸症渐安。年近八旬，以大陷胸汤逐之，实因症急，不得已而为之。

例 28：肺热阴虚夹痰

李某，女，8 岁。

2006 年 11 月 7 日初诊：咳而微喘 10 日，少痰，口干，便干。脉滑数，寸略盛。舌红干少苔。

证属：肺热夹痰，肺津已伤。

法宜：清热降逆，生津化痰。

方宗：竹叶石膏汤加减。

麦冬 30g	石膏 18g	半夏 7g	太子参 10g
甘草 6g	瓜蒌 15g		

3 剂，水煎服。

11 月 14 日二诊：上方自服 6 剂，咳喘止，偶咳有痰，便已不干。上方加炙杷叶 6g、前胡 6g、川贝 7g，继服 3 剂。

按：此外感后，余热羁留肺热，热灼津伤，热烁津为痰。方取竹叶石膏汤清其羁留之热，重用麦冬，取麦门冬汤之意。此方亦可为麦门冬汤加石膏，增其清热之力。

例 29：火逆上气

王某，男，57 岁，平山人。

2006 年 4 月 7 日初诊：阵痉咳少痰频作，已一个半月，每次阵咳约持续 5 分钟左右。咽痒即咳，咳时不能吸气，憋得面红、胸痛，心率达 130 次 / 分，一日咳二三十阵。住院治疗半月未愈，出院诊为阵发房颤，高血压 II 期（极高危），急性痉挛性支气管炎，出院后转服中药治疗。现仍阵咳不止，干咳少痰，胸闷气短，常寐中咳醒，便溏，日 2 次。

脉弦滑数，参伍不调。舌偏暗红，苔少干。

证属：痰热内蕴。

法宜：清热化痰降逆。

方宗：代赭旋覆汤合清气化痰丸加减。

旋覆花 15g	代赭石 30g	生牡蛎 30g	黄芩 10g
栀子 10g	半夏 10g	瓜蒌 18g	胆南星 10g
竹茹 10g	枳实 9g	天竺黄 12g	丹参 18g

5 月 19 日二诊：上方共服 32 剂，加地龙 18g、蝉蜕 9g、僵蚕 12g、钩藤 15g、全蝎 10g、蜈蚣 10 条，仍阵咳，心率时快时慢，波动在 40 ~ 90 次 / 分，心率慢则憋气，便溏，日三四次。脉弦滑数且盛，参伍不调。改麦门冬汤加减。

麦冬 60g	太子参 15g	半夏 12g	生石膏 30g
山药 15g	米壳 15g	甘草 9g	

5 月 26 日三诊：上方共服 7 剂，咽痒、痉咳减约 80%，心慌、期前收缩频，头略晕，便日一次。血压 140/80mmHg。脉弦滑，右偏盛，参伍不调，改炙甘草汤加减。

炙甘草 10g	太子参 15g	麦冬 60g	干地黄 30g

五味子 6g	阿胶 15g	桂枝 9g	丹参 15g
生石膏 20g	炙百合 18g	钩藤 15g	地龙 15g
米壳 10g			

7月4日四诊：上方加苦参 12g，脉仍参伍不调。咳止，房颤未除。后未再诊。

按：初诊因脉滑数，诊为痰热而咳，迭经清热化痰而不效。后加地龙、蝉蜕等息风之品，希冀解气道之痉挛，仍不效。思忖再三，脉滑数偏盛，乃阳盛之脉，或因津伤化燥，火逆上气，改用麦门冬汤主之。原文麦冬七升，量殊重，故用麦冬 60g，加石膏清肺热。因有便溏，恐大量麦冬寒滑，故加山药代粳米；加米壳，一可止泻，制麦冬之寒滑；一可止咳，咳竟著减渐止，然房颤未除。

麦门冬汤虽亦常用，但麦冬用量一般在 10 ～ 15g 之间，偶亦用至 30g，但一剂用至 60g，乃余之首次，竟获卓效，心中窃喜。有人云，中医之秘，秘在药量，此言诚有至理。针对每个患者，最佳药量应是多少，确实难于把握，一方面要读书，领悟古代名家的应用经验；一方面要勤于实践，善于总结，才能逐渐掌握最佳用量。如有些顽固嗳气，可数年不愈。《金匮要略》："哕逆者，橘皮竹茹汤主之。"橘皮、竹茹皆二斤，量殊重，后重用至 40 ～ 60g，竟霍然而愈。其实橘皮这类药，几乎天天都用，但正确使用，尚须逐渐品味揣摩。

例30：气阴不足

周某，女，36 岁。

2006 年 12 月 8 日初诊：干咳咽痒已 3 个月，咽中窒塞，吸凉气及闻异味则呛咳不已，胸闷胸痛，口干，阵心慌，经量多，便干。轻度贫血，血红蛋白 9g/L。阵发心速，心率可达 120 次 / 分。

脉弦细减。舌红，少苔。

证属：气阴不足，肺气上逆。

法宜：益气阴，降肺气。

方宗：麦门冬汤加减。

| 麦冬 40g | 太子参 15g | 半夏 10g | 干地黄 15g |
| 炙百合 18g | 生甘草 9g | 紫菀 15g | |

12 月 15 日二诊：上方共服 7 剂，诸症皆减，恰逢经至，量多。上方加阿胶 15g。

12 月 22 日三诊：上方服 7 剂，咳止，咽痒、胸痛已除，心动过速未作，心率 74 次 / 分，经净，便畅，脉尚略细，舌嫩红。方改沙参麦冬汤善后。

| 沙参 15g | 麦冬 15g | 玉竹 15g | 甘草 7g |
| 天花粉 10g | 半夏 10g | 紫菀 12g | |

7剂，水煎服，服完停药。

按：脉细阴虚，按之不足气虚，故诊为气阴不足。肺喜肃降，苦气上逆，气阴不足，肃降之令不行，故干咳，咽窒咽痒，胸痛胸闷。心之气阴不足而心慌、心速。麦门冬汤清热润肺，益气降逆，恰合本证。阴复火消，气降咳止，心动过速亦未作。二诊予沙参麦冬饮，益气阴而力缓。

例31：气虚咳嗽

尹某，男，5岁。

2005年12月3日初诊：屡咳，近又咳半月，鼻塞流涕，无寒热，食差择食。发焦粹，面色不华。

脉弦滑虚。舌淡红，苔薄白。

证属：气虚咳嗽。

法宜：补土生金。

方宗：补中益气汤加减。

陈皮6g	白术8g	生黄芪10g	党参10g
茯苓12g	当归8g	柴胡6g	升麻4g
前胡7g	紫菀9g		

3月18日二诊：上方共服5剂，咳止，鼻通。相隔3个月又咳，多涕，鼻塞，食少。体温37.3℃。脉浮大而数，按之虚。仍予上方，加五味子4g、山茱萸10g，共服28剂乃愈。

按：脉虚舌淡，发焦，面无华，皆为虚象，外邪易入，咳涕屡作。予培土生金，益肺气，固腠理。再诊，脉浮大数，颇似阳盛，然按之虚，故不以实热看，反为气虚浮越之征，益气培本，又恐气浮，故加五味子、山茱萸，补中有收。

小儿本为纯阳之体，奈何择食，饮食不当，日久脾胃乃伤，肺气不充，肌表不固，致咳嗽屡作。脉虚证虚，亦当断然补之，不可妄行发散，虚其虚也。

例32：大气下陷

白某，女，40岁。

2002年8月27日初诊：干咳无痰，已20余日，胸中窒闷，短气不足以息，必张口深吸方可。自幼善渴，多饮多溲，上午10点以后，约15分钟小便一次，便干。

脉弦不任重按，两寸弱。舌嫩红，苔白少。

证属：大气下陷。

法宜：升举大气。

方宗：升陷汤加减。

| 生黄芪 18g | 知母 6g | 升麻 5g | 柴胡 6g |
| 防风 6g | 桔梗 6g | 生晒参 10g | |

8月31日二诊：上方服4剂，干咳、气短、胸闷明显减轻。渴饮多溲如前。

上方加山茱萸15g，连服14剂，干咳、气短、渴溲均愈。脉弦欠实，继予10剂以固疗效。

按：胸中大气，包举心肺，司呼吸，贯心脉。此气，乃脾之清气上贮胸中。大气陷而气短难续，胸闷干咳，当升举大气。

加防风者，黄芪得防风，其力更雄。

渴饮溲频者，因大气虚，上虚不能制下而溲频，津液不布而渴饮。

例33：大气下陷

张某，女，55岁。

2004年8月2日初诊：咳痰气短难续，吸气难，须张口抬肩，咽塞，胸中窒，脘满，嗳气不得，进食则气难续更重，只能吃流食。

脉细无力，两关独弦虚。舌尖暗红，苔厚。

证属：大气下陷，痰浊蕴阻，木陷土中。

法宜：升举大气。

方宗：升陷汤加减。

生黄芪 18g	知母 5g	党参 15g	桂枝 12g
柴胡 7g	升麻 6g	桔梗 7g	半夏 10g
茯苓 15g	白术 10g		

9月24日二诊：上方加减，共服49剂，诸症渐除，脉转缓滑，上方继服10剂。

按：咳而气短难续，胸中窒塞，脉细无力，证属脾肺气虚；苔厚，中夹秽浊，故予升陷汤合二陈汤，未用陈皮者，恐耗气，升举犹恐不及，再予理气，恐足以偾事。加桂枝者，振心阳，降逆气，主吐吸。桂枝合茯苓、白术，有苓桂术甘汤意，温化痰饮。

两关虚弦，左关弦为肝郁，右关弦为木见土位。肝郁者，本当疏肝，然两关虚弦，此乃因虚而郁，不可理气疏肝，当益中宫敦阜之土气以培之，则刚劲之质得为柔和之体，遂其条达畅茂之性。

治大气下陷，我曾用补中益气汤不效，改用升陷汤而效彰。因二方之异，主要在于知母，方中何以用知母？张锡纯谓其能制黄芪之温性。本案气陷而痰浊蕴阻，本当温化痰饮，知母当去之，然考虑到以往临床应用之得失，故仍用之。知母苦寒，上清肺金而泻火，下润肾燥而滋阴。余度其用知母之意，除制黄芪之温燥，或有泻伏火之意。因积阴之下，必有伏阳，因阴霾虽盛，然馁弱之阳必郁而为热，故以知母泻之。

例34：脾肺两虚，痰饮内停

汪某，男，82岁。

2002年7月26日初诊：咳喘痰涌半年，胸闷气短，难于平卧，心痞满，畏风自汗，头晕目花，鼻塞不通，耳鸣寐差。

脉沉滑而濡。舌嫩暗，苔白滑。

证属：脾肺两虚，痰饮内停。

法宜：补土生金，化痰蠲饮。

方宗：补中益气汤加减。

生黄芪15g	党参15g	白术12g	茯苓15g
陈皮9g	柴胡9g	升麻6g	半夏12g
防风7g	制南星9g	干姜5g	

9月24日二诊：上方加减，共服56剂，诸症皆瘥，精力增，每日坚持散步二三里，脉缓滑。

按：脾肺两虚，痰浊内生。虚则补其母，坚持培土生金，以补中益气合二陈汤，脾肺渐充。脾肺气虚，肌表不固，而畏风自汗，芪、术、防风，寓玉屏风意。耳鸣、鼻塞、目花，皆中气不足，九窍不利，益气升清，诸窍渐聪。这充分体现了中医的整体观。

2008年1月11日《中国中医药报》"重视三位一体的辨治模式"一文中，载周福生教授曾治"一德籍华人，他的日程表排满了与医生的约会：星期一，口腔科看牙本质过敏；星期二，皮肤科看斑秃；星期三，五官科看耳鸣、重听；星期四，骨科看腰痛；星期五，泌尿看五更泄泻。药没少用，病情却始终不见改观。后来华找中医看，认为一本六支，其本为肾阳虚，治疗一段时间，各证基本痊愈"。由此可见中医理论体系的优势，张伯礼院士曾云，中医的优势在于理论的优势，诚是。

例35：脾肾两虚

王某，男，82岁。

2002年1月11日初诊：久咳喘痰鸣，气短胸闷不能平卧，卧则气憋，呼吸困难，畏寒肢冷，食少腹满，懈怠无力，但欲寐，下肢肿，食少便溏。唇紫暗，面暗。

脉沉滑无力。舌淡暗，苔黏厚。

证属：阳虚饮泛。

法宜：温阳化饮。

方宗：真武汤加减。

炮附子 18g	干姜 8g	茯苓 15g	白术 12g
细辛 6g	半夏 12g	五味子 6g	葶苈子 12g
红参 12g	桃仁 12g	红花 12g	

1月31日二诊：上方共服18剂，诸症转缓，已可平卧，肿消。配细散长服。

红参 60g	鹿茸 40g	蛤蚧 42g	破故纸 50g
肉桂 40g	炮附子 60g	硫黄 20g	紫石英 60g
干姜 50g	沉香 30g	巴戟天 60g	仙灵脾 50g
益智仁 40g	山茱萸 60g	茯苓 90g	白术 60g
橘红 50g	半夏 60g	川贝 60g	葶苈子 60g
白芥子 40g	石菖蒲 30g	紫菀 50g	款冬花 50g
制南星 40g			

1料，共研细散，每服1匙，日2服。

按：脉沉而无力，且舌淡，畏寒肢冷，但欲寐，一派阴寒之象。脉滑者，阳虚水泛为痰而滑，故本案属阳虚饮泛。虽年迈、久病、症重，但辨之不难，治当缓图。

阳虚水泛，脾虚生痰，痰饮壅塞于肺，禽阖之机不利，故咳喘痰壅不能卧，健脾温阳化饮，乃正治之法。配细散长服以固本。

例36：土不生金

张某，女，63岁。

2002年3月20日初诊：咳嗽多痰、胸闷气短已半年，胃脘硬满，牵背紧痛，面部肌肉瞤动。

脉沉缓，右无力。舌尚可。

证属：脾虚痰蕴，土不生金。

法宜：补土生金，健脾化痰。

方宗：六君子汤加减。

陈皮 8g	半夏 12g	茯苓 15g	白术 10g
党参 12g	炙甘草 7g	升麻 6g	柴胡 9g
紫菀 12g	防风 7g	生黄芪 12g	

4月7日二诊：上方共服28剂，咳痰、气短、胃满背沉均已明显减轻，面部瞤动竟止，脉转弦缓。上方继服14剂。

按：脾虚痰浊内生，母虚及子，肺气亦虚，痰贮于肺，故而咳痰，胸闷气短。法取健脾化痰，培土生金，诸症渐减。此类病症，常见久服抗菌消炎药不效，而改用中医整体调理，虽不消炎而炎症消。面部瞤动，因脉虚，故亦因气虚所致，培中益气，虚风亦止。

例37：阴虚阳亢，风阳上扰

党某，女，70岁。

2006年6月10日初诊：咳嗽痰少，已历5个月未愈，胸痛，胸闷，心慌气短，脘满不欲食，头晕耳鸣，大便素干。血压170/90mmHg（药物控制）。

脉弦盛而涌。舌嫩红，少苔。

证属：阴虚阳亢，风阳上扰。

法宜：滋阴潜阳，平肝息风。

方宗：三甲复脉汤加减。

生龙骨18g	生牡蛎18g	炙鳖甲18g	龟甲18g
麦冬40g	干地黄15g	白芍15g	五味子6g
山茱萸15g	牡丹皮10g	夏枯草15g	阿胶15g（烊化）

7月1日二诊：上方共服21剂，上症均减，便已稀，血压135/80mmHg。脉弦略劲，已不上涌。舌嫩红，少苔。上方加地龙15g，继服10剂。

按：脉涌盛，阴不制阳，阳动而涌，阳动而化风。风阳上扰，迫肺而气逆为咳，上扰于颠而头晕耳鸣，扰心而心慌。

法宜滋阴潜阳，平肝息风。

肝咳，乃因肝病而致咳者。凡肝病，若干于肺而使肺之宣降失司者，皆可致咳。风邪入肝、寒入厥阴、肝气郁结、肝郁化火、肝经湿热、肝经热盛、肝阴虚而肝阳上亢、阳亢化风、肝气虚、肝阳馁弱等，皆属肝咳，非止木火刑金之一端，必胸有全局，方不致偏狭，只见一斑。

例38：肝火犯肺

王某，女，23岁，学生。

2003年9月2日初诊：干咳四载，痰少，咽干痒，胸胁咳痛，急躁寐差，思绪不宁。经少，便干。

脉弦细数。舌稍红，苔少。

证属：肝火犯肺，肺肝阴虚。

法宜：清肝养阴，降逆止咳。

方宗：一贯煎加减。

麦冬30g	生地黄18g	沙参18g	桑叶9g
川楝子9g	牡丹皮10g	炙桑皮12g	地骨皮12g
炒枣仁30g	青黛2g（分冲）	海蛤15g	炙百合18g

10月17日二诊：上方加地龙、钩藤、紫菀等，共服42剂，咳止，寐安，经亦正常。脉弦。

按：脉弦细数，乃肝阴不足，肝火上犯于肺而为咳；肝火内扰而寐不安，思绪不宁；肝体虚而经少。一贯煎养阴疏肝，加桑白皮、地骨皮，取泻白散意，降肺气，佐金平木。加地龙、钩藤，平肝息风，且解气道之痉。

例 39：肝咳

毛某，男，73 岁。

2004 年 7 月 13 日初诊：咳约十余年，近三个月加重，每夜咳二三阵，每次连续咳约半小时，咳剧呕吐痰食苦水，胸痛。素口苦，耳鸣，小便不利且急，便干。

脉弦滑数，阳脉偏盛。舌绛，瘀斑，苔斑驳。

证属：肝经痰热夹瘀，上侮于肺。

法宜：清化肝经痰热，佐以化瘀。

方宗：黄连温胆汤加减。

龙胆草 6g	栀子 9g	黄芩 10g	黄连 10g
代赭石 18g	旋覆花 15g	陈皮 10g	半夏 12g
胆南星 10g	竹茹 10g	瓜蒌 18g	天竺黄 12g
赤芍 15g	桃仁 12g	红花 12g	炙桑皮 12g

琥珀粉 2g（分冲）

8 月 1 日二诊：上方加减，共服 14 剂，便稀溲畅，咳著减，尚感头晕、耳鸣、口苦。上方加夏枯草 15g，继服 7 剂。

按：因脉弦滑数，且口苦，断为肝经痰热。其咳，乃肝热上侮于肺，故以清肝热为主，佐以活血化痰。因是木火刑金，亦可称肝咳。

例 40：木火刑金

韩某，男，42 岁。

2007 年 3 月 27 日初诊：咳已 3 个月，咽及胸中痒则剧咳，痰少难咳，咽痛，他可。

脉弦而细数，两关弦而旺。舌偏红，少苔。

证属：木火刑金。

法宜：清肝，降逆，佐以养阴。

方宗：旋覆代赭汤合一贯煎加减。

旋覆花 15g	代赭石 18g	龙胆草 6g	大青叶 10g
海蛤 18g	麦冬 30g	干地黄 15g	牡丹皮 12g
川楝子 10g	炙杷叶 12g		

4 月 14 日二诊：上方加减，共服 17 剂。咳已止，已无不适。脉濡细，关尚弦旺，舌红少苔。咳虽止，肝未平，继予补肝体、泻肝用。

生牡蛎 18g	龟甲 18g	炙鳖甲 18g	生白芍 15g
干地黄 15g	麦冬 15g	牡丹皮 10g	五味子 6g
乌梅 8g			

共服 8 剂，脉起关平，停药。

按：脉弦而细数，且两关弦旺，显系肝阴不足，肝用亢，木火刑金而致咳。且工作烦劳，疲于应酬，更扰动肝阳而刑于肺，致肺剧咳，日久不已。方取一贯煎，养阴柔肝，疏肝之郁；加龙胆草、大青叶泻肝火上扰；旋覆花、代赭石降肝之逆。经半月治疗，咳虽止，然关未平，肝仍旺，改用滋阴潜降，合以酸泻。经云："肝苦急，急食甘以缓之；肝欲散，急食辛以散之。以辛补之，以酸泻之。"肝喜升发条达，肝阴不足而肝急，酸可补肝之体，泻肝之用。凡能令肝疏泄条达者，皆谓之补；凡抑制肝用而使之收者，皆谓之泻。本方二诊用乌梅、五味子、白芍，皆补肝体而泻肝用者。一诊用龙胆草、大青叶、牡丹皮等，皆期其泻肝，但累进 18 剂而关未平。二诊改滋潜酸敛，7 剂关平。可见此肝旺，为肝之虚，热少，而本虚标实多，故而二诊从虚治，很快关脉平复。

例 41：阴虚阳越

刘某，女，71 岁。

2004 年 8 月 17 日初诊：恙已十余载，咳喘痰盛，夜不能平卧，动辄喘甚，心中慌乱。小腹抽痛，食少无力，便结。

脉如革，舌绛暗无苔。

证属：阴亏真气浮越。

法宜：滋阴潜阳。

方宗：三甲复脉汤加减。

生龙骨 18g	生牡蛎 18g	龟甲 30g	鳖甲 18g
白芍 12g	山茱萸 15g	乌梅 6g	五味子 6g
干地黄 15g	生蒲黄 10g	火麻仁 18g	阿胶 15g
何首乌 18g			

8 月 31 日二诊：上方共服 14 剂，咳喘减，已可卧，食见增，精力增。药后矢气多，便下皆硬球，便后肛门热。脉转弦而无力，革状已除，示真气见敛，当属佳兆。上方加玄参 15g、肉苁蓉 15g。

9 月 17 日三诊：上方服 16 剂，喘咳明显减轻，痰少食增，心中已不觉慌乱，便干已缓，二日一解。阳脉已弱。尺脉弦细略劲。阳弱乃气虚之象已显，尺弦细劲乃肾阴未复。方改益气扶阴。

| 干地黄 15g | 山茱萸 15g | 山药 15g | 茯苓 15g |
| 牡丹皮 10g | 五味子 6g | 何首乌 15g | 肉苁蓉 15g |

党参 15g　　　　生黄芪 15g　　　　麦冬 18g　　　　龟甲胶 18g

10 剂，水煎服。

按：脉如革，舌绛无苔，故诊为阴虚阳浮。阴虚不摄，阳气浮越而咳喘，心中慌乱。阴血亏，筋脉拘挛而小腹抽痛；阴血不濡而便结。予三甲复脉汤滋阴潜阳，加乌梅、山茱萸、五味子敛肝，收敛元气。

三诊阳已潜而脉转弱，阳弱气虚之象已显，故加参、芪；尺尚弦细劲，乃肾阴未复，故仍予滋之。连续服药 30 余剂，病始安，本尚未复。

例 42：水亏火旺

刘某，女，57 岁。

2005 年 4 月 15 日初诊：干咳 4 个多月，鼻塞涕黏，头欠爽，醒后口苦，腿沉。

脉尺细数而肺脉旺，舌略绛少苔。

证属：水亏火旺。

法宜：滋肾水，清肺热。

方宗：玉女煎加减。

生石膏 20g　　　知母 6g　　　　麦冬 15g　　　　干地黄 15g

怀牛膝 9g　　　山茱萸 15g　　　炙桑皮 12g　　　地骨皮 12g

瓜蒌 18g

3 剂，水煎服。4 月 18 日二诊：药后咳已轻，鼻尚塞。上方加辛夷 10g。4 剂，水煎服。

按：尺细数，乃肾水亏。肺脉旺，乃水亏虚阳上浮而旺，此旺，当按之虚，法宜滋水潜阳，宗三甲复脉汤主之；若肺旺，按之有力者，此肺经实热，当泄肺热。本案乃水亏而肺经实热，故以玉女煎清肺滋水。玉女煎原旨为清胃滋阴，然石膏、知母、麦冬亦清肺保金，水亏火旺之咳亦用。

方中含泻白散者，因气有余便是火，泻肺降气，气降则火消。且肺苦气上逆，肺喜肃降，泻肺，使肃降之令得行，治节之职得司，咳喘自平。肺脉旺者，既清且泻，相辅相成，相得益彰。

例 43：肺气虚，相火旺

韩某，男，42 岁。

2007 年 11 月 27 日初诊：外感后咳嗽痰多 17 天，咳重则恶心，吐。咽痒，胸闷气短，口干，鼻中痛，头晕，便稀，日二三次。

脉寸弱，关尺洪大。舌红绛少苔。

证属：肺气虚，相火旺。

法宜：益肺气，滋肾水，泻相火。

方宗：大补阴丸加减。

知母 6g	黄柏 6g	龟甲 30g	生地黄 15g
熟地黄 15g	山茱萸 15g	五味子 9g	牡丹皮 10g
麦冬 30g	西洋参 15g		

12 月 7 日二诊：上方共服 10 剂，脉虽见平，咳反加重，仍咽痒、胸闷、气短，便稀，日三四次。因证未变，仍宗上方加生石膏 30g、沙参 15g、生黄芪 12g。

2008 年 1 月 22 日三诊：上方加减，共服 36 剂，咳已平，尚有鼻疮，稍渴，便可，脉寸不足，右关偏旺，此肺气虚，胃热未靖，宗竹叶石膏汤加减。

麦冬 30g	西洋参 15g	生石膏 20g	半夏 10g
竹叶 7g	生甘草 9g	炙百合 30g	

7 剂，水煎服。

按： 关尺脉洪大，此相火旺；寸脉弱，乃肺气虚，所以本案之咳嗽，出现两个并主的病机。单一的相火旺，相火刑金，可以咳嗽；单一的肺气虚，宣降失司，治节无权，亦可咳嗽，而肺气虚相火旺者，确实罕见，二者必须兼顾。但二者治疗却相掣碍。滋肾水泻相火，有碍气之升发；益气，多属升发温燥，不宜于潜降相火，但二者并存，又必须二者兼顾，予大补阴丸加西洋参，甘寒益气。一诊连服 10 剂，咳反增重，本当改易他法，然脉未变，故治法亦不变，仍宗前方。因关尺皆洪大，尺属相火，而关旺则为胃热，故予前方加生石膏，合原有之知母，宗白虎汤法清阳明之热，又连服 36 剂，咳始止，尺始平。然关脉尚旺，胃热未靖，又予竹叶石膏汤，清热益气阴以善后，前后历时两月始愈。

例 44：阴虚阳亢

范某，女，83 岁。

2002 年 8 月 6 日初诊：咳喘已多年，心下堵，食少，多食则堵重，喘咳亦重，头昏热，便干结。

脉动数而寸旺，舌绛无苔。

证属：阴虚阳亢。

法宜：滋阴潜阳。

方宗：三甲复脉汤加减。

生龙骨 18g	生牡蛎 18g	炙鳖甲 10g	龟甲 18g
干地黄 15g	生白芍 15g	山茱萸 15g	玄参 15g
麦冬 18g	知母 6g	五味子 6g	阿胶 15g
炙百合 18g			

9 月 10 日二诊：上方共服 35 剂，心下尚满，他症著减。脉弦，寸尚动数。

舌略绛，中有苔。上方加鸡内金 12g、焦三仙各 12g，继服 10 剂。

按：脉动，乃阴虚阳搏，阴不制阳，阳动搏于阴，浮于上而寸旺；舌绛无苔乃阴虚之象，故诊为阴虚阳亢。阳动于上而肺燥，肺气逆而咳喘，头昏热。肺气逆，胃亦失和降而堵满，其本为阴虚阳亢。故以滋阴潜阳法治之，方选三甲复脉汤加减，历月余而肺气平，咳喘止。

例 45：阳虚水泛，虚阳浮越

郝某，女，69 岁。

2001 年 12 月 21 日初诊：咳喘多痰已 20 余年，近 2 日咳喘重，不能卧，背部烘热，头亦时热，腰冷，身瞤动，如卧舟楫，如地震之摇晃。

脉沉细数无力，右寸弦。舌暗，苔中后部较厚。

证属：肾虚饮泛，虚阳浮越。

法宜：温肾制水，引火归原。

方宗：真武汤加减。

炮附子 12g	干姜 7g	茯苓 15g	白术 10g
白芍 10g	山茱萸 15g	肉桂 5g	五味子 6g
生龙骨 18g	生牡蛎 18g		

2002 年 1 月 25 日：上方共服 32 剂，咳喘已轻，烘热亦减，身瞤除。脉弦缓减，舌略暗，苔薄，方改健脾益肾。

党参 12g	茯苓 18g	白术 9g	橘红 9g
半夏 10g	巴戟天 12g	山茱萸 12g	生龙骨 18g
生牡蛎 18g	肉桂 4g	炮附子 10g	

10 剂，水煎服。

按：脉沉细数无力，同于微细之少阴脉。其咳喘痰涌、腰冷，乃肾阳虚惫，水泛为痰，法当主以真武汤，温阳制水。其头热、背热、身动如卧舟楫，皆阳浮动所致。阳何以动？因脉乃阴脉，知此烘热乃阴盛格阳而虚阳浮动，故以桂、附温阳，引火归原，以山茱萸、五味子收敛浮阳。若阴虚不能制阳而阳浮动者，亦可头热、背热、身瞤，脉当细数，法当滋阴潜阳。阴虚可热，阳虚者亦可热，二者之别在于脉沉细数之中，有力无力，以此别之。细数无力者阳虚；细数力尚可者，则为阴虚。当然，于脉尚不足以分辨时，当进而察舌，阴虚者舌绛，阳虚者舌淡。可是本案舌暗，阳虚血运不畅可暗，阴虚血泣亦可暗，此例从舌不足以辨。可见本案辨证关键就在于脉之有力无力。因属少阴脉象，故诊为阳衰，此烘热，亦以阳衰阴盛解之。

二诊阳复水潜，诸症转安，继予培脾肾，以固本元。

例 46：肾不纳气

李某，女，76 岁。

2006 年 5 月 20 日初诊：咳喘多痰，心悸，动辄喘而气短难续，嗳气，下肢凉且肿。

脉缓滑减，两尺沉弦，参伍不调。舌暗，唇暗。

证属：脾虚痰盛，肾不纳气。

法宜：益肾纳气，健脾化痰。

方宗：黑锡丹加减。

磁石 15g	破故纸 8g	沉香 6g	桂枝 10g
炮附子 12g	茯苓 15g	白术 10g	巴戟天 12g
肉苁蓉 12g	熟地黄 12g	山茱萸 12g	硫黄 1g（分冲）

6 月 3 日二诊：上方共服 14 剂，咳喘已平，肿、嗳已消，可料理家务，仍感心悸气短。脉弦缓，参伍不调。上方继服 14 剂。

另：蛤蚧 2 对、紫河车粉 20g、鹿茸 20g，共为细面，分 30 次冲服，日 2 次。

按：脉缓滑减，为脾虚生痰。尺弦为下焦阴寒，肾虚不能纳气而咳喘，动辄甚。肾虚水泛而为痰，凌于心而心悸，水饮下注而腿肿，肾虚冲气上逆而嗳。黑锡丹镇肾寒，为治肾寒而肾不纳气之良药，惜现已无成药。本案仿黑锡丹之意而治之，磁石重镇，引肺气下入于肾，代黑铅之镇坠；加蛤蚧、鹿茸、紫河车，亦为补肾纳气、培元固本之意。

第六章 头 痛

第一节 概 述

头痛是临床常见之病症。我临床之初，科内有位姚老大夫，他治头痛惯用《寿世保元》的清上蠲痛汤，方中多为风药，因高颠之上，唯风可到。我亦仿照用之，确实治好了一些头痛，但有些效果并不理想，苦无良策。后经学习、探求，思路渐渐开阔，有了些体会。

头脑的精明灵敏，必须具备两个条件：一是头为"诸阳之会"，必须清阳上奉，头脑方精明灵敏。若因邪阻，清阳不能上达；或清阳馁弱，无力上奉，头皆失灵而可头痛。一是"脑为髓海"，必阴精上充而头脑始精明灵敏。若邪阻阴精不能上奉，或阴精虚衰无力上充，皆令髓空，头脑失灵而头痛。

清阳之气，主宰于心，根源于肾，生于脾胃，治节于肺，升发于肝。因而，清阳上奉，涉及五脏六腑。精气上充，亦赖五脏六腑之精气，诚如《灵枢·大惑论》云："五脏六腑之精气……上属于脑，后出于项中。"五脏六腑功能失常，皆可导致头痛。因而头痛一症，原因非常广泛，辨治亦颇繁杂，非一方一法所能应万变者，诊治时必全局在胸，以脉诊为中心，首分虚实，方不致茫然无措。

第二节 医案举隅

例1：营卫不和

尹某，男，22岁，学生。

2005年5月23日初诊：阵头痛、头昏已2年，胸闷，口糜。舌嫩红，少苔，脉弦细虚数。

证属：营卫两虚。

法宜：调和营卫。

方宗：桂枝汤加减。

桂枝 10g	白芍 10g	炙甘草 7g	生姜 4 片

大枣 7 枚

水煎服，7 剂。

5 月 30 日二诊：头昏痛减，胸未闷，仍口糜。脉弦缓，左尺偏旺，舌嫩红，苔少。左尺偏旺，乃相火动，上方 7 剂，加服知柏地黄丸两盒，每服两丸，日两次。五一假后来告，头已不昏痛，口糜退。

按：桂枝汤为《伤寒论》之首方，功能调和营卫，解肌发汗，治太阳中风证。

《伤寒论》三纲鼎立，当为中风、伤寒、温病。阳明为成温之渊薮，所以温病的论治在阳明篇，大法为非清即下，非下即清。伤寒、中风，由于阴阳寒热转化，而见于六经。太阳中风，实乃虚人外感，桂枝汤为扶正以祛邪；其解肌发汗，实乃益胃气、助营卫，自然而出之正汗，非强发其汗。桂枝汤辛甘化阳，酸甘化阴，而以姜草枣及啜粥温覆，以助胃气，使正复乃汗出驱邪外出。桂枝汤助营卫，益胃气，轻补阴阳之剂，称其为补剂、和剂为妥，归于解表发汗剂，有失其本义。观《金匮要略·血痹虚劳病脉证并治第六》篇，共列八方，而桂枝汤加减者居其四，而且所治皆虚劳较重之证。散见其他篇中以桂枝汤加减调补阴阳者，更是俯拾皆是。可见桂枝汤作为调补阴阳的重要价值。《伤寒论》《金匮要略》的大部分方子，皆可看成桂枝汤方及法的衍生方，难怪许多医家都盛赞桂枝汤为群方之首，诚有至理。

本案，脉弦细虚数，正是阴阳两虚之脉，细为阴虚，虚乃阳虚，数乃因虚而数。阴阳两虚，经脉失于温养拘急而弦。寸口经脉可弦，头之经脉亦可失于温养而拘、而痛。故方选桂枝汤，调营卫，益阴阳，治其头痛。胸闷者，胸阳不振使然，桂枝、甘草通心阳，胸闷自除。

例 2：寒束热郁

付某，女，17 岁。

2002 年 2 月 14 日初诊：头痛，面生痤疮，心烦，便干。痛经，色暗量多。脉弦紧而数，舌红苔少。

证属：寒束热郁。

法宜：散寒清热。

方宗：防风通圣散加减。

麻黄 5g	荆芥 6g	枳壳 8g	连翘 15g

桔梗 9g	赤芍 12g	紫草 18g	石膏 15g
滑石 12g	蔓荆子 10g	黄芩 9g	大黄 4g
蝉蜕 6g	姜黄 9g	僵蚕 12g	

9月11日二诊：上方加减，共服28剂，头痛止，痤疮消，经行未痛，脉弦滑，紧数已除。

按： 此案并无寒热身痛之表证，依然诊为寒束者，因其脉弦紧，此乃寒邪收引凝泣之象，故诊为寒束。脉数乃热郁，不得外达，郁而上熏，致头痛、痤疮、心烦，郁热下迫则便干、经量多。法宜散寒清热。防风通圣散乃表里双解之名方，散寒清热；五积散亦表里双解，散寒温里化湿，二方皆吾临证常用之表里双解名方，灵活加减变化，可治疗广泛的病证，演绎出绚丽多姿的篇章。

例3：风湿上犯

王某，男，19岁。

2006年6月29日初诊：头痛昏沉已三四个月，精力不济，影响学习，纳谷不馨，二便尚可。

脉弦缓。舌可，苔白。

证属：风湿上犯，清阳不升。

法宜：疏风化湿，升发清阳。

方宗：川芎茶调散加减。

| 川芎 7g | 防风 7g | 荆芥穗 6g | 细辛 4g |
| 白芷 7g | 蔓荆子 9g | 羌活 7g | 僵蚕 12g |

4剂，水煎服。

7月3日二诊：药后头痛昏沉减未已，上方加白术 10g、半夏 10g、天麻 12g，继服7剂，药尽头痛除，精力亦振。

按： 川芎茶调散多为风药，风药能行、能散，能疏风、除湿、散寒，且可升发清阳。凡风、寒、湿上犯于头而引起头痛昏沉者，皆可用之。若风热上扰者，则取辛凉散邪，如菊花、桑叶、薄荷等。若无外邪，清阳不能上达者，风药亦可用之，因风药能鼓舞清阳上达于至颠，所以治头痛，风药恒多。若气并于上，肝热上冲、阴虚阳浮者，则风药不宜，恐助其升逆。

风药何以能升清除湿？盖风气入通于肝，风药可助肝之升发，此即"肝苦急，急食辛以散之，以辛补之"。清阳之升发，赖肝之升发、疏泄、条达，倘肝郁或肝虚而不升者，风药可入肝而助其升发。肝喜条达，凡顺其性者皆曰补。风能令其条达，所以风药之升散，对肝来说即为补。此补，乃补肝之用，非补肝之体。肝之清阳升发，则脾之清阳亦升，脾可运化而湿自去，此即木能疏土、风药能除湿的机理。

"治上焦如羽，非轻不举"，所谓轻，是指药性要轻，药量要轻，煎煮时间要短。药有气有味，气为阳，味为阴；气薄者，阳中之阳；气厚者，阳中之阴。选风药，当选气厚者；以气为主者，又当选气薄者，此为阳中之阳，升浮上达，直抵于颠。药量又宜轻，利其轻扬上达。且不宜久煎，久煎则气散存味，过其病所。用治头痛，药量宜轻不宜重。

例4：伏寒凝痹

卢某，女，46岁。

2004年11月19日初诊：左侧头痛且胀，已4年，痛重时干哕、呕吐、胸闷、心慌，经期尤著，寐差多梦，左耳背多年，左目迎风流泪，左颊及耳后不舒，有异样感觉，咽窒塞有痰，嗳气，身无力，窜痛。曾做心电图，正常。

脉沉弦紧滞，舌尚可。

证属：伏寒凝闭。

法宜：温阳散寒。

方宗：麻黄附子细辛汤合吴茱萸汤加减。

| 麻黄8g | 炮附子15g | 炙川乌12g | 细辛7g |
| 吴茱萸7g | 党参15g | 炙甘草8g | 生姜12g |

2剂，水煎服，4小时服1煎，啜粥温覆令汗。无汗继服，汗透止后服。

11月21日二诊：连服3煎，已得透汗，头痛、咽窒、身痛顿减，周身轻松。脉弦，力逊。寒虽解，阳未复，予当归四逆汤合吴茱萸汤加减。

桂枝12g	白芍12g	细辛5g	炙甘草7g
通草7g	当归12g	川芎8g	吴茱萸7g
党参12g	生姜7片		

11月17日三诊：上方加减，共服24剂，除耳尚背外，已无任何不适。脉弦缓，上方加柴胡8g、生黄芪12g，继服10剂。

按：脉弦紧滞，此为寒凝之象。寒邪久羁，经脉不通而头痛、身痛；蔽于胸则胸闷、寐差、心慌；干于胃则干哕、呕吐；扰于清窍而耳背、流泪。

寒邪久羁，缘于阳虚，既不能驱邪外出，又不能从阳化热，致感已数载，仍为寒凝。阳虚寒凝，法当温阳散寒，宗麻黄附子细辛汤合吴茱萸汤，服之令汗，以祛寒邪。

麻黄附子细辛汤，虽药仅三味，却确立了温阳散寒的一大法则，后世众多温阳散寒诸方，皆由兹化裁而来。故麻黄附子细辛汤乃温阳散寒之祖方。

麻黄附子细辛汤，可用于三种情况：

一是阳虚外寒，此方可温阳散寒发汗。欲令其汗，必用辅汗三法，即频服、啜粥、温覆。观《伤寒论》第203条麻黄附子甘草汤即微发汗，推知麻黄附子细辛汤亦当微发汗，以祛在表之邪。

二是寒邪直入少阴，麻黄附子细辛汤可提取下陷少阴之寒邪，从肌表而散，此意同于逆流挽舟法。

三是纯为少阴阳虚，并无客寒者，麻黄附子细辛汤仍然可用，附子温肾阳，当然必用；细辛启肾阳，麻黄发越阳气，破寒凝，故皆可用之。不过，此时麻黄量应小，且不加辅汗三法。附子长于回阳，细辛、麻黄长于破阴凝，相得益彰。此处所说的阴凝，不是客寒凝泣，而是因阳虚阴盛之阴寒凝痹。

肝与肾，乃母子关系，虚则补其母，皆知水不涵木，须滋肾水以涵养肝木；而肝阳虚时，知补肾阳以温肝者鲜，实则补肾阳以温肝，亦为虚则补其母。本案头痛呕吐，皆肝寒厥气上逆所致，麻黄附子细辛汤补肾阳破寒凝，吴茱萸汤补肝阳破寒凝，母子同治，标本相兼，故二方合而用之。

一诊因脉沉弦紧滞有力，乃客寒久伏，有寒实的一面，故以汗法散寒。二诊脉力已逊，知寒去而阳虚显，故去麻黄、川乌，改当归四逆合吴茱萸汤，扶正通阳散寒，不可再汗。

例 5：寒束火郁

王某，女，30 岁。

2002 年 8 月 28 日初诊：头痛两月余，部位不定，无恶寒身痛，便干。

脉沉弦紧数，寸旺。舌红少苔。

证属：寒束热郁。

法宜：散寒，透达郁热。

方宗：升降散加减。

麻黄 5g	僵蚕 12g	蝉蜕 6g	姜黄 9g
大黄 4g	薄荷 5g	栀子 9g	石膏 18g
连翘 15g	麦冬 12g	芥穗 7g	

9 月 1 日二诊：上方共服 4 剂，头未再痛。脉沉滑数，寸已平。舌红少苔。寒已解，郁热未透。上方去麻黄、芥穗，继服 3 剂。

按： 何以诊为热郁？脉沉而数，沉主气滞，数主热伏，故诊为热郁。郁热不得外达，上攻而寸旺、头痛。

何以诊为寒束？因其脉弦紧。外无恶寒身痛，虽有寒束，知寒不在表，然里亦无寒束之征，何言寒束？因脉紧，知有寒束，唯一的症状就是头痛，则此寒当客在头，故云寒束火郁而头痛。

有火郁，则以升降散加石膏透达郁热；有寒束，故加麻黄、芥穗以散之。二诊紧去，则麻黄、芥穗去之。郁热未清，仍予升降散清透之。

俗云"寒包火"，当有典型外寒的表现。若外寒并不典型，则依脉断，本例则因脉紧而断为寒束。

例6：火热上攻头痛

朱某，女，42岁。

2001年3月17日初诊：春节前即头痛，日渐加重，阵跳痛发热，心烦意乱，夜不成寐，口苦咽干，溲赤便干。

脉数右寸大，舌红苔黄干。

证属：火热上攻头痛。

法宜：泻火解毒。

方宗：黄连解毒汤加减。

黄连12g	黄芩12g	栀子15g	大黄5g
生石膏30g	竹叶8g		

3月20日二诊：上方共服3剂，便下热挫，头痛已止。晨起头昏沉，午后低热，五心烦热，周身酸困，食可，大便不爽，白带多，小便频。

脉濡滑数，右寸已平，舌红苔黄腻。

证属：湿热蕴阻。

法宜：清化湿热。

方宗：甘露消毒饮加减。

茵陈30g	滑石18g	连翘15g	佩兰12g
藿香12g	白蔻仁8g	薏苡仁18g	半夏10g
黄芩10g	石菖蒲9g	通草7g	

共服10剂，症除向安。

按： 脉数实有力者，乃火热亢盛；右脉大者，乃火热上攻，且舌红苔黄，所以本案之头痛，诊为火热上攻当无疑虞。火热盛者，法当清热泻火，方取黄连解毒汤，方证吻合，3剂痛止。

二诊热清后，往往现阴伤、津液被耗的表现，反见湿热蕴阻之征，此亦变幻莫测。脉濡而滑数，且苔黄腻，故诊为湿热。此五心烦热、午后低热、周身酸困、大便不爽、溲濒数、带多，亦皆以湿热解之，故法当清热化湿，方选甘露消毒丹，方证切合。

火热内盛，治后或因壮火食气而转阳虚、气虚；或热盛伤阴而转津亏液耗；或余热未靖。转湿热者少见。虽为少见，但湿热既成，亦当以湿热治之，谨守病机。

例7：郁火头痛

李某，男，26岁。

2005年5月7日初诊：头痛月余，阵跳痛，痛剧呐嘴，午痛著，心烦咽痛口干，便干。

脉沉弦滑躁数。舌红，苔薄黄。

证属：郁火头痛。

法宜：清透郁火。

方宗：升降散加减。

僵蚕 12g	蝉蜕 7g	姜黄 9g	大黄 4g
栀子 10g	连翘 15g	菊花 8g	桑叶 9g
苦丁茶 8g			

5月14日二诊：上方共服7剂，头痛止，脉转缓滑。

按：沉弦主气滞，躁数为火热内郁。郁火不得外达，必上攻、下迫、内窜。上攻则头痛、耳鸣、目赤、咽痛、口干、牙痛、咳喘、心悸不寐等；下迫则下利、溲淋、腹痛、阴痛、月经超前血多等；内窜则闭窍神昏痉厥、动血等，变证丛生。治之，必给郁火以出路，或吐之上出，或下之下泻，或透之外达。透邪之法，因郁遏病机不同而异，寒者散之，风者疏之，湿者化之，气郁者理气，血瘀者活血，痰阻者涤痰，热结者下之，正虚者扶正。总的原则是祛除壅塞，展布气机。气机调畅，热自透达而解。升降散乃透达郁热之佳方，若能悟透其机理，即可灵活运用，出神入化。

例8：郁火头痛

史某，女，62岁，家属。

患三叉神经痛2年余，右侧头痛如锥刺，痛不可忍。愈发愈剧愈频。服止痛药、麦角胺，奴夫卡因封闭等，初尚能缓，久之效微。

脉沉弦细数，舌红苔薄黄。

证属：肝胆郁火上冲。

法宜：祛其壅塞，展布气机，清透郁火。

方宗：升降散加减。

| 僵蚕 7g | 蝉蜕 3g | 姜黄 6g | 大黄 3g |
| 苦丁茶 7g | 桑叶 6g | 栀子 6g | |

共服6剂，痛止，多年未再发作。

按：火郁于内，必上下攻冲，临床表现纷纭繁杂。判断火郁证的关键指征是脉沉而躁数。脉何以沉？因气血不能外达以鼓荡充盈血脉，故而脉沉。

气血何以不得外达？无非两类原因：一类是邪气阻遏，气机郁滞，气血外达之路窒塞不畅，故而脉沉，此沉必按之有力，此属实。一类是正气虚衰，气血无力外达以鼓荡充盈血脉，致脉沉，此沉必按之无力，此属虚。

脉何以躁数？气机郁闭，火热内郁，不得外达而散解。火热为阳邪，阳主动，火热内郁，必不肯宁静，而奔冲激荡于内，致气血沸腾，脉数且不宁静而躁动，此种脉乃火郁的典型脉象。若邪郁气滞重者，脉可沉细小、迟涩，但沉而细小、迟涩之中，必有躁动不宁之象。至重者可以脉厥身亦厥。

若脉尚难以遽断，则当进而查舌，舌质必红，甚而红绛干敛。据脉舌的特征，火郁证当不难判断。

此案之头痛，因脉沉弦细数而舌红，故断为郁火上攻所致。凡火郁者，必给邪以出路，使郁火透达于外而解。治疗原则为祛其壅塞，展布气机，清透郁火。栀子豉汤、四逆散皆为治疗郁火之祖方。升降散升清降浊、透泄郁热，为治郁火之佳方。此方出自杨栗山《伤寒瘟疫条辨》，为温病15方之首方，所列病症计70余条。症虽繁杂，然病机则一，皆为郁火，故统以升降散治之。蒲辅周先生擅用升降散，赵绍琴老师用升降散更是出神入化。我受赵绍琴老师的影响，亦屡用升降散，常有卓效，医者当谨记。

例9：火毒上攻

李某，男，47岁，医生。

1978年8月23日初诊：头痛一周，如电击样痛，疼痛时间短暂，瞬间即过，如击如割，痛时龇牙咧嘴，一日不断阵作。服止痛药、麦角胺等不能控制。头部起红疱，质硬，摸之成串，大如蚕豆或黄豆，抚之热，西医诊为结节性多动脉炎。此火毒上攻，聚而成结。

脉数，舌质红。

证属：火毒上攻。

法宜：泻火解毒。

方宗：黄连解毒汤加减。

| 黄芩12g | 黄连12g | 栀子15g | 龙胆草6g |
| 大黄6g | 生甘草7g | | |

3剂，水煎服。

8月26日二诊：药后得泻，痛去大半，肿结已消大半，小的肿结已无，又服上方3剂，结消痛止而愈。

按：结节性多动脉炎乃结缔组织炎变，且可累及各个系统。中医依其疱块红肿热痛，且脉数舌红，断为火毒。黄连解毒汤乃泻火重剂。火热去，则痛止结消而愈。

例10：肝经瘀热，肝阳化风

付某，女，37岁。

2007年11月16日初诊：于今年4月份被车撞后，一直头痛、头晕、呕吐，不能转头、低头，目不能上视、转目，转目则地亦转，视物模糊。

脉弦数，右寸弦劲。舌暗红，齿痕。

证属：肝经瘀热，肝阳化风。

法当：清肝活血，平肝息风。

方宗：泻青丸合血府逐瘀汤加减。

龙胆草 6g	栀子 10g	黄芩 10g	柴胡 8g
干地黄 12g	赤芍 12g	白芍 12g	桃仁 12g
红花 12g	牡丹皮 12g	地龙 15g	僵蚕 15g
全蝎 9g	蜈蚣 6 条	天麻 15g	生牡蛎 30g

4 剂，水煎服。

11 月 20 日二诊：药后头痛已轻，未恶心呕吐，目已可上视，视物已清。脉弦细数，右寸已平。

上方加当归 12g、山茱萸 15g、川牛膝 10g，3 剂，水煎服。

11 月 23 日三诊：上症已除，曾鼻衄一次。脉寸弦尺弱。改滋肝肾，平肝息风。

生龙骨 18g	生牡蛎 18g	炙鳖甲 18g	龟甲 18g
白芍 15g	山茱萸 15g	五味子 6g	熟地黄 15g
川牛膝 10g	地龙 12g	全蝎 10g	蜈蚣 6 条
僵蚕 12g			

3 剂，水煎服。

按： 外伤之后，损伤血络，衃血留止，头痛晕，恶心呕吐，头不能摇，目不能转。脉弦数，乃肝热盛；右寸弦劲，乃肝风上扰；舌暗红，血瘀乃致，故诊为肝经瘀热，肝阳化风，予清肝活血，平肝息风。仅服 7 剂，诸症竟平，事出所料。三诊脉转寸弦尺弱，乃肾水亏于下，肝风扰于上，故改滋水涵木，平肝息风。

此人乃福建人氏，在我校旁开一小饭馆，故常见。于 2008 年 2 月春节前夕相见，一切均好，劳作如常。惜未详查，不知伤于何处。西医的检查，对中医认识疾病，判断预后，是很有帮助的。西医检查，实则中医的四诊延伸，现代科学成果，西医可用，中医亦可用，应多学些西医知识。我自诩为铁杆中医、纯中医，我从不排斥、拒绝西医知识，但我辨证论治时，严格遵从中医的辨证论治理论体系，绝不用西医理论来指导中医的辨证论治，毕竟中西医是不同理论体系。

例 11：肝热化风

高某，女，44 岁。

2007 年 4 月 10 日初诊：后脑部网状细胞瘤，如鸡卵大，术后 1 年。现头胀木紧痛，右耳、目胀，记忆差，晨起心悸、无力。食、眠、便可。月经半月一行，量少，时间长。下肢转筋。

脉弦数。舌红，苔白少干。

证属：肝热化风。

法宜：清肝息风。

方宗：泻青丸加减。

龙胆草 5g	栀子 9g	黄芩 9g	白芍 15g
干地黄 15g	桑叶 9g	菊花 8g	蔓荆子 10g
刺蒺藜 12g	水红花子 10g	川楝子 9g	地龙 12g
僵蚕 12g	全蝎 9g	蜈蚣 5 条	

5月22日二诊：上方加减，共服42剂。头目均已清爽，右头部按之感觉略迟钝。偶有流涎、筋瞤惕、心悸。经行如期，未超前。脉弦略数，舌略红暗。上方加生龙骨18g、生牡蛎18g、木瓜12g，继服10剂。

按：脑瘤术后，因脉弦数而诊为肝热化风。头目耳胀木紧痛，乃肝风上扰；转筋乃肝风走窜筋脉，故予清热息风，历一个半月而渐效。

例12：痰热上熏

孙某，男，58岁。

2005年3月29日初诊：前头痛3年，久治未愈，舌本强，言语尚可。右手食拇指麻，记忆力明显减退。做MR，诊为脑动脉硬化，脑萎缩。血压130/90mmHg。

脉沉弦滑数搏指。舌偏红，苔薄白。

证属：痰热生风。

法宜：逐痰热，息肝风。

方宗：礞石滚痰丸加减。

金礞石 12g	黄芩 12g	大黄 5g	沉香 9g
瓜蒌 30g	枳实 10g	半夏 12g	胆南星 12g
天竺黄 12g	怀牛膝 12g	姜黄 10g	僵蚕 15g
钩藤 15g	天麻 15g	地龙 15g	

4月4日二诊：上方共服7剂，便虽解，未见黏痰状物。头痛已轻，舌本尚强，手指尚麻，上方加全蝎10g、蜈蚣20条、石菖蒲10g。

4月14日三诊：上方又服10剂，头未痛，舌已不强，指未麻，记忆差。脉见缓，上方10剂，继服。

按：脉弦滑数搏指，风痰亢盛，且舌强肢麻，恐成中风，故急予礞石滚痰丸，逐痰息风。二诊头痛虽减，舌强如前，仍当逐痰，更加全蝎、蜈蚣以息风剔络。虽连服 17 剂，未见下痰，幸诸症见缓，未再来诊。风痰未尽，恐有中风之忧。

例 13：痰热化风

薛某，女，57 岁。

2006 年 4 月 28 日初诊：头痛断续发作 2 年余，牵及右鼻、目眶、右颧痛。近 2 月疼痛加剧，且频作，曾因痛剧晕厥两次，寐差，头皮麻，四肢麻，痛缓时食可，痛剧影响咀嚼进食，便偏干。

脉弦滑数。舌偏红绛，中有黄腻苔。

证属：痰热化风。

法宜：清热化痰息风。

方宗：黄连温胆汤加减。

黄连 9g	黄芩 9g	半夏 10g	胆南星 10g
瓜蒌 18g	竹茹 9g	天竺黄 10g	枳实 9g
石菖蒲 9g	怀牛膝 10g	僵蚕 12g	地龙 15g
全蝎 10g	蜈蚣 6 条	水红花子 12g	

6 月 5 日二诊：上方加减，共服 35 剂，头痛未作，肢麻差，脉弦滑，舌稍红，上方加玄参 15g，继服 10 剂。

按：因脉弦滑数头痛，故诊为痰热化风，风痰上扰而头痛；风痰走窜经络而肢麻。法当清热化痰息风，连服 35 剂而症除。诸虫药，既可搜风剔络，又可解痉而止痛。

例 14：风痰头痛

李某，女，54 岁。

2006 年 5 月 12 日初诊：左侧偏头痛 20 余日，目下眦及左唇、齿灼热跳痛，偶心慌，汗略多，便可。

脉沉弦滑，舌尚可。

证属：风痰上扰。

法宜：涤痰息风。

方宗：青州白丸子加减。

半夏 12g	胆南星 10g	橘红 10g	茯苓 15g
白附子 10g	制川乌 12g	白芷 8g	僵蚕 15g
全蝎 10g	蜈蚣 10 条	天麻 15g	水红花子 12g

5 月 26 日二诊：上方共服 14 剂，痛未再作，但触之尚痛，上方继服 10 剂。

按：弦主风，滑为痰，沉主气，故诊为风痰上扰而头痛。痛处虽有灼热感，然脉无热象，故不诊为痰热化风。青州白丸子治风痰，药皆生用，为稳妥起见，本方皆未生用，均经炮制。

加虫药以息风剔络解痉。风痰偏寒者，川乌散寒逐风止痛佳。

例15：脾虚夹湿，清阳不升

马某，女，53岁。

2007年5月25日初诊：右偏头痛，已三四年，痛不剧。醒后汗出，累亦多汗，口干，食差，左下腹痛，寐则腿烦，无力。大便溏薄，一日三四次。曾诊为结肠炎，腰椎膨出。

脉濡滑。舌稍暗，苔白。

证属：脾虚夹湿，清阳不升。

法宜：健脾化湿升清。

方宗：升阳益胃汤加减。

陈皮9g	苍术10g	党参12g	生黄芪12g
茯苓15g	半夏10g	泽泻12g	防风8g
羌活8g	独活8g	川芎8g	柴胡9g
白芍10g	浮小麦30g	白术10g	

6月22日二诊：上方加减，共服28剂，汗减未已，他已不著。关节如被风，坐久乍立时腰困。

脉弦缓，按之减。舌尚可。

证属：营卫不足。

法宜：调营卫，益气固表。

方宗：黄芪桂枝五物汤加减。

生黄芪15g	桂枝10g	白芍10g	炙甘草8g
大枣7枚	浮小麦30g	煅龙骨18g	煅牡蛎18g

10剂，水煎服。

按："头为诸阳之会"，又云头为"元神之府"。经云："阳气者，精则养神。"头脑之聪慧精敏，必赖清阳上达以奉养。本案脉濡滑，乃脾虚夹湿，清阳不升。清阳不升，浊阴必反踞清阳之位，致头痛。阳气不布，腠理失护，故自汗。"阳气者，烦劳则张"，劳则阳气张，不能卫外而为固，致津液外泄而多汗；醒后阳气升动，亦如劳则阳张而汗。故头痛、汗泄，皆脾虚阳不升布所致。症虽不同，病机则一，治亦相同，皆以升阳益胃主之，健脾化湿升清。连服28剂，诸症渐平。

二诊关节如被风者，因脉缓且减，正气未复，营卫两虚，风邪易入，予黄芪桂枝五物汤，调营卫，益气固表，加浮小麦、煅龙骨、煅牡蛎者，固表止汗。

例 16：湿热熏蒸

李某，男，41 岁。

2003 年 9 月 12 日初诊：前额痛，已七八年，每日皆痛，多黄涕，便黏不爽。

脉弦滑濡数。舌偏红，苔薄黄腻。

证属：肝胆湿热上蒸。

法宜：清泄肝胆湿热。

方宗：泻青丸加减。

龙胆草 6g	栀子 10g	黄芩 10g	川芎 7g
防风 7g	羌活 7g	白芷 7g	辛夷 10g
炒苍耳子 10g	鹅不食草 12g	茵陈 18g	滑石 15g

10 月 3 日二诊：上方共服 21 剂，头痛止，黄浊涕少，脉弦滑，舌稍红，腻苔退。继服龙胆泻肝丸 7 袋，每服 3g，日 2 次。

按：脉濡滑数，且舌红苔黄腻，诊为湿热熏蒸之头痛不难。多黄涕，称鼻渊，亦称脑漏，头痛昏沉为并见之症，湿热乃其多见的致病因素。

三焦皆有湿热，何以此案诊为肝胆湿热？因其脉弦，弦为肝胆之脉，故治从肝胆，取泻青丸主之。

例 17：寒凝血瘀

史某，女，43 岁。

2002 年 6 月 25 日初诊：头痛频作 5 年，每次发作均须服止痛药方能逐渐缓解，严重影响工作与生活。周身无力，上楼心慌气短，寐差。

脉沉滞，不任重按。舌淡暗。

证属：阳虚，寒凝血瘀。

法宜：温阳散寒，活血化瘀。

方宗：血府逐瘀汤加减。

炙川乌 12g	炮附子 15g	干姜 6g	吴茱萸 6g
细辛 6g	麻黄 5g	川芎 8g	赤芍 12g
当归 12g	桃仁 12g	红花 12g	羌活 7g
白芷 7g	蔓荆子 10g	延胡索 12g	

7 月 9 日二诊：上方共服 14 剂，仅头痛一次，未服止痛药，4 小时后渐缓解，仍感无力。脉转沉细滑，舌淡暗。阳气见复，络瘀未通，上方去附子、干姜、麻黄温阳之品，加虫类搜剔通络。

炙川乌 10g	吴茱萸 6g	川芎 8g	赤芍 12g
白芍 12g	桃仁 12g	红花 12g	当归 12g

| 延胡索 12g | 白芷 7g | 蔓荆子 10g | 僵蚕 12g |
| 地龙 12g | 全蝎 10g | 蜈蚣 6 条 | |

8月20日三诊：上方加减，共服 42 剂，头痛已近 1 个月未作，尚感无力。上方加炙黄芪 15g、党参 15g，10 剂，继服。

按： 脉沉滞乃寒凝，按之减乃阳虚，舌暗知为血瘀，故诊为阳虚寒凝血瘀，法予温阳散寒、活血通经，历经两月而瘥。附子温少阴之阳，吴茱萸温厥阴之阳，干姜温太阴之阳，三经同治。更加细辛、麻黄、川乌破阴凝，温阳散寒之力殊重。寒凝而血瘀，伍以活血化瘀之品，后更加虫类以搜剔，用治头痛，其力颇雄。

例 18：瘀血头痛

李某，女，46 岁。

2006 年 4 月 24 日初诊：头痛 10 余年，反复发作。全头痛，痛重欲吐，右眼睑肿，经色暗，量少，小腹痛，腰酸。食、眠、便均可，视力可。1998 年曾患脑梗。

脉沉弦涩数，舌淡苔白。

证属：血瘀头痛。

法宜：活血通络。

方宗：血府逐瘀汤加减。

桔梗 10g	柴胡 9g	干地黄 15g	桃仁 12g
红花 12g	川芎 9g	当归 12g	赤芍 12g
白芍 12g	怀牛膝 9g	炒枳壳 8g	䗪虫 10g
僵蚕 12g	全蝎 10g	蜈蚣 10 条	水红花子 15g
炙甘草 7g			

6月6日二诊：上方加减，共服 42 剂，头痛未作，经量增多，色红。脉弦缓，瘀血渐除，为巩固疗效，上方继服 10 剂。

按： 头痛脉涩，且经暗量少，血瘀明矣。脉兼数者，盖因瘀血不去，新血不生，瘀而化热，方中干地黄足以当之。未用其他清热之品，盖瘀去热自除。

头痛十载不愈，缘于久病入络，活血化瘀，合以虫类搜剔，祛瘀效果更佳。

例 19：瘀血头痛

王某，女，48 岁。

2004 年 9 月 18 日初诊：头痛 10 余年，夜剧，久治未愈。

已绝经 3 年。

脉弦涩，舌暗苔少。

证属：瘀血阻闭经络。

法宜：活血通经。

方宗：血府逐瘀汤加减。

桔梗 10g	柴胡 10g	桃仁 12g	红花 12g
川芎 12g	赤芍 15g	归尾 15g	怀牛膝 10g
蟅虫 10g	水蛭 10g	全蝎 10g	蜈蚣 10 条
僵蚕 12g			

10 月 9 日二诊：上方共服 21 剂，头痛近 10 余日未作，脉弦缓，舌稍暗。上方继服 10 剂。

按：血瘀之脉，脉无定体，滑亦可主血结，如《金匮要略》之血结胞门，脉即滑。但典型的血瘀之脉当涩。本案脉涩且舌暗，显系瘀所致之头痛。病久入络，活血化瘀之时，必加虫类以搜剔，其效尤彰。此 10 年之头痛，10 剂即止，辨治切合病机，尤显中医之优势。

例 20：阳虚血弱，风寒外袭

宠某，女，45 岁。

2002 年 12 月 25 日初诊：右侧头痛 1 周，项背强，他可。脉沉弦细拘紧无力，舌略暗红。

证属：阳虚血弱，风寒外袭。

法宜：温阳养血散寒。

方宗：当归四逆汤加减。

桂枝 10g	当归 12g	白芍 12g	熟地黄 15g
川芎 8g	细辛 6g	炙甘草 7g	通草 7g
炙川乌 12g	麻黄 6g	白芥子 8g	葛根 15g

3 剂，水煎服。

12 月 28 日二诊：药后头及项背痛已著减，脉转弦缓，右尺较弱。此寒已散，肾虚未复。继予益精血，温经止痛。

熟地黄 15g	白芍 12g	当归 12g	川芎 7g
山茱萸 12g	肉苁蓉 12g	巴戟天 12g	菟丝子 15g
炮附子 9g	炙川乌 9g		

7 剂，水煎服。

按：细为阴血不足，无力阳虚，弦而拘紧乃寒凝，故诊为阳虚血弱，风寒外袭，致头痛项背强。当归四逆汤养血通阳；乌头、葛根、麻黄、细辛散风寒。麻黄、白芥子、熟地黄相伍，取阳和汤之意，温阳养血，解寒凝。

二诊拘紧之象已解，知寒凝已散。右尺不足，乃肾气未复，故继予益精血、壮肾温阳之法治之。可见，头痛时日虽短，虚者有之，不可尽用风药发散。虚实之要，当以寸口别之。

例 21：阳虚寒袭经络

崔某，女，31 岁。

2004 年 11 月 1 日初诊：头痛 1 年余，遇冷则重，眉棱骨痛著，自肩至耳后一条筋痛，转头则痛重，转动受限。

脉弦紧数，按之不实。舌可。

证属：阳虚，寒袭经络。

法宜：温阳散寒。

方宗：麻黄附子细辛汤加减。

麻黄 6g	炮附子 12g	细辛 6g	川芎 8g
当归 12g	桂枝 10g	白芍 10g	炙甘草 6g
葛根 12g	生姜 6 片	大枣 6 枚	

3 剂，水煎服，日 4 服。服后啜粥，温覆令汗。

11 月 4 日二诊：药后未汗，痛如上，仍以上方加减，至 12 月 13 日，共服 28 剂，头痛已止，耳后筋痛已不著，按之尚隐痛，头颈转动自如，其他可，脉弦滑，按之稍差。寒渐解，正气虽复未盛，宗阳和汤加减，温阳养血解寒凝。

麻黄 4g	熟地黄 15g	鹿角胶 15g	白芥子 8g
肉桂 5g	炮姜炭 5g	吴茱萸 6g	川芎 7g
当归 12g	白芍 12g	炙甘草 7g	

7 剂，水煎服。

按： 脉弦紧，此乃寒邪收引凝泣之脉；按之减，乃阳虚之象，故诊为阳虚寒凝。数脉，本为热象，然按之减乃虚脉，其数乃因虚而数，愈数愈虚，愈虚愈数。无力之数，当予温补，故此案虽有脉数，仍诊为阳虚寒凝。予麻黄附子细辛汤温阳散寒。加用辅汗三法，欲使邪从汗解。然未汗出，或将息不得法所致。连服 30 剂，痛渐除，脉转弦滑。弦与滑，皆阳中之阴脉，且按之稍差，示寒渐解，正气虽复未盛，故仍予扶正解余寒，方宗阳和汤加味。阳和汤虽为治阴疽痰核之名方，其方义为养血温阳，解寒痰凝结，移用于本案以治正虚寒凝之头痛，亦切合病机。明了病机与治法，诸方可随心拈来，灵活化裁，常可拓展原方的应用范围，获得突兀疗效。方在我用。

例 22：阳虚，寒瘀痹阻

毛某，女，46 岁。

2004 年 9 月 14 日初诊：头痛，颈项抽，后心凉，左半身抽，好困，嗳气，咽干，寐不安，夜半即醒。血压 105/75mmHg。

脉沉迟而涩，舌淡瘀斑，苔白满布。

证属：素体阳虚，寒瘀互结，阻于经络。

法宜：温阳散寒，活血通经。

方宗：五积散加减。

麻黄 5g	苍术 10g	赤芍 12g	当归 12g
川芎 8g	桂枝 10g	干姜 6g	茯苓 15g
川厚朴 9g	陈皮 9g	半夏 10g	炮附子 12g
葱白半茎			

10月1日二诊：上方共服14剂，头已不痛，背沉冷，半身抽已轻。尚嗳气，捏颈则嗳，得嗳则颈舒。每于午后三四点开始，心悸、嘴麻，自服丹参滴丸15粒可缓解，麻尚差。脉沉涩无力，舌淡暗，苔白满布。阳未复，阴霾未尽，仍予温阳化浊，养血活血，通经蠲痹。上方改炮附子为15g、半夏为18g，加细辛6g。

10月15日三诊：上方又服14剂，脉起症除。继予十全大补汤10剂，扶正固本。

按： 脉沉迟而涩，乃阳虚，寒湿入营，血脉痹阻，血行不畅。头痛项强，背冷身抽，皆寒瘀痹阻所致。嗳气者，阳虚阴盛，冲气上逆而嗳，理同奔豚。麻不安者，营卫违和，卫气夜不入阴而麻不安。既困又麻不安，状同少阴病之但欲寐。五积散散寒除湿，为表里双解之剂。阳复湿祛，诸症自安。

例23：阴虚风动

崔某，女，54岁。

2002年12月14日初诊：颠顶痛，目晕，目眶痛已4年，痛重似裂，不吐，嗜睡，饮食、二便尚可。唇暗。血压160/110mmHg，药物控制。

脉沉弦细。舌嫩红，无苔。

证属：阴虚风动。

法宜：滋阴息风。

方宗：三甲复脉汤加减。

生龙骨 18g	生牡蛎 18g	生石决明 18g	炙鳖甲 18g
龟甲 18g	怀牛膝 10g	生白芍 18g	干地黄 15g
五味子 6g	钩藤 12g	全蝎 10g	蜈蚣 10条
地龙 15g			

2003年1月13日二诊：上方加减，共服21剂，头痛、目眶痛未作。血压140/90mmHg，降压西药未变。脉弦兼滑，上方继服14剂。

按： 脉细阴虚；弦者，肝失柔而风动，故此头痛诊为阴虚风动，上扰于颠而痛。法当滋阴柔肝息风，主以三甲复脉汤加减。共服21剂，头痛止，血压亦随之下降。本方对阴虚阳亢化风而头痛者，疗效确切，已屡试不爽。

例24：阴虚阳亢

罗某，女，71岁。

2004年6月14日初诊：头痛且热，上午较重，胸闷、憋气、心慌，已十五六年，食寐便可。血压160/60mmHg。

脉弦，两寸独旺。舌绛少苔。

证属：阴虚阳亢。

法宜：滋阴潜阳。

方宗：三甲复脉汤加减。

生龙骨30g	生牡蛎30g	炙鳖甲30g	龟甲30g
生白芍15g	生地黄15g	玄参15g	五味子7g
怀牛膝9g	山茱萸15g	牡丹皮12g	夏枯草15g
麦冬15g			

6月28日二诊：上方共服14剂，头已不痛，胸闷、憋气、心慌已轻。血压150/80mmHg，脉弦稍硬，右关略弱，舌绛已浅。

上方加山药15g，继服7剂。

按：两寸旺者，可见于两种情况.

寸旺按之有力者，上焦实热，或脉数实有力，热已结，当芩、连等苦寒泻火；或脉沉而旺者，火郁上焦，当清透之；或脉旺数大者，当用石膏、知母清上焦气分之热。

寸旺按之无力者，或气虚而气浮，当治以甘温；或阴虚阳浮者，当滋阴潜阳；或阴盛格阳者，当引火归原。

本案寸旺且舌绛、头痛而热，乃阴虚阳亢之象，故予滋阴潜阳，主以三甲复脉汤加减。

二诊右关略弱，恐一派阴药伤脾胃，故加山药以护之。

例25：肝风上扰

陈某，女，60岁。

2002年10月19日初诊：发作性头痛已七八年，头两侧及目眶痛，如电击，耳鸣，心烦，寐少，他可，血压150/95mmHg。

脉弦细而劲，左关弦劲尤著。舌暗红，少苔。

证属：阴虚，肝阳化风。

法宜：滋水涵木，平肝息风。

方宗：三甲复脉汤加减。

生白芍18g	炙甘草7g	干地黄15g	山茱萸15g

牡丹皮 12g	炒枣仁 40g	生龙骨 18g	生牡蛎 18g
生石决明 18g	炙鳖甲 18g	龟甲 18g	天麻 15g
刺蒺藜 12g	怀牛膝 12g	阿胶 15g	地龙 15g

11 月 9 日二诊：上方共服 21 剂，头及目眶痛著减，脉弦细，已不劲，血压 130/80mmHg，上方继服 14 剂。

按：风阳上扰于颠而头痛、头晕者多见。本案脉细乃阴虚。阴虚肝木失涵而化风，脉弦且左关弦而劲，乃肝风之脉。则此头痛，必为肝阳上扰所致，大法为滋水涵木，平肝息风。心烦寐少，乃肝阳扰心，肝风息，寐自安。失眠、头痛、耳鸣、身痛，病机一也，治亦同。

例 26：阴虚阳亢

张某，女，60 岁。

2004 年 7 月 2 日初诊：左头痛已 5 年，牵及牙痛，舌热辣，口干，寐差，耳鸣，从咽至脘支结，若物阻塞，便干。

脉阳脉洪大，阴脉细数。舌干绛无苔。

证属：阴虚阳亢，上焦气分热盛。

方宗：玉女煎加减。

| 生石膏 30g | 知母 6g | 甘草 7g | 生地黄 15g |
| 玄参 15g | 怀牛膝 9g | 牡丹皮 10g | 山茱萸 15g |

9 月 17 日二诊：上方加三甲、阿胶等断续共服 54 剂，头未痛，他症除。寸已不旺，尺脉尚略细，阴液未充。嘱服六味地黄丸 1 个月，以善其后。

按：阴脉细数乃阴亏，阳脉浮大而虚者，为阴虚阳浮，当滋阴潜阳，以三甲复脉汤主之。若阴脉细数，寸数实者，乃阴亏于下，火旺于上，当泻南补北，宗黄连阿胶汤主之，以芩、连泻上焦实火。若阴虚而阳脉洪大有力者，乃上焦气分热盛，当宗玉女煎，石膏、知母清肺胃气分之热。本案阴脉细数，乃阴亏于下；两寸洪大，乃肺胃气分之热盛于上，故予玉女煎主之。断续服药约 50 余剂，加三甲以潜之，终得寸平热消。但尺仍细，乃阴未复，故予六味地黄丸善其后。

例 27：肝阴不足兼气虚

郝某，女，38 岁。

2001 年 12 月 7 日初诊：时头痛已 3 年，心慌气短，无力。脉沉无力，左关脉动。舌可。

证属：肝阴不足兼气虚。

法宜：补肝之体，敛肝之用，合以益气。

| 桂枝 10g | 白芍 18g | 炙甘草 8g | 生晒参 12g |

| 炙黄芪 12g | 茯苓 15g | 山茱萸 30g | 熟地黄 15g |
| 龟甲 18g | 生龙骨 18g | 生牡蛎 18g | 乌梅 8g |

12月21日二诊：上方连服14剂，头痛止，心慌气短除，尚觉精力不济，脉缓减，关已平，上方继服7剂。

按： 本案有两个并立的病机：一是脉沉无力，此乃气虚。气虚而心慌、气短、无力，头痛亦可因气虚清阳不达而痛。二是左关脉动，"阴阳相搏名曰动"，阴虚搏阳者，由于阴虚而不能制阳，阳升浮而为动。阳升亦可致心慌头痛。

气虚者当补气，而补气之品多甘温升动，对阴虚阳搏而肝用亢者，可助其肝阳升动，两相掣碍。而肝体虚而肝亢者，又当滋水涵木，潜敛肝阳。而补肝阴者，多阴柔敛降，又不利气的升发布达，亦相互掣碍。但两者并立，又当两相兼顾，因无恰当成方，故依病机而立法组方，以参、芪、苓、甘益气，桂枝通阳，治其气虚的一面；以芍药、山茱萸、熟地黄、乌梅，补肝体且敛其浮动之阳；加龙骨、牡蛎、龟甲潜镇收涩浮动之阳，共成益气、补肝体、敛肝用之方。幸而对证，半月而效。临床纷纭变化，难守一方以御万病，确实方无定方、法无定法，须灵活辨证论治，谨守病机。

例28：阳虚水凌

于某，女，52岁。

2004年10月8日初诊：头蹦痛，头晕已2年，心动悸不能活动，不得眠，常因头蹦痛整夜不得眠。腹痛，嗳气，有气自胃脘上冲胸。

脉左微细欲绝，右弦无力。舌暗，苔糙微黄。

证属：肾阳虚，水饮上凌。

法宜：温阳制水。

方宗：真武汤加减。

| 炮附子 18g | 干姜 7g | 茯苓 15g | 白术 10g |
| 白芍 12g | 生姜 5片 |

10月22日二诊：上方共服21剂，头痛晕著减，尚时隐痛，已不蹦，冲气已平，心悸、腹痛、嗳气除，脉弦尚减。舌暗，苔已退。继予上方加生晒参12g、桂枝12g、炙甘草6g。

11月15日三诊：上方继进14剂，脉转弦缓，症已瘥，嘱服金匮肾气丸1个月。

按： 脉微细欲绝，乃纯阴之脉。阳虚于下，阴寒夹水饮之气上逆，冲于腹则腹痛，凌于心则心悸，干于颠则头痛眩。其蹦者，同于筋惕肉瞤，筋脉惕动使然。经云："冲脉为病，逆气里急。"且八脉皆附隶于肝肾。肾寒，冲气逆而上。温肾即以平冲，冲气平，诸症得安。

例 29：厥气上干

魏某，女，24 岁。

2005 年 10 月 28 日初诊：头痛已久，痛甚呕吐，吐后缓解，肢冷，精力不济，月经正常。

脉阳弦，阴脉沉细而拘。舌稍淡。

证属：下焦阴寒，厥气上干。

法宜：温阳化饮降逆。

方宗：真武汤加减。

炮附子 15g	白术 10g	茯苓 15g	干姜 6g
桂枝 12g	白芍 12g	吴茱萸 7g	生姜 6 片
巴戟天 12g	仙茅 12g		

11 月 27 日二诊：上方共服 30 剂，头痛已止，吐亦未作，肢已不凉，精力增。脉：阳脉已起，且有涌动之势，尺脉尚弦，舌已可。嘱服济生肾气丸 1 个月，每次 2 丸，日 2 次。

按：皆云《伤寒论》有三阳经头痛，而三阴经中，独有厥阴头痛，而太阴、少阴无头痛，实则太阴、少阴亦有头痛。本例为少阴虚寒，厥气上逆而痛。若少阴水亏，虚阳上浮者头亦痛；肾精亏而脑失充者，头亦痛，何言少阴无头痛？仲景所列各经症状，乃摘其要者言之，并非全部症状的罗列。读经典，当有者求之，无者求之，不能死于句下。

阴脉沉细而拘，下焦阴寒盛也；阳虚不能制水，水饮上逆而阳弦。真武汤温阳以制水，恰与本案病机相合。加干姜以温脾阳，培土以制水；加吴茱萸温肝散寒；加桂枝以振心阳，伐肾气，且通阳化气祛水饮。加巴戟天、仙茅者，温肾益精扶肾气。阳回而诸症皆安。

例 30：阳虚阴盛

高某，女，24 岁。

2006 年 9 月 29 日初诊：头痛已 3 个月，风吹痛甚。一年前曾患肾盂肾炎，现仍尿急，小腹痛。

脉弦紧无力，尺差。舌淡齿痕。

证属：阳虚阴盛，厥气上干。

法宜：温阳化饮。

方宗：真武汤加减。

| 炮附子 15g | 干姜 7g | 细辛 6g | 炙甘草 7g |
| 茯苓 15g | 白术 12g | 桂枝 10g | 白芍 12g |

4 剂，水煎服。

10月4日二诊：头痛减未已，尿频急已轻，小腹未痛，上方加吴茱萸6g。

10月11日三诊：上方服7剂，症除，脉转弦滑，舌淡红。

继服7剂。

按：阳虚不能制水，下焦阴寒之气上逆，干于清阳则头痛。法当温阳制水，平其厥气。

尿频急、小腹痛，当属淋证。治淋，多以小肠有火，或湿热下注论之，然以热药治之者鲜。淋证，阳虚阴盛者有之，阳虚气化不力，固摄无权，亦可频急为淋，当属劳淋范畴，法当温补。淋，脉有热象者，固当清之；若脉虚无热，当断然温之。本案脉虚寒，故以脉解症，此头痛、尿频急，皆阳虚阴盛所为，皆予温阳之法治之，皆瘥。

例31：厥阴寒逆

范某，女，21岁，学生。

2003年11月11日初诊：头痛年余，恶心，痛重呕吐稀涎，晨起痰多难咳，素畏寒肢凉，经期小腹痛，头痛亦重，便干。

脉弦拘而减。舌淡暗，苔薄腻。

证属：厥阴寒逆。

法宜：温肝散寒。

方宗：吴茱萸汤加减。

| 吴茱萸8g | 党参12g | 生姜15g | 大枣7枚 |
| 当归12g | 半夏12g | 肉苁蓉15g | |

10月25日二诊：上方加减，共服21剂，头痛、恶心止，畏寒已轻，便已畅。上周月经来潮，小腹微痛已不著。脉弦缓，舌淡红，苔已退。上方继服7剂。

按：脉弦拘而减，乃肝阳虚馁，寒客厥阴，厥阴寒逆上干则头痛，干于胃则恶心、呕吐，下犯胞宫则经行腹痛，阳虚而畏寒。弦而拘，乃寒邪收引凝泣之象。此寒，或为客寒直犯厥阴，或为阳虚阴盛而寒。吴茱萸辛热而散，长于破阴凝，使阴霾散而阳得伸，更重用生姜散寒止呕和胃，故吴茱萸汤为肝寒阴气盛者宜之；若肝阳虚为主者，当以补肝暖肝益肾为主。

例32：肝寒血虚，内伏久寒

金某，女，40岁。

2005年8月23日初诊：偏头痛约20年，左右交替，多于春夏发作，每次发作持续约20天，伴耳肿胀。近几年发作频繁，四季皆可发作，发无定时，他尚可。

脉右沉弦拘紧，左弦细按之减。舌尖红苔白。

证属：肝寒血虚，内伏久寒。

法宜：温肝、养血、散寒。

方宗：当归四逆加吴茱萸生姜汤加减。

当归 12g	白芍 12g	桂枝 12g	细辛 6g
炙甘草 7g	通草 7g	生姜 9 片	吴茱萸 8g
大枣 7 枚	川芎 8g	麻黄 6g	炙川乌 12g

9 月 2 日二诊：上方加减，共服 9 剂，头不痛，耳不胀。脉沉弦缓滑，按之力逊，舌尖红，苔白少。上方去麻黄、川乌，加生黄芪 12g，继服 7 剂。

按： 左脉弦细而减，乃肝之阳虚血弱，当予当归四逆汤主之。何以知久寒？外无寒袭之表证，内无腹痛、吐利肢厥等寒象，因右脉弦而拘紧，此乃寒邪收引凝涩之脉，故断为久寒伏郁于内。有寒则当散寒，故加麻黄、炙川乌，散寒且止痛。

二诊弦紧已除，知寒邪已散，故去麻黄、川乌。然按之尚减，知正气未充，故加黄芪益肝气。寒既已去，何以仍用细辛？此处用细辛，不在散寒，而在启肾阳，鼓动阳气之升发布散。

例 33：厥阴头痛

张某，女，47 岁。

1977 年 7 月 23 日初诊：颠顶痛已 13 年，时好时犯，屡治不效。夏日户外乘凉，感受风寒，头剧痛，欲撞墙，颠顶尤甚，面色青，手足冷过腕，恶心吐清水，无臭味。

脉沉弦紧。舌质略暗紫，苔白滑。

证属：厥阴头痛。

法宜：暖肝散寒。

方宗：吴茱萸汤加减。

| 吴茱萸 12g | 生姜 15g | 党参 10g | 甘草 6g |
| 大枣 3 枚 | | | |

2 剂痛缓，6 剂痛止。后予逍遥散加吴茱萸，共服半月，至今未发。

按： 肝脉上出额，与督脉会于颠，厥阴寒浊循经上干则颠顶痛。此种头痛，多伴有肢冷吐清水，可绵延 10 余年而不愈，每于恚怒或受风寒时易发。厥阴寒逆头痛，自有别于感风寒者，无须加芎、芷、羌、防之辛散。唯暖肝散寒，厥阴寒浊不上干于颠，则头痛自愈，虽沉年痼疾，亦可数剂而瘳。

例 34：阳虚阴盛

安某，女，50 岁。

2002 年 6 月 1 日初诊：头痛头昏，约四五年，胸闷，气短，无力，身窜痛，足跟痛，阵躁热汗出，汗后身冷，经事已乱，素便秘。曾诊为心肌缺血、糖尿病、高血压。即刻血压 180/110mmHg。

脉迟，阴脉弱，阳脉拘紧。舌淡暗。

证属：阳虚阴盛。

法宜：温阳，解寒凝。

方宗：真武汤加减。

炮附子 15g	茯苓 15g	白术 12g	白芍 12g
桂枝 12g	麻黄 5g	细辛 6g	半夏 12g
炙川乌 12g	当归 15g	肉苁蓉 18g	干姜 6g
山茱萸 12g			

8月10日二诊：上方加减，断续服药 31 剂。头未昏痛，足跟痛、身窜痛，阵热汗出均除，胸闷减未已，便已畅。脉沉小紧无力，关脉如豆，舌淡。血压 140/90mmHg。阳未复，寒未尽，继予温阳散寒。

炮附子 12g	桂枝 10g	麻黄 4g	细辛 4g
干姜 6g	茯苓 15g	白术 10g	生晒参 12g
炙黄芪 12g	当归 12g	白芍 12g	川芎 8g
巴戟天 12g	肉苁蓉 12g	山茱萸 12g	

10 剂，水煎服。

按：脉迟，阴脉弱，阳脉拘紧，且舌淡暗，乃阳虚阴霾痹阻于上，此即本案之病机，则诸症皆依此病机来解。

头痛头昏、胸闷气短无力，身窜痛，足跟痛，皆阳虚阴寒闭阻所致。

阵躁热汗出，阴虚、气虚、血虚、郁火、瘀血、阴阳两虚等，皆可见此症。本案乃阳虚阴霾痹阻，则此躁热汗出，亦依此病机解。阴盛格阳，虚阳浮动于外而阵躁热汗出，亦属真寒假热的一种表现。此火不可水灭，不可直折，法当温阳使浮游之火下归宅窟，此即引火归原，如格阳、戴阳之白通加猪胆汤、通脉四逆汤等方，附子、干姜回阳，葱白通阳破阴凝，甘草缓诸药，人尿、猪胆汁反佐，防脉暴出、阳暴脱也。本案之方，姜、附回阳，麻黄、桂枝、细辛、吴茱萸、川乌散寒解寒凝，犹白通汤之用葱。因虑其浮阳暴脱，故加山茱萸、白芍反佐以收之，犹白通汤之用人尿、猪胆汁。

血压高至 180/110mmHg，再用辛热温阳散寒，尤其药理已证明，麻黄有升压、增加心率的作用，不虑其升压乎？本案之血压升高，当因寒而高。寒则收引凝泣，血脉亦收引挛急，这与西医所说的外周阻力增高有不谋而合之处。解寒凝，血脉得舒，血压反可降低，余临证业已证实，麻、桂辛温散寒，对寒凝而血压高者，确有降压作用。

例 35：肝阳虚馁

甄某，女，37 岁。

2007 年 8 月 20 日初诊：头痛三载，服西药可缓解，停药又痛，近一月病重。伴心烦、恶心，困倦嗜睡，每日睡 9 ～ 10 小时仍困，情绪消沉。

脉弦按之减。舌淡暗，苔白。

证属：肝阳虚馁，清阳不升。

法宜：益肝升清。

方宗：乌梅丸加减。

乌梅 7g	炮附子 15g	干姜 7g	桂枝 10g
细辛 6g	川椒 5g	党参 12g	当归 12g
川芎 8g	黄连 9g	巴戟天 12g	肉苁蓉 12g
柴胡 10g	生黄芪 12g	防风 8g	

9 月 17 日二诊：上方共服 28 剂，头痛已 10 余日未作，精力增，精神振，他症亦除，脉转弦缓。继服 7 剂，停药。

按： 肝主春生少阳之气，主升发条达疏泄。肝虚，清阳不升，头失清阳奉养，致头痛。阳气者，精则养神，肝虚春生阳气馁弱，故神情委顿。肝为罢极之本，肝虚而懈怠嗜睡。然肝又内寄相火，肝虚阳不升布，相火郁而化热，致心烦；木不疏土，胃气升降悖逆而恶心。乌梅丸温肝阳，补肝体，益肝气，调寒热，恰合本案之病机。加巴戟天、肉苁蓉者，温阳益精血，乙癸同源，且母子相生，补肾即益肝；加黄芪益肝气；加防风、柴胡助肝用，令清阳得升。

吴茱萸汤治厥阴头痛，何不用吴茱萸汤而用乌梅丸？吴茱萸汤长于散寒破阴凝，《神农本草经》云吴茱萸"除湿，逐风邪，开腠理"。更加重用生姜，故吴茱萸散寒破阴凝之力更胜，对寒邪直中厥阴者更佳。乌梅丸长于温肝阳、益肝用、补肝体，且调寒热错杂，故本案选乌梅丸，而不用吴茱萸汤。

例 36：阴阳两虚

李某，女，17 岁。

2003 年 10 月 24 日初诊：头痛晕近 1 年，渐重，不能学习，被迫休学。心烦寐少，每日仅能睡 4 小时，左胁时隐痛。脉弦细数按之减。舌稍红，苔少。

证属：阴阳两虚。

法宜：调和阴阳。

方宗：小建中汤加减。

桂枝 10g	白芍 20g	炙甘草 9g	大枣 6 枚
饴糖 30mL	炙百合 18g	生龙骨 18g	生牡蛎 18g
夜交藤 18g			

11月14日二诊：上方加减，共服21剂，头痛减未已，寐向安，每日可睡7小时，胁痛除，脉弦，略细数，阴液未复。上方加龟甲18g、干地黄15g、炒枣仁30g，又服21剂，脉平症除，已恢复上学。

按：疼痛缘何而生？《素问·举痛论》："寒气入经而稽迟，泣而不行，客于脉外则血少，客于脉中则气不通，故卒然而痛。"这是指寒客气血不通而痛。引而伸之，尚有许多其他因素，皆可导致气血不通而痛，这些因素约而言之，可分为两类，一是邪阻气血不通而痛，属实；一是正虚无力运行气血，不通而痛，属虚。后世概括为"通则不痛，不通则痛"。

小建中汤治虚劳八证，中有腹痛一症，虽未明言头痛，但凡痛，其机理皆相通，故小建中汤亦可治头痛。

小建中汤所治之痛，乃营卫两虚、阴阳俱虚者。阴阳两虚，无力运行，经脉失荣，故拘急而痛。小建中汤酸甘化阴，辛甘化阳，更用姜、草、枣、饴糖以建中州，培营卫生化之源，故可燮理阴阳而治营卫、阴阳两虚之诸痛。

本案脉弦细数按之减；细为阴不足，减为阳不足，阴阳两虚，经脉失荣，故拘急而痛。脉数者非热，乃因虚而数，愈数愈虚，愈虚愈数。《伤寒论》第100条云小建中汤脉象为"阴脉涩，阳脉弦"。涩缘血少，阴血不足；弦则为减，乃阳不足，温煦不及，此脉乃阴阳两虚之脉。小建中汤益阴化阳，方证吻合，故本案之头痛，以小建中汤主之。加龙骨、牡蛎者，取桂枝加龙骨牡蛎汤意，收真气且安神。

二诊，脉按之已不减，示阳气已复；尚细数者，知阴气未充，故加龟甲、地黄、炒枣仁，益阴而安神。

例37：阳虚血弱

邸某，女，22岁，学生。

2002年10月20日初诊：后头痛，畏寒，肢冷。脉沉细涩无力。舌淡暗，苔薄白润。

证属：血虚阳弱。

法宜：养血通阳。

方宗：当归四逆汤加减。

桂枝12g	白芍12g	当归12g	炙甘草7g
细辛6g	通草7g		

11月14日二诊：上方共服21剂，头未痛，畏寒肢冷减，脉尚未起，仍予上方加生晒参12g，继服14剂。脉转弦缓，寒象已除。已近期考，嘱服十全大补丸1月，每服2丸，日2次。

按：脉沉细涩，乃血虚；细而无力乃阳虚。阳虚不能温煦而畏寒肢冷；厥气上逆而头痛。何以后头痛？盖肾阳虚，且肾与膀胱相表里，阴寒之厥气淫于膀胱，沿经而上，故后头痛。阳虚本当温阳，然辛热伤阴，血弱者不宜，故当养血通阳，当归四逆汤恰合本案之病机，故遵而用之。

二诊厥气上逆止而头痛已，然脉未复，知本尚虚，故予上方加生晒参继服，终以十全大补丸剂缓服，复其正。

例38：阳虚，气血不足

肴某，女，33岁。

2006年8月11日初诊：右侧头痛，寐差，无力，已7年，倦怠无力，精神不振，食差，便溏，经少。

脉沉迟无力，舌淡苔白。

证属：阳虚，气血皆衰。

法宜：温阳益气填精。

方宗：人参养荣汤加减。

红参12g	炙黄芪12g	白术10g	茯苓15g
炙甘草7g	川芎7g	当归12g	白芍12g
熟地黄12g	炒枣仁30g	远志8g	桂枝9g
巴戟天12g	肉苁蓉12g	炮附子12g	炙川乌15g

9月25日二诊：上方加减，共服42剂，头痛除，精力增，他症亦除，已无不适，脉转缓滑。嘱：继服人参养荣丸1月，以善其后。

按： 天运当以日光明，离照当空，大地生机勃发，人亦应之。头为诸阳之会，阳气充，则头脑聪敏；阳不上达，则头痛昏沉，失却灵光。本案脉迟无力，显系阳气虚衰，阴霾痹阻清空。欲驱阴霾，必振奋阳气。方取人参养荣，温阳益气血，佐以填精，服药月余而渐轻。加川乌者，治阴寒头痛佳。

例39：阴阳两虚

王某，男，22岁，学生。

2002年4月30日初诊：于13年前患结核性脑膜炎，现仍每日皆后头及颠顶痛，项强，昏昏沉沉，困倦，睡眠差，胁胀，口干，弯腰及劳累后腰痛，他尚可。

脉弦按之不足，尺细。舌偏暗红，少苔。

证属：阴阳两虚。

法宜：阴阳双补。

方宗：可保立苏汤加减。

破故纸6g	炒枣仁18g	白术9g	当归10g
白芍12g	党参12g	茯苓15g	炙黄芪12g

肉苁蓉 12g　　　巴戟天 12g　　　熟地黄 12g　　　山茱萸 12g

鹿角胶 12g　　　川芎 7g　　　　刺蒺藜 10g　　　天麻 12g

7月2日二诊：上方加减，共服 62 剂，头痛项强逐渐减轻，已半月头未再痛，精力增，已无不适，脉已起。邻近暑假，停药。

按：脉弦按之不足且尺细，显系为虚脉，弦而无力阳气虚，尺细阴精不足。阳气不得上奉，阴精又不能充养，致头痛昏沉，精力不佳。坚持益气填精，正渐复，症渐减。

第七章 不 寐

第一节 概 述

不寐，又称寐不安、不得卧、目不瞑等，俗以失眠称之。不寐为临床常见病，余常以酸枣仁汤、柏子仁丸、天王补心丹、朱砂安神丸等安神之方治之，无效者屡屡，有些久治不愈，甚感郁闷。临床既久，思路渐有开拓，不再囿于安神之一途。

我现在治疗不寐证，总的思辨方法可概括为四点：

（1）理论指导：理论渊源来自《内经》《伤寒论》《金匮要略》。深入领悟经典相关论述，可拓宽思路，指导实践。

（2）要胸有全局，通盘分析。

（3）辨证时首分虚实。

（4）以脉诊为中心的辨证论治方法。

这四点，既是我对不寐证的思辨方法，也是我对所有病证的思辨方法。

一、理论指导

（一）《内经》指导

1.不寐属于神志的病变。心藏神，心主神志。《内经》云："神者，正气也。""血气者，人之神。""神者，水谷之精气也。""五味入口，藏于肠胃，味有所藏，以养五气，气和而生，津液相成，神乃自生。""阳气者，精则养神。""火之精为神。""积精全神。"等。这些论述说明，神赖人身正气之奉养。凡能影响正气奉养心神的诸因素，都可造成神的功能失常而出现不寐。这些因素可概括为虚实两大类。虚者，正气亏虚，无力奉养而不寐；实者，邪扰心神而神不安，不得寐。治疗大法为虚者补之、实者泻之。

2. 卫气。《内经》从卫气的昼夜运行，揭示了不寐的病机。

《灵枢·大惑论》："夫卫气者，昼日常行于阳，夜行于阴，故阳气尽则卧，阴气尽则寤。"又云："卫气不得入于阴，常留于阳。留于阳则阳气满，阳气满则阳跷盛，不得入于阴则阴气虚，故目不瞑矣。"

《灵枢·邪客》："今厥气客于五脏六腑，则卫气独卫其外，行于阳，不得入于阴。行于阳则阳气盛，阳气盛则阳跷陷，不得入于阴，阴虚，故目不瞑。黄帝曰：善。治之奈何？伯高曰：补其不足，泻其有余，调其虚实，以通其道而去其邪，饮以半夏汤一剂，阴阳已通，其卧立至。"

按：卫日行于阳，夜行于阴，阴阳交谓之泰，昼精而夜瞑。若卫阳不能入于阴，则阴阳不交，阴阳不交谓之痞，则不得寐。阴阳不交，不外虚实两类。

实者，阳盛不得入于阴，或厥气客于五脏六腑，邪阻阴阳不交。虚者，阴虚不能制阳，亦使阴阳不交，卫阳不得入于阴，故不寐。故总的治则为"补其不足，泻其有余，调其阴阳"。阴阳通，其卧立至。

3.《内经》论述中，不寐证的具体原因：《素问·水热穴论》："水病下为胕肿大腹，上为喘呼不得卧者，标本俱病。"

按：此不得卧，可解为水肿上干于肺而喘，不能平卧；亦可解为水气阻隔，阴阳不交而不得寐。

《素问·评热病论》："不能正偃者，胃中不和也。"

按：此言"胃不和则卧不安"。然胃不和的因素颇多，寒热虚实皆有，胃本身的病变及其他脏腑病变干于胃者，皆可胃不和而不得卧。又云"诸水病者不得卧"，水病原因亦颇广，一旦水蓄，则阻隔阴阳相交，皆可不寐。

（二）仲景论不寐

1. 热扰心神不得眠。有：

热扰胸膈不得眠的栀子豉汤证。阴虚水热互结之猪苓汤证。

阴虚火旺的黄连阿胶汤证、百合地黄汤证。阳明腑实的承气汤证等。

2. 阴盛阳虚不得眠。有：

干姜附子汤证之昼日烦躁不得眠。

阴盛已极而阳气外亡之通脉四逆或白通加猪胆汁汤等。

3. 阴血亏不得眠。有：

虚劳虚烦不得眠之酸枣仁汤。

大汗后，胃中干，烦躁不得眠。

咳逆上气，其脉数而有热，不得卧者。

4. 痰饮阻遏不得眠。有：

痰浊壅塞之皂荚丸证。

肺痈，喘不得卧之葶苈大枣泻肺汤证。

痰痹胸阳而咳唾短气不得卧之瓜蒌薤白半夏汤证。饮停胸膈之木防己汤证。

水气凌心之真武汤、苓桂术甘汤证。

5. 湿盛遏阳不得眠。有：

水湿遏阳而暮躁不得眠之芪芍桂酒汤及桂枝加黄芪汤证。狐惑不得眠之甘草泻心汤证等。

6. 气血郁滞不得眠。有：

气血郁滞不得卧之枳实芍药散证等。

从上述经典论述来看，不寐因虚者，包括阴阳气血之虚，病位包括心经自虚及其他脏腑正虚而不能奉养。实者，乃邪扰于心而神不安，其邪包括六淫、七情、不因外因及内生之邪，病位或心经自病，或其他脏腑上扰于心。尚有虚实兼杂者，当辨虚实孰多孰少。正如景岳所云："不寐证，虽病有不一，然唯知邪正二字则尽之矣。"治疗大法，不外虚者补之，实者泻之，使阴阳相交，自然安泰。倘能知此，则全局在胸，全盘皆活，不囿于一方一法，或几个僵死套路，圆机活法，出神入化，随心所欲不逾矩，众多方子可随手拈来，皆成治不寐之妙方。

二、首分虚实

既然不寐证总的原因不外邪正两端，故辨证时首分虚实。病情简单而典型者，固然好分，但虚实兼夹及不那么典型者，辨之却难，须长期临床磨炼。

三、脉诊为中心辨证论治方法

既然辨证须首分虚实，而虚实之分，要在脉之沉取有力无力，有力为实，无力为虚。作为一名中医医生，能分清虚实，谈何容易。有两种脉象是很容易混淆的：一种是邪气郁遏太甚，脉见沉迟涩小，状似阴脉，实非阴脉，乃邪实之甚。一种是脉弦大搏指，此为实脉，若过于实大，反是正气内虚，真气外泄，大虚之脉，须四诊合参，仔细斟酌。

第二节　医案举隅

例 1：痰蕴不寐

徐某，男，22 岁，本校学生。

2006 年 6 月 9 日初诊：寐少已半年，每夜约睡 3 小时，午休亦睡不着。身躁热，五心烦热。

脉缓滑，舌嫩绛苔白。

证属：痰浊蕴阻，阴阳不交。

法宜：化痰，交通阴阳。

方宗：半夏秫米汤加减。

半夏 40g　　　　秫米 1 把

3 剂，水煎服。

6 月 12 日二诊：药后已可睡六七小时，中午亦能入睡。因能入睡，精神亦振，身之躁热亦减。脉滑。舌已转红，苔白满布。防其热起，故于上方加黄连9g。4 剂，水煎服。药尽睡眠已正常，学习效率亦提高，甚为高兴。

按： 因其脉缓滑，诊为痰阻阴阳不交而不寐，予半夏秫米汤。若依其舌症，身躁热，五心烦热，舌绛，显系阴虚之证，半夏温燥伤阴当为禁忌，宜天王补心丹之类，养阴安神。

若果为阴虚不寐，脉当细数，或阴不制阳而阳浮。但此案脉是缓滑，缓主脾虚有湿，滑脉为痰，故诊为痰浊蕴阻而不寐。

何以见躁热、五心烦热？以脉缓滑，知非阴虚，乃痰浊蕴阻，阴阳不交，卫阳游行于外而躁热、五心烦热。痰除，阴阳相交，其热自除。何以舌嫩而绛？嫩乃虚舌，绛乃血运不畅、脾虚痰阻，升降出入失其常度，血运不畅，舌可嫩绛，或红绛而暗，此舌不以热看，因脉无热象。此即余以脉诊为中心的辨证方法，以脉解症，以脉解舌。

俗皆以五心烦热为阴虚的主症，故临床往往一见五心烦热，即诊为阴虚，而予大量养阴清热之品。阴虚者，固可五心烦热，然必脉细数，舌红绛少苔。但不可只知其一不知其二。湿阻阳郁、痰热蕴遏而阳郁、气虚阳郁、阳虚阳郁、瘀血阻塞新血不生而烦热等，皆可造成五心烦热，不可囿于阴虚之一端，误导后学者。

例 2：脾虚痰扰，阴阳不交

姬某，女，23 岁。

2006 年 4 月 7 日初诊：寐不安，一夜约睡四五小时，朦朦胧胧，头晕昏沉，精力不济，气短乏力。

脉弦滑，按之不足。舌嫩红，苔略厚。

证属：脾虚痰扰。

法宜：健脾化痰，交通阴阳。

方宗：半夏秫米汤加减。

清半夏 30g　　　　秫米 1 把

3剂，水煎服。

6月12日二诊：服上方3剂，睡眠已正常。近又失眠，症如前。脉弦濡。苔白腐。上方4剂，未再诊。患者系本校学生，后相遇告愈。

按：半夏秫米汤出自《灵枢·邪客》："今厥气客于五脏六腑，则卫气独卫其外，行于阳，不得入于阴。行于阳则阳气盛，阳气盛则阳跷满，不得入于阴，阴虚，故目不瞑……饮以半夏汤一剂，阴阳已通，其卧立至。"

何谓厥气？厥气者，邪气也。《太素·营卫气行》注："厥气，邪气也。"邪气广矣。此方邪气指何？以方测证，此邪当属于痰湿之类。痰湿客于脏腑，气机被阻，升降失司，阴阳不交。阳入于阴则寐，阳出于阴则寤。痰湿阻隔，卫不得入，阴阳不交，故不寐。半夏体滑辛温而燥，除湿化痰和胃，壅塞除，升降出入复其常，自然安卧得寐。

本案脉弦滑按之不足，且苔略厚。按之不足乃脾虚之征，脉滑苔厚乃痰湿中阻，弦乃气机不畅，故诊为脾虚痰扰。阳不入阴而卧不安，睡亦朦胧；清阳不升而头昏沉、气短，清阳不实四肢而身倦乏力。故方取半夏秫米汤除湿化痰，交通阴阳。半夏治不寐，当重用30～60g较佳。后世多以温胆汤治痰蕴之失眠，其意同于半夏秫米汤。

例3：痰热蕴阻

李某，男，70岁。

2004年4月13日初诊：睡眠不稳而朦胧，易醒，断续而眠，至夜身热，胃脘不舒，痞满嗳气，便虽不干然不畅。

脉弦缓滑稍大，舌可苔黄厚。

证属：痰热蕴阻。

方宗：黄连温胆汤加减。

黄连 12g	黄芩 12g	半夏 18g	胆南星 10g
天竺黄 12g	枳实 9g	石菖蒲 9g	竹茹 8g
瓜蒌 30g	橘红 10g	茯苓 15g	

5月19日二诊：上方共服35剂，睡眠已可，饮食正常，食后胃尚微满，大便欠畅。上方加焦三仙各12g，继服14剂。

按：经云：胃不和则卧不安。胃不和，原因颇多，虚实寒热皆有，皆可影响心神而卧不安。此例脉弦缓滑大，弦乃气郁，滑为痰。缓而大者，乃纵脉，纵主热，景岳云："缓而滑大者多实热。"再征之于舌、苔黄而厚，故诊为痰热蕴阻。痰热蕴阻于胃，胃气不降而上逆，故卧不安。

入夜身热者，因痰热蕴阻，热淫而热。《伤寒论》第278条："伤寒脉浮而缓，手足自温者，系在太阴……以脾家实。"

例4：痰热内扰

王某，男，19岁。

2005年9月20日初诊：寐少，入睡难，每夜睡5小时左右，虽寐亦不实，烦躁，心绪不宁，精力不能集中，学习成绩明显下降，已半年余。因读高三，冲刺阶段，倍加焦急，寐更差。服安眠药，白天困，昏昏沉沉，头脑更不灵光。

脉沉弦滑数，舌略红苔薄白。

证属：气滞，痰热内扰。

法宜：疏肝理气，清热涤痰。

方宗：四逆散合升降散佐以涤痰。

柴胡7g	枳实9g	白芍10g	炙甘草6g
僵蚕12g	蝉蜕5g	姜黄10g	大黄3g
栀子10g	黄连10g	天竺黄12g	半夏15g
瓜蒌18g	竹茹8g	琥珀粉2g（分冲）	

10月18日二诊：上方共服28剂，睡眠已可，尚欠实，精力尚不够集中。

脉阳旺阴弱。舌嫩绛少苔。

证属：水亏火旺，心肾不交。

法宜：泻南补北。

方宗：黄连阿胶汤加减。

黄连12g	黄芩9g	生白芍12g	干地黄15g
阿胶15g	鸡子黄1枚（冲入）	生龙齿15g	

11月9日三诊：上方共服21剂，寐已可，精力振作，脉已平，转缓滑。嘱服天王补心丹1月，以固疗效。

按：一诊脉沉弦滑数，沉弦乃气滞，滑数乃痰热内郁，故法宜疏肝理气，清热涤痰。

邪退而正虚之象显露，脉呈阳旺阴弱，乃水亏火旺之征，故转予泻南补北，以黄连阿胶汤主之。

阳旺阴弱之脉，可见于以下几种情况：

一种是阳旺有力，而阴脉细数，且见虚热之症，此乃水亏火旺，法当泻南补北。

一种是阳旺洪大，阴脉细数，乃水亏上热，因阳脉洪大，乃热在气分，属无形之热，位在肺胃，亦当滋水清热，方宗玉女煎法，以石膏、知母清肺胃之热，以冬、地金水相生滋阴水。

一种是阳旺而阴脉沉数者，乃郁火上冲，当清透郁热，方宗升降散方。

一种是阳旺按之无力，尺细数，乃阴亏不能制阳，虚阳上浮，法当滋阴潜阳，方宗三甲复脉汤主之。

一种是阳旺按之无力，尺细弱无力，乃下焦阴寒内盛，格阳于上，法当引火归原，方宗通脉四逆加猪胆汁汤，或四逆汤加山茱萸。

例 5：肝胆湿热

贾某，男，58 岁，定州人。

2007 年 6 月 29 日初诊：失眠 1 年，近 3 个月加重，服安眠药亦每日仅能睡 2 小时。口中甜，常下利。脉弦濡数，舌苔薄腻。

证属：肝胆湿热。

法宜：清利肝胆湿热。

方宗：甘露消毒饮加减。

茵陈 18g	白蔻仁 7g	滑石 15g	川木通 7g
石菖蒲 9g	黄芩 9g	川厚朴 9g	苍术 12g
半夏 30g			

8 月 17 日二诊：上方加减，共服 49 剂，半夏增至 50g。不用安眠药，已可睡 6 个多小时，他症已除，脉转弦缓，苔退。

继予温胆汤 14 剂。

按：湿热内扰，心神不宁而寐不安；亦可湿热熏蒸，蒙蔽心窍而嗜睡，表现虽异，皆当予清热化湿法治之。重用半夏者，取半夏秫米汤意。《中医杂志》曾报道半夏重用至 60g 效佳。

不寐原因颇多，而以半夏所治之不寐，以何证为宜？因半夏辛燥，燥湿化痰，适于痰湿蕴阻而胃不和，斡旋失司，水火不交者为宜，故云半夏交通阴阳，并非什么失眠都可用。

例 6：火郁梦魇

刘某，女，43 岁。

1992 年 3 月 14 日初诊：寐差梦魇，心烦头昏，胸闷口渴，时恶寒，痛经，已有年余。

脉沉数，寸旺，尺涩。舌红苔黄腻。

证属：湿遏热伏，熏蒸于上，血瘀于下。

方宗：升降散加利湿活血之品。

僵蚕 12g	蝉蜕 5g	姜黄 9g	连翘 15g
栀子 9g	豆豉 12g	茵陈 18g	滑石 15g
藿香 12g	生蒲黄 10g	炒五灵脂 12g	

3 月 25 日二诊：上方共服 10 剂。寐已可，梦魇未作，上症已不著。少腹冷痛，乳胀痛，腰痛，经欲行。

脉弦略数，寸已不大，尺尚涩。舌已可。

证属：郁热未靖，气血不畅。

法宜：行气活血。

炒五灵脂 12g	生蒲黄 10g	桃仁 10g	红花 10g
川芎 8g	当归 12g	柴胡 8g	橘叶 9g
延胡索 10g	乌药 8g	牡丹皮 12g	

5 剂，水煎服。

按：脉沉而数，沉主气滞，数主热；又兼苔黄腻，知为湿热郁遏，热郁于内。湿热上熏而寸旺，心烦头昏；痹阻于胸则胸痞，心气翕合不利而梦魇，心神不安而寐差，津液不布而口渴。时恶寒者，乃阳郁不达，外失阳之温煦而恶寒。尺涩者，乃血泣，故痛经。法宜化湿、清透郁热，佐以活血。

二诊脉弦略数，寸已平，尺尚涩，腻苔已退，知湿已化，郁热已透。然尺尚涩，且经前腹痛、乳胀、腰痛，知气血瘀滞胞宫。气滞血瘀，阳气不达，致小腹冷。

俗皆以痛经时小腹冷为胞寒。这种寒冷感觉可轻可重，重者如冰；冷时亦喜按，热敷亦可缓解。往往将这种冷痛、喜暖、喜按断虚寒证，而予温补，实则未必妥当。须知阳虚者固可寒；然邪滞者，阳气不得外达，亦可寒。包括火郁、湿热、瘀热、郁闭者，皆可令少腹寒痛。其分别之关键在脉，沉而有力者为邪阻，沉而无力者为正虚。此例尺沉涩有力，属气滞血瘀阻遏阳气，乃寒痛，故以行气活血为治。

例 7：郁热内扰

王某，女，67 岁。

1990 年 4 月 7 日初诊：寐少，或每日二三小时，或三四小时，或彻夜不眠，心烦躁热，恶与人言，来客则闭门避之。头鸣面热，劳则气喘，食欲不振，身倦无力，溲频便干。

脉沉而数关弦，舌嫩绛少苔。

证属：肝郁化火，火热内扰，阴分已伤。

法宜：疏肝解郁，清透伏火，佐以养阴。

方宗：升降散合一贯煎加减。

僵蚕 10g	蝉蜕 4g	姜黄 7g	大黄 3g
栀子 8g	麦冬 10g	生地黄 10g	牡丹皮 8g
丹参 12g	绿萼梅 6g	女贞子 12g	旱莲草 12g
玫瑰花 6g	夜交藤 18g		

4 月 27 日二诊：上方加减，共服 18 剂，寐已好转，心烦躁热皆减。倦怠短

气，寐尚欠安，口干。

脉小数不实，舌嫩绛少苔。

证属：气阴两伤。

法宜：益气阴，安心神。

方宗：天王补心丹加减。

麦冬 20g	沙参 30g	丹参 30g	柏子仁 30g
山药 30g	炒枣仁 40g	山茱萸 20g	西洋参 20g
天花粉 20g	莲子 30g	生龙骨	生牡蛎 30g
生麦芽 30g			

1 料，浓煎收膏。

另：琥珀 10g、珍珠粉 10g、辰砂 7g，共研细面，搅入膏中，早晚各 1 匙。上膏加减共服 3 料。

按： 因与其故交，常有往来，知至今康泰，睡眠平稳。

初诊脉沉而数，乃郁火内伏；关弦乃气郁不舒，郁火不得外达而内扰，致心烦不寐。火退呈气阴不足之象，以脉小数不实可知，故转予益气阴，调理而愈。

例 8：热扰心神

金某，女，20 岁。

2001 年 12 月 7 日初诊：心悸失眠，思绪纷纭，心中烦，精力不能集中，记忆力低下，月经超前。

脉沉滑数，舌偏红。

证属：热扰心神。

法宜：清热安神。

方宗：栀子豉汤加减。

栀子 12g	豆豉 12g

4 剂，水煎服。

12 月 11 日二诊：药后脉症如前，溲频。热邪未清。

栀子 12g	豆豉 12g	僵蚕 10g	蝉蜕 4g
姜黄 8g	大黄 4g	连翘 15g	麦冬 12g
生甘草 8g	夜交藤 18g		

12 月 21 日三诊：上方共服 10 剂。心悸、失眠、心烦已减，每日可睡五六小时，中午睡不着。卧则耳鸣，头鸣且跳，小溲频。

脉阳弦尺弱。舌嫩红，齿痕。

证属：肾亏，阳亢化风。

法宜：滋水涵木，潜阳息风。

方宗：三甲复脉汤加减。

生龙骨 18g	生牡蛎 18g	龟甲 15g	炙鳖甲 15g
干地黄 15g	麦冬 12g	山茱萸 15g	生白芍 15g
山药 15g	炒枣仁 40g	柏子仁 30g	阿胶 15g
芡实 30g	覆盆子 15g		

2002年1月18日四诊：上方共服25剂，症除，睡眠正常，精力增，学习效率明显提高。脉转弦缓。上方再服10剂，以固疗效。

按： 心藏神，主火而畏火。火热内扰，则烦乱、不寐、心悸诸症随之而起。故失眠而因于火者，必先泻火，火去，神乃得安。栀子豉汤辛开苦降，即治火热内扰之"虚烦不得眠，若剧者，必反复颠倒，心中懊憹"，故首诊予栀子豉汤。

服后脉症如前者，乃栀子豉汤清透力薄，故二诊合升降散，增其透散之力。连服10剂，火热方退，诸症好转。

三诊火退后，虚象复露。何以知已现虚象？因脉见阳弦阴弱。阴弱者，水亏；阳弦者，肝木失涵，风阳上扰，致耳鸣、头鸣且跳动，故予三甲复脉汤，滋水涵木，潜阳息风。

例9：郁火内扰

余某，男，21岁，学生。

2007年1月9日初诊：寐差一月余，一日约睡4小时，寐则多梦，盗汗，头昏脑胀，心绪不宁。已届期末考试，复习效差，心中焦急。胃凉，下肢冷，吞酸烧心，食后胃中如蚁行。服用雷尼替丁每日300mg，已两个月。牙龈萎缩，刷牙出血。

脉沉弦数。舌略红少苔。

证属：气滞热郁。

法宜：透达郁热。

方宗：枳实栀子豉汤加减。

栀子 12g	豆豉 12g	枳实 9g

1月19日二诊：上方共服7剂。睡眠已有好转，烧心吞酸尚重。上方加黄连10g、吴茱萸3g、醋瓦楞子18g、蒲公英30g。

3月27日三诊：上方共服14剂，春节回家停药，现睡眠可，盗汗、烧心轻，腹及下肢尚凉，脉沉弦滑，舌略红，此火郁未靖。

柴胡 9g	枳实 9g	白芍 10g	炙甘草 6g

僵蚕 12g　　　　蝉蜕 5g　　　　　姜黄 10g　　　　　连翘 12g

7 剂，水煎服。

按：因脉沉弦数而诊为气滞火郁。主症为寐差、心烦、头昏，乃热在上焦，故以枳实栀子豉汤宣透上焦郁热。烧心吞酸乃郁火犯胃；胃凉下肢冷，乃火郁阳气不达。

枳实栀子豉汤治"大病差后劳复者"。"大病差后"指正气已虚。劳复，包括劳心、劳力、房劳、食复，或夹外邪；或夹内生之邪；或大病瘥后余邪未尽，炉烟虽熄，灰中有火，因劳而复发者。观所用之方，栀子豉汤宣透胸膈郁热，枳实破气行痰，畅达气机，使郁热得以透达。从这个方子组成来看，首先是针对实证而不是虚证，是针对热证而不是寒证，是针对气滞热伏而且位在上焦的郁热证。

根据这一方义的分析，则枳实栀子豉汤就不拘于是否有"大病差后"的病史，也不囿于是否大病以后正虚，就是个气滞热郁，故本案径予枳实栀子豉汤，宣透胸膈之郁热。

二诊因火邪犯胃而烧心、吞酸，故加左金丸、瓦楞子治标以治酸。

三诊，腹及下肢凉，乃火郁阳气不达，继予四逆散合升降散，继续透达郁热。三诊虽方药有异，但基本病机未变，皆以清透郁热为主。

例 10：火热郁伏

崔某，女，53 岁，邯郸市人。

2006 年 6 月 9 日初诊：阵心慌，心速，入睡难，常半夜两点尚难成寐，日睡三四个小时，阵汗出，两肩痛如落枕，足心热。

脉沉弦躁数且小，舌嫩红少苔。

证属：火热郁伏。

法宜：清透郁热。

方宗：升降散合栀子豉汤加减。

僵蚕 12g　　　　蝉蜕 5g　　　　姜黄 9g　　　　　大黄 4g

栀子 9g　　　　　豆豉 12g　　　连翘 12g　　　　丹参 15g

7 月 28 日二诊：上方加减，共服 35 剂，已无不适，脉转弦滑数，舌嫩红。上方去大黄，加黄连 9g、瓜蒌 15g、半夏 9g，7 剂，水煎服。

按：脉沉弦躁数，乃火热郁伏；脉小者，不以阴虚看，因脉有力，乃闭郁较甚而脉小，仍属郁象。郁热内扰而心神不安，见心慌、心动过速、不寐等。方以升降散合栀子豉汤透达郁热。气机畅，脉得起，转为滑数，加小陷胸汤清化痰热。

例11：热扰不寐

李某，男，49岁。

2004年7月11日初诊：寐少已20年，轻时每日约可睡四五个小时，虽寐亦多梦纷纭；重时常彻夜不眠。心烦意乱，头昏易怒。屡用安眠药，舒乐定服4片亦不起作用，反倒次日昏昏沉沉。便略干。

脉沉而滑数，舌红苔薄黄。

证属：郁火夹痰扰心。

法宜：宣透郁火兼以化痰。

方宗：栀子豉汤加减。

栀子12g	豆豉12g	姜黄10g	黄连10g
知母6g	大黄5g	半夏15g	

7剂，水煎服。

7月19日二诊：药后症如上，便解已畅。脉仍沉滑数，其力已减，两尺动。上方加龟甲30g、黄柏7g、干地黄15g。

8月30日三诊：上方共服28剂，已不服安眠药，每日可睡五六个小时，入睡迟，晨起头昏。脉沉滑数已不盛，尺脉已平，舌红且暗。脉已不大，邪已衰；仍滑数，痰热未靖。继予前法，清涤余邪。

黄连12g	栀子12g	豆豉12g	半夏15g
胆南星12g	天竺黄12g	竹茹7g	枳实8g
石菖蒲8g	陈皮9g	茯神15g	夜交藤30g
远志10g			

按：脉沉而数，仍火郁；滑乃痰，故诊为痰火扰心。首方主以栀子豉汤宣透胸膈郁热。黄连、知母清热泻火。姜黄气分血药，宣达气机，使郁火得以通达。用大黄泄热下趋，亦给郁火以出路。用半夏者，化痰且交通阴阳。

半夏交通阴阳治不寐，当属痰湿蕴于中焦，升降失司，心肾不交者。若其他原因之不寐，则非半夏所宜。

二诊尺动，动为阳。从阳求阴，脉动知为阴不足，不能制阳，阳亢而动。故于方中加龟甲、黄柏、干地黄，合上方中已有之知母，成大补阴丸之意，滋阴降火，以使水火相交。

三诊，脉滑数已不盛，知邪虽减而未靖。然尺动已平，知相火已宁。故继予清化痰热，宗黄连温胆汤主之。

例12：火热炽盛

霍某，男，30岁。

1991年5月18日初诊：本人为烟酒公司干部，平素善饮，春节饮酒过多，呕吐、心慌，不能眠，心中躁热烦乱，惊恐怵惕，头昏沉，困乏无力。

脉弦滑数大，舌红苔黄。

证属：热盛扰心。

法宜：清热泻火。

方宗：黄连解毒汤加减。

黄连 12g	黄芩 10g	栀子 12g	川木通 7g

4剂，水煎服。

6月21日二诊：上方共服8剂，吐止，心慌偶作，睡眠好转，体力精神已可，但因家中盖房，饮酒过多，症又复作。脉弦数，苔白厚。上方加茵陈 30g、滑石 15g、藿香 12g、苍术 10g、川厚朴 10g，历半月方愈。

按：脉滑数而大，舌红苔黄，显系火热炽盛。火扰心神而躁扰不眠，心神不宁而心悸惊怵，火热上灼而头昏呕吐。黄连解毒汤泻火解毒，火去神自安。二诊苔厚，湿浊又起，故加化湿之品，半月方愈。

例 13：气血两燔

戎某，男，78 岁，栾城人。

2006 年 12 月 5 日初诊：去年冬天煤气中毒，昏迷六七个小时，高压氧舱治疗一个月，基本恢复。之后周身痒，皮肤干，搔后起皮屑。入睡难，卧后两三个小时方能朦胧入睡，一日约睡四五个小时。心电图：心肌缺血，期前收缩。面暗，手暗如烟熏。

脉洪大而滑。舌略淡，苔白润。

证属：气血两燔。

法宜：清气凉血活血。

方宗：清瘟败毒饮加减。

生石膏 30g	知母 6g	黄芩 9g	黄连 10g
栀子 10g	连翘 15g	牡丹皮 12g	赤芍 15g
竹叶 7g	水牛角 30g	紫草 30g	

12 月 22 日二诊：上方加减共服 17 剂，寐已可，痒减半，面及手色暗减轻。脉弦滑略大。舌同前。上方加桃仁 12g、红花 12g，继服 10 剂。

按：煤气中毒后，智力虽已恢复，然脉仍洪大，且正值隆冬，脉不敛藏，乃热毒内蕴，燔灼气血。

何以知气分热盛？据脉洪大可知。何以云热灼血分？以身痒起皮，且面手黑可知之。热邪深入血分，则耗血动血。血耗，不能养肌肤，致周身痒且起皮屑；热烁而血行瘀泣，致面手色黑。热毒内扰而寐不安。

气血两燔，舌当深绛，何以此案舌反淡？吾辨证以脉为主，因脉洪大而诊为热盛燔灼，则此舌淡，乃热邪耗血，血耗而不荣，故舌淡。故虽舌淡，仍予清瘟败毒饮清之。这种判断对否？以实践为据。药后不仅寐已可，且他症亦减，基本达到预期，故这一辨治可信。

例14：阳盛而狂

王某，男，84岁。

1982年3月1日初诊：自春节后，彻夜不眠，以夜为昼，狂躁不安，或外出，或翻物，片刻不宁，亲疏不辨，语无伦次，口不渴，食尚可，便不干，溲频涩少。面颊红。

脉洪滑有力，舌红而裂。

证属：火热内扰，逼乱神明。

法宜：泻火佐以养阴。

方宗：黄连解毒汤加减。

黄连10g	黄芩10g	栀子12g	大黄6g
连翘15g	石膏30g	玄参15g	

2剂，水煎服。

3月3日二诊：药后未泻，夜较前安静，可睡两个小时。脉势稍敛。上方加芒硝18g（分冲）、竹沥水40mL（分冲）。

3月5日三诊：药后泻5次，下大量胶黏臭秽之便。入夜已可睡4小时，狂躁之势渐平。脉象趋缓。继予清热养阴之剂。

黄连10g	栀子10g	连翘15g	麦冬12g
天冬12g	玄参15g	竹沥水40mL（分冲）	

3月12日四诊：上方连服7剂，狂躁已除，每日可睡六七个小时，溲畅。脉缓滑，舌已不红，尚有裂纹，颧红已退。嘱服天王补心丹半月以善后。

入冬，其家人来诊，询其父，曾因感冒呕吐，吐出大量痰涎，自此安然。

按：脉洪滑有力，知火热内扰，逼乱神明，故不寐狂躁，首当泻其火热。下后热挫，渐安。

溲频数而涩少，且舌红而裂，乃阳盛阴伤，化源已涸，故热退转而养阴，诸症渐安。

脉洪滑，乃热夹痰，虽兼顾其痰，毕竟涤痰力轻，致后因感冒呕吐，吐出大量痰涎。本案本当吐其痰涎，古代医案常有吐痰一法，惜吾荒疏，罕用吐法。

例15：木火扰心

齐某，男，29岁。

2006年7月24日初诊：睡眠差，每晚约睡四五个小时，已2个月。心烦，头昏，易怒，精神不能集中。脉弦数，舌红苔少。

证属：肝火盛。

法宜：清泻肝火。

方宗：龙胆泻肝汤加减。

龙胆草 5g	栀子 9g	黄芩 9g	生地黄 15g
川木通 7g	丹参 15g	夏枯草 18g	夜交藤 12g
牡丹皮 12g	生甘草 7g		

8月14日二诊：上方共服12剂，睡眠已正常，心烦头晕亦除。脉弦已不数，但尺脉稍旺，舌已不红。予：知柏地黄丸，每早服2丸；天王补心丹，每晚服2丸。连服半月。

按：脉弦数，且寐少、烦躁，舌红，显系木火扰心，故予龙胆泻肝汤，去车前、泽泻利湿之品，去当归之辛温走窜，改甘寒之丹参，更增牡丹皮、夏枯草以清肝，夜交藤以安神。

二诊尺偏旺，乃肾水亏，相火旺。缘何尺旺？盖因肝火盛，下汲肾水而水亏，致肾中相火萌动而尺旺。予知柏地黄丸以滋肾水、泻相火；予天王补心丹养阴清热安神。

例16：肝经郁热

李某，男，20岁。

2002年9月18日初诊：头昏，难以成寐，目胀。脉弦滑数，舌红苔白。

证属：肝经郁热。

方宗：四逆散合泻青丸

柴胡 8g	枳实 9g	白芍 10g	炙甘草 6g
龙胆草 6g	栀子 9g	防风 7g	僵蚕 12g
大黄 4g			

9月25日二诊：上方共服7剂，已能入睡，头尚不爽，目难受。便稀，日2次。脉弦滑数，舌稍红，苔微黄。上方去大黄，加桑叶9g、菊花7g、苦丁茶7g，7剂，水煎服。

按：脉弦乃肝气郁结，滑数为肝经热盛。木火扰心而神不安，致入睡难；木火上扰而头昏目胀。方取四逆散解肝之郁，泻青丸清肝之热。木火靖，心神自宁。

例17：肝郁化火伤阴

刘某，女，35岁。

2004年10月19日初诊：寐少，每夜睡三四个小时，已7年，头晕、心烦、易怒，精神不能集中，咳嗽，生气后左胁痛，月经超前，晨起脸胀，便干。每日服艾司唑仑。

脉沉弦细数，舌红少苔。

证属：肝郁化火伤阴。

法宜：养阴柔肝、舒肝。

方宗：一贯煎加减。

生地黄30g	麦冬15g	沙参15g	白芍15g
川楝子9g	郁金9g	牡丹皮12g	桑叶9g
炒枣仁30g	炙杷叶10g		

12月28日二诊：上方共服45剂，头晕、咳嗽、胁痛已除，寐尚差，安眠药已停。脉弦细数，舌嫩绛少苔。症虽减，然肝阴未复，睡眠仍差，故予前方加生龙骨、生牡蛎、龟甲、鳖甲各18g，去炙杷叶。

2005年1月17日三诊：上方共服32剂，上症皆除，睡眠保持在七八个小时，脉弦缓，舌可。已愈。

按：失眠头晕、心烦，因脉弦细数，故诊为肝郁化火伤阴，予一贯煎主之。肝郁化火伤阴，魂不安；且肝火扰心，心亦不宁，致少寐烦怒；肝经不舒而胁痛。一贯煎柔肝舒肝。加炙杷叶者，佐金平木。

炒枣仁虽安神之常用药，因其酸而敛，故邪实者不宜。此例肝阴不足，用以补肝宁心。余初临床时，仅用10g左右，效不显。后观仲景酸枣仁汤量重，故改用30～60g时，疗效明显增强。可见，此药在对证的情况上，量宜大。

例18：肝风内旋，扰动心神

吴某，女，75岁。

2001年12月17日初诊：寐少，已十几年，每晚约睡三四个小时，醒后心悸、心烦、头晕、头汗，烘热。有高血压史，药物控制在135/90mmHg左右。

脉弦且劲。舌暗红，苔少。

证属：肝风内旋，扰动心神。

法宜：平肝息风安神。

方宗：三甲复脉汤加减。

生龙骨30g	生牡蛎30g	龟甲18g	炙鳖甲18g
生石决明30g	生白芍15g	山茱萸15g	牡丹皮10g
五味子5g	炒枣仁40g	干地黄15g	柏子仁15g
合欢花10g			

2002年1月8日二诊：上方共服21剂，睡眠好转，每日可睡六七个小时，心悸、心烦、头晕、头汗、烘热已不著。脉弦已不劲，舌暗红。上方加丹参18g、生蒲黄9g、桃仁12g、红花12g。

2月3日三诊：上方又服25剂，睡眠稳定，精神、饮食皆可，脉弦兼滑，舌暗红已轻。上方继服 10 剂，以固疗效。

按：脉弦劲，乃肝风已动。脉贵和缓，脉缓为有胃气、有神、有根之征。脉之和缓，必阳以温煦，血以濡润。肝阴不足、筋脉失柔，脉则弦劲，化作肝风。肝风内窜扰心，则心烦、心悸、不寐；肝阳外淫则阵阵烘热、汗出；肝风上扰，则头晕。治必滋阴潜阳，平肝息风。方取介属以潜镇，白芍、地黄、山茱萸等养阴柔肝，补肝之体，泻肝之用。二诊因舌暗红，乃夹瘀之征，故加活血之品，共服 50 余剂而安。此为不寐从肝治者。

例 19：肝风内扰

刘某，女，92 岁。

2007 年 1 月 16 日初诊：少寐，常彻夜无眠，卧则身游行于外，又觉如蟾爬满全身。善饥，食则烧心，胃难受，嗳气。下利已 3 个月，日五六度。

脉弦劲如刃，舌略绛少苔。

证属：肝肾阴虚，肝风鸱张。

法宜：柔肝潜阳。

方宗：三甲复脉汤加减。

生龙骨 30g	生牡蛎 30g	白芍 15g	炒枣仁 40g
龟甲 30g	山茱萸 15g	乌梅 6g	炙鳖甲 18g
五味子 5g			

1 月 23 日二诊：上方共服 7 剂，睡眠、下利、幻觉均有好转。又增盗汗口疮。脉尚弦劲，劲势已缓。上方加炙甘草 10g、浮小麦 30g。7 剂，水煎服，已届春节，未再来诊。

按：脉弦如刃，乃肝之真脏脉见，肝虚至极，肝魂不藏，而觉身游行于外，幻觉遂生。风阳内扰而不寐，木干于土而善饥，恰如厥阴病之饥而不欲食，心中痛热。急当柔肝潜阳，又恐养阴以增下利，故取酸收之品，柔而兼敛。

例 20：精血俱虚，风阳上扰

李某，女，49 岁，唐山人。

2006 年 10 月 27 日初诊：失眠已十余年，每日靠安眠药约可睡二三个小时。频烘热自汗、心悸伴随阵发心动过速，约二三十分钟心动过速一次，可持续二三分钟。大便干结，每日靠通下药解便。手足脸胀。月经尚如期来潮。心电图 ST-T 改变，血压 130/80mmHg。

脉弦且劲，尺差。舌尚可。

证属：阴血不足，风气内旋。

法宜：滋阴养血，平肝息风。

方宗：地黄饮子加减。

干地黄 15g	山茱萸 15g	石斛 12g	五味子 5g
石菖蒲 7g	远志 9g	茯苓 15g	肉苁蓉 18g
巴戟天 12g	当归 18g	肉桂 5g	炒枣仁 40g
生龙骨 18g	生牡蛎 18g	炙鳖甲 18g	龟甲 18g

11 月 28 日二诊：上方已服 30 剂，上症均有好转，上方加玄参 15g、珍珠粉 2g（分冲）。14 剂，水煎服。

按：脉弦劲而尺差，乃阴虚而肝风内旋。肝阳扰心而心动悸，水不济火而不寐，风阳动而烘热，阴血亏肠失濡而便干，诸症皆由阴虚肝风内旋所致。

方宗地黄饮子加味，滋水涵木，平肝潜阳息风。风阳靖，神自安。

例 21：肝气不舒

杨某，女，38 岁。

2005 年 11 月 30 日初诊：寐不实，每夜约睡四五个小时，多梦，头汗多，已 1 月余，曾服养血安神片有效。脉弦不实。舌尚可，苔白少。

证属：肝失疏达。

法宜：疏肝安神。

方宗：逍遥散加减。

| 柴胡 7g | 当归 12g | 白芍 15g | 炙甘草 7g |
| 茯苓 15g | 白术 9g | 丹参 18g | 夜交藤 18g |

7 剂，水煎服。

12 月 7 日二诊：药后睡眠好转，每夜可睡 7 个小时，梦尚多，便稍干。脉弦，按之不足。舌可。上方加肉苁蓉 15g。7 剂，水煎服。

按：尽人皆知，情志怫逆则影响睡眠，何也？情志不遂，则肝气郁结。肝郁则疏泄不及，心气升降出入不利，出入滞碍则心神不安。再者，肝藏魂，肝郁不舒，魂亦不藏，多梦纷纭，虽寐亦不实。再者，气机不利，游行于外之卫阳不得入于阴，致阴阳不交而不瞑。此案脉弦，知肝郁不舒；且按之不足，肝亦虚，故以逍遥散疏解肝郁，以调情志，因非久病，易愈。

例 22：脾肾两虚

方某，男，47 岁。

1995 年 11 月 7 日初诊：寐差，每日约睡四五个小时，已 1 年半。健忘、脱发，四肢麻，卧则腿凉麻，头晕胀，五官拘紧，牙痒，腰酸，劳则遗精、乏力。脉弦减，两尺弦细。舌尚可。

证属：脾肾两虚。

法宜：益肾健脾。

方宗：归脾汤合右归丸加减。

党参 12g	炙黄芪 12g	茯苓 15g	白术 10g
炙甘草 6g	当归 12g	远志 9g	炒枣仁 40g
肉桂 6g	炮附子 10g	鹿角胶 15g	山茱萸 12g
菟丝子 15g	炒杜仲 15g	巴戟天 12g	肉苁蓉 12g

11 月 21 日二诊：上方共服 14 剂，睡眠好转，可睡 6～7 个小时。头晕胀，疲劳则遗精。脉细缓无力，舌淡红苔少。上方加益智仁 10g、芡实 30g。

12 月 5 日三诊：上方又进 14 剂，精力转佳，睡眠基本正常。头尚欠爽，腰酸，下肢欠温。予上方加鹿茸 5g、紫河车 6g。20 剂为一料，轧细，炼蜜为丸，10 克重。每服 2 丸，日 2 次，淡盐汤送下。

按：神者，正气也。脉细缓无力，乃正虚之脉，先天后天均不足，故脾肾双补，精气充，神自旺，阴阳相交，昼精夜瞑。

例 23：心脾两虚

刘某，女，55 岁。

2005 年 6 月 24 日初诊：寐少，已四五年，或每夜睡二三个小时，或整夜不眠。头晕欲仆，虚汗多。

脉沉小滑无力，舌可。

证属：心脾两虚。

法宜：益气血，养心脾。

方宗：归脾汤加减。

炙黄芪 12g	党参 12g	茯苓 15g	炙甘草 8g
桂枝 9g	当归 12g	木香 4g	远志 9g
炒枣仁 40g	半夏 15g		

7 月 22 日二诊：上方共服 28 剂，不服安眠药，亦可睡六七个小时，但不稳定，时好时差。虚汗已少，头已不晕。脉缓滑，已不小，按之尚差。舌可。上方继服 14 剂。

按：脉小而无力，气血皆虚。正虚神无所养而不寐。气虚不固而多汗，气血不得上达而头晕。归脾汤补气血、益心脾以养神。重用枣仁益阴安神；重用半夏以交通阴阳，阴阳交而泰来。

例 24：阳虚不寐，转嗜睡

马某，女，20 岁，唐山市人。

2007 年 3 月 26 日初诊：脘腹胀痛，脐两侧刺痛，寐差，每夜约睡四五个小时，精力不济。

脉弦紧，左寸及右尺均不足。舌嫩红，苔白。

证属：君相二火俱虚，阴寒内盛于中。

法宜：温振中阳。

方宗：大建中汤加减。

干姜 6g	川椒 5g	吴茱萸 6g	肉桂 6g
红参 12g	炙甘草 6g	半夏 12g	饴糖 30mL

4月9日二诊：上方共服10剂，脘脐疼痛已除，胃尚欠和。由寐少转而为多寐，整日困乏欲睡。脉转沉滑。舌淡嫩红，苔薄少。上方加白术9g，7剂，水煎服。

按：寸尺不足，乃君相火虚。火不生土，中焦阴寒，脉绌急为痛。

阳虚者，不能养神，精神委顿，当呈但欲寐状，何以反见不寐？因阴气盛，阳被格于外，阴阳不得相交，故不寐。

君相火衰不得眠，何以取大建中汤治之？君火在上，相火在下，上下火衰，中焦阴寒，诸不足者，取之于中。脾阳健，可斡旋阴阳水火之升降；中土健，以运四旁，故取大建中汤温振中阳。加肉桂补命门，补火生土；加吴茱萸温肝散寒，肝阳升，脾阳亦升，此亦木达土疏；加半夏者，交通阴阳，取半夏秫米汤意。

二诊脉转滑，示阳气来复。阳复本当精神振作，昼精夜暝，何以反多寐？概"阳气者，精则养神"，阳复未充，养神不及故多寐，仍宗原方治之。

不寐温振中阳，多寐亦温振中阳，表现不同，实病机一也。

例 25：胸阳不振

闫某，女，43 岁。

2006 年 7 月 7 日初诊：胸闷背痛，走路不足一里即气短而喘，头两侧胀，腰酸，四肢麻，睡眠差，每夜约睡三四个小时，汗多，已 3 年余。查心肺正常。面萎黄。

脉弦按之减，舌可苔白。

证属：胸阳不振。

法宜：温阳益气。

方宗：苓桂术甘汤合参附汤加减。

炮附子 15g	红参 12g	桂枝 12g	炙甘草 8g
茯苓 15g	白术 10g	当归 12g	半夏 15g

7月28日二诊：上方共服21剂，睡眠已可，腰酸肢麻已除，两太阳穴处胀痛。正值经行。脉弦细无力，尺涩，舌偏淡。症虽轻，然脉未复，上方加巴戟天 12g、鹿角胶 15g、炒杜仲 15g。

8月19日三诊：上方又服21剂，症除，脉渐起，上方改半夏10g，继服14剂。

按：胸为清旷之野，清阳所居。清阳虚，不能充于上焦，浊阴必反干于上，见胸闷背痛，气短而喘。阳气虚衰，神无所倚，致心神不安而不寐。阳虚不摄而汗多，阳气不运而肢麻、腰酸。上述诸症，何以知为阳气虚馁？以脉弦按之减可知。脉弦乃阳中阴脉，弦则为减，且按之不足，乃阳气虚衰可知。故法宜温阳益气，方取参附汤温阳益气；苓桂术甘汤温振心阳而化饮；加半夏交通阴阳且蠲除痰饮。

二诊脉弦细无力且尺涩。症虽减，然脉弦细，乃阳气未复；尺涩者为肾精亏，故原方温阳益气基础上，更增益精血之品，以复本元。

阳虚乃少阴证，当但欲寐，此案何以不寐？经云："阳气者，精则养神。"阳气不足，则精神萎靡，故但欲寐。所谓但欲寐，乃欲寐而不得寐，或虽寐亦不实，似睡非睡，似醒非醒状。神者，正气也。阳虚正气不足，神失奉养，何以得安，故不寐。治以温阳益气，正复乃安。

例26：多梦、梦魇

张某，女，50岁。

2002年6月29日初诊：多梦纷纭，常睡梦中发生梦魇，胸窒闷，呼吸难继，不能动弹，不得呼喊，必待他人推醒后方舒，已有30余年。

脉沉无力，舌可。

证属：心气虚。

方宗：桂枝甘草汤加减。

桂枝 12g	炙甘草 8g	炮附子 12g	红参 12g
茯苓 12g	白术 10g	当归 12g	远志 9g

7月31日二诊：上方共服28剂，梦已少，梦魇未作，脉已起。继予上方10剂，以固疗效。

按：脉弱，心气虚，神无所倚而不安，寐则多梦。心气虚，翕阖失常，升降不及而气难继，胸窒闷；出入不及则神不运，不能动弹，呼喊无声。待他人推之，阳气因动而苏。法当温阳益气，复其翕阖之机。桂枝甘草汤辛甘化阳，温振心阳，治心阳不振而心悸、叉手自冒心者，与此证虽表现不同，然其机一也。加参附汤壮心阳，更增桂枝甘草汤化阳；加苓术者，因阳虚水易凌之，故加苓术培土制水安心神；加远志交通心肾以安神。历30剂，阳复脉起而愈。

例27：梦呓

徐某，女，21岁，本校学生。

2006年4月21日初诊：寐不安，每夜约睡五六个小时。多梦纷纭，梦呓声甚高，每夜都把同寝室同学吵醒。已半年有余。高考前即睡眠差，睡不实，多梦，继渐梦呓。肢凉，便秘。

脉沉细小无力，舌尚可。

证属：阴阳两亏，精血不足。

法宜：温心阳，益精血。

方宗：当归四逆汤加减。

桂枝 12g	当归 30g	白芍 15g	细辛 6g
炙甘草 8g	肉苁蓉 30g	炮附子 12g	干姜 6g
清半夏 30g			

水煎服，7剂。

5月5日二诊：睡眠较前安稳，梦少，呓语已轻，喃喃而语，不致吵醒他人。头及肢体睡中不自主抖动，头汗出。脉转沉弦滑，按之不足，舌可。上方加生龙骨、生牡蛎各18g。

6月9日三诊：上方共服14剂，已可安寐，肢温，便已不干。脉尚显不足，上方10剂，以固疗效。

按： 寐差、多梦、梦呓，皆心神不安之征。何以心神不安？脉细小无力，且肢冷，知为精血不足，阳气亦虚。正虚，心神失于奉养，故神不安。此便秘，亦阳虚失于推荡，精血虚而失于濡润，致腑气不通而便秘。

法宜温心阳，益精血，方取桂枝、炙甘草、炮附子、干姜以温振心阳，细辛启阳气，当归、白芍、肉苁蓉以益精血，含济川煎之意，寓通于补。

加半夏者，一者交通阴阳；一者半夏体滑以通便，取半硫丸之意。

再诊脉已见滑，乃阳气、精血业已见复。肢体抖动者，为筋惕也，因筋脉失于阳之温煦与精血之濡养，致筋惕不安而抖动。头汗者阳虚失于固摄而汗出。汗出，筋惕、梦呓、便结，症各不同，然依其脉解，则病机一也，皆阴阳两虚所致，故扶阳益阴以治本，诸证皆瘥，此乃中医整体观的具体体现。

例28：心肾不交

周某，女，21岁。

1996年11月26日初诊：寐少，日约四五个小时，心烦，已两月余。

脉沉滑数，尺涩无力。舌尚可。

证属：心火旺，命火衰。

法宜：清心温下，交通心肾。

方宗：交泰丸加减。

黄连 9g	官桂 5g	半夏 12g

水煎服，7剂。

12月3日二诊：上方服后已能安寐，脉滑尺尚弱，继予上方7剂。

按： 交泰丸出自《韩氏医通·药性裁成章》，曰："火分之病，黄连为主。生用为君，佐官桂少许，煎百沸，入蜜，空心服，能使心肾交于顷刻。"

此案，阳脉滑数，乃痰热盛于上；尺涩无力，乃命火衰于下，致心肾不交而寐少。

心肾不交，言水亏火旺者多，言心火旺而命火衰者鲜。心火旺者上热也，命火衰者下寒也，亦可心肾不交，交泰丸清上温下，切合病机。加半夏者，一者阳滑数，乃痰热扰心，故予黄连泻火，半夏化痰；一者半夏亦交通阴阳，使心肾相交。

例 29：下焦阴盛，虚阳上浮

王某，女，65 岁。

1995 年 11 月 21 日初诊：失眠 20 余年，每夜或睡二三个小时，或五六个小时，或连续数日彻夜不眠。每日皆须服安眠药，初服安定，后改服艾司唑仑、阿普唑仑，服用药量逐渐增加，效果渐差，副反应渐大，昏沉、烦躁、焦虑、心慌，食欲差，多汗，无力，腰酸肢软，下肢冷。

阴脉弱阳脉虚大，舌嫩红少苔。

证属：下焦阴盛，虚阳上浮。

法宜：益肾温阳，引火归原。

方宗：金匮肾气丸加减。

肉桂 4g	炮附子 8g	茯苓 15g	山茱萸 12g
熟地黄 12g	牡丹皮 9g	泽泻 10g	山药 15g
生龙骨 18g	生牡蛎 18g	远志 9g	半夏 9g
炒枣仁 40g	磁石 15g		

1996 年 1 月 18 日二诊：上方加减，共服 52 剂。诸症皆减，睡眠明显好转，每夜约可安寐六七个小时，可不服安眠药，精力较前明显好转。脉三部皆平，转弦缓之脉。舌偏暗红，苔少。上方继服 14 剂，以固疗效。

患者家住承德，因女儿在石家庄工作，每年冬天常来女儿家小住。2006 年冬来石家庄时，因他病来诊，云几年来身体情况良好，睡眠一直正常，脉色亦佳，说了些感激之话。

按：心肾相交，通常指水火既济。心主火，肾主水，心火下交于肾而肾水不寒，水精四布，滋润濡养脏腑、官窍、肌肤毫毛。肾水上承，心火不亢，心神乃昌，昼精夜瞑。此层关系，亦称水火既济，坎离既济。

若肾水亏，不能上济心火，则心火独亢。心火亢可见心烦不寐，或烦躁心悸，甚则躁狂；肾水亏可见腰酸腰软、头晕耳鸣目花、躁热骨蒸、遗精滑泄等，其脉当为阳盛阴弱。法当泻南补北，代表方剂为黄连阿胶鸡子黄汤。

须知，水亏火旺，只是心肾不交的一种表现，除此而外，尚有许多其他原因导致心肾不交，包括邪阻、正虚两大类。此案，阴脉弱，为下焦阳虚阴盛；阳脉虚大，是虚阳上浮，致心肾不交而顽固失眠。腰酸膝软、下肢冷、疲乏无力，乃下元亏所致；不寐心慌、烦躁焦虑，乃虚阳上扰所致。故法宗益肾温阳、引火归原，予肾气丸主之。坚持服药两个多月，终获脉三部皆平而愈。

例30：阴虚不寐

刘某，女，46岁。

1997年4月25日初诊：失眠近2年，每夜约睡三四个小时，烦躁，心绪不宁。

脉弦细略数，舌嫩红，舌尖有瘀点。

证属：肝阴不足，心神失养。

法宜：滋肝阴，安心神。

方宗：酸枣仁汤加减。

| 炒酸枣仁 60g | 茯苓 12g | 知母 6g | 川芎 7g |
| 炙甘草 7g | 丹参 18g | | |

6月13日二诊：上方共服38剂，睡眠好转，每夜可睡六七个小时，烦躁已除，精力亦有好转。

脉转弦缓，舌可。

证属：心脾两虚。

方宗：归脾汤加减。

党参 12g	炙黄芪 10g	茯苓 15g	白术 9g
炙甘草 7g	当归 12g	白芍 12g	远志 8g
炒枣仁 30g	陈皮 5g		

7月8日三诊：上方共服21剂，睡眠稳定，每日约睡7小时，精力已正常。上方继予10剂，以善其后。

按： 随神往来者，谓之魂。肝藏魂，肝阴不足，则魂不安，神不宁，故失眠，心绪不宁。

不寐原因甚多，此例何以诊为肝阴虚而魂不安？以其脉弦细数。弦主肝，细为阴不足，数乃阴虚阳亢而数。

酸枣仁汤治"虚劳、虚烦不得眠"。酸枣仁甘酸而润，补肝阴，泻肝用，安魂宁心，必重用方效，余恒用至30～60g。阴虚者，阳必亢，木火扰心而烦躁，心绪不宁，故用知母清热滋阴。甘草缓肝之急，茯苓安心神。重用枣仁酸收，以防血泣，故加川芎活血以佐之。舌尖瘀点，已有血瘀之征，故加丹参配川芎以活血。

连服 38 剂，虚热之象已退，心神转安，然气血两虚之象已露，以其脉弦缓可知，故转用归脾汤补益气血以安神。

例 31：肝阴虚

王某，女，41 岁。

2002 年 8 月 24 日初诊：寐差已 3 年，每夜须服艾司唑仑 2 片，可睡五六个小时。头昏心悸，疲乏无力，不欲食，消瘦。

脉弦细数。舌偏红，少苔。

证属：肝阴虚，神魂不安。

法宜：养阴安神。

方宗：酸枣仁汤合百合地黄汤加减。

炒枣仁 40g	干地黄 12g	炙百合 18g	知母 4g
生白芍 12g	川芎 7g	牡丹皮 10g	生龙骨 18g
生牡蛎 18g	焦三仙各 12g		

10 月 19 日二诊：上方加减共服 35 剂，已停用艾司唑仑，亦可每夜睡五六个小时。尚感精力不济，手足凉，乳癖而乳胀，左肋下至少腹胀痛（附件炎），便干。

脉弦细小拘紧，按之不足。舌稍暗，苔白少。

证属：阴阳两虚。

法宜：温阳益气，养血填精。

方宗：可保立苏汤加减。

炮附子 6g	肉桂 4g	当归 12g	熟地黄 12g
山茱萸 10g	巴戟天 12g	肉苁蓉 12g	茯苓 12g
白术 9g	山药 12g	党参 12g	炙黄芪 12g
柴胡 7g	炒枣仁 30g		

另：鹿茸粉 2g、紫河车 2g 研粉分冲。

11 月 2 日三诊：上方共服 14 剂，睡眠稳定，每日可睡六七个小时，其他无任何不适。脉尚不足。继予前方 10 剂。

按： 何以诊为肝阴不足之不寐？因其脉弦细数，弦乃肝之脉，细数乃阴虚阳偏盛，且舌亦偏红。肝阴虚，虚火扰心，心神不安故不寐、心悸；虚阳上扰而头晕。方取酸枣仁汤合百合地黄汤，滋心肝之阴，安魂宁心。

至 10 月 19 日，脉转弦细小拘紧，按之不足，弦为肝之脉，细小乃阴血不足，拘紧且按之不足，乃阳虚之象，故诊为阴阳两虚，仿可保立苏汤意，阴阳气血皆补，以扶正安神。

例 32：瘀热互结

薛某，女，38 岁。

2007 年 4 月 2 日初诊：失眠已 10 年余，寐浅易醒，一夜醒 10 多次，睡眠不足 4 小时，头昏沉，精力不济，昼则困，打不起精神，好忘善怒，易哭，经涩少。

脉沉涩数，舌偏红暗。

证属：瘀热互结。

方宗：栀子豉汤合血府逐瘀汤加减。

栀子 10g	豆豉 12g	桔梗 9g	柴胡 9g
桃仁 12g	红花 12g	赤芍 12g	丹参 18g
生地黄 15g	川芎 8g	炙甘草 7g	

4 月 23 日二诊：上方加减，共服 21 剂。一夜约可睡六七个小时，尚醒二三次，精力增，情绪亦渐平和。

脉沉小滑数，寸旺尺弱。舌可，苔薄黄。

证属：水亏火旺。

法宜：泻南补北。

方宗：黄连阿胶汤加减。

黄连 12g	黄芩 9g	白芍 15g	生地黄 15g
阿胶 15g	半夏 12g	丹参 18g	

14 剂，水煎服。

按：脉沉涩且舌略暗，经涩少，此血瘀也；脉沉数且舌稍红，此热也，故诊为瘀热互结。瘀热内扰，致夜寐不安，心绪烦乱。栀子豉汤清透郁热，血府逐瘀汤活血化瘀，二方相合，恰合病机。

何以二诊转为阳旺阴弱？概瘀血去，遏伏之热得以透达而上冲，故寸旺。久病阴耗故水亏，致转为水亏火旺之证。法当泻南补北，此证非黄连阿胶汤莫属。加生地黄者，滋肾水；加半夏者，交通心肾。

例 33：气滞痰瘀

芦某，女，35 岁。

2006 年 12 月 19 日初诊：寐差 10 余年，卧后两三个小时不能入睡，或整夜无眠。服两片安定，亦仅能睡二三个小时，心情焦躁郁闷，头痛，腰痛，纳差，面起痤疮，便干。患子宫肌瘤，经量多。

脉右弦左滑，舌暗红。

证属：气滞痰郁，血行不畅。

法宜：行气涤痰活血。

方宗：温胆汤加减。

陈皮 9g	半夏 30g	茯苓 15g	白术 10g
胆南星 10g	石菖蒲 9g	枳实 9g	竹茹 8g
柴胡 9g	瓜蒌 30g	生蒲黄 10g	炒五灵脂 12g

2007年2月2日二诊：上方共服42剂。睡眠已好转，无须安眠药，每夜可睡6小时左右，食增，头痛除，痤疮轻，经血已少，便已不干。脉滑略减，舌稍红。上方加党参12g、当归12g、炙黄芪12g，减瓜蒌为15g，14剂，水煎服。

按：脉右弦乃气机郁滞；左为肝胆，左滑乃胆经痰蕴；舌暗红，乃血行瘀泣，故诊为气滞痰蕴，血行不畅。依此病机解症，则痰瘀内扰而神魂不安；上扰则头痛，面起痤疮；痰瘀阻于胞宫而血不循经，经量多。法予行气、涤痰、活血，方宗温胆汤合失笑散。历时1个月，气机已畅，渐露气虚之象，故予前方加参、芪、当归以扶正。春节已近，未再来诊。

例34：血瘀不寐

王某，女，27岁。

2002年4月7日初诊：4月前生一死胎，继之心中热，夜不成寐，至多一夜朦胧两小时，头昏沉，视物模糊，心中焦躁不宁。曾服养血安神之药数十剂，罔效。

脉滑数，舌可。

证属：瘀血阻心。

法宜：活血化瘀。

方宗：血府逐瘀汤加减。

桔梗 9g	柴胡 8g	桃仁 12g	红花 12g
川芎 8g	当归 12g	赤芍 12g	白芍 12g
丹参 18g	生地黄 15g	生蒲黄 12g	丹皮 12g

琥珀粉 3g（分冲）

4月12日二诊：上方服4剂，诸症悉减，每夜可睡6小时。

继服4剂。

4月16日三诊：烦热除，寐已安。唯觉身倦，脉转缓，予人参养荣丸善后。

按：此案并无舌暗、瘀斑、脉涩等明显的瘀血指征，何以诊为血瘀不寐？因生死胎，心中热，不得卧，且屡服养血安神之剂无效，故诊为血瘀不寐。胎死腹中，败血归心，心神被扰，故而不眠。

活血化瘀是治疗失眠的重要法则，若见典型的瘀血指征，如脉涩、舌暗、痛有定处等，固然易于诊断。若不典型者，无瘀血的脉舌症，但屡服安神之剂不效者，可试用活血化瘀一法。王清任曰："夜不能睡，用安神养血药治之不效者，此方若神。"心中热者，王氏称"灯笼热"，内有瘀血，血活则退。此案亦证王氏所云无讹。中医四版统编教材《内科学》瘀血章，为我大学老师董建华教授所撰，在该章中，对瘀血的诊断，董老师即提出有些瘀血患者未必有明确的瘀血特征，常法不效时，应考虑为瘀血，此话确为经验之谈。

本案脉滑不涩，何以诊为瘀血？《濒湖脉学》曰滑脉"上为吐逆下蓄血"，蓄血包括瘀血，如《金匮要略》血结胞门，而脉滑。若妇人经断脉滑，为血蓄下焦以养胎，乃孕脉而非瘀血。何以瘀血脉可滑，亦可涩？缘于瘀血程度不同，若瘀血重，血涩不行，脉当涩；若血虽瘀而未甚，血仍可通行者，脉可滑，此犹水中有石，水过而激起波澜故脉滑。

例 35：梦交

甄某，女，25岁，已婚，平山农民。

1998年3月28日初诊：素体较弱，心悸心烦，气短乏力，失眠多梦，梦交频作，白日则感筋疲力尽，头晕耳鸣，腰酸腿软，记忆力减退，已2年余。月经先后不定期，量多，色淡红，10天方净。大便干，每2日1次。

脉沉无力，尺脉动。舌正常，苔薄白。

证属：肾水不足，相火妄动，兼有心脾虚。治宜：滋肾水泻相火，兼补心脾。

方宗：知柏地黄汤合归脾汤化裁。

当归 10g	远志 8g	熟地黄 10g	山茱萸 20g
生牡蛎 30g	茯神 15g	泽泻 10g	牡丹皮 10g
炒酸枣仁 18g	龙眼肉 20g	党参 15g	黄芪 15g
知母 8g	山药 15g	黄柏 8g	

7剂，水煎服。

4月4日二诊：药后心烦、梦交愈，睡眠、心悸好转，经行6日，量多色淡，现未净，腰痛肢软，大便干。舌正常，苔白厚，脉沉无力。治宗上法。

熟地黄 10g	炙黄芪 15g	党参 15g	龙眼肉 20g
山药 15g	牡丹皮 10g	山茱萸 20g	泽泻 10g
生龙骨 30g	生牡蛎 30g	茯神 15g	知母 10g
仙鹤草 15g	黄柏 10g	当归身 10g	茜草 12g
石菖蒲 10g			

14剂，水煎服。

4月28日三诊：药后上症均愈，但近日带多，色黄稠，舌正常，苔薄白，脉沉滑。此为脾虚，湿热下注，治以健脾祛湿热，佐以补肾泻相火。

黄芪 15g	党参 15g	茯神 10g	炒酸枣仁 20g

龙眼肉 20g	熟地黄 10g	芡实 15g	薏苡仁 15g
山茱萸 20g	龙骨 30g	牡蛎 30g	茜草 12g
黄柏 6g	山药 15g	牡丹皮 10g	知母 6g

7剂。

按： 头晕耳鸣，腰酸肢软，尺脉动，此乃肾水不足，水亏不能制火，相火妄动，发为梦交。心悸气短，疲乏无力，失眠多梦，经期长，色淡红，量多，脉无力，皆由心脾虚所致。脾虚气血化生不足，故而气血亦虚。心藏神，心血亏则神无所依，肝血虚则魂无所附，气血虚神魂不能守舍，脾肾虚则意与志恍惚不能自主，故而发生梦交。

知柏地黄汤滋肾泻相火，肾水足，相火宁，则精神安定，梦交自愈。用归脾汤加减，补心脾，益气血，则神安其宅，神魂内守，则无梦交之虞。气足帅血有力，月经自愈。方中远志能交通心肾，使水火既济，神志安定，梦交得除。治疗月余，诸病皆除。

例 36：梦魇

孙某，女，38岁，工人。

2002年7月3日初诊：患梦魇已6年，睡眠中常觉心胸憋闷不能呼吸，行将窒息，呻吟呼喊，把家人吵醒。将其唤醒后，身出冷汗，惊魂未定，方知是梦。如是者愈发愈频，常二三日一作。昼日活动、工作皆可，微觉气短、胸闷、心悸乏力。多年求治，皆云神经症。予安定、谷维素、维生素 B₁ 等，未能取效。亲友劝其祈神驱鬼。

脉弦缓。

此心气不足，胸阳不振，入夜阴盛之时，故而胸闷憋气，予桂枝加附子汤加减。

| 炮附子 12g | 桂枝 12g | 炒白芍 12g | 炙甘草 7g |
| 大枣 4 枚 | 茯苓 15g | 浮小麦 30g | |

7月10日二诊：自服药后，未再出现梦魇，精力较前为佳。

继服上方14剂。症除，脉力增。告其已愈，可停药。

按： 魇出自《肘后备急方》，属魂魄不守，有虚实之分。此素脉缓，平日气短、胸闷、心悸、乏力，故诊为心气不足，胸阳不振，予桂枝加附子汤壮其心阳，心阳足则梦魇自除。

第八章　汗　证

第一节　概　述

本章中将讨论常汗、汗证、测汗法及发汗法四个问题，并附临床医案以证之。

《素问·阴阳别论》云："阳加于阴谓之汗。"这句话，是理解生理之汗、病理之汗、测汗法以及发汗法的理论渊源，悟彻这句话，就掌握了有关汗的所有理论问题的金钥匙。理论的价值在于指导实践，若能从理论高度对汗有了深刻认识，就可以全局在胸，运用起来灵活自如。

汗的本质是什么？汗不是简单的水液外泄，汗乃五液之一，为津液所化；汗为心之液；汗者精气也；汗血同源。《素问·评热病论》："人所以汗出者，皆生于谷，谷生于精。""精气胜，乃为汗。"中医对汗的认识深邃，且观察细致，积累了丰富的临床经验，应深入地学习继承。

一、生理之汗

正常人肌肤都有微量汗液，以润泽、濡养肌肤毫毛，此乃生理之汗，或曰常汗。

常汗何以产生？必须具备两个条件：一是阳气与阴精皆充盛，二是阳气与阴精运行的道路通畅，阳敷阴布，方能阳气蒸腾，阴精气化，阳加于阴谓之汗，二者缺一不可。吴鞠通曰：

"汗也者，合阳气阴精蒸化而出者也。""汗之为物，以阳气为运用，以阴精为材料。"既然二者缺一不可，就须对阴和阳是怎么产生的、怎么敷布的，有一个清楚的了解，方能对汗有个清晰的认识。

阳根于肾，赖后天脾胃水谷之气充养，靠肺以宣发布散。

《灵枢·本藏》曰："肾合三焦膀胱，三焦膀胱者，腠理毫毛其应。"肾阳之敷布，通过三焦运行周身。《难经·六十六难》曰："三焦者，原气之别使也，主通行三气。"三气指宗气、营气、卫气而言，亦即真气。理者，《金匮要略 脏腑经络先后病脉证第一》曰："腠者，是三焦通会元真之处；理者，是皮肤脏腑之文理也。"肾之阳气，由三焦而经腠理，布于周身内外，直至肌肤毫毛。阳气者，若天与日，人身之脏腑经络、孔窍、肌肤乃至毫毛，皆赖阳气之温煦充养，须臾不可离。天运朗朗，阳气周布，则邪无可藏匿。

阴精亦根于肾，肾主水，为阴之根；生之于先天，赖后天水谷精微以充养，宣发布散于上焦。《素问·经脉别论》曰："饮入于胃，游溢精气，上输于脾，脾气散精，上归于肺，通调水道，下输膀胱，水精四布，五经并行，合于四时五脏阴阳，揆度以为常也。"《素问·灵兰秘典论》："膀胱者，州都之官，津液藏焉，气化则能出矣。"由此可见，津液的生成、输布，亦是一个复杂过程，涉及胃受纳、脾运化、肺布散、三焦通调、膀胱气化、肾阳温煦、肝之疏泄等诸多脏腑环节。

生理之汗，必须阴及阳皆充盛，又须阴及阳皆通畅，方能阳施阴布，阳加于阴而为汗，此乃生理之汗。其中，任何一个环节的障碍都将导致汗出异常。

二、正汗

吾于拙著《温病求索》一书中，论述了正汗与邪汗这一概念。然其理论渊源可上溯至《内经》《伤寒论》，如今已 10 余年，此文中重提，将予以补充、完善。

叶天士于《温热论》曰："在卫汗之可也。"俗皆云此为卫分证的治则，与"到气才可清气，入营犹可透热转气，入血就恐耗血动血，直须凉血散血"，并称为温病卫气营血四个传变阶段的治则。所谓"汗之可也"，多以汗法解之，因卫属表，表证固当汗解。余曰，此言谬矣。

（一）卫分证不是一个独立传变阶段

卫分证是否属于一个独立的传变阶段？余曰否。

温病的本质是郁热，只要有邪在，温病卫气营血各个传变阶段概属郁热。此一论点，详见拙著《温病求索》。

何谓卫分证？吴鞠通于《温病条辨·卷一》第 3 条曰："太阴之为病，脉不缓不紧而动数，或两寸独大，尺肤热，头痛，微恶风寒，身热自汗，口渴，或不渴而咳，午后热甚者，名曰温病。"上述症状，发热、头痛、自汗、咳或不咳而渴、脉动数，皆非卫分证所独有之症，都不能作为表证的主要特征。唯独恶风寒，才是表证具有决定性意义的特征。

为什么说恶风寒是表证具有决定性意义的特征呢？这在《伤寒论》中有明确的论述。《伤寒论》第 3 条："太阳病，或已发热，或未发热，必恶寒。"仲景说得非常肯定，恶寒是太阳表证的必有之症。《伤寒论》第 121 条："太阳病，当恶寒。"再次说明，恶寒是太阳表证的当有之症。《伤寒论》第 160 条："汗吐下后，恶寒者，表未解也。"虽经汗吐下之后，判断表证是否尚在，仍以恶寒为标准，有恶寒，就有太阳表证，无恶寒就无表证。所以，恶风寒是判断表证存在与否的主要指征。

但是，恶风寒亦非表证所特有。白虎汤证，当热汗伤阳时，可在壮热的基础上出现背微恶寒；火郁证，阳气不得外达可恶寒；阳虚之人亦可恶寒；东垣的气虚贼火内炽，也可见类似外感的恶寒表现；肝虚、大气下陷等，皆可恶寒。当然，不能把这些恶寒统属于表证的特征。表证的恶风寒，尚须具备以下特点：

1. 初起即见：表证一开始，最早出现的症状就是恶风寒。若在疾病演变过程中，由于阳伤或阳郁等原因，中途出现的恶风寒，则不属表证之恶风寒。表证的恶风寒，必须初起即见。

当然，表证的恶风寒，程度上可有很大差别，重者可寒战；轻者，略觉身有拘束之感，或怕缝隙之风，或仅背微恶寒，甚至有的因症状轻微，不大在意而忽略。

2. 寒热并见：除少数虚人外感可恶寒不伴发热外，凡属表实证者，皆寒热并见。当然，热的程度可有很大差异。

必须说明，中医所说的热，是一组特定的临床表现，是特定的病理反应，如口渴、烦躁、身热、溲赤便结、舌红苔黄、脉数等症。其体温可高，亦可不高。而西医所说的热，是以体温高为唯一标志。二者表现虽有重叠，但不能混淆等同。我所以说明这一点，是因为如果一见体温高，就诊为热证而用寒凉药，易误诊误治。我就有此教训，故不得不说明之。当然，外感发热，一般都有程度不同的体温升高。

3. 持续不断：只要表证不除，恶寒就不解，故曰："有一分恶寒便有一分表证。"恶寒伴随表证之始终。若表证已解或内传，恶寒也就不存在了。

4. 伴有表症：恶风寒的同时，往往出现不同的表症，如鼻塞、流涕、喷嚏、头痛、身痛等。

只要具备上述四个特点的恶风寒一症，就可以断为外感表证。至于脉浮、头痛、身痛、咳嗽、鼻塞、流涕等，都是或然之症，而不是判断表证存在与否的特异指征。以上所说的表证特征，既包括伤寒，也包括温病，是所有外感表证的共有特征。伤寒表证与温病卫分证，虽然都有恶风寒这一主要特征，但二者恶风寒的机理却是不同的。这一点非常关键，它不仅关系到对伤寒与温病不同本质的认识，也直接关系到二者治疗原则的不同。

伤寒表证为什么恶风寒？是由于风寒袭表，腠理被风寒之邪所踞，阳气被郁，不能温煦皮毛，故而恶寒。这里有两点要强调：一是风寒自肌表而入；二是外邪所窃踞的部位在肌表。肌表有邪，自当汗而解之。

温病卫分证为什么恶风寒？是由于"温邪上受，首先犯肺"。温邪袭入的途径不是肌表，而是从口鼻而入。外邪盘踞的部位在肺，而不是肌表皮毛。

卫气的主要作用之一是温煦。卫气靠肺来宣发敷布于肌表，温邪袭肺，肺气膹郁，卫阳不得宣发敷布，外失卫阳之温煦，于是出现恶风寒一症。所以吴鞠通曰："肺病先恶风寒者，肺主气，又主皮毛，肺病则气膹郁，不得捍卫皮毛也。"杨栗山对此说得更加明确："在温病，邪热内攻，凡见表证，皆里热郁结，浮越于外也，虽有表证，实无表邪。"卫分证的出现，其本质属肺之郁热，卫分证只反映了肺气郁闭的程度。郁闭重的，阳不外达，可以恶风寒，可以无汗；若热郁而伸，热淫肌表，则恶风寒的症状就消除了，转为但热不寒。这正如陈光淞所云："卫为气之标，气为卫之本。"卫分阶段只是肺气膹郁的一个标象而已，并不反应疾病的本质，所以卫分证不是一个独立的传变阶段，卫分证是不存在的。温病一开始，就属气分证，是温邪伤肺，肺气膹郁，有恶风寒一症，属肺之气分郁热；无恶寒一症，亦为肺之气分郁热。卫分证是一个标象，不是一个独立的传变阶段。

关于卫分证的实质是气分郁热这一论断，叶天士在《温热论》《幼科要略》中，多处论述都阐明了这一观点，摘要如下：

《温热论》："肺主气属卫。"说明卫分证与气分证属同一范畴，卫分证从属于气分证。

《温热论》："温邪则热变最速，未传心包，邪尚在肺。肺主气，其合皮毛，故云在表。"温病初起的表证，亦即卫分证，是由于温邪伤肺之气所致，卫分证是一个标象而已，其本是邪在肺，所以卫分证不是一个独立的传变阶段。

《幼科要略》："虽因外邪，亦是表中之里。"外邪所伤，虽现表证，亦是里证使然，里为本，表为标。

《幼科要略》："肺位最高，邪必先伤，此手太阴气分先病。"叶氏明确指出温病初起是气分先病，因气分病方出现卫分证。卫分证显然从属气分证，是气分的一个标象而已。

（二）测汗法

既然卫分证不存在，那么卫分证的治则——"在卫汗之可也"当如何理解呢？皮之不存，毛将焉附。卫分证已然不存，也就没有什么卫分证的治则了。所以，温病学家都强调，温病忌汗。吴鞠通曰："温病忌汗，汗之不惟不解，反生他患。"又曰："病自口鼻吸受而生，徒发其表亦无益也。"叶天士于《幼科要略》曰："夫风温春温忌汗。"在《临证指南医案·卷五·风温某案》中，斥责那些用汗法治温病者说："温病忌汗，何遽忘耶？"杨栗山斥以汗法治温病为大谬，为抱薪救火，于《伤寒瘟疫条辨·发表为第一关节辨》曰："温病虽有表证，一发汗而内邪愈炽，轻者必重，重者必死。"

既然温病忌汗，那么在卫汗之可也又如何理解呢？汗之可也，不是汗法，而是目的，意即经适当治疗，使汗出来，就可以了。

风温本有自汗，治疗的目的又求汗出，二汗有何不同？风温自汗乃邪汗，适当治疗郁热解后所出之汗乃正汗。正汗与邪汗恰相对应。

邪汗的病机是热迫津泄，其临床特点有四：

一是局部汗出：往往是头部或头胸部汗出。

二是阵阵汗出：往往是上部阵阵汗出。

三是大汗。

四是汗出热不衰，脉不静。

正汗是表解里和，阴阳调和之自然汗出，其临床特点有四：一是遍体皆见；头、躯干、四肢皆见汗。二是持续不断；汗出可持续半夜或整夜。三是微微汗出。四是随汗出而热衰脉静。

临床可据此正汗以推断病情转归已然表解里和，阴阳调和矣，此即测汗法。测汗法不是治则，更不是汗法，而是判断病情转归的一种客观方法。

测汗法，首见于《吴医汇讲·温热论治篇》曰："救阴不在补血，而在养津与测汗。"王孟英未解测汗之奥义，于《温热经纬》中改为："救阴不在血，而在津与汗。"将测字删除，后世沿袭王氏所改，致测汗法这一重要学术思想几被湮灭，亦使原文"晦涩难明"。

正如章虚谷云："测汗者，测之以审津液之存亡，气机之通塞也。"

测法法，是一个普遍法则、标准，适用于温病各个传变阶段。卫分证见此正汗，可知肺气膹郁已解，卫可宣发，津可敷布，方可阳加于阴而正汗出。当阳明热结而灼热无汗，或仅手足濈然汗出，肢厥脉沉时，用承气汤逐其热结，往往可遍漐漐汗出，脉起厥回。这是由于阳明热结一除，气机通畅，阳气得以宣发，津液得以敷布，阳加于阴乃正汗出。据此汗可推断已然里解表和矣。

当热陷营血而灼热无汗时，清营凉血、养阴透邪后，亦可见正汗出。据此汗，可推断气机已畅，营血郁热已然透转，阳可敷，阴可布，阳加于阴而正汗出。

当阴液被耗而身灼热无汗时，养阴生津，亦可见正汗也，据此汗，可知阴液已复。正如张锡纯所云："人身之有汗，如天地之有雨，天地阴阳和而后雨，人身阴阳和而后汗。"又曰："发汗原无定法，当视其阴阳所虚之处而调补之，或因其病机而利导之，皆能出汗，非必发汗之药始能汗也。""白虎汤与白虎加人参汤，皆非解表之药，而用之得当，虽在下后，犹可须臾得汗。不但此也，即承气汤，亦可为汗解之药，亦视其用之何如耳。""寒温之证，原忌用黏腻滋阴，而用之以为发汗之助，则转能逐邪外出，是药在人用耳。"这就是"调剂阴阳，听其自汗，非强发其汗也"。近贤金寿山亦曰："大多数温病，须由汗而解……在气分时，清气分之热亦能汗解，里气通，大便得下，亦常能汗出而解。甚至在营分、血分时，投以清营凉血之药，亦能通身大汗而解。"

测汗法，实源于《伤寒论》。仲景于桂枝汤将息法中云，"遍身漐漐，微似有汗者益佳，不可令如水流漓，病必不除。若一服汗出病差，停后服，不必尽剂。若不汗，更服依前法。又不汗，后服小促其间，半日许令三服尽。若病重者，一日一夜服，周时观之。服一剂尽，病证犹在者，更作服。若汗不出，乃服至二三剂。"在这短短的将息法中，仲景首先提出了正汗的标准："遍身漐漐，微似有汗。"前面说的正汗标准，即据此而来。

另外，仲景还提出了测汗法。太阳中风本自汗出，然仲景于将息法中五次提出汗的问题，反复叮嘱，不厌其详地强调再三，何也？就是强调测汗法的重要意义。病情愈否？是已愈不须继续服药，还是未愈尚须继续服药，或缩短服药间隔，或昼夜连续服，或服至二三剂，其最佳药效标准和最佳疗效标准是什么？就是正汗。只要正汗出来了，就可推知已然阴阳调和，表解里和而愈矣，就可以停后服，不必尽剂。若未见此汗，可推知邪未解，当继续服药，或小促其间，或一日一夜服，乃服至二三剂。

仲景未以恶寒发热、头痛项强、鼻鸣干呕、脉浮否为判断病情转归的标准，独以正汗为判断标准，实亦据《内经》"阳加于阴谓之汗"之经旨，阴阳和，气机畅，阳施阴布，方见正汗。临床即可据此正汗以推断病情之转归。仲景虽未明确提出测汗法一词，但测汗法的理论与实践，确源自仲景，更可上溯自《内经》。

据上述可知，卫分证是肺气膹郁之标，不是一个独立的传变阶段。所谓的卫分证治则"在卫汗之可也"，是临床据以判断病情转归的测汗法，而不是什么卫分阶段的治则。

三、汗证

汗证，乃以汗出异常为主症的一类病证，包括自汗、盗汗、头汗、手足汗、偏汗、阴汗、局部汗出、脱汗、黄汗等。汗出异常的病因与病机，不外邪阻与正虚两端。

正虚者，包括阴阳气血之虚衰。阳虚者，轻则为卫阳虚，开阖失司，腠理不固，津液外泄乃为汗；重者，阳气衰亡，津液不固而为脱汗。阴虚者，阴不制阳而阳升动，迫津外泄乃为汗；重者，阴竭阳越，阴失固护而汗泄，亦为脱汗。血虚轻者，气失依恋而浮动，气浮津泄；重者，血脱则气脱，津失固摄而外泄。气虚轻者，肌表失护而汗出；重者，气脱津失固摄而汗泄。阴阳气血虚衰，皆可致津泄，甚至脱汗。

邪实者，包括六淫、七情及内生五邪等。热盛者，可迫津外泄而为汗；风袭者，卫强营卫不和，开合失司而汗泄；湿、瘀、痰饮阻隔，使营卫敷布失常，致营卫不和而为汗。

更有虚实兼夹，寒热虚实之真假，邪之相兼，病之新久，因而汗证甚为繁杂，绝非几个方子或套路可以应万变者，必须精于辨证，谨守病机，方能全局在胸。

辨治汗证，皆依"阳加于阴谓之汗"为理论依据，分清正虚或邪实，依法治之。

治疗大法，当调其阴阳，祛邪扶正，使阴阳和，营卫调，则无不可治之汗证。

四、汗法

汗法，即发汗法，为中医祛邪大法之一，用于邪在肌表者，以辛散之方药发汗，使邪随汗解。汗法自古至今，论述详且尽矣。临证既久，感到尚有未尽之处：

1. 汗法应用范围及指征。

2. 汗法的必要条件。

3. 战汗。

（一）汗法适用范围及其指征

1. 表证可汗否？

汗法适用于邪犯肌表而见表证者，以辛散之方药发其汗，令邪随汗解。对此，医家已有共识。此处所指之邪，乃六淫耳。但六淫包括风寒暑湿燥火，感受六淫之邪所现的表证，其临床表现及机理，又各不相同，并非皆为汗法所宜。

寒邪袭于肌表而形成的表之寒实证可汗，代表方剂为麻黄汤。风邪袭表之表虚证可汗否？可汗，代表方剂为桂枝汤。桂枝汤虽发汗解肌，但其发汗的机理，从严格意义上来讲，已不属汗法，而应属和法，是通过调和营卫，燮理阴阳，使其自然而然汗出，此即正汗。桂枝汤中桂枝甘草，辛甘化阳，以温振阳气；芍药甘草，酸甘化阴，以补阴液。此方是在轻补阴阳的基础上，加生姜之辛散，加甘草、大枣以培中，扶正以祛邪，用于正虚之外感。有些内伤杂证，亦用桂枝汤，此时应用桂枝汤，就不以解肌发汗为目的，而在于调和阴阳。如《金匮要略·血痹虚劳病脉证并治第六》篇共列 8 方，其中 4 方皆为桂枝汤之衍生方，由此可见仲景用桂枝汤以补虚的旨意。至于其他以桂枝汤加减用于补虚之方，散见于《伤寒论》《金匮要略》诸篇中者更是众多，故桂枝汤归为补剂、和剂更为恰当。桂枝汤所发之汗，乃调和营卫、燮理阴阳所出之正汗。

湿邪袭表可汗否？可汗，代表方为麻黄加术汤及羌活胜湿汤。但湿邪以脾胃为中心，必先有内湿而后感外湿。故湿伤肌表，阻遏气机，营卫之气不能正常敷布，而现营卫不和之表证。欲得营卫调，表证解，必先除湿，非单纯汗法可医，必兼以化湿之品，令微微似欲汗出者，风湿俱去也。

燥邪可有表证，然必兼津伤内燥，代表方剂为桑杏汤，清肃手太阴气分之燥，兼以疏解肺气膹郁，不可汗法再伤其津。其理同于风温犯肺，只不过津伤较著而已。

伤于暑邪，可见形似伤寒之表证，但暑多夹湿且初起即犯阳明，呈气分热证，主以白虎汤，非汗法所宜。若暑兼寒，见恶寒无汗之表实证者，主以新加香薷饮，发暑邪之表；若兼气虚者，主以清暑益气汤，取辛甘化阳、酸甘化阴法。

作为六淫之一的火邪，性同温热之邪，感而发病者即温病也。温邪上受，首先犯肺，肺气膹郁，卫阳不得宣发而现恶风寒之表证。肺郁为本，卫分为标，虽有表证，实无表邪，故温病忌汗，汗之不唯不解，反生他患。然温病又最喜汗解者，乃辛凉宣透之后，肺郁解，卫气与津液可正常敷布，阳加于阴而出之正汗。据此正汗，可知已然表解里和矣，故温病忌汗，又最喜汗解。

通过上述对六淫所引发的不同表证的具体分析可见，并非皆为汗法所宜。所谓表证当汗，尚须具体分析，不能笼统言之。真正须以发汗法所治之表证，主要指寒邪袭于肌表的表寒实证，以及湿伤肌表的表湿证，寒与湿皆为阴邪，宜辛温发散。至于风、暑、燥、火温热之邪所引发的表证，若兼寒者，则当兼发其汗；若不兼寒邪，非汗法所宜，治各不同，不能笼统地讲表证当汗。

2. 里证可汗否？

寒与湿袭表之新病，固可汗而解之。但里证可汗否？杂证可汗否？久病可汗否？曰可汗。若寒邪凝闭于里者，无论新感、久病或时令、杂证，亦皆可汗之。如冠心病、高血压、风湿或类风湿、肾病、干燥综合征等。只要具寒邪闭郁所引起的寒象、疼痛、水饮凝结等特征，其脉沉弦紧滞凝泣者，虽无表证，余亦概以汗法治之。余用汗法的主要指征为脉沉弦紧滞凝泣，此乃寒主收引凝泣之脉。仿佛脉呈痉挛状态，吾将此脉名之曰痉脉。见此脉，且有可用寒凝解析的症状，吾即用汗法散其寒，待汗出透之后，再观其变，依法治之。

3. 正虚可汗否？

正虚者固不宜汗，然正虚而兼寒邪凝闭者，亦可在扶正的同时，汗而解之。

所谓正虚，包括阴阳气血的虚衰。

阳虚而寒凝者，可温阳散寒，如麻黄附子细辛汤、麻黄附子甘草汤。《伤寒论》第 302 条麻黄附子甘草汤，即"微发汗"。

阴血虚而寒凝者，此寒无论在表或袭里，皆可在养阴血的同时，汗而解之。如加减葳蕤汤、景岳的理阴煎。

气虚而寒凝者，可益气散寒，如人参败毒散或补中益气汤加散寒之品。

正虚而兼寒凝者，须权衡正虚与寒凝的轻重，或以发汗药为主，兼以扶正；或以扶正为主，兼以散邪发汗。其寒，或在经，或在腑、在脏，皆当扶正散邪，汗而解之。

总之，我认为表证当汗，须具体分析何邪在表，并非所有表证皆当汗。另外，汗法也不囿于表证、新感，久病、里证、虚证夹寒伏于里者，亦当汗。

（二）发汗的条件

发汗剂，首推麻黄汤。我原以为服麻黄汤必然汗出，但临床用麻黄汤及其衍生方时，并不见得汗出，且用量并不少，连续用药数日乃至数十日，亦未见汗出。乃悟：欲用发汗剂令其汗，不仅有是证，用是药，且须用之得法，方可汗出。其法包括：

1. 啜热粥，或多饮暖水。

2. 温覆。

3. 连续服药：不能早晚各一煎，而是二三小时服一次，直至正汗出乃止。若未见此正汗，则继续服，直至二三剂。若未见正汗而先见变证，则不可续予发汗剂，当知犯何逆，随证治之。

吾将此三法，称之为"辅汗三法"。服发汗剂，加此辅汗三法，皆可得汗；无此三法，虽用汗剂，亦未必发汗。

用辅汗三法的最佳标准是正汗出。汗未透者，继续用；正汗出者，停后用。过用则大汗亡阳、伤阴，为误用。

五、战汗

在原发病的基础上，先战而后热，继之汗出者，谓之战汗。战汗是发汗法的一种特殊形式。战汗法，从来都属于温病范畴，实则伤寒与杂病皆有战汗。

（一）战汗的机理

战汗的机理有二：

一是湿热秽浊之邪稽留气分，阻遏募原，表里之气不能通达。待溃其募原之邪，挫其邪势，表里气通，正气奋与邪争，出现战汗。此即叶天士所云："若其邪始终在气分留连者，可冀其战汗透邪。"又云："再论气病有不传血分，而邪留三焦，亦如伤寒中少阳病也。彼则和解表里之半，此则分消上下之势，随证变法，如近时杏、朴、苓等类，或如温胆汤之走泄。因其仍在气分，犹可望其战汗之门户，转疟之机括。"

杏、朴、苓，宣上、畅中、渗下，即化其湿浊，分消走泄，调畅三焦，展布气机，此即开战汗之门户，使正气奋与邪争，乃战而胜之。

"转疟之机括"，注家皆以疟疾解，余以为不然。疟有多种，原为邪留连气分，经分消走泄之后，反倒转成疟疾，病情未必就比邪留气分为轻，何必期冀其转成疟疾病哉。"疟"，当作酷疟解，乃邪气留恋气分，多日不愈，病者备受折磨，如受酷疟之刑。经分消走泄、开达募原之后，邪气松动，气机展布，表里之气得通，正气出而奋与邪争，得战汗乃解，扭转酷疟之病势，步入坦途，此即"转疟之机括"，非转成疟疾耳。

二是正虚无力祛邪，邪亦不能胜正，正邪相持。待正蓄而强，奋起与邪相争，亦可出现战汗。此正虚包括阴液虚与阳气虚两类。

《温病条辨·下焦篇》第19条之战汗，即属阴液虚者，曰："邪气久羁，肌肤甲错，或因下后邪欲溃，或因存阴得液蒸汗，正气已虚，不能即出，阴阳互争而战者，欲作战汗也。复脉汤热饮之，虚盛者加人参，肌肉尚盛者，但令静，勿妄动也。"此即阴虚邪羁而战者。

阳气虚者，正邪相持，亦可战汗而解，如《伤寒论》之小柴胡汤证。少阳证本质为半阴半阳，半虚半实。少阳主枢，乃阴阳出入之枢，少阳介于阴阳之间，出则三阳，入则三阴，故少阳为半阴半阳证。《伤寒论》第97条："血弱气尽，腠理开，邪气因入。"血弱气尽乃正虚，邪气因入乃邪实，故少阳为半虚半实之证。邪正交争而相持，予小柴胡汤，人参、姜、草、枣益胃气，柴胡、黄芩祛邪气，半夏交通阴阳。邪气挫，正气长，正气与邪奋争，可蒸蒸而振，汗出乃解。《伤寒论》第101条："复与柴胡汤，必蒸蒸而振，却复发热汗出而解。"蒸蒸而振者，乃战汗之轻者。《景岳全书·伤寒典·战汗》："若其人本虚，邪与正争，微者为振，甚者为战。"振与战，皆战汗，然有轻重之别。

《伤寒论》第94条："太阳病未解，脉阴阳俱停，必先振栗汗出而解；但阳脉微者，先汗出而解；但阴脉微者，下之而解。若欲下之，宜调胃承气汤。"脉阴阳俱停，非停止之谓，意同脉单伏或双伏。阳脉微者，乃阳脉伏；阴脉微者，乃阴脉伏。脉伏乃邪闭使然，邪闭阻于阳者，当汗而解之；邪闭于阴者，当下之，使邪气松动，正气奋与邪争，战而汗出。

叶氏云："法宜益胃，令邪与汗并，热达腠开，邪从汗出。"胃乃六腑之一，以降为顺，以通为补。凡能使胃气降者，皆为益胃。胃气虚者益其气；胃阴虚者养其阴；湿热壅遏而胃不降者，辛开苦降、分消走泄；气滞者，理气降逆；腑实者，苦寒降泄，皆为益胃。仲景以调胃承气汤下之，当属益胃之一法，解其邪缚，正气得伸，正邪剧争，可战汗而解。

太阳病未解，可见战汗；少阳证未解，可蒸蒸而振见战汗；阳明病不解，下之可战汗。可见，三阳证皆可战汗。温病邪伏募原，以达原饮溃其伏邪，表里气通，邪正相争而战汗。邪气久羁，留连气分者，亦可冀其战汗透邪，法宜益胃，令邪与汗并，热达腠开，邪从汗出。阴虚者，邪气伏而不去，可益阴扶正，正复奋与邪争，可战汗而解。杂病中，正气虚而邪气久羁，益气温阳，亦可作战汗而解。由此可知，战汗范围颇广，并不局限于温病范畴。

（二）战汗的临床表现

战汗，是在温病、伤寒、内伤杂病的基础上，邪气久羁不去，经开达募原溃其伏邪，或分消走泄，或益其胃，或扶其正，忽而出现肢冷、肤冷，寒战，脉单伏或双伏，甚至唇甲青紫，正气蓄极而发，奋与邪争，继而发热汗出者，谓之战汗。

（三）战汗的转归与调养

战汗后，可见三种转归：

一为战汗后，邪盛正虚，不能一战而解，停一二日，再战或三战而愈。

二为战汗后，正胜邪祛，汗出身凉，脉静者，此为佳象。正如叶天士所云：宜"安舒静卧，以养阳气来复，旁人切勿惊惶，频频呼唤，扰其元神，使其烦躁。但诊其脉，若虚软和缓，虽倦卧不语，汗出肤冷，却非脱证"。可啜糜粥以自养，则胃气渐复。

三为战汗后，"若脉急疾，躁扰不卧，肤冷汗出，便为气脱之证。"

战汗后之转归判断，重在脉象。若脉静者，为邪已退，虽一时正虚未复，见身凉倦怠，不足为虑。脉贵和缓，恰如仲景云："脉静者为不传也。"若战汗后身凉肢冷，躁扰不宁，脉急疾但按之无力者，乃阳气衰微之脱证。若脉急疾而躁盛有力者，乃独阳无阴之脉，亦为脱，《内经》称之谓阴阳交，交者死也。

以上所论，常汗、正汗、汗证、汗法、战汗等，其理论皆源自《内经》之"阳加于阴谓之汗"。可见，悟透《内经》的一句话、一个观点，确可有"柳暗花明又一村"之感，历代很多名医，都是在悟透《内经》的某句话或某一理论后又在实践中应用、扩展、创新，成为一代大家，甚至某一学派的鼻祖，可敬、可师。

第二节 医案举隅

一、汗证

（一）邪实汗出
例 1：营卫不足

孙某，男，26 岁。

2006 年 12 月 22 日初诊：寐则盗汗，已半年，可湿透衣衾，白天无汗，其他无不适。

脉弦缓，舌嫩绛少苔。

证属：营卫不和，血行不畅。

法宜：调和营卫，佐以活血。

方宗：桂枝汤加减。

桂枝 10g	白芍 10g	炙甘草 7g	大枣 6 枚
桃仁 12g	红花 12g	丹参 15g	

7 剂，水煎服。

12 月 29 日二诊：药后汗减十之七八，脉弦缓，而尺急，舌嫩绛少苔。上方加山茱萸 18g，7 剂，水煎服。

2007 年 1 月 15 日三诊：汗已止，脉弦缓。再予上方 7 剂，以固疗效。

按：俗皆云"阴虚盗汗"，且本案，舌绛少苔颇似典型阴虚之舌，当予滋阴敛汗之剂。然脉弦缓，乃营卫不足之脉，而非阴虚。营卫虚，腠理不固，因而汗出。

此汗，又非营弱卫强风邪外袭之汗，因无恶风及头项强痛之表症，故知非风所致。营卫两虚，予桂枝汤调其营卫，实为营卫双补之剂。营卫复，腠理固，汗乃止。

营卫不足，何以夜间盗汗而白日无汗？

盖卫阳本虚而失于卫护，白日尚可借时令之助，腠理致密而无汗；入夜，则卫入于阴，肌表失于卫护，反见夜间汗出。故此汗，不诊为阴虚盗汗及风邪所客而盗汗，乃据脉症，诊为营卫虚而盗汗。

《伤寒论》第 53 条："病常自汗出者，此为荣气和，荣气和者，外不谐，以卫气不共荣气谐和故尔。以荣行脉中，卫行脉外，复发其汗，荣卫和则愈，宜桂枝汤。"何以外不谐？风伤卫也，卫强而营弱，营卫不和而汗出。本案虽亦用桂枝汤，然无风邪，故去生姜之辛散，且不啜粥、温覆、频服之辅汗三法以取汗，桂枝汤发汗解肌之剂，一变而为辛甘化阳，酸甘化阴，轻补阴阳，以固表止汗之剂，此与第53条有所不同。

例2：营弱卫强

陈某，男，43岁。

2005年8月15日初诊：夜半汗出，头部为多，已年余，无恶风，余无所苦。

脉弦缓，舌可。

证属：营卫不和。

法宜：调和营卫。

方宗：桂枝汤加减。

| 桂枝10g | 白芍10g | 炙甘草8g | 大枣7枚 |

生姜5片

3剂，水煎服，嘱其啜热粥温覆，先其时发汗，悉仿桂枝汤将息法服之。

8月22日二诊：药后得汗，自汗已止，无须再药。

按： 本案与上案颇似，彼为营卫两虚，以桂枝汤去生姜，且无辅汗三法，意在轻补营卫；此则为卫强营弱，以桂枝汤先其时发汗，折卫之强，使营卫和谐。

何以知此为卫强？因夜半后汗出，此乃子时一阳生。卫强，又得时令阳升之助，则卫益强，因而阳升于上，迫津外泄而头汗，故以桂枝汤，先其时发汗以折卫强。而彼则入夜即汗，当酉至亥时，阴气正盛。若营弱卫强，则此时卫受时令之制，不当出汗，反汗出者，知非卫强，反为卫弱，肌表失护而为汗。

故去生姜，且不先其时发汗，而成营卫双补之剂。脉症同，仅汗出时间有别，病机则异。所用方药相似，实亦相殊。

证本自汗，服桂枝汤复发其汗，二汗有何不同？乃一为邪汗，一为正汗。正汗的标准，即仲景于桂枝汤将息法中所云："遍身漐漐，微似有汗者益佳，不可令如水流漓，病必不除。"而邪汗，恰与正汗相对，或大汗，或阵汗，或局部见汗，汗出脉不静热不衰。正汗出，则邪退正复，营卫调和矣，故病除。

仲景于桂枝汤将息法中五次言汗："一服汗出病差，停后服，不必尽剂。"意为太阳中风服桂枝汤后，已见正汗出，知营卫已和，无须继服。"若不汗，更服依前法。又不汗，后服小促其间，半日许令三服尽。若病重者，一日一夜服，周时观之。服一剂尽，病证犹在者，更作服。若不汗出，乃服至二三剂。"孜孜以求者，正汗也。尚须服药否，以正汗为标准；病愈否，以正汗为标准。正汗何以如此重要？此即《内经》所言："阳加于阴谓之汗。"必阴阳足，且能由肾通过三焦，直达腠理毫毛，方能阳气蒸腾，阴液施布，乃见正汗。所以正汗出，即可推知营卫调，阴阳和，邪退正复而病愈矣，此即测汗法。测汗法，实寓深意，且应用广泛。

例3：湿遏热伏，转阳气虚

王某，女，33岁。

2004年9月24日初诊：外感发热后，余邪稽留，咽痛有痰，头痛且热，胸闷气短，心中烦，寐不安，手足心多汗。正值经期，经血涩少。

脉沉滑数兼濡。舌红，苔根黄腻。

证属：湿遏热伏。

法宜：泄湿透热。

方宗：升降散加减。

僵蚕 12g	蝉蜕 5g	姜黄 9g	大黄 3g
连翘 12g	栀子 9g	豆豉 10g	佩兰 12g
石菖蒲 9g	茵陈 15g	滑石 12g	

6剂，水煎服。

10月12日二诊：症减，手足汗已轻，尚头痛，目干涩，口干，食谷不馨，无力，经净。

脉弦数按之减，舌微红苔中黄。

证属：余邪未净，正气已虚。

方宗：小柴胡汤加减。

柴胡 9g	黄芩 9g	党参 12g	半夏 10g
茯苓 12g	白术 9g	当归 12g	川芎 7g
防风 7g	鸡内金 12g	生麦芽 15g	

7剂，水煎服。

10月22日三诊：肢冷，手足汗未止，嗜睡，白带多。脉沉小弦细数无力，舌嫩红苔少，上唇干，色白。郁热已退，虚象显露，改予温阳益气。

生黄芪 12g	党参 12g	茯苓 15g	白术 12g
桂枝 10g	当归 12g	白芍 10g	炙甘草 6g
炮姜 5g	炮附子 10g		

10月8日四诊：上方共服10剂，汗止，精神好转，食增，带少，脉弦缓滑。上方再服7剂。

按：一诊因脉沉滑数，沉主气，滑数为热，乃热伏之象。热何以伏？脉濡主湿，故诊为湿遏热伏，诸症皆为湿遏热伏所致。胸闷、气短、咽痛有痰、经行不畅，乃湿遏所致；头痛且热，咽痛、心烦、寐不安，舌红，乃郁热所为。

湿热蒸迫而见手足心汗。治以泄湿透热，主以升降散合化湿之品。

二诊因脉变而证亦变。脉弦数按之减，正符少阳病之脉。少阳病乃血弱气尽，此证虚也，反映于脉，则弦而减；少阳病邪气因入，阳微结，反映于脉，则弦数。弦数按之减，恰为少阳证之脉，故予小柴胡汤主之。

三诊脉转沉小弦细数无力，细而无力，正虚已明显，缘于余邪久羁，耗伤正气，待邪退，正虚之象显露，故转而扶正，益气温阳。

该案虽非大恙，然辨证次第井然，皆以脉诊为主，务求谨守病机。

例4：湿热熏蒸汗出

霍某，女，39岁，工人。

1991年6月22日初诊：汗出，立则上半身汗出，侧卧则在上一侧偏汗，已有半年。汗多时心慌而烦，头昏，腰酸痛，白带多，月经不调，便尚可。

脉沉濡滑数。舌尖稍红，苔薄腻。此湿热熏蒸而汗出。

黄芩 9g	黄连 9g	苍术 15g	白术 15g
茯苓 15g	薏苡仁 30g	陈皮 10g	半夏 10g
泽泻 12g	生黄芪 12g	防风 5g	

7月27日二诊：上方加减共服32剂，汗止，白带净。

按： 汗出见于在上一侧，盖因湿热向上熏蒸，故在上一侧汗出，以其脉沉濡滑数，亦为湿热之脉，予清热化湿法治之而愈。湿热致汗，可自汗，亦可盗汗，似阳虚汗出，亦可似阴虚汗出，或似脱汗，不一而足。要在脉当濡滑，苔应滑腻，此为辨证要点。

例5：湿阻汗出

赵某，男，42岁，火车司机。

1995年4月2日初诊：汗出畏风，腰膝酸冷，尤于情绪激动、活动及吃饭时汗更多。无论冬夏，夜寐亦汗出，体力渐衰，常感困倦疲惫，四肢酸懒，饮食二便尚可。

脉濡滑，舌苔白腻而滑。

余曾以益气固表、养阴敛汗、清热泻火、退蒸止汗，诸法均不效。后读石氏刊于《中医杂志》一篇关于湿阻汗出的文章，颇受启悟。患者原为烧煤的火车司机，驾驶室内炉热烘烤，汗出浃背，但司机又要经常探身窗外瞭望，汗出当风，汗闭郁于肌腠为湿，反复如此，湿邪蕴蓄，阻遏三焦，营卫不调，致汗出畏风。予化湿之剂治之。

炒苍术 15g	川厚朴 9g	陈皮 9g	半夏 12g
茯苓皮 15g	泽泻 15g	薏苡仁 30g	滑石 12g
萆薢 15g	草果 9g	石菖蒲 9g	藿香 12g

白蔻仁 7g　　　杏仁 9g

上方共服 4 剂，未再复诊，后其侄告曰已愈。

按： 湿性黏滞，闭阻气机。汗出当风，汗液被郁而为湿，阻碍三焦，升降出入失其度，营卫不和，故自汗。经云："三焦者，原气之别使也，主通行三气，经历五脏六腑。"三气乃指宗气、营气、卫气。营卫皆经三焦通行于全身。卫气者，卫外而为固，司开合之职。三焦不利，卫气不行，开合不利，故而汗出。因湿而致汗者，关键在于化湿，祛其壅塞，畅利三焦。气机宣畅，开合有节，汗出自愈，此法开治汗证又一法门。举一反三，推而广之，湿可阻遏三焦而汗出，他邪阻遏三焦当亦可汗出；邪实者可三焦不通而汗出，正虚者亦可致三焦不通而汗出耳。由此可悟及，汗出一症，无论自汗、盗汗，皆可分虚实两大类，查明症结所在，谨守病机，当可预期，治之非难。回顾此案初治之时，因不明湿郁致汗的机制，清补敛涩，心无准的，辨证不明，囿于俗套，终难一效。

例 6：寒湿蕴阻，营卫不和

贾某，男，34 岁。

2006 年 8 月 11 日初诊：盗汗湿衾，冬夏皆如是，已数年，肢节酸痛，性欲低下，尚可勃起。

脉沉弦濡滑，舌淡齿痕苔白。

证属：寒湿蕴阻，营卫不和。

法宜：温阳化湿。

方宗：白术附子汤加减。

炮附子 15g　　　苍术 12g　　　白术 12g　　　薏苡仁 30g
干姜 6g　　　茯苓 15g　　　仙茅 15g　　　仙灵脾 12g

8 月 28 日二诊：上方共服 15 剂，汗已著减，肢节痛减未已，阳事淡漠。脉沉缓濡滑。舌嫩红，少苔。上方加豨莶草 18g、海风藤 18g、穿山龙 18g。14 剂，水煎服。待汗止，痹痛除，配散剂，治其阳事不兴。

按： 湿为阴邪，其性弥漫，易阻气机，营卫不得正常敷布，致营卫不调而汗出。何以盗汗而不自汗？因夜间卫阳行于阴，表更失卫护而盗汗。昼则卫行于外而汗息。寒湿下注，阳气不振而性欲寡淡，故方加二仙汤，益肾温阳。

例 7：湿热蕴蒸

赵某，男，37 岁，辛集市人。

2006 年 8 月 18 日初诊：患结肠炎已 13 年，重则每日下利一二十次，努责不爽，夹脓，腹胀痛。现已缓解，大便溏，每日二三次，腹略胀痛，头汗如洗，四季皆然。脉弦濡滑数且盛，舌苔薄黄腻。

证属：湿热蕴蒸。

法宜：清化湿热。

方宗：甘露消毒饮合白头翁汤加减。

茵陈 30g	滑石 18g	白蔻仁 8g	藿香 12g
川木通 7g	黄连 12g	白头翁 12g	秦皮 10g
地榆 15g	土茯苓 40g	石菖蒲 10g	木香 8g

9月11日二诊：上方共服21剂，汗已止，便已成形，因痔疮，魄门不舒。脉弦濡数，已不盛，舌可。上方加槐米12g，7剂，水煎服。1剂作4次服，日服2次。

按： 脉濡滑数且盛，苔又黄腻，显系湿热蕴遏之象。湿热上蒸而头汗，湿热下迫而作利，阻遏气机而腹胀，努责不爽。此案辨治不难，其效或速或缓，要在守方而已。

例8：阳明热盛夹湿

剧某，男，53岁。

2002年7月3日初诊：于1个月前外感发热，热退后汗多，动辄汗出，进食时汗如浴，自腋下流至腰，尚不觉烦热口渴，二便调。

脉洪大而濡数，舌略红苔白薄腻。

证属：阳明热盛夹湿。

法宜：清解阳明之热，兼以祛湿。

方宗：白虎加苍术汤加减。

| 生石膏 30g | 知母 7g | 炙甘草 7g | 粳米 1 把 |
| 苍术 12g | | | |

3剂，水煎服。

7月6日二诊：药后大汗止，脉转濡滑，腻苔退，停药。嘱食宜清淡，不可厚腻。

按： 此外感表证虽解，热入阳明，兼暑湿及口腹所累，湿蕴于中，致成阳明热盛夹湿。因脉洪大，以阳明之热为主，湿蕴次之。阳明热盛，迫津外泄而汗；且湿阻，营卫不和亦可汗出，二因叠加，致汗出如浴。阳明虽热而津未亏，故无大烦渴。有无大热乎？体温不高，似无大热。其实不然，脉洪大而数，即大热之征。关于热的概念，中西医有别已述于前。热证具，体温不高，中医仍可称为有热。体温高者，有时中医亦称为有寒。所以中西医之热，虽有重叠，然不可等同，尤其不能以体温高低作为判断有热与否的标准。

例9：肝胆热盛

李某，男，34岁。

2004年8月13日初诊：多汗，劳则汗如浴，冬夏皆出，已两年，膝以下麻木 4 年，睡眠差，每夜仅睡 4 小时。脉弦滑数，舌红苔白。

证属：肝胆热盛。

法宜：清热凉肝。

方宗：龙胆泻肝汤合白头翁汤加减。

龙胆草 6g	栀子 12g	黄芩 9g	牡丹皮 12g
地榆 12g	秦皮 10g	白头翁 12g	干地黄 12g
竹叶 7g			

9 月 17 日二诊：上方共服 30 剂，汗已少（天亦渐凉），右足尚麻，他处已不麻，睡眠尚差，脉尚弦滑数，然较前为细且减，舌可。肝热未尽，正气已显不足。方以丹栀逍遥散加味。

柴胡 8g	茯苓 15g	白术 10g	当归 12g
白芍 12g	炙甘草 7g	牡丹皮 10g	茵陈 15g
栀子 10g	黄连 9g	石菖蒲 9g	远志 9g
夜交藤 18g	浮小麦 30g		

7 剂，水煎服。

按：湿热蒸迫而汗泄，方取龙胆泻肝汤合白头翁汤加味，重在清热凉肝。肢麻者，肝热下窜经络使然，肝热消，麻当已。再诊，脉已显不足之象，取丹栀逍遥散，扶正伍以清肝。

例 10：郁热内蕴，热淫血络

贾某，女，65 岁。

1995 年 3 月 5 日初诊：汗多，昼夜皆汗，腹中一热，旋即汗泄，已然 3 年。时有心悸，身起红疹，瘙痒，他可。脉沉数，舌红暗少苔。

证属：郁热内扰，热淫血络。

法宜：清透郁热，凉血散血。

方宗：升降散加减。

僵蚕 12g	蝉蜕 7g	姜黄 10g	大黄 5g
石膏 20g	知母 6g	黄连 8g	黄芩 9g
栀子 9g	牡丹皮 9g	生地黄 12g	玄参 12g
紫草 15g			

3 月 9 日二诊：上方共服 4 剂，症消脉缓。上方去大黄，再进 3 剂。

按：脉沉而数，乃火郁之脉。沉主气，若沉而无力者，乃气虚，无力鼓荡血脉；若沉而有力者，乃邪气阻遏，气血不得外达而脉沉，二者一虚一实。本案脉沉而数，乃气机郁滞，热郁于内。郁热迫津而为汗；郁热内攻，淫热入于血络，则身发红疹；扰心而心悸。经云："火郁发之。"凡祛除壅塞，展布气机，使郁热得以透达于外而解散者，皆谓之发。升降散透达郁热；黄芩、黄连、栀子、知母、石膏，清其里热；牡丹皮、紫草、生地黄、玄参，凉血活血，消其红疹。表里双解，气血两清，热除而症消，脉亦转缓而愈。

例11：热盛汗泄

谢某，男，34岁。

1984年4月28日初诊：自汗兼盗汗年余，夜间因盗汗湿衾褥，常晾晒于院中，犹尿床般。昼则自汗，尤于劳累、进餐和情绪激动时，则汗从腋下如水流。无身热、烦躁、口渴，舌质红苔微黄。

脉洪大。

予白虎汤清其气分热邪。

生石膏40g　　　知母6g　　　　浮小麦30g　　　生甘草7g

3剂汗止脉缓，烦渴亦除。

按：汗出之因甚多，虚实寒热皆有。俗云，阳虚自汗，阴虚盗汗。阳虚卫阳不固，固可自汗；阴虚者阳亢，迫津外泄，亦可盗汗。然不可囿于此言，尚须辨证论治。此案自汗、盗汗兼有，以其脉洪大，知为气分热盛，热迫津泄而多汗，故予白虎汤治之获愈。

热盛汗泄本不当予浮小麦止汗，然其清心，又可代粳米，故用之。

例12：热盛汗泄

刘某，女，58岁。

2007年1月12日初诊：心慌如颤，已两月余，心中难受即通身汗出，汗后身如瘫软。失眠，每夜约睡4小时，时好时差，虽寐亦不实。心电图正常。

脉滑大，舌红少苔。

证属：气分热盛，迫津外泄。

法宜：清热生津。

方宗：竹叶石膏汤加减。

生石膏30g　　　知母6g　　　　半夏10g　　　　党参12g
麦冬15g　　　　生地黄15g　　　甘草7g　　　　　竹叶6g

3剂，水煎服。

1月15日二诊：上症皆减，汗已明显减少，脉转阳旺阴弱，舌红少苔。

证属：阴虚阳旺。

方宗：玉女煎加减。

石膏20g　　　　知母6g　　　　麦冬15g　　　　生地黄15g
怀牛膝9g　　　　山茱萸15g　　　牡丹皮10g

4剂，水煎服。

1月26日三诊：上方加减，共服11剂，汗已止，心不颤，寐亦安，唯觉身无力。

脉滑数，舌可。

证属：痰热内扰。

方宗：小陷胸汤加减。

黄连9g　　　　半夏10g　　　　瓜蒌15g

7剂，水煎服。

按： 汗证原因颇多，即使诊为热盛汗泄，亦有实热虚热之分，何以此例用竹叶石膏汤主之？因脉滑大，乃阳盛之脉，且其热弥漫，尚未成实，即阳明经热。气分热盛，本当用白虎，然汗出既久，且年近花甲，心慌如颤，气阴亦伤。故予竹叶石膏汤，既能清热，又能益气阴，于证相符。

二诊脉转阳旺阴弱，法当清上滋下。何以用玉女煎而不用黄连阿胶汤泻心火补肾水？此案阳脉大，仍属无形之热，故以石膏、知母清其上；熟地黄滋肾阴，麦冬清金益水之上源，金水相生；牛膝引热下行。若阳脉数实不大，且尺不足者，当用黄连阿胶汤。

三诊，汗已止，心不颤，唯觉乏力。依症状看，颇似气虚无力，可因壮火食气所致，当予益气善后。然其脉滑数，知非气虚，乃痰热痹阻气机，阳气不运，致身重乏力，取小陷胸汤涤痰清热。壅塞除，气机展布，乏力自除。

例13：痰蕴热盛

邵某，女，56岁，元氏人。

2007年2月6日初诊：阵汗多且频，已近2年。频时1小时出两阵汗，可湿透衣衫，入冬尤重。胸憋闷，心悸，背沉，夜著，可憋醒，坐车震动则心颤，食可，便调。心电图正常。胸片：心肺正常。

脉沉滑数且盛。舌略暗红，苔少。

证属：痰热蕴阻，血行不畅。

法宜：清热涤痰活血。

方宗：小陷胸汤加减。

黄连12g　　　瓜蒌30g　　　半夏12g　　　枳实10g

石菖蒲10g　　竹茹8g　　　丹参18g　　　蒲黄12g

3月6日二诊：因隔春节停诊，上方共服18剂，上症皆减，汗已不著，未再憋醒。过年放炮，心尚惊悸。脉滑数略盛，舌稍红，苔白少。上方加生石膏18g、知母6g。10剂，水煎服。

按： 因脉滑数且盛，故诊为痰热盛。那么，其汗出，则因痰热蒸迫所致。何以入冬尤重？缘于冬季，阳气闭藏，本已内热盛，又兼阳闭藏，故而更加蒸迫汗出而冬重。至于胸憋心悸等，亦为痰热内扰所致，故予清热涤痰活血，予小陷胸汤主之。共服 18 剂，脉之盛势减，汗亦不著。痰热仍较盛，故加石膏、知母以清之。

例 14：痰瘀热结

朱某，女，54 岁。

2005 年 2 月 28 日初诊：阵烘热汗出，昼夜皆汗，已然 4 年，高血压 20 余年，药物控制在 125/85mmHg 左右。心惊怵，左肩痛，周身刺痒，手足凉，心电图大致正常。

脉滑数，舌暗少苔。

证属：痰瘀互结化热。

法宜：清热涤痰化瘀。

方宗：小陷胸汤合血府逐瘀汤加减。

黄连 12g	瓜蒌 18g	半夏 10g	丹参 18g
桔梗 9g	桃仁 12g	红花 12g	赤芍 12g
生蒲黄 12g			

3 月 14 日二诊：烘热汗出已明显减轻，次数亦明显减少，心惊怵及身痒已除，肢尚欠温。脉滑数兼沉滞，舌暗轻，略红暗。上方加郁金 10g，10 剂，水煎服。

按：脉滑数，痰热也；舌暗，血瘀也，故诊为痰瘀互结化热，这就是病机。所有症状，皆依此病机来解。何以烘热汗出？烘热总是阳浮动之象，阳动，迫津外泄而为汗。阳何以动？因痰瘀互结，阻遏气机，热郁于内，当热郁而伸时，则阵热如烘而汗出。此烘热不诊为虚热，因脉实耳。脉实则证实，故此烘热乃郁热所致。郁热治疗原则，当祛其壅塞，展布气机，使热得以外达，此即"火郁发之"。何邪壅塞？痰与瘀也，故涤痰化瘀，祛其壅塞，气机畅，则热自透。心惊怵者，因痰瘀热内扰而心神不安；手足凉者，因邪阻阳不外布。

二诊，经涤痰化瘀清热，脉转滑数又兼沉滞之象。沉滞类于涩脉，恰与滑脉相对，似二脉不可相兼。然临床确有此脉，气机郁结者，脉可沉滞；痰热郁伏于里时，又可见滑数，故而沉滞与滑数亦可并见，其所反映的病理意义为气滞痰热内郁，所以二脉并不相悖。因气滞，加郁金气中血药，行气兼能活血。

一诊诸症皆减，何以二诊脉又兼沉滞？因热盛时，热可鼓荡气血升动，脉可浮、可大，可动数。当热势衰后，热鼓荡血脉之力亦减，故反兼沉滞。脉虽略变，然基本病机未变，故仍予原方加郁金服之。

例 15：痰热化风

翟某，男，61 岁，沧州人。

2007 年 5 月 11 日初诊：刚出院月余。省二院出院诊断：冠心病，前间壁心梗，高血压Ⅲ级，1995年多发脑梗，Ⅱ型糖尿病，（每日注胰岛素12u）。后半夜大汗湿透衣衾，已1月余。汗后周身无力，不欲食，动辄心慌气短，失眠，每夜约睡3～4个小时，右脚拇趾发麻。现服西药7种。脉弦滑数，舌可。

证属：痰热化风。

法宜：清热涤痰息风。

方宗：黄连温胆汤加减。

黄连 10g	半夏 15g	陈皮 9g	茯苓 15g
胆南星 10g	枳实 9g	石菖蒲 9g	竹茹 7g
白芥子 9g	皂角子 7g	天麻 15g	蜈蚣 7 条
全蝎 10g	浮小麦 30g	生龙骨 30g	生牡蛎 30g

嘱除降糖药外，其他西药全停。

6月24日二诊：上方加减，共服37剂，汗止，心慌著减，足指尚麻，右腿欠遂。血压140/90mmHg。上方继服14剂，水煎服。

按： 脉弦滑数，乃痰热生风，痰热迫津外泄而为汗。后半夜，一阳生，阳气升发之时，痰热随时令而动，故而汗泄。冠心病、高血压、糖尿病所引起的诸症，亦以痰热化风解之。予清热化痰息风，不仅汗止，他症亦随之好转，这体现了中医整体观的理论。

例16：血瘀热伏

王某，女，61岁。

2001年4月19日初诊：阵烘热汗出，不恶寒，一日发作六七次。热涌则心慌乱，胸颈均跳，头昏背热，视物模糊，失眠，口干苦，纳差，恶心。

脉沉而躁数促，舌暗苔厚。

证属：湿瘀互阻，气滞热郁。

法宜：化湿化瘀，透达郁热。

方宗：新加升降散加减。

僵蚕 10g	蝉蜕 5g	姜黄 9g	大黄 5g
栀子 12g	豆豉 12g	连翘 15g	石菖蒲 9g
枳实 9g	丹参 15g		

5月24日二诊：上方加减，共服32剂。上症皆明显减轻，尚时有热上冲、头晕、背热、心慌之感，便日三四次，稍稀。脉转滑，尚有间歇。舌仍暗，苔已净。

证属：湿已去，瘀尚存，热未靖。

法宜：化瘀清热。

丹参 18g	牡丹皮 12g	赤芍 12g	白芍 12g

桃仁 12g   红花 12g   蒲黄 12g   黄连 10g

夜交藤 18g

6月7日三诊：上方共服 14 剂，症除，脉之间歇亦瘥。舌尚略暗，嘱原方再服 10 剂。

按：脉沉而躁数，此乃典型的郁热之脉。热何以郁而不达？舌暗苔厚，当为湿浊与瘀血相互搏结，阻遏气机，致热伏于内。热郁极而伸，则阵烘热汗出；郁热上攻，则心烦乱、头昏、失眠、口干苦等，相继而生。《濒湖脉学》云："一有留滞，则脉必见止也。"故脉促，乃湿瘀热互阻，血脉不畅所致。升降散善透郁热，栀子豉汤治胸膈之郁热，加连翘散心经热结，加石菖蒲化浊，丹参活血，共奏透达郁热之功效。

二诊：浊去热减，然舌尚暗，血瘀较重，故重用活血化瘀之品。邪祛，血脉通畅，促脉亦消。

此案从症状乍看，颇似阴虚阳亢，但脉实，故证属实而非虚，所以脉可定性。

（二）正虚汗出

例1：阴虚阳动

张某，女，70 岁。

2005 年 4 月 18 日初诊：身软无力，于室内稍走动，即觉身烘热，腹背皆热，汗出，心慌肢软，气短喘促，须休息半日方渐缓。食、眠尚可，二便调。曾住院检查，诊为自主神经功能紊乱。

脉弦细数，左寸偏旺。舌暗苔薄腻，唇暗紫起皮。

证属：肝肾阴虚，虚阳易动，夹湿夹瘀。

法宜：滋肝肾，平肝潜阳，佐以化湿祛瘀。

方宗：三甲复脉汤加减。

生龙骨 18g   生牡蛎 18g   炙鳖甲 18g   龟甲 18g

干地黄 12g   玄参 12g   山茱萸 15g   赤芍 15g

白芍 15g   牡丹皮 12g   地骨皮 15g   白薇 12g

茵陈 15g   滑石 12g

6月3日二诊：上方加减，共服 31 剂，症已不著，力增，可下四楼绕上两圈，未再烘热汗出。脉弦数，按之不实。舌暗红，腻苔退。唇暗。上方 7 剂。因天热回张家口市。

9月2日三诊：天气渐凉，由张家口返石家庄。中断治疗 3 个月，现静如常人，动辄背尚热，但热已轻，汗已少。体力增，手微颤，其他可。

脉弦细劲数。舌暗，少苔。

证属：阴虚阳亢而风动。

法宜：滋阴潜阳，平肝息风。

依前方加减：去滑石、茵陈，加乌梅 6g、阿胶 15g、泽兰 15g。

10 月 24 日四诊：上方加减共服 42 剂，诸症已平，脉转弦缓滑，舌尚略暗红。

按：脉弦细数，乃肝阴虚阳偏亢，肝失柔之象；左寸偏旺，乃肝阳升浮之兆。阳气者，烦劳则张，稍有劳，则扰其虚阳，虚阳动则烘热，腹背皆热；阳动而汗泄；正气虚而心慌、肢软、气短喘促。法当滋肝肾、平肝潜阳，取三甲复脉汤加减。

诊其夹湿者，因舌苔薄腻。有湿当化，又有阴虚当滋，湿本忌滋腻，两相掣碍，但治时又须相兼，故选既能化湿清热，又不伤阴之茵陈、滑石，兼顾其湿。

治湿是否一概禁忌滋润之品？吴鞠通于《温病条辨·卷一》第 43 条告诫曰："润之则病深不解。"其实未必尽然。有几种情况，化湿必须加生津养阴之品。

一是舌苔白厚而干，乃湿未化而津已伤，故化湿之时，须加生津之品，如石斛、天花粉、芦根，或麦冬、生地黄、玄参等，津复湿反易化。

二是白苔绛底者，湿未化而热已深，虽清热化湿而黄腻之苔不退，此时宜酌加甘寒、咸寒生津养阴之品，如生地黄、玄参等。如龙胆泻肝汤，清利肝胆湿热之时，方中加生地黄一味；局方甘露饮，治胃中湿热，方中尚有二地、二冬、石斛，清而兼补。

三是素有阴虚而兼湿者，滋阴之时，须加化湿之品，两相兼顾，本例即是。

四是邪水胜一分，真水少一分，利水去湿，必兼养阴，如猪苓汤。

诊其夹瘀者，因舌暗、唇暗且起皮，唇舌暗，皆知为瘀血之指征，但唇干起皮亦为瘀血之指征，知之者少。《金匮要略·妇人杂病脉证并治第二十二》篇："曾经半产，瘀血在少腹不去。何以知之？其证唇口干燥，故知之。"唇口干燥，瘀血内蓄，不荣于外也，故唇干起皮且暗，亦为瘀血之指征。

本证病机为肝肾阴虚，虚阳浮动，故主以三甲复脉汤，滋阴平肝潜阳，夹湿加茵陈、滑石，夹瘀加牡丹皮、赤芍。再诊加乌梅者，乃补肝之体，泄肝之用也。

例 2：水亏木亢

高某，女，56 岁。

2004 年 4 月 2 日初诊：头晕，心慌，左半身无力且麻，阵烘热汗出，已三四年。

脉弦且劲，尺不足。舌红少苔而干。

证属：肾水亏，肝木失涵，肝风内旋。

法宜：滋水涵木，平肝息风。

方宗：地黄饮子加减。

干地黄 18g	山茱萸 15g	麦冬 12g	五味子 5g
石斛 15g	远志 9g	菖蒲 7g	茯苓 15g
肉苁蓉 12g	枸杞子 12g	怀牛膝 12g	生龙骨 30g
生牡蛎 30g	肉桂 4g	浮小麦 40g	

5月11日二诊：上方共服28剂，上症已除。脉已转缓，尺亦复，左脉略显无力之象。舌红苔少而斑驳，舌中赤。予杞菊地黄丸，每服2丸，日2次，连服1月，以固疗效。

按： 脉弦劲，乃肝风内动；尺不足且舌红，乃肝木失涵化风；阵烘热汗出者，乃阳动而津泄；头晕心慌者，乃风阳上扰；左半身麻且无力，为肝风之始萌，肝风走窜于经络，故诊为水亏木亢，肝风内旋。予地黄饮子，滋水涵木，加龙骨、牡蛎平肝潜阳，且可敛汗。少加肉桂者，取阳生阴长。

余之看病，是以脉诊为中心，以脉解症，以脉解舌。患者症状或多或寡，依脉以断其性质，亦即病机。病机明，再据中医理论，进而解释诸症及舌。若所有症状能依此病机得到合理的解释，我就认为该病基本看明白了，治起来心有准的，疗效也相应较高。若脉未摸清，则病机难明，治起来也心中无底。所以，我从医50多年的体会是脉诊是非常重要的，因而逐渐形成了以脉诊为中心的辨证论治方法。本案，即是以脉诊为中心的诊疗方法的具体体现。

例3：阴虚盗汗

沈某，男，30岁。

2003年3月8日初诊：盗汗如浴，被褥皆湿，已10年，且早泄。

脉弦细尺弱，舌嫩红苔少。

证属：肝阴不足，疏泄太过。

法宜：益肝敛肝。

山茱萸 60g

7剂，浓煎频服。

3月19日二诊：汗已著减，脉弦尚细，寸偏旺。上方加煅龙骨30g、煅牡蛎30g，7剂，水煎服。

按： 何以诊为肝阴不足而疏泄太过？因脉细且尺不足，知为阴虚；弦主肝，知肝木失涵。肝体虚而肝用亢，致真气不藏而汗泄。本是阴虚阳亢，入夜游行于外之卫阳亦入于阴，阴液为阳蒸迫而盗汗如洗。肝疏太过，肾精不藏而早泄，二症同源。山茱萸益肝肾且敛真气，补肝体，泻肝用。真气固，津精藏，汗止。早泄虽未减，料亦有益。

例4：阴虚阳浮，肝经火郁

贾某，女，53岁。

2006年11月6日初诊：烘热汗出，约1小时1次，已三四年，烘热时，头面及周身皆热，汗后不畏寒。伴心慌，头胀，耳鸣，肢软，足底痛，食眠可，二便调。

脉右阳旺阴弱，左沉弦数。舌淡红齿痕，苔少。

证属：阴虚阳浮，肝经火郁。

法宜：滋阴潜阳，清透肝经郁火。

方宗：三甲复脉汤合一贯煎加减。

生龙骨18g	生牡蛎18g	炙鳖甲18g	龟甲18g
生地黄15g	生白芍15g	山茱萸15g	五味子5g
麦冬15g	牡丹皮12g	川楝子10g	栀子10g
沙参15g			

7剂，水煎服。

12月11日二诊：服上方后，症本已轻，自行停药，又发作如故。上方加龙胆草6g。

12月25日三诊：上方共服14剂，烘热息，汗亦止，他症亦著减。脉弦略数，舌可。嘱：晚服六味地黄丸，晨服丹栀逍遥丸，连服1个月。

按：因脉阳浮阴弱，故诊为阴虚阳浮；左脉沉弦数，沉主气，左为肝，弦亦主肝、主气滞，数为热，故诊为肝经火郁。故此案病机为阴虚阳浮，肝经火郁。病机明，则诸症皆依此病机解之。烘热汗出、头身热、耳鸣等，皆阳浮所致，亦与肝经郁火相关。此证既有阴虚，又有火郁，乃虚实相兼。方以三甲复脉滋阴潜阳，以一贯煎解肝之郁火，并行不悖。

例5：阴虚阳亢

夏某，女，63岁。

2007年5月25日初诊：多汗半年，近日加重，汗顺发流如浴，昼夜皆出，动则甚，腰背皆热如焚。失眠已4年，每夜靠氯硝西泮维持，亦仅能睡三四个小时，心烦乱，头热头昏。胃不和，不欲食，嗳气频，大便不畅。

脉弦数硬而上涌。舌红暗，苔中微黄。

证属：阴虚阳亢。

法宜：滋阴潜阳。

方宗：三甲复脉汤加减。

生龙骨 18g	生牡蛎 18g	炙鳖甲 18g	龟甲 18g
赤芍 12g	生白芍 18g	山萸黄 15g	干地黄 18g
炒枣仁 40g	浮小麦 30g	鸡内金 15g	焦三仙各 12g

6月15日二诊：上方加减，共服21剂。汗已止，寐已可，每夜可睡6小时以上。胃尚欠和，嗳气。脉弦滑，舌稍红。上方加代赭石18g、旋覆花15g，再进4剂。

按：脉涌，乃阴虚阳浮动而涌，弦而硬者，阳亢化风。阴虚阳亢，蒸迫津液而外泄，虚热内生而头背皆热。风阳动而胃气逆，致胃不和而嗳。滋阴潜阳，阴阳渐平，诸症渐安。

例6：水亏火旺

张某，女，58岁。

2004年12月10初诊：盗汗，头部汗如洗，常头痛，左膊痛，心烦，寐少易醒，一夜只能睡二三个小时。

脉阳滑略盛，按之有力，尺细数。舌暗紫，苔少。

证属：水亏火旺。

法宜：泻南补北。

方宗：黄连阿胶汤加减。

黄连 12g	黄芩 9g	白芍 12g	阿胶 15g
干地黄 15g	生龙骨 18g	生牡蛎 18g	丹参 18g
桃仁 12g	红花 12g		

2005年1月14日二诊：上方加减，共服28剂，汗止，寐安，脉滑略数，舌尚偏暗。仍宗上方14剂。

按：尺细数者，水亏于下。水不上济心火，心火独亢。阴虚阳旺，须分阳旺按之有力无力。有力者，乃心火亢盛，当泻心火；无力者，乃阴不制阳，阳浮动于上，当滋阴潜阳。心火盛，可盗汗、头汗、心烦不寐；阳浮者，亦可盗汗、头汗、心烦不寐，然二者病机不同，治亦各异。区分的关键，在于按之有力无力。千病万病，无非虚实；千药万药，无非补泻。所以诊治疾病，务在分清虚实，方不致犯虚虚实实之戒。自古论脉者，鲜有分辨沉取有力与无力，此恰为诊脉之紧要处。吾辨脉，无论何种脉象，首重沉取有力无力，知此，方能分清虚实，大方向才不会错，切记。

此案加活血药，因舌紫暗，乃瘀血之征，故加之。

例7：阴阳两虚，肝风内旋

崔某，男，49岁。

2002年11月25日初诊：自汗盗汗，已近2年，初尚汗少，逐渐增多，进餐或稍劳则汗湿衣衫；寐则汗出湿衾。寐差，纳呆，耳鸣，膝软，四肢常冷，两食指麻，阳事不兴。

脉弦劲而长，按之力逊。舌质淡暗，苔白。

证属：阴阳两虚，肝风内旋。

法宜：滋补肝肾，平肝息风。

方宗：地黄饮子加减。

煅龙骨 18g	煅牡蛎 18g	龟甲 18g	生白芍 15g
山茱萸 15g	熟地黄 15g	五味子 6g	怀牛膝 10g
炒枣仁 30g	巴戟天 12g	仙茅 12g	枸杞子 15g
鹿角胶 15g	肉桂 6g	葫芦巴 9g	浮小麦 30g

12月24日二诊：上方共服 28 剂。汗已敛，精力增，食寐转佳，阳事已振。脉转弦缓。上方加生晒参 12g、生黄芪 12g，继服 10 剂。

按： 脉弦劲而长，系阴不制阳，阳亢化风；然按之力逊，为阳亦不足。故诊为阴阳两虚而肝风内旋。阳动而汗，阳虚而肢冷膝软，阳事不兴。指麻，乃肝风走窜。宗河间地黄饮子，滋阴益阳，引火下归水中，补阳滋水以生木，佐以潜降，以息肝风。此亦"善补阴者，必于阳中求阴"之意。

例8：阴虚怪汗

王某，女，62 岁。

2002 年 12 月 17 日初诊：多汗已 3 年余，立则上半身出汗，左侧卧则在上之右半身出汗，右侧卧则在上之左半身出汗，右半身麻凉，偶有心悸，咽中有痰，他可。

脉弦数略劲，且有涌动之势，左寸独旺。舌绛少苔。

证属：阴虚阳亢化风。

法宜：滋阴潜阳息风。

方宗：三甲复脉汤加减。

生龙骨 30g	生牡蛎 30g	炙鳖甲 30g	龟甲 30g
生白芍 18g	玄参 15g	山茱萸 15g	五味子 6g
乌梅 6g	牡丹皮 12g	知母 6g	天竺黄 12g
海浮石 12g			

2003 年 1 月 24 日二诊：上方加减，共服 35 剂，汗已止，食、眠、二便均可。脉弦滑，舌嫩红，苔少。嘱服六味地黄丸 1 个月，以固疗效。

按： 脉数而涌动，乃阴不制阳，阳亢升动。阳浮于上则寸脉大，阳亢化风而脉弦劲。阳浮于上，蒸迫汗泄，故立则上半身汗，卧则在上一侧汗。手足麻者，乃肝风走窜经络。治以滋阴潜阳，经月而愈。

这种汗出，有热盛上迫者，有湿热熏蒸者，有阴虚阳浮者，有气虚阴火上炽者，亦有阳虚而虚阳上浮者等，表现虽同，然病机各异，鉴别要点在于脉。这种汗出虽不多见，但亦非绝无仅有，吾亦曾治数例，以湿热熏蒸者多。

例9：阳气虚，津失固

陈某，女，65岁，任丘人。

2006年6月23日初诊：头胸自汗，已约10年，冬夏皆汗。下体凉，膝痛，胃遇寒则嘈杂不适。便日四五次，尚成形。

脉沉小缓滑按之减。舌嫩红，苔薄。

证属：阳气不足，痰浊内蕴。

法宜：益气温阳，佐以化痰。

方宗：补中益气汤加减。

生黄芪15g	党参12g	白术12g	茯苓15g
炙甘草8g	柴胡7g	升麻5g	当归12g
炮附子15g	橘红9g	半夏10g	

7月11日二诊：上方共服10剂。汗已少，下凉减约十分之九。现膝痛。上方加炙川乌12g、巴戟天12g、仙灵脾10g。

7月28日三诊：上方又进10剂，汗已少，如常人，下冷膝痛除，便日2次。口糜已五六年，约每月发作一次。脉缓滑，舌嫩苔薄。上方加肉桂5g，14剂，未再来诊。

按：头胸汗出，可分虚实两类：

实者，为火热上炎，迫津外泄而为汗。其热，或为火热亢盛，或为郁热，或为湿热，或为瘀热，或为水热互结，蒸迫于上，或风热所客，卫强阳旺；或湿阻而营卫不和，或酒食生湿生热，皆可致头胸汗出。虚者，气虚不固，阳虚不摄，或阴虚阳浮，或血虚气浮，或阴盛格阳，皆可头胸汗出。

其病位，可在表，在经，在脏腑。诸邪可以相兼，虚实可以夹杂，因而，准确辨清头汗之因，亦非易事。辨析要点在于脉，脉沉取有力者为实，沉取无力者为虚，此分辨虚实之大要。虚实分清，则大框不致错。尚须进而分清孰实孰虚；分清病位、程度。疾病的性质、病位、程度，吾称之为诊断三要素，任何一个完整的诊断，都必须包含此三要素，即定性、定位、定量，合为三定。三定皆以脉为重。

本案诊为阳气不足者，因脉沉小缓无力，且兼滑脉，故诊为脾阳虚而痰浊内生。故取补中益气汤益气固表，加陈皮、半夏以化浊，加附子、肉桂者，温振阳气，且可补火以生土。

例 10：手心多汗

杜某，女，24 岁。

1980 年 4 月 2 日初诊：四肢湿冷，手心汗尤多，攥一手绢可挤出水，面色欠华。

脉沉细不足，舌色略淡。

证属：阳虚血弱。

法宜：养血通阳。

方宗：当归四逆汤加减。

当归 12g	桂枝 12g	白芍 12g	细辛 4g
炙甘草 7g	通草 6g	生黄芪 12g	

4 月 23 日二诊：上方共服 18 剂，四肢已温，手心汗少未已。脉较前略起尚细。舌已可。面欠华。上方加熟地黄 12g、炮附子 10g、浮小麦 30g。

5 月 9 日三诊：上方服 14 剂，手心汗已止，面显红润，脉和缓。嘱原方继服 10 剂，以固疗效。

按：汗乃心之液，且手心乃手少阴经所过，故手心汗出，多责之心经。常见下列三种情况：

一是心经热盛、心经郁火、心经湿热熏蒸，迫津外泄而手心汗出。

二是心阴虚，阳亢津泄而手心多汗。

三是心阳虚、心气虚，不能固摄津液而手心多汗。

本例四肢湿冷，手心多汗，本当温阳以摄津；然脉细，阴血亦虚，独用辛热温阳恐耗阴血，治当两相兼顾，养血通阳，方取当归四逆汤主之。

再诊手心之汗未已，故加附子以温阳。然脉仍细，恐附子辛热耗血，故加熟地黄养血，且熟地黄配炮附子，养血而不滋腻。阳复汗止，肢温而愈。

例 11：阳虚不固

刘某，男，23 岁，本校学生。

1997 年 6 月 6 日初诊：自汗 2 年，每于活动、紧张、进餐时，汗多如洗，汗多饮亦多，静与寐时不汗，胃脘痛 2 年，食可，便调。

脉弦濡缓，按之减，尺稍差。舌淡。

证属：阳虚不固。

法宜：温阳固表。

方宗：桂枝加附子汤加减。

炮附子 15g	生黄芪 18g	桂枝 10g	白芍 12g
炙甘草 7g	大枣 5 枚		

6 月 10 日二诊：上方共进 4 剂，汗减，胃未痛，然寐差。上方加浮小麦

30g、生龙骨30g、生牡蛎30g，7剂，水煎服。

后相遇，告已愈。

按：此方可看成由桂枝加附子汤、黄芪桂枝五物汤、桂枝加龙骨牡蛎汤三方相合而成。

《伤寒论》第20条：太阳病，发汗，遂漏不止，其人恶风，小便难，四肢微急，难以屈伸者，桂枝加附子汤主之。"此发汗伤阳，阳虚不固而汗漏不止，其人恶风；筋失温煦而拘急，难以屈伸；气化不利而小便难。方以桂枝汤调和营卫，去生姜之辛散，加附子以温阳固表温经。

黄芪桂枝五物汤，见于《金匮要略·血痹虚劳病脉证并治第六》篇："血痹，阴阳俱微，寸口关上微、尺中小紧，外证身体不仁，如风痹状，黄芪桂枝五物汤主之。"脉阴阳俱微，乃阴阳俱虚，血脉痹而不通，致身体不仁，似风非风。桂枝汤平补阴阳，黄芪益气固表，去生姜之辛散，与本案颇合。

桂枝加龙骨牡蛎汤，治"夫失精家，少腹弦急，阴头寒，目眩发落，脉极虚芤迟，为清谷亡血失精。脉得诸芤动微紧，男子失精，女子梦交"。脉症皆为一派极虚之象，仲景缘何不以金匮肾气丸、薯蓣丸予之，而用药力轻薄之桂枝汤主之？盖大虚之证，治当缓补、徐补，速则反倒壅滞不化，欲速不达。观东垣乃补土派鼻祖，善补脾升清，然补中益气汤，黄芪一钱，甘草五分，余皆二三分，何以如此量轻？非东垣不敢用药也。中气本虚，运化力弱，若用大量参芪峻补之，反致壅遏，欲速不达。犹久饥之人，只能糜粥徐徐予食，骤予炙煿厚味，暴餐暴饮，反戕伤脾胃。

本案以桂枝汤调营卫，燮理阴阳，加附子温阳，加黄芪益气固表，加龙骨、牡蛎固涩敛汗，三方相合，颇切病机，幸获速愈。

例12：心阳虚，汗液不固

王某，男，26岁。

2006年6月6日初诊：手足心多汗，已五六年，冬夏皆汗，手足湿冷，他可。

脉弦拘按之减，舌尚可。

证属：心阳气虚，汗液不固。

法宜：益心气，温心阳。

方宗：黄芪桂枝五物汤加减。

炮附子18g	生黄芪15g	桂枝10g	白芍12g
炙甘草10g	山茱萸18g	浮小麦30g	

7剂，水煎服。

6月13日二诊：肢温汗减，脉沉弦缓，拘象已除。上方加煅龙骨18g、煅牡蛎 18g，7 剂，水煎服。

按： 汗乃心之液，汗者精气也。手少阴经走于手心，足少阴经行于足心。脉弦拘按之减，知为阳虚阴盛，阳虚不固，心液外泄为手心汗；肾精不固，精气外泄而为足心汗。法当温振手足少阴之阳。黄芪桂枝汤振手少阴之阳，附子温手足少阴之阳。加山茱萸者，固涩精气，收敛元气，亦为敛汗之用，且佐附子之温散走而不守，相辅相成，相得益彰。

例 13：阳虚盗汗

李某，女，24 岁。

2003 年 3 月 1 日初诊：盗汗 4 年，汗湿衾衫，畏寒恶风，心下如冰，右半身紧。汗后冷入骨髓，沿足少阴经痛，下自足跟外侧上至腰、至背、至颠顶皆痛。

脉弦紧劲数按之减，舌尚可。

证属：心肾阳虚，阴寒内盛，营卫行痹。

法宜：温阳通痹。

方宗：桂枝加附子汤加减。

炮附子 12g	桂枝 10g	白芍 10g	炙甘草 6g
大枣 6 枚	煅龙骨 18g	生黄芪 12g	干姜 5g
吴茱萸 6g	鹿茸粉 3g（分冲）	浮小麦 30g	煅牡蛎 18g

4 月 1 日二诊：上方共服 28 剂，诸症皆已不著，唯头尚痛。脉弦细紧按之减，舌可。上方加川芎 8g、当归 12g、党参 12g，7 剂，水煎服。

按： 脉弦紧而劲，皆阴寒凝泣之象。若按之有力者，乃寒实证，法当温散；然按之无力，知为阳虚。阳虚阴盛，故脉弦紧且劲，按之减。脉数者，数而实者，属实热，当寒凉清热泻火；然数而按之不足者，乃因虚所致，愈数愈虚，愈虚愈数，此即《濒湖脉学》所言："实宜凉泻虚温补。"同为数脉，有的用寒凉泻火，有的用温热扶阳，大相径庭，判若冰炭，其分别，全在沉取有力无力。此脉必须留意，否则，差之毫厘，失之千里。

阳虚不能固摄，则津液外泄而为汗。何以寐中汗出？缘于阳本虚，表不固，入夜卫行于阴，腠理更失固护，故而盗汗。汗如洗，阳随汗泄，阳益虚，阴寒益盛，寒侵骨髓，营卫痹阻不通，致身痛。心下冷如冰，太阴寒盛；沿足少阴经痛，少阴寒盛；厥气上达颠顶，厥阴寒盛，三阴寒逆。方取桂枝汤振心阳，加附子温少阴，加干姜温太阴，加吴茱萸温厥阴。加鹿茸者，温肾、补督、益真元。

共服 28 剂，症虽减，然脉未复，恐再发，当配散剂长服，复其本元。

例14：腰下多汗

王某，男，49岁。

2003年3月19日初诊：腰以下多汗，足心汗尤多，已6年。头昏腰痛，痰多而凉，寐差，右胁隐痛。

脉寸弦缓尺弱，舌可苔白。

证属：寒饮上泛。

法宜：温阳化饮。

方宗：真武汤合涤痰汤加减。

炮附子12g	茯苓15g	白术12g	半夏15g
陈皮10g	石菖蒲9g	枳实9g	肉桂6g
干姜6g	吴茱萸6g		

4月3日二诊：上方共服14剂，汗已敛，诸症皆减。脉弦缓，寸已平，尺已起。上方加桂枝12g，继服7剂。

按： 尺弱，乃肾阳虚。阳虚不能制水，水泛为痰，兼以脉缓脾虚，土不制水，致痰饮上泛。痰饮上泛，寸脉乃弦，头晕，痰多而凉。本方附子、肉桂温少阴，干姜温太阴，吴茱萸温厥阴，合涤痰汤以化痰饮。二诊加桂枝，助其通阳气化。阳复阴可摄，故汗止，诸症减。

例15：阳虚汗出

吴某，女，22岁，学生。

2002年6月7日初诊：反复口糜，已三四年，一二月即发作一次。

脉滑数而濡，舌苔腻。

证属：湿热熏蒸。

予升阳益胃汤合升降散主之。

6月14日二诊：上方共服7剂，口糜消，苔退，肢冷多汗，汗后恶寒，倦怠乏力，头昏沉，便溏。

脉转沉缓无力。

证属：阳虚不固，腠理开疏。

法宜：温阳固表。

方宗：桂枝加附子汤加减。

炮附子12g	桂枝10g	白芍10g	生黄芪15g
炙甘草7g	浮小麦30g		

7月2日三诊：上方共服14剂，汗止，恶寒除，四肢转温，继予十全大补丸2盒。

按： 初诊只重湿热口糜，未顾护阳气，治之失当，致湿热退而阳微见，肌表失护而为汗，阳失温煦而肢冷。湿盛则阳气微，故清化湿热，不可苦寒过偏，当顾阳气。

例 16：阳虚盗汗

段某，女，41 岁。

2005 年 1 月 7 日初诊：寐则多汗湿衾，昼则无汗，已 4 年，心悸、气短、无力、倦怠、肢凉。每至天寒则重，暑热反不盗汗。今年入冬以来，较往年增重。

脉沉弦涩无力。舌淡暗，苔稍厚。

证属：阳虚夹湿。

法宜：温阳化湿。

方宗：四逆汤加减。

| 炮附子 15g | 干姜 6g | 炙甘草 7g | 生黄芪 15g |
| 党参 15g | 苍术 12g | 茯苓 15g | 浮小麦 30g |

1 月 28 日二诊：上方加山茱萸 15g，共服 21 剂，盗汗已明显减轻，约三五日偶于夜间轻微盗汗，精力较前增，脉转弦缓，舌苔退，继予上方 14 剂。

按：脉沉无力，故诊为阳虚。经云："阳气者，卫外而为固。"阳虚不能固于其位，卫护于外，津液外泄，故而汗出。入夜，行于外之阳气又入于阴，肌表更失卫护，故盗汗。暑热本当腠理开疏而汗泄，因虚馁之阳，得时令之助，反可司固护之职，因而暑热反不盗汗。

苔厚者，中夹湿浊。湿阻，营卫不能正常输布，亦可致营卫不和而汗，故加化湿、燥湿之品。舌暗者，因阳虚血行凝泣使然，故以温阳为主，未加活血之品。倘若加之，亦不为错，然不加亦可，阳复血自行，乃治本之谓。

加山茱萸者，因汗多，阳气与阴液可随汗液外泄，故加山茱萸以敛其耗散之真气。然有湿时，酸收似有不妥，妙在山茱萸虽能酸敛，然不敛邪，反有利小便之功，故可加之。

例 17：阳虚而汗

林某，男，45 岁，保定人。

2004 年 5 月 7 日初诊：胸闷背沉，足冷，膝下汗出，行走腰痛，遇冷善嚏。心电图正常。

脉弦濡，尺不足，舌嫩红，少苔。

证属：阳虚夹饮。

法宜：温阳化饮。

方宗：苓桂术甘汤合真武汤加减。

| 炮附子 15g | 茯苓 15g | 白术 12g | 炙甘草 7g |

白芍 12g　　　　桂枝 12g　　　　仙茅 12g　　　　仙灵脾 10g

6月 21 日二诊：上方加干姜 6g，共服 28 剂，汗止，症除。

脉转弦缓。上方继服 14 剂。

按：脉弦濡，乃脾阳不振而饮生；尺不足乃肾阳衰惫，温煦不及而腰痛下冷；阳虚不固而膝下汗出；阳虚阴霾痹阻于上而胸闷背沉。故予温阳化饮，方取真武汤合苓桂术甘汤，温肾益脾化饮，更增二仙汤以温肾益精培下元，经一月治疗而安。

例 18：肝虚背汗

沈某，男，75 岁。

2003 年 4 月 9 日初诊：患冠心病、糖尿病、脑出血。自两年前脑出血后，觉周身不适，前半夜背冷，后半夜背出汗，肩痛如风吹。

脉弦按之减，舌嫩红少苔。

证属：肝虚津液不藏。

法宜：益肝敛汗。

方宗：乌梅丸加减。

乌梅 7g　　　　炮附子 12g　　　干姜 5g　　　　细辛 4g

桂枝 10g　　　　川椒 5g　　　　当归 12g　　　　党参 12g

黄连 9g　　　　黄柏 5g　　　　山茱萸 15g

7 剂，水煎服。

4 月 16 日二诊：背冷汗出著减，肩尚痛，脉弦滑，按之已有力，舌嫩红，苔滑欲滴。上方加片姜黄 10g、桑枝 30g。

另用樟脑 15g，蒜瓣一只，熬水熏洗双肩，日 2 次。

4 月 30 日三诊：汗已敛，肩痛除，继予 10 剂，以固疗效。

按：何以诊为肝虚？因脉弦按之无力。弦主肝，按之无力为肝之阳气虚。阳气不足而背寒，入夜，卫外之阳行于阴，阳益不足，故背寒发于前半夜。后半夜，乃子时一阳生，阳气升动，阳本虚，虚阳亦随时令而升动为汗。张锡纯云，凡脱皆脱在肝，肝虚疏泄太过，真气不藏，又逢子时阳气升动，致津泄为汗，汗见于后半夜。

乌梅丸乃厥阴病之主方。乌梅补肝之体，酸收敛其真气与汗，更辅以山茱萸，补肝敛肝。方中五味热药，温肝之阳；党参益肝之气，当归养肝之体。肝内寄相火，肝虚相火郁而为热，故佐连、柏泻其相火，寒热并用，各行其功。肝虚复，真气藏，汗亦止。

樟脑加蒜瓣治肩痛者，乃一偏方，曾治一工会主席之肩周炎，肩痛不能举，余屡治未效。偶相遇，云已愈，臂伸举皆无碍，询之知用樟木刨花与蒜瓣熬水熏洗而愈。樟木刨花一时难觅，姑以樟脑代之，竟愈，故识之。

例 19：肝虚汗泄

刘某，男，45 岁。

2005 年 4 月 29 日初诊：胸闷、心悸、气短、喜太息，寐差，睡眠轻浅，寐则屡醒。盗汗湿衫，精力不济，已 2 年余。服普萘洛尔逾年。心电图：窦性心速，心率 100 次 / 分左右。

脉弦数无力。舌胖嫩暗红，唇暗。

证属：肝虚。

法宜：温肝敛肝。

方宗：乌梅丸加减。

乌梅 8g	炮附子 18g	桂枝 12g	干姜 6g
党参 12g	白术 10g	茯苓 15g	当归 12g
生黄芪 12g	黄连 9g	炒枣仁 40g	山茱萸 15g

4 月 23 日二诊：上方加减，共服 21 剂。盗汗止，心率 90 次 / 分，偶有心悸，略感气短，睡眠已基本正常。普萘洛尔已停。脉弦濡稍数，按之减，舌嫩稍绛。证转气阴不足。方予炙甘草汤加减。

桂枝 10g	炙甘草 9g	茯苓 15g	党参 12g
麦冬 10g	五味子 5g	炒枣仁 30g	山茱萸 12g
生龙骨 18g	生牡蛎 18g	干地黄 15g	

5 月 20 日三诊：上方加减，共服 28 剂，症除，脉弦缓，心率 70 次 / 分左右，继予炙甘草汤 10 剂，以善后。

按：脉弦无力，故诊为肝之阳气虚馁，弦主肝，无力乃阳气虚。脉数者，肝内寄相火，肝虚，相火不藏，相火动而数，故呈寒热错杂之证。

肝虚何以盗汗？因肝虚疏泄太过，真气不藏，故而津液外泄多汗。这个道理，张锡纯论述最为精辟，提出"肝主脱"的理论，曰"凡脱，皆脱在肝"。因肝虚，疏泄太过，真气外越而脱，创立大剂山茱萸浓煎频服，收敛元气以固脱，并创名方"来复汤"，诚对中医理论的发展有所裨益。肝虚而真气外越，津液亦精气也，肝虚之时，津液外越而为汗。何以夜间盗汗？子时一阳生，阳升动而汗随之，故夜盗汗。

肝虚，经腧不利而胸闷、短气；肝为罢极之本，肝虚故精力不济。肝虚，相火动而上冲，致心悸、心动过速。此与厥阴病之"气上撞心，心中疼热"机理相同。故治此盗汗予乌梅丸主之。

方中加山茱萸及酸枣仁者，补肝之体，敛肝之用，且可安神；加黄芪、白术、茯苓者，一者益肝气，一者培中气，乃知肝传脾，当先实脾之意。去川椒、细辛者，因相火已动，不宜辛散走窜，故去之。

二诊：脉数已敛，濡数且舌嫩，尚有心悸气短，故转予炙甘草汤益气养阴而复脉，终得汗止、症除，心率恢复正常。

例20：肝虚而汗

赵某，女，32岁。

2002年10月15日初诊：头昏，疲乏无力，心下痞满，阵阵汗出。

脉沉弦无力。舌偏淡，苔白。

证属：肝虚汗出。

法宜：温肝敛汗。

方宗：乌梅丸加减。

乌梅 8g	炮附子 12g	桂枝 9g	干姜 5g
细辛 4g	川椒 4g	党参 12g	茯苓 12g
当归 12g	黄连 8g	巴戟天 12g	山茱萸 12g
浮小麦 30g			

11月5日二诊：上方共服21剂，汗止，已无任何不适。脉弦缓滑，舌可。上方继服7剂，水煎服。

按：依其脉弦无力，诊为肝之阳气馁弱。所见诸症，皆以肝虚解之。头为诸阳之会，赖清阳以奉养，肝虚清阳不升，致头昏沉。阳气旺，则人轻捷矫健，肝虚则阳气馁弱不布，身倦怠无力。经云"肝为罢极之本"，即因肝阳馁弱，阳气不布所致。吾治疲劳综合征，确属肝虚者，常以乌梅丸主之，即本此旨。

肝虚何以汗出？因肝虚真气不藏，真气浮游而腠理不固，致津液外泄而为汗。乌梅丸以乌梅为君者，取其收敛真气，补肝之体，泻肝之用，温中有收、有泻，亦偶之制也。

例21：气虚盗汗

王某，男，37岁。

2005年4月17日初诊：盗汗湿衾，已半年余，他无所苦。脉弦濡，寸较沉。舌略红少苔。

证属：气虚不固，清阳不升。

法宜：益气升清，固表止汗。

方宗：玉屏风散加减

生黄芪 15g	白术 10g	防风 7g	浮小麦 30g

7剂，水煎服。

4月24日二诊：药后汗已止，寸脉已起。原方再进7剂，以固疗效。

按：玉屏风散为治气虚自汗之名方。气虚不固，腠理开疏，汗液乃泄。此例脉弦濡寸沉。濡乃脾虚有湿，寸沉乃清阳不升，弦乃肝失舒启，土郁而木郁。

方中何以用防风？皆云祛风，余曰不然。

肝主春生少阳之气，肝之清阳升，脾之清阳乃升；脾之清阳升，乃行运化之职，气血源源而生，气足表自固，汗自止。防风乃风药，风入通于肝。肝苦急，急食辛以散之，以辛补之，能鼓舞肝之清阳升发，解肝之郁，益肝之用。肝升则脾升，脾升则健。黄芪得防风，其力更雄，亦得益于防风之升发，鼓舞黄芪益气固表之功。若将此中防风解为疏风解表之品，本已腠理开疏而自汗，固之犹恐不及，何堪更行发散？故防风不当以疏风解。

例 22：交季盗汗

毛某，男，21 岁。

2000 年 11 月 4 日初诊：盗汗，交季而发，已 3 年，他可。脉弦长按之略减，舌稍淡。

证属：阳气浮，表不固。

法宜：益气固表。

方宗：黄芪桂枝五物汤加减。

| 生黄芪 15g | 桂枝 10g | 白芍 12g | 炙甘草 7g |
| 大枣 5 枚 | 炮附子 10g | 山茱萸 12g | |

7 剂，水煎服。

11 月 11 日二诊：药后汗止。脉虽弦已不长。上方去附子，再服 7 剂。

按：弦长本为春之脉、肝之脉，乃阳升之象。时已深秋，金气当令，仍是弦长，金不制木，肝气旺也。本当滋阴潜降，制其亢阳，反予黄芪桂枝五物汤加附子助其阳，岂不反乎？非也，脉虽弦长，然按之减，此阳浮，当为阳气虚，虚阳浮动，故当温之。然恐辛热扶阳，反助其阳气升浮，故佐以山茱萸，敛其浮越之阳气，温中有收，故服后脉反见敛，而汗止。何以秋冬交季而作？素本阳气偏弱，至秋，阳气敛肃；至冬，阳气潜藏，已弱之阳更显不足，致虚阳浮动，卫外不固而为汗。

例 23：气虚偏汗

刘某，男，13 岁。

2005 年 4 月 5 日初诊：5 岁时，因颅外伤手术后，左半身无汗，肢凉且萎，无力，右半身汗出，咽部略觉窒塞，其他可。

脉弦缓，按之不足。舌尚可。

证属：气虚偏汗。

法宜：益气活血。

方宗：补阳还五汤加减。

生黄芪 60g	桂枝 12g	川芎 8g	当归 12g
赤芍 12g	桃仁 12g	红花 12g	地龙 12g
桔梗 9g	炙甘草 7g		

6月10日二诊：上方加减，共服45剂，左半身已可出汗，肌力增加，肌肉渐复，左半头尚无汗。上方加升麻6g，继服14剂。

按：手术损伤气血，气归于半，半身无气。"阳加于阴谓之汗"，无气则不能气化，致半身无汗、无力、肉痿。补阳还五汤益气而养血活血，气血渐充，经脉渐通，故症状渐轻。

例24：脱汗

彭某，女，1.4岁。

1963年9月20日初诊：患儿身体素弱，出生后15日即患病，自此，三天两头患病。诊前吐泻四五日，自昨日精神萎靡，不玩，不食，不睁眼，手足凉，似睡非睡，朦朦胧胧，睡则露睛，目睛上吊，手足蠕动。自汗甚多，湿透衣衾，衣服一日换三四次。面色㿠白而黄，色晦。脉弱，趺阳脉亦弱。舌淡。

证属：慢脾风。

法宜：益气固脱。

方宗：可保立苏汤加减。

生黄芪 45g	破故纸 4.5g	炒枣仁 6g	白术 6g
白芍 6g	红参 6g	山萸萸 12g	肉豆蔻 4g

2剂，水煎频服。

9月22日二诊：药后汗、利止，手足已温，精神好转，已可下地玩耍。但仍食少，大便初可后溏。寸口脉尚弱，趺阳脉已起，面色仍黄不华。上方加鹿茸1g。

10月3日三诊：上方共服10剂，精神已旺，食增，脉起，面转红润。

按：此久病吐泻，脾胃气衰，元气大伤，虚风萌动，渐呈慢脾风。其大汗者，乃元气衰，津液不固而外泄，已成元气衰之脱汗。可保立苏汤大补元气，重用黄芪益气固表且息大风，更增鹿茸益肾补精血，元气渐复乃安。

例25：脱汗

尹某，女，67岁，家属。

1977年5月12日患心肌梗死并发心源性休克，心电图示后侧壁广泛心肌梗死，经西医全力抢救3日，血压仍在20～40mmHg/0～20mmHg。为保证液体及药物输入的静脉通路，两侧踝静脉先后剖开，均有血栓形成而且粘连。因静脉给药困难，抢救难以继续，仅间断肌内注射中枢兴奋药，家属亦觉无望，亲人齐聚，寿衣备于床头，以待时日。此时请中医会诊：病者喘促，气难接续，倚被端坐，张口抬肩，大汗淋漓，头面如洗，面赤如妆，浮艳无根。

阳脉大而尺欲绝，舌光绛无苔且干敛。

此乃阴竭于下，阳越于上。急用山茱萸45g，捡净核，浓煎频服。下午3点开始进药，当日晚9点，血压升至90/40mmHg。至第5日，两关脉转弦劲而数，胸胁疼痛憋气，改用瓜蒌薤白加丹参、赤芍、白芍，化痰化瘀宣痹，至第8日拍胸片，诊为心包积液并发胸水。两寸脉弦，中医诊为饮邪犯肺，上方加葶苈子10g、大枣7枚。1剂胸中豁然，再剂症消。后用养阴佐以化瘀之品，调理月余，病情平稳。两踝剖开处溃烂，骨膜暴露，转外科治疗4个月方愈。出院时心电图示仅留有病理性Q波。

按：脱证乃真气虚极而脱越于外，乃危笃之症。张锡纯认为："凡人元气之脱，皆脱在肝。""因人虚极者，其肝风必先动。肝风动，即元气欲脱之兆也。"症多表现为大汗不止，寒热往来，甚则目睛上窜，怔忡，或气短不足以息，或兼喘促，脉搏微细或欲绝等。对脱证的治疗，张氏主张从肝论治，运用收敛补肝之法，重用山茱萸。肝虚极而元气将脱者，服之最效。张氏曰："人之元气将脱者，恒因肝脏疏泄太过，重用萸肉以收敛之，则其疏泄之机关可使之顿停，即元气可以不脱，此愚从临床实验而得，知山茱萸救脱之力十倍于参芪也。"肝主脱，是张氏首倡，也是张氏对中医理论的发展。《医学衷中参西录》一书，附列大量山茱萸救脱的验例，对我颇有启迪。临床按张氏理论，用山茱萸救脱，确有卓效。

二、汗法

例1：寒痹大肠经脉

吴某，男，34岁。

1982年10月17日初诊：右臂沿大肠经疼痛，已三四年，因从事机械制图工作，常因右臂酸痛不能抬而不能制图，必抡臂、揉捏后稍缓。

脉沉而弦拘，舌可。

证属：寒痹大肠经脉。

法宜：散寒通经。

方宗：葛根汤加减。

葛根15g	麻黄8g	桂枝10g	白芍10g
片姜黄12g	生姜6片	炙甘草7g	大枣6枚

2剂，水煎服，4小时服1煎，温覆取汗。汗出停后服。

10月19日二诊：药后得透汗，臂痛瘥。

按：因脉沉弦且拘，乃寒邪收引凝泣之象，故臂痛为寒邪痹阻所致。虽恙已三四年，然寒邪未除，仍当汗解以祛寒。得畅汗寒散经脉畅达而痛除。可见，寒客无论新久，只要有寒，即当温散。

例2：寒痹经脉

王某，男，31岁。

1980年11月20日初诊：背凉紧痛已四五年，常敲打以求暂缓，胸闷不畅。脉弦紧，舌可。

证属：寒痹经脉。

法宜：发汗散寒。

方宗：葛根汤加减。

葛根18g	麻黄9g	桂枝12g	白芍12g
生姜6片	炙甘草7g	大枣6枚	

2剂，4小时服1煎，温覆取汗。待遍身漐漐微似汗，则停后服。

11月22日二诊：药后得透汗，背紧痛骤减，周身轻松。脉转弦缓，知寒邪已去，愈。

按：背紧凉痛，乃寒客太阳经腧，经气不利而紧痛，故以葛根汤散寒通经，汗透而愈。

葛根汤本治新感，此寒袭经腧，久羁不去，其证备者，虽恙已数载，亦当断然汗之，不可因日久沉痼而踟蹰。

例3：表闭热郁

郭某，男，56岁。

2002年11月4日初诊：3年前因下肢重度湿疹曾输液（药物不详）大量激素，渐至全身干燥无汗，虽盛暑及发热时，亦无一丝汗出，躁热殊甚，心中烦乱、急躁，面赤，阵发心动过速，口、咽、鼻、目皆干，咳嗽痰黏难咳，身重乏力，下肢冷，吞咽难，便可，曾多处求医未效，所用中药皆为清热养阴之品，计约200余剂。血沉97mm/h，免疫球蛋白33g/L，北京协和医院诊为干燥综合征、肺纤维化。予泼尼松12片/日，定期复查减量。此次因外感高热不退，邀会诊。诊：恶寒无汗，发热39.3℃～40.5℃，已8日，头身痛，身沉重乏力，烦躁殊甚，面赤，清窍皆干，心率110次/分。

脉紧而躁数，舌绛干无苔。

证属：寒束热郁，阴分已伤。

法宜：散寒清热，兼以养阴。

方宗：大青龙汤加减

麻黄12g	桂枝9g	炙甘草9g	杏仁10g
石膏30g	知母6g	生地黄18g	生姜6片

大枣 6 枚

3 剂，水煎服，4 小时服 1 煎。

11 月 6 日二诊：上药连服 3 煎，只在胸背部见汗，余处无汗，4 年多来首次见汗，欢喜异常。恶寒已解，体温降至 38.3℃，心中躁烦明显减轻。清窍干燥如故，心率 97 次 / 分。脉弦数，舌绛红而干。因其汗出不彻，继予上方加知母 2g、玄参 18g。

11 月 8 日三诊：上方连服 3 剂，胸背汗较多，腹部亦见汗，头及四肢皆无汗。恶寒、身痛除，体温降至 37.4℃，心中躁烦减轻，背、胸汗较多，他处仍无，干燥如故。

脉滑数而盛，舌绛干。

证属：气血两燔，阴分已伤。

法宜：清气凉血，佐以活血养阴。

方宗：清瘟败毒饮加减。

生石膏 30g	知母 7g	甘草 7g	赤芍 12g
牡丹皮 12g	青蒿 18g	生地黄 15g	玄参 15g
紫草 30g	连翘 15g	水牛角 30g	羚羊角 4g

10 月 30 日四诊：迭经 1 年的断续治疗，基本守上方，曾因阳亢加炙鳖甲、生牡蛎；因痰黏难咳，加海浮石、川贝、竹沥水等，共服 150 余剂。血沉降至 24mm/h，免疫球蛋白 23g/L，心率在 70～80 次 / 分之间。泼尼松减至 10mg/日。汗出较多，躯干可湿衣衫，面部及上肢有汗，耳后头部及下肢无汗，干燥现象明显减轻，仅口鼻尚觉微干。心中躁烦及头面热已除。

2003 年 11 月 17 日，噩耗传来，因高热往院。用了许多进口的昂贵抗生素，导致二重感染、心衰，住院 5 日而亡。

按： 长年无汗，腠理闭塞，适逢外感，恶寒无汗，发热身重且脉紧，属于寒闭肌表，故予大青龙汤开其腠理，散其外寒；脉又躁数，心中躁烦，乃热郁于里，故予石膏、知母清之；舌干绛无苔，长期热郁，阴分已伤。故加生地黄凉血养阴，乃表里双解之剂。

表解之后，脉滑数而盛且舌干绛，故诊为气血两燔、瘀热互结、阴分已伤，转用清瘟败毒饮，清气、凉血、化瘀。因舌干绛，恐方中苦寒之品伤阴，故去之，加青蒿透阴分之热。迭服 150 余剂，诸症方渐减轻，但下肢及后头部始终无汗。

此病吾所见不多，但都有长期服养阴生津之剂而不效的病史。依我管见，有的属阳虚津液不布；有的属瘀血阻塞，三焦不通；有的属瘀热内蕴，煎烁阴液，非必津液不足，故而养阴生津而不效，当辨清干燥之病机，因证施治方效。

例4：阳虚误汗

贾某，女，22岁，本校学生。

1996年4月12日初诊：洗澡后受风寒，当夜即寒战发热至39.3℃，头痛，周身痛，无汗、咳嗽。到校医室诊为感冒，予安乃近、输液。周身大汗，热降，恶寒除。次日又寒战，发热，头身痛，无汗，登门来诊。时已暖，尚身裹棉大衣，仍觉恶寒。脉沉紧，舌可苔白，面色紧滞。余见恶寒无汗、发热、头身痛，当属太阳伤寒，予麻黄汤2剂，令温覆取汗。药后大汗出，恶寒、发热、头痛、身痛不解，更增四肢冷，气短，胸闷。

脉沉细紧无力。

证属：汗后阳虚，寒邪未解。

法宜：温阳散寒。

方宗：麻黄附子细辛汤加减。

| 麻黄 5g | 细辛 6g | 炮附子 15g | 红参 12g |

2剂，水煎服。

4月15日二诊：药后遍体微微汗出，寒解热退而愈。

按：该生平日较熟，素体羸弱，浴后感受风寒，本当予桂枝汤调和营卫，或人参败毒散扶正祛邪，然服安乃近，大汗出，邪未解而阳已伤。大汗后，不应再予麻黄汤发其汗，余以恶寒无汗，发热、头身痛，乃太阳表实，忽略了脉紧已按之不足，又予麻黄汤大汗伤阳，症不解，更增肢冷、胸闷、短气。阳虚，表未解，故改麻黄附子细辛汤，更增红参温阳扶正以祛邪，阳复邪退，终得遍身微微汗出乃愈。

经此例可知，体弱感寒，服安乃近等解热镇痛药，亦可大汗伤阳。余未考虑已服西药的变化，又忽略脉之虚象，自以为证属表实，又有屡用麻黄汤治疗此等病证的经验，觉颇有把握，故未细辨，径予麻黄汤发汗。虚其虚，阳更伤，转增肢冷、短气、胸闷，已转少阴经证，故改用麻黄附子细辛汤而愈。自此，临床必须分析西药的影响，以及脉象的变化，不可仅据症以施治。

例5：寒湿痹阻

温某，男，45岁。

2002年11月27日初诊：常年值夜班，昼寐夜精。冒雨后四肢痛，走窜，下肢凉，自汗恶风，便溏，已半年余。

脉弦濡，舌淡。

证属：脾肾阳虚，寒湿痹阻。

法宜：温阳健脾，祛湿通经。

方宗：麻黄附子汤加减。

| 麻黄 6g | 细辛 6g | 炮附子 15g | 干姜 6g |
| 苍术 18g | 白术 15g | 薏苡仁 30g | |

2 剂，水煎服。

11 月 30 日二诊：药后汗不彻，症同前。上方更增桂枝 12g，3 剂，水煎服。

12 月 8 日三诊：正汗已见，身痛、自汗皆已不著。脉缓，舌可。继予黄芪桂枝五物汤。

| 生黄芪 15g | 桂枝 10g | 白芍 10g | 干姜 5 片 |
| 炙甘草 6g | 大枣 5 枚 | 白术 12g | |

14 剂，水煎服。

12 月 15 日四诊：唯进食辛辣时微汗出，他症已除，脉缓，上方继进 14 剂。

按：此案乃脾肾阳虚，寒湿外客太阳，当属太阳、少阴、太阴同病。

脉弦濡，乃阳虚湿蕴之阴脉。弦为阳中之阴脉。弦脉端直以长，直上下行，欠冲和舒达之象，故弦为阳中伏阴之脉。春脉弦，肝应春，肝之常脉弦。春脉何以弦？因春令，阴寒乍退，阳气升发，始萌而未盛，温煦之力未充，故脉尚有拘急之感而为弦。肝为阴尽阳生之脏，与春相应，阳始生而未盛，故脉亦弦。常脉之弦，弦长悠扬；病脉之弦，有太过与不及。太过者，弦长坚挺，主气逆、邪盛、本虚标实；不及者，弦而无力，主正虚。

濡即软也，非必浮而柔细并见。濡主正虚湿盛。

本案脉见弦濡，故诊为阳虚湿盛。常年夜班且下肢凉，乃肾气暗伤；脉濡舌淡且便溏，脾阳亦伤，故诊为少阴、太阴阳虚。冒雨感受寒湿，出现肢痛、畏风、自汗，乃寒湿在表，位居太阳，故本案乃少阴、太阴、太阳同病。

太少同病，故宗仲景麻黄附子细辛汤。但又兼太阴，故合用干姜、白术，取理中汤之意。重用苍术，一可健脾，亦可祛湿邪。加薏苡仁祛湿舒筋。

麻黄发汗散在表之寒湿，仲景云："湿家身烦疼，可与麻黄加术汤，发其汗为宜。"首方汗不彻，症未解；再诊加桂枝，取通阳发汗，令微似欲汗出。湿去营卫通，则痛已、汗止。

三诊，症除脉缓，已愈。脉缓，正气未壮，故予黄芪桂枝五物汤，助营卫，和阴阳，以杜其后。

例 6：湿困脾阳

孙某，女，62 岁。

1980 年 4 月 27 日初诊：3 周前，因帮女儿盖房，劳累，汗出受风寒，复因饮食不当，湿蕴于里，邪气留连不解，阵阵痛冷无汗，胸脘满闷，头晕恶心，口苦咽痛，口干喜饮，每天日晡心中烦热，身困乏力，二便正常。

脉沉弦细濡数。舌稍绛，苔白略厚。

证属：太少合病兼湿困脾阳。

法宜：解表化温，和解少阳。

方宗：柴平汤加减。

柴胡 10g	黄芩 9g	半夏 10g	党参 10g
生姜 4 片	炙甘草 6g	桂枝 10g	白芍 10g
葛根 12g	苍术 10g	川厚朴 9g	藿香 12g

2 剂，水煎服，日 4 服。

4 月 29 日二诊：药后得汗，背冷、头晕、恶心、口苦均除，胸脘尚满，午后烦热，困倦乏力，口渴。

脉弦细濡数。舌质略绛，苔薄黄腻，中心无苔。

证属：表已解，湿渐化热，气津已伤。

法宜：化湿清热，益气生津。

方宗：升阳益胃汤加减。

党参 10g	白术 9g	生黄芪 10g	黄连 9g
半夏 9g	陈皮 9g	茯苓 12g	泽泻 10g
防风 6g	羌活 6g	柴胡 6g	天花粉 12g
滑石 12g			

3 剂，水煎服。

5 月 3 日三诊：药后诸症减轻，精神好转，体力亦增，心中已不觉热。尚微觉头昏、口干、脘满、纳呆、大便干结。

脉弦缓。舌质正常，苔薄白，中心无苔。

证属：气阴未复，胃气未开。

方宗：沙参麦冬汤加减。

沙参 12g	麦冬 12g	玉竹 12g	山药 12g
石斛 12g	生甘草 7g	天花粉 12g	生麦芽 15g
荷叶 6g	桑叶 9g	菊花 7g	郁李仁 15g

3 剂，水煎服。

按：饮食不当，湿恋于中，劳累汗出，风寒外客，表里同病。背寒无汗，邪客太阳；口苦、咽痛、头晕、恶心、胸闷、邪客少阳；胸闷、恶心、头晕、口渴、苔腻，脉濡数，乃湿热蕴郁于中，湿邪自旺于阴分，故日晡潮热。法当表里双解，以柴胡桂枝汤加葛根，以解其表；以平胃散和其中。

二诊得汗表解，脉细濡数，为湿热未解，气分已伤，故困倦乏力，胸脘尚满，午后烦热；舌中无苔，乃胃阴不足，故诊为湿渐化热，气津已伤，予清化湿热、益气生津之剂。

三诊脉转弦缓，且腻苔已退，知湿热已化。然舌中无苔，为津气未复，故予沙参麦冬汤益气生津以善后。

例 7：寒痹胸阳

李某，男，26 岁。

2006 年 10 月 22 日初诊：1 个月前冒雨感冒，感冒愈后，觉胸闷憋气，心慌、精力不济。查心肌酶（－），心电图 ST、$V_2 \sim V_3$ 抬高，大于 2mV，Ⅲ、aVF 下降，大于 1mV。诊为心肌炎。

脉沉紧。舌略暗红，少苔。

证属：寒痹胸阳。

法宜：辛温散寒。

方宗：麻黄汤加减。

| 麻黄 9g | 桂枝 12g | 杏仁 10g | 炙甘草 8g |

2 剂，水煎服。

嘱：3 小时服 1 煎，温覆令汗。

10 月 24 日二诊：药后得汗，胸闷憋气已除，心慌亦减，仅中午人多而心慌一阵，他时未再慌，精力亦好转。脉阳弦无力，尺弦，舌稍暗少苔。方取苓桂术甘汤加附子。

| 桂枝 12g | 炙甘草 9g | 白术 10g | 茯苓 15g |

炮附子 15g

10 月 29 日三诊：服第 1 剂时，心慌重，持续约 2 小时，继服所剩 3 剂，仅偶有心慌，他症已除。脉仍阳弦无力，尺弦。舌略暗红。上方加生晒参 12g、生黄芪 12g、丹参 15g。上方加减，共服 21 剂，症除，脉弦缓，心电图恢复正常。

按：脉沉紧，显系寒邪凝泣之脉。吾以脉解症，以脉解舌。症见胸闷、憋气、心慌、精力不济，皆寒邪痹郁使然。胸阳被遏，气机不畅而胸闷、憋气；邪扰于心，心君不宁而心慌。舌虽略暗红，因脉为阴脉，故此舌不以热看，乃寒凝血行瘀泣使然。

寒从何来？概因冒雨感寒，表寒虽去，而伏郁于里之寒邪未已，仍呈寒凝之象，故发汗祛邪。

汗法皆云邪在表者，汗之祛其在表之邪，鲜有云寒在里者当汗。余曰，寒在经、在脉、在筋、在骨、在腑、在脏者，亦可汗而解之，驱邪外出。本案外无表证，知寒不在表，诸症皆是在里之象，故亦汗而解之。汗后，脉之紧象及胸闷憋气、心慌诸症随之而缓。实践证明，对本例寒凝于里者，汗之仍然有效。

汗后，阳脉弦而无力，阴脉弦而有力，乃寒去，阳虚之象显露。此脉意义同于胸痹之阳微阴弦。阳微者，上焦阳虚；阴弦者，下焦阴寒盛。阳虚而阴寒上干，痹阻阳位，故胸痹而痛。既为胸痹，何以不用瓜蒌薤白剂？而用苓桂术甘加附子？

瓜蒌薤白剂，乃痰阻阳郁者，非阳虚证，故用瓜蒌宽胸涤痰，以薤白、白酒，宣通阳痹，此方之治，乃偏于实证者，不可虚实不辨，凡见胸痹之象即率而用之。此案乃阳虚，阴寒乘于阳位，当宗人参汤法。方中桂枝、甘草辛甘化阳，以振心阳，更加附子温少阴心、肾之阳，此即"离照当空，阴霾自散"。下焦厥寒上乘，必夹水饮浊邪上泛，故方中茯苓、白术培土以制水。

《金匮要略》治胸痹之人参汤，乃脾阳虚，故培中制水；本案阴弦乃肾寒，故取附子以暖肾祛寒，二者略有差异，然皆为虚寒者设。

服第1剂时，心慌加重，持续两个小时，何也？非药不对证，设若药证不符，当愈服愈重，反倒继服症减，说明药证尚符。初服心慌加重，当为格拒之象，热药乍入，寒热相激，致一时心慌加重，当施以反佐，或不致格拒。继服阳复寒除，故诸症得缓。

例8：寒湿痹阻

芦某，妇，50岁。

2003年9月12日初诊：四肢酸痛已七八年，遇凉则重。脉沉紧迟。舌可，苔白。

证属：寒湿痹阻经络。

法宜：温阳散寒通经。

方宗：桂枝芍药知母汤。

桂枝 12g	炮附子 15g	炙川乌 15g	麻黄 8g
白芍 12g	白术 12g	防风 10g	知母 7g
生姜 6 片			

3剂，水煎服。

3小时服1煎。药后啜粥，温覆令汗。汗出，停后服。

9月16日二诊：药后已汗，四肢酸痛著减，然未已，右臂酸痛尚较明显。脉紧已除，转弦缓。上方改麻黄为4g，加穿山龙15g、海风藤18g、蜈蚣5条、地龙12g。7剂，水煎服。

9月24日三诊：药后四肢酸痛已除，脉弦缓，方改黄芪桂枝五物汤主之，扶正以善后。

生黄芪 12g	桂枝 12g	白芍 12g	生姜 6 片
大枣 6 枚	当归 12g	川芎 8g	

14剂，水煎服。

按：脉沉紧迟，乃寒邪闭郁之象，则此四肢酸痛，当为寒湿留恋经络所致。

已然七八年，虽非新感，但寒邪未去，仍当汗而解之，俾邪去阳气通，酸痛当除。

桂枝芍药知母汤，为寒湿化热，外伤肢节、内冲心胃之治。此方可据证以变通，寒重者重用桂枝、附子、麻黄、防风更增炙川乌，散风祛寒以通经；湿重者，增白术，或加苍术，薏苡仁等；热重者，增加知母之比例；桂枝、芍药、甘草、生姜以调营卫，可权衡寒、湿、热之轻重，灵活加减变化。

二诊汗出寒解，脉紧除，然诸症虽减未已，知寒湿未尽，故仍用上方加通经之品。方虽同，但不用助汗之法，故无汗出。可见，通经散寒之剂，加助汗之法，即成汗剂；不用助汗之法，则非汗剂。

三诊改用黄芪桂枝五物汤，乃邪已去，拟扶正以固本。

例 9：寒邪凝滞

李某，女，57 岁。

2002 年 11 月 16 日初诊：左足背痛胀，西医疑为静脉炎或淋巴管炎，治未愈，已半年，胃脘不舒，嗳气不得，左胁痛，胸中烦悗。瘿 3 年。澳抗（+）。血压 140～150/90～95mmHg。

脉沉紧滞有力，舌尚可。

证属：寒邪凝滞。

法宜：发汗散寒。

方宗：五积散加减。

麻黄 7g	苍术 10g	赤芍 10g	当归 12g
川芎 8g	炒枳壳 8g	桂枝 10g	干姜 6g
茯苓 12g	川厚朴 9g	陈皮 9g	半夏 9g
葱白 1 茎	王不留行 30g	白芍 10g	

4 剂，水煎服。加用辅汗三法，汗透停后服。

11 月 20 日二诊：药后得汗，脚、胃皆轻，脉尚沉紧滞，两寸较旺。仍予上方，加黄芩 10g、怀牛膝 12g，继服 7 剂，不用辅汗之法。

2003 年 1 月 15 日三诊：上方加减，共服 21 剂，未再汗，足痛消，胃气和，嗳除，瘿亦减未愈。脉转弦缓。

按：以脉沉而紧滞，故诊为寒凝，而予五积散发汗。汗后虽减，脉仍如前，故仍予原方散寒化湿。虽送服 20 余剂，因未用辅汗三法，故未再汗。寒湿去，胃和足痛止。

瘿何以随之亦减？因瘿毕竟属阴证，虽有肿大，无红、热、痛之阳证特征，何况更兼寒凝的沉而紧滞之脉，所以瘿为阴证无疑。既为阴证，则温阳散寒，对其亦有治疗作用，故随之而减。

例10：寒痹心阳

牛某，女，21岁，本校学生。

2004年3月26日初诊：初中二年级时，曾晕倒一次，意识短暂丧失，无抽搐。现就读本校大二，昨又欲晕倒。平素心慌、鼻塞、咳痰。唇暗，面色㿠白泛青。心率常120次/分，心电图：室上性心动过速。

脉沉紧而数，舌可苔白。

证属：寒痹心阳。

法宜：散寒通阳。

方宗：五积散加减。

麻黄6g	桂枝9g	当归12g	川芎8g
白芍10g	白术7g	茯苓12g	半夏10g
苍术9g	枳壳8g	桔梗9g	陈皮9g
生姜6片	葱白1茎		

3剂，水煎服，3小时服1煎，服后啜粥温覆令汗。汗透停后服。

3月29日二诊：药后已汗，心慌减，鼻已通，咳痰已少。心率80次/分。脉沉弦细紧数，按之减。舌可苔白。面赤，唇暗已退。寒痹虽减未已，正虚之象已露，宗桂枝汤加味。

桂枝12g	炙甘草8g	白芍15g	生姜5片
大枣7枚	生黄芪15g	红花10g	茯苓15g

7剂，水煎服。

按：脉沉紧，乃寒束，气血不达而脉沉。沉而数，乃阳郁之象；主要症状为心慌、心率快，病位在心，故诊为寒痹心阳。寒痹内扰而心慌。心阳被郁，不得通达，则"出入废，神机化灭"，致为晕厥。心阳郁，肺失温煦而为寒，致鼻塞咳痰。寒痹血运不畅而唇暗，面泛青色。证依脉定，如《伤寒论》《金匮要略》各篇，均为"辨某某病脉证并治"，首言辨病，每病皆有相同之临床表现及演化规律。一病又分若干证，如何明证？主要依脉而断。故仲景各篇皆云"脉证并治"，治从证出，证依脉断。

寒痹何处？寒客肌表，当有恶寒发热、身痛无汗之表证；寒客经脉，经脉不通而肢痛；亦可客于经腧，内传于脉而为脉痹；脉痹不已，内舍于心，而为心痹。此案外无表证，亦无肢痛之寒痹，突出症状为心慌，故诊为寒痹于心。

伤寒有寒邪直中三阴证，故寒邪可直中、或内传于少阴心。阳虚而寒中少阴者，法当麻黄附子细辛汤。此案脉沉紧而数，按之不虚，当属寒实，故径予麻桂葱姜通阳散寒，未加附子温阳，当归、川芎理血脉，陈皮、半夏等化内蕴之寒湿痰饮。啜粥、温覆、连续服药，意在散寒取汗，务使阳气通达，正汗出。

方取五积散，法同小青龙汤、半夏麻黄丸。

药理研究表明麻黄有提高心率、升压之作用，本案心率常达 120 次 / 分，本不应用麻黄。然按中医辨证来看，沉紧为寒痹，数为心阳被郁，关键为寒痹，寒不解，心阳不通，脉数必不解，故麻、桂断然用之。寒解，心阳畅通，心率反可下降，此案即是明证。所以，以西医药理来指导中医用药，未必可取。中医是因证而立法，西医药理无法复制中医的证，也就无法针对中医的证而立法、处方。设以西医理论指导中医用药，岂不又蹈废医存药之覆辙。

二诊脉虽仍弦细紧数，然按之减，已非寒实证，转为阳虚阴盛寒凝，且脉细为阴血亦虚，故法当温阳以解阴盛之寒凝，增白芍以兼顾其阴。方取桂枝汤加黄芪，阴阳双调以善后。

例 11：寒痹

李某，男，52 岁。

2006 年 7 月 4 日初诊：左胸背肩紧痛，左项及头亦紧，双下肢满布瘀斑，已 2 年。疑为冠心病，心电图正常。脉沉而紧滞，舌可苔白。

证属：寒邪痹郁，血行凝泣。

法宜：温散寒邪。

方宗：五积散加减。

麻黄 6g	苍术 10g	白芷 8g	赤芍 12g
当归 15g	川芎 8g	桂枝 10g	干姜 5g
茯苓 15g	川厚朴 9g	陈皮 9g	半夏 10g
生姜 5 片	葱白 1 茎	蜈蚣 5 条	全蝎 10g

4 剂，水煎服。

3 小时服 1 煎，啜粥温覆取汗。已得透汗后，改为早晚各 1 煎，无须再啜粥温覆。

7 月 11 日二诊：药服两煎已见透汗，通身特别轻松。但服至第 4 剂，又觉身紧，下肢瘀斑见少。查：血小板、出凝血时间均正常。

脉沉紧滞，按之已显不足之象，舌可苔白。

证属：阳虚寒凝，经脉不通。

法宜：温阳通经散寒。

方宗：当归四逆汤加减。

当归 15g	桂枝 12g	白芍 12g	细辛 6g
生黄芪 15g	白术 10g	巴戟天 12g	仙灵脾 10g
肉苁蓉 12g	炮附子 15g	炙川乌 12g	蜈蚣 6 条
麻黄 5g	葛根 15g	全蝎 10g	

10月17日三诊：上方加减，共服35剂，胸背头颈肩紧痛已除，右腓部尚有瘀斑未尽，他处已消。脉弦细拘。舌可。

证属阳虚血弱，阴寒未尽。上方加熟地黄15g、鹿角胶15g、桃仁12g、红花12g。14剂，水煎服。

按：于本案中谈四个问题：

1. 初诊，以脉沉而紧滞，乃阴寒凝泣之脉，故诊为寒邪痹阻，经络不通而痛。予五积散，外散寒凝，内化寒湿，乃表里同治之法。双下肢满布瘀斑，乃寒凝血瘀，久病入络所致，故方中加蜈蚣、全蝎入络搜剔。

欲以上方发汗散寒，必须啜粥、温覆且连续服药，使药力相继乃能汗出，并非用麻、桂就能发汗。有的患者长期用麻、桂等物，并不汗出，必须具备发汗法的必要条件，方能汗出。

2. 已得畅汗，寒邪散，经脉通，周身倍感轻松。脉仍沉而紧滞，寒凝之象未消，但按之已显不足之象，知为阳虚而阴寒内盛之寒凝。前为寒实凝痹，可汗；此为阳虚阴盛而寒凝，属虚寒证，已汗不可再汗，当温阳以祛寒。二者的区别在于沉取有力无力，有力为实，无力为虚。沉取之有力无力，是判断虚实的主要指征。既为虚寒法当温阳散寒，方取当归四逆加附子、乌头、巴戟天、仙灵脾等，乃"离照当空，阴霾自散"。

3. 既为阳虚阴盛，何以又加麻黄、细辛等温散之品？细辛入肾经启肾阳。此处用麻黄，不是发汗解表、宣肺散寒，而在发越、鼓舞阳气，使肾阳由三焦膀胱，外达腠理毫毛，此即《内经》所云："肾合三焦膀胱，三焦膀胱者，腠理毫毛其应。"倘阳气能通达布散，内自脏腑，外达脏腑肌肉之纹理，乃至肌表、皮肤、毫毛，阳气充塞，乾坤朗朗，阴霾无处可藏，何患痹痛不除。

麻黄发越、鼓荡阳气之作用，由《金匮要略·痰饮咳嗽病脉证并治第十二》中悟出，曰"水去呕止，其人形肿者，加杏仁主之。其证应内麻黄，以其人遂痹，故不内之。若逆而内之者，必厥。所以然者，以其人血虚，麻黄发其阳故也。"意为水在肺，咳喘而肿，本当用麻黄宣肺利水，然其人血虚阳易动，故入之者必厥，以麻黄发其阳故也。由此可知，麻黄有发越、鼓荡阳气之功。

正虚者，本不当用麻黄动其阳，但在扶正的基础上，亦可佐以麻黄，发其阳，散其寒。麻黄附子细辛汤即是温阳散寒的代表方剂，可用于三种情况：一是少阴阳虚，又感外寒，太少同病，以此方温阳散寒解表。后世据此法，衍生出许多治阳虚感寒之方，如再造散等。二是少阴阳虚，寒邪直中少阴，未在太阳，亦以此方主之，附子温阳，细辛入肾经、启肾阳，领麻黄入肾，挽已内陷少阴之寒从外而散，亦寓逆流挽舟之意。三是少阴阳虚，阴寒内盛，虽无外寒，此时麻黄附子细辛汤中之麻黄，乃发越、鼓荡阳气以解寒凝。故此案二诊时，仍用麻黄。若血虚有寒时，仲景认为麻黄不可用，但血虚寒凝者，在养血扶正的基础上，麻黄仍可用之。如阳和汤，麻黄配熟地黄、鹿角胶养阴血，麻黄解寒凝。熟地黄配麻黄，养血而不腻；麻黄配熟地黄，解寒凝而不动阳，何其妙哉，补伤寒之未逮，实仲景之功臣。

4. 三诊诸症虽已著减，然脉尚未复。弦拘乃阳虚阴寒未尽，脉细乃阴血不充，故诊为阳虚血弱，阴寒未尽，上方中更加熟地黄、鹿角胶，取阳和汤之意。

例 12：寒饮客胃

许某，女，19 岁。

2002 年 9 月 27 日初诊：饮冷后，脘腹胀痛，嗳气，矢气不得，不欲食，便尚可。

脉沉弦滑。舌可，苔白腻。

证属：寒饮犯胃。

法宜：散寒化湿。

方宗：五积散加减。

麻黄 5g	苍术 9g	厚朴 9g	半夏 9g
茯苓 12g	陈皮 9g	桂枝 9g	白芷 7g
炒枳壳 6g	干姜 4g	吴茱萸 5g	川芎 7g
当归 10g	生姜 5 片	葱白 1 茎	

3 剂，水煎服。药尽而愈。

按：此乃小恙，本可不收入集中。然虽为小恙，亦有探讨辨证的价值，故列之。

中医治病，不论大病小病，都须辨证论治，都不简单。如感冒，西医诊断、治疗都不难，刚毕业的医生都会治。而中医治感冒，却非易事，毕业后临床 20 年，亦未必对感冒能恰当辨证、治疗。可是一旦中医大夫能掌握感冒的辨治，那么，内伤杂病的辨治也大致可以掌握，因不论外感内伤，都需要辨证论治的功底。

本案虽属小病，但分析起来，亦有许多问题值得探讨，例如：

1. 脉沉弦滑，此脉可断为气滞痰郁，可断为痰蕴生风，亦可断为寒饮犯胃。

因沉主气，弦主郁，滑主痰，故可诊为气滞痰郁，而予行气化痰之剂。但本案因饮冷而作，且舌苔白腻，沉为阴脉，弦与滑皆阳中之阴脉。此脉，因按之有力，知非阳虚阴盛，乃寒实所致，且诸症皆可用寒客这一病机来解释，故该证诊为寒饮客胃，而不诊为气滞痰郁。

弦主风，滑主痰，依脉亦可断为痰蕴生风，然无振掉及动摇之症，故不诊为风证。

2. 既为寒饮客胃，何不用平胃散、藿香正气散、六合定中丸、理中汤或吴茱萸汤等，独选五积散？若不仔细辨证论治，似乎诸方皆可选。医者究竟选何方，除用方习惯以外，主要还是考虑切合病机问题。平胃散长于温中燥湿；藿香正气散行气化浊，兼能解表；理中汤治中阳虚者；吴茱萸汤治肝寒犯胃者，于本证，尚难丝丝入扣。本案乃寒饮客胃，胃阳因寒饮而伤，升降失司，致脘腹胀痛，气机不畅。五积散中麻、桂、芷、姜、葱，散寒通阳解寒凝，上列诸方皆无此功能；且方中含平胃、二陈，温化湿饮，成表里双解之方；更用干姜、吴茱萸以温中，川芎、当归行血滞，枳壳行气，方方面面皆予以兼顾，故五积散长于上列诸方，所以吾选五积散而不选其他方。因方证相应，故药尽而愈。

3. 此方虽有麻、桂、葱、姜等辛温散寒发汗之品，因未用助汗之法，故无汗出，若欲汗解者，当辅以助汗之法。

例 13：寒束热郁

刘某，男，43 岁。

2006 年 11 月 14 日初诊：自 2004 年胸闷心悸，劳累后，胸骨下及背部紧硬而痛，憋气，伴有恐惧感。血压：146/100mmHg。心电图：T、Ⅱ、Ⅲ 倒置，$V_5 \sim V_6$ 低平，ST、R、L 抬高，$V_4 \sim V_6$ 低。现服倍他乐克，3 片 / 日，施慧达 2 片 / 日。脉沉滞而数。舌偏暗红，苔白少。

证属：寒束热郁。

法宜：散寒清热。

方宗：防风通圣散加减。

大黄 5g	荆芥 6g	麻黄 6g	炒枳壳 9g
赤芍 12g	连翘 15g	桔梗 10g	川芎 7g
当归 12g	石膏 18g	滑石 15g	僵蚕 12g
蝉蜕 6g	姜黄 9g	生蒲黄 10g	

3 剂，水煎服。嘱停西药，3 小时服 1 煎，服后啜粥温覆取汗。汗透停后服。

11 月 17 日二诊：服上药 1 剂，得畅汗，周身轻松。今又胸闷，胸骨左侧如指压，无其他不适。脉沉滞而数，舌略红苔白少。寒滞热郁未解，予小青龙汤加石膏。

麻黄 7g	桂枝 12g	细辛 6g	白芍 12g
干姜 6g	五味子 6g	半夏 10g	石膏 18g
生蒲黄 10g			

11 月 24 日三诊：偶有胸部隐约不适，未见恐惧感。寒滞已解，郁热渐达。宗升降散合枳实栀子豉汤主之。

僵蚕 12g	蝉蜕 6g	姜黄 10g	连翘 15g

栀子 10g	枳实 9g	石菖蒲 9g	瓜蒌 18g
赤芍 12g	生蒲黄 10g		

12月1日四诊：已无明显不适。脉滑数，舌可。心电图大致正常。血压130/90mmHg。上方加黄连10g。14剂，水煎服。

按：脉沉滞乃寒邪痹阻。痹于何处？因外无表证，知寒不在表。症见胸闷、胸背痛，心悸憋气，惊恐怵惕，乃心经之症，故断为此乃寒痹心经。寒邪可由经腧传之于里，留而不去。此病已2年余，知此寒邪痹阻于心已2年矣。既为里证，且又久寒，可汗否？既然寒痹，无论新久、表里，皆可汗之，使邪随汗解。然脉沉滞而数，知内尚有郁热。寒痹热郁，法当双解，方选防风通圣散，一则散寒，一则清热，两相兼顾，并行不悖。

防风通圣散虽具辛散发汗之品，然亦必啜粥、温覆、频服，方能出汗。否则，未必能发汗，所以，我临床凡欲发其汗者，必采用啜粥、温覆、连服之助汗三法。

汗后周身舒适，说明药尚对证。既已汗而脉沉滞数，症虽减未蠲，何也？盖因久寒，非一汗可解，汗后暂通而复聚，故脉仍沉滞。然已汗又不可再汗，故取小青龙汤加石膏，散寒清热两兼。虽有麻、桂之辛散，但未用助汗之法，虽连服7剂亦未汗，但毕竟连续服用辛散之剂，寒凝渐解，郁热有外达之机，所以脉转滑数，转而改用升降散合栀子豉汤加枳实，促其郁热彻底透解。寒除热透，诸症解，心电图、血压亦随之好转。

例14：气陷战汗

尚某，男，40岁，工人。

1965年2月12日初诊：咳喘气短3年余，至冬则重。十几日前，因抬重物而喘剧，胸痛窒闷，时感恶寒，不欲饮食，口中流涎如涌泉，动辄气短心悸，呼吸浅促甚急，犹跑百米之状。

脉弦细无力，舌尖稍红苔白。

余以恶寒无汗而喘急，为外寒引发伏饮，予小青龙汤2剂，病有增无减，反喘急欲脱，脉沉细而弱。忆张锡纯先生升陷汤，治大气下陷，脉虚胸窒，喘促气短难续，颇似此症，改用升陷汤：

人参 6g	生黄芪 15g	知母 6g	桔梗 6g
升麻 6g	柴胡 6g	当归 9g	甘草 6g

2月27日二诊：昨夜服药后，寒战，烦躁，盖被出汗后，顿觉胸中豁然，气短显著减轻，继予升陷汤3剂而安。因遗有胸痛，舌苔黄腻，改用升阳益胃汤加减，方中有陈皮、川厚朴，又觉气短难续似喘。知其大气未复，不耐行气破散，又改从前方6剂，诸症皆除。

按：此案素有哮喘夙根，元气本衰，兼以抬重物努责伤气，致大气下陷，气短难续，气不摄津而涎如泉，复用青龙汤散之，其气更虚，故病转剧。

服升陷汤后，战而后汗者，乃战汗也。战汗多见于温病，谓温病解之以战，而内伤杂病见战汗者，实属罕见。余学识浅薄，读过的医书、医案中，未曾见过。战汗亦有虚有实两类，邪伏募原，阻隔表里之气而寒热头身痛者，溃其伏邪，表里之气通，奋而驱邪外出，可战而汗解。正虚者，待正气来复，奋与邪战，亦可战汗。小柴胡汤之汗出，乃蒸蒸而振，此乃战汗之轻者。小柴胡证本为半阴半阳证，出则三阳，入则三阴。本已正虚，无力驱邪，邪正交争而寒热往来。服小柴胡汤，人参、姜、草、枣助胃气，扶正以祛邪，正气奋与邪争乃蒸蒸而振。此案服升陷汤而战汗者，当为大气复，表里气通，奋与邪争而作战汗。

三诊因苔腻加陈皮、厚朴行气化浊，因大气始复未盛，不堪行散，故又气短。健壮之人，橘皮尚且泡水饮，而正气馁弱之人，虽陈皮之平亦足以伤气。吁，重病之人，用药必丝丝入扣，来不得半点差池。

例15：血瘀无汗

徐某，男，35岁。

1977年7月13日初诊：肝炎病史12年，1976年底加重。发热无汗，虽酷暑亦干热无汗。体温38℃上下，反复鼻衄，恶心呕吐，不欲食，心中烦热，至夜尤甚。渴喜饮冷，连饮冷水三四碗心中方畅。腹如鼓，脐突，腹围达110cm，阴囊肿如孩头，因腹压大而出现腹股沟斜疝，卧床不能翻身，每日尿量200mL左右。皮肤及巩膜黄染（++），食道中下段及胃底静脉曲张。血小板2.2万/mL，白蛋白与球蛋白比为2.7∶3.9。曾用激素、利尿剂、血浆蛋白等；中药用健脾利尿、清热解毒法等，经中西医结合治疗半年，病情日渐恶化。面色暗滞，肌肤甲错。

脉弦数，舌绛少苔。

证属：瘀血搏结，化热伤阴。

法宜：活血化瘀，软坚散结。

方宗：膈下逐瘀汤加减。

桃仁 9g	红花 9g	五灵脂 15g	赤芍 9g
丹参 15g	牡丹皮 12g	青蒿 12g	郁金 6g
生地黄 12g	银柴胡 6g	生牡蛎 30g	海藻 15g
玄参 15g			

服药23剂，腹围减至84cm，每日尿量增至1800mL。身热、心中烦热、渴

喜冷饮、恶心呕吐等症均除，周身已见汗出。改用养阴益气软坚法。10 月中旬，腹水消退后，右胸腔出现大量积液，为悬饮停留胸胁，改用泻肺化瘀法。至 11 月 14 日，胸水全部消失。1978 年 1 月，黄染消退，自觉症状消失，肝功能多次化验正常。钡餐未见食管及胃底静脉曲张，于 1978 年 3 月 12 日出院。又配活血软坚丸药 1 料继服。随访 2 年，情况良好，一直全日工作。

按：本例曾因水势泛滥而用十枣散逐水，初服 0.4g，魄门如烙，未泻。再服加至 0.6g、1g，均未泻水，后用活血软坚法而效。

患者干热无汗，即使盛暑亦无汗，何也？盖因瘀血阻塞，阳气不布，津液不敷，故而无汗。

治疗中，始终未着眼于汗，然瘀热解，气机畅，阳可布，津可敷，反不汗而汗。据此汗可推知瘀热已解，气机已畅，阴阳调和，乃自然而然汗出。发汗原无定法，此案乃为有力明证。地气升为云，天气降为雨；人身亦阴升阳降，阴阳调和，阳加于阴乃为汗。

例 16：中风汗解

杨某，男，49 岁，天津人。

2003 年 2 月 19 日初诊：于 2003 年 1 月 13 日患脑梗死。现左半身软，肢体活动差，语言欠流利，头晕，他可。血压 190/130mmHg。

脉弦滑数。舌偏淡，苔薄腻。

证属：痰热生风。

法宜：清热涤痰，平肝息风。

方宗：黄连温胆汤合平肝息风之品。

黄连 12g	栀子 10g	胆南星 12g	石菖蒲 9g
半夏 12g	竹茹 8g	天竺黄 12g	茯苓 12g
赤芍 12g	桃仁 12g	红花 12g	地龙 12g
蜈蚣 30 条	全蝎 10g	僵蚕 12g	钩藤 15g
怀牛膝 15g	生龙骨 30g	生牡蛎 30g	龟甲 30g
炙鳖甲 30g	人工牛黄 2g（分冲）		

10 剂，水煎服。

3 月 9 日二诊：上方 10 剂服完后，又自加 5 剂。服至第 3 剂后，通身大汗如洗，并腹泻五六次，肢软、活动差、语言欠利等随之好转，耳鸣除，头晕已不著。饮食、睡眠略差。脉弦滑数。舌可苔薄腻。血压 140/100mmHg，全部西药已停。上方加姜黄 10g、远志 10g、焦三仙 12g、鸡内金 12g。

4 月 20 日三诊：上方共服 32 剂，诸症除，肢体活动如常，食、眠、二便均可，生活、工作正常。脉弦缓滑，舌可。血压维持在 120 ～ 130/80 ～ 90mmHg 之间。原方继服 30 剂，以固疗效。

按： 因脉弦滑数，而诊为痰热生风。风痰走窜经络而肢软欠利，阻于舌本而舌謇。治以清热化痰，平肝息风。本是一般治法，并无特别之处，唯蜈蚣用量较重，取其息风、解痉、剔络。所奇者，本无汗泻之意，竟然汗泻，概因药后邪势挫，阴阳可周行敷布，逐邪外出乃汗泻。正如张锡纯所云："人身之有汗，如天地之有雨。天地阴阳和而后雨，人身阴阳和而后汗。"又云："发汗原无定法，当视其阴阳所虚之处而调补之，或因其病机而利导之，皆能出汗，非必发汗之药始能汗也。"白虎汤与白虎加人参汤，皆非解表之药，而用之得当，虽在下后，犹可须臾得汗。不但此也，即承气汤，亦可为汗解之药，亦视乎用之何如耳。""寒温之证，原忌用黏腻滋阴，而用之以为发汗之助，则转能逐邪外出，是药在人用耳。"这就是"调剂阴阳，听其自然，非强发汗也"。此案本非发汗之剂，概因涤痰清热之后，邪气松动，阴阳可以施布而自然汗出，此即"发汗原无定法"。既得汗，标志经络通，营卫行，故而肢体欠遂之象随之而解，血压亦随之而降，且维持稳定。

例 17：邪伏募原

曹某，女，22 岁。

2001 年 8 月 17 日初诊：高热 40℃，持续不退已 9 日，血象偏低，已排除伤寒病、肺部感染、泌尿系感染、肝胆疾病，未能明确诊断，仍是高热待查。已用多种抗生素，包括进口的昂贵抗生素，均未控制发热，诊时见高热阵汗出，汗后恶寒发热，头身痛，恶心不食，日下利二三次。

脉濡数，苔厚腻微黄。

此湿热遏伏募原，予达原饮治之。

川厚朴 9g	常山 6g	草果 8g	焦槟榔 10g
青蒿 15g	青皮 10g	黄芩 9g	知母 6g
石菖蒲 9g	藿香 12g		

2 剂，水煎服，嘱 8 小时服 1 煎。

8 月 18 日二诊：服完 1 剂即遍身漐漐汗出，一夜持续未断。今晨药已服完，体温已然正常，舌苔未净，继予六合定中加消导之品，用之而愈。

按： 达原饮出自吴又可《温疫论》，秦伯未老师增补的汪昂《汤头歌诀正续集》与吴氏之达原饮有出入，余临床所用者为秦伯未老师增辑之达原饮。

邪伏募原，表里阻隔，高热恶寒，汗出，头身痛等，非一般芳香化湿药所能胜任。达原饮中常山、草果、厚朴、槟榔等，溃其募原伏邪，石菖蒲、青皮开痰下气，黄芩、知母和阴清热，甘草和之。对于湿热蕴阻高热不退者，达原饮疗效非常显著，常可 1～2 剂即退热。该方较之藿香正气汤、三仁汤、六合定中等方雄烈。

余掌握此方的应用指征有二：一是脉濡数，或濡滑数大，10 必见濡象。濡即软也，主湿，非浮而柔细之濡；二是苔厚腻而黄，或厚如积粉。见此二征，不论高热多少度，恶寒多重，头身痛多剧，或吐泻腹胀等症，皆以达原饮加减治之，每获卓效。此案住院 8 日，已耗资 6000 元未果，而服 2 剂达原饮，尚不足元，病家深感中医之卓效。

原已阵热汗出，汗后又恶寒，此汗为邪汗。药后募原邪溃，表里通达而遍身漐漐汗出者，乃正汗。正汗出，乃邪退正复，阴阳已和，故愈。

例 18：喘利

董某，女，10 个月。

1965 年 4 月 1 日初诊：患腺病毒肺炎，高热 7 日不退，现体温 39.7℃，咳喘痰鸣，呼吸气憋，烦躁惊怵，腹微胀满，便稀而黏，日五六行。

脉浮数有力。舌红苔白少津，唇干紫暗。

属温邪闭肺，肺热下移大肠。予升降散合葛根芩连汤加减。

僵蚕 6g	蝉蜕 2g	姜黄 3g	大黄 2g
葛根 4g	黄芩 3g	黄连 3g	连翘 7g
杏仁 2g	桔梗 3g	羚羊角 1g（先煎）	

2 剂，不拘次数频服。

4 月 2 日二诊：药已服尽，昨夜身见微汗，今晨体温 38.4℃，咳喘稍平。原方加芦根 10g，再进 2 剂。

4 月 3 日三诊：遍身汗出，手足皆见。体温 37.3℃，呼吸已不憋气，咳喘大减，尚有痰鸣，已思食，喜睡。脉虽尚数已见缓，舌红苔少。拟养阴清热以善后。

芦根 10g	前胡 4g	冬瓜仁 10g	石斛 6g
炙杷叶 4g	瓜蒌皮 5g	石膏 5g	杏仁 3g
麦冬 4g	竹叶 3g		

3 剂，药尽而愈。

按：腺病毒肺炎，属中医咳喘、肺胀范畴，虚实寒热皆有之。此例为温邪闭肺，表气不通，咳喘无汗，肺热下移大肠而作利。方取辛凉宣达肺郁，苦寒清泄里热。俟遍身漐漐汗出，则邪热透达，里解表和矣。

腺病毒肺炎，主要症结在于肺闭，多伴有高热、咳喘、痉厥、肺实变，并心衰、胸腔积液、心包积液等。究其病机，乃虚实寒热、表里阴阳皆有，不可概以温病论之。余治此证，辛温散寒者有之，益气扶正者有之，温阳化饮者有之，表里双解者有之，荡涤热结者有之，清解肺胃者有之，方无定方，法无定法，要在辨证，谨守病机。不论何法调理，若是遍身持续微微汗出者，则知表解里和，大功成矣。

第九章　论乌梅丸的临床应用

第一节　概　述

　　皆云乌梅丸驱蛔治久利，吾亦从之。而有些医家却言乌梅丸为厥阴篇主方，其意多年不解，吾后对此下了番功夫，渐有所悟应用亦有拓宽。

一、乌梅丸的理解

《伤寒论》《金匮要略》关于乌梅丸的记述

　　乌梅丸于《伤寒论》《金匮要略》中凡二见：

　　《伤寒论》第338条："伤寒，脉微而厥，至七八日肤冷，其人躁无暂安时者，此为脏厥，非蛔厥也。蛔厥者，其人当吐蛔令病者静，而复时烦者，此为脏寒，蛔上入其膈，故烦，须臾复止，得食而呕，又烦者，蛔闻食臭出，其人常自吐蛔。蛔厥者，乌梅丸主之。又主久利。"

　　《金匮要略》："蛔厥者，当吐蛔，令病者静而复时烦，此为脏寒，蛔上入膈，故烦，须臾复止，得食而呕，又烦者，蛔闻食臭出，其人常自吐蛔。蚘厥者，乌梅丸主之。"

　　乌梅丸组成、制法及服法：

乌梅三百枚	细辛六两	干姜十两	黄连一斤
当归四两	附子六两（炮）	川椒四两（去汗）	桂枝六两
人参六两	黄柏六两		

　　上十味，异捣筛，合治之，以苦酒渍乌梅一夜，去核，蒸之五升米下，饭熟，捣成泥，和药令相得，内臼中，与蜜杵二千下，丸如梧子大。先食，饮服十丸，日三服，稍加至二十丸。禁生冷滑臭等食。

　　从上述经文中，可提出一系列问题。

1. 脏厥与蛔厥的关系

传统观点认为，脏厥与蛔厥是病机不同的两个并立的病名。脏厥是独阴无阳的脏寒证，而蛔厥是寒热错杂证。其理由是脏厥的临床表现为"脉微而厥，至七八日肤冷，其人躁无暂安时者，此为脏厥"，此显系但寒无热之阳衰证。

蛔厥是寒热错杂证，理由是蛔厥者烦，烦从火、从热，故蛔厥属寒热错杂证。乌梅丸是寒热并用之方，故乌梅丸治蛔厥，而不治脏厥。所以后世将乌梅丸局限于治蛔厥及久利，而把"乌梅丸为厥阴篇之主方"这一重要论断湮没了。

我们认为脏厥与蛔厥，虽病名不同，然病机一也。脏厥是独阴无阳，本质为脏寒无疑；蛔厥，仲景亦言"此为脏寒"。二者既然皆为脏寒，病机是相同的，也就没有本质的差别。脏厥言其病名，脏寒乃其病机。脏厥与蛔厥的不同，就在于是否吐蛔。在脏寒的基础上，有吐蛔一症者，曰蛔厥；无吐蛔者，曰脏厥。

2. 寒热错杂形成的机理

肝为刚脏，内寄相火，心包亦有相火。相火者，辅君火以行事，随君火以游行全身。当肝寒时，阳气馁弱，肝失升发、舒达之性，则肝气郁。当然，这种肝郁，是因阳气馁弱而郁，自不同于情志不遂而肝气郁结者，此为实，彼为虚。既然阳气虚馁而肝郁，则肝中相火也不能随君游行于周身，亦为郁，相火郁则化热。这就是在阳气虚馁的脏寒基础上，又有相火内郁化热，因而形成了寒热错杂征，正如尤在泾所云："积阴之下，必有伏阳。"治疗这种寒热错杂证，因其前提是厥阴脏寒，所以乌梅丸中以五味热药温肝阳，人参益肝气，乌梅、当归补肝体；连、柏清其相火内郁之热，形成补肝且调理寒热之方。

蛔厥可在脏寒的基础上形成寒热错杂征，脏厥就不能在脏寒的基础上形成寒热错杂证吗？当然亦可，故亦应以乌梅丸主之。

前云脏寒是独阴无阳证，不应有热。独阴无阳，是言厥阴脏寒的病机。厥阴之脏寒，自不同于少阴之脏寒。肾为人身阳气之根，而其他脏腑的阳气，乃阳气之枝杈。若独阴无阳，必肾阳已亡，根本已离，此为亡阳证，当用四逆汤回阳。若肾阳未亡，仅某一脏腑的阳气衰，犹枝杈阳衰，根本未竭，未至亡阳。所以肝的脏寒，与肾亡阳的脏寒是不同的，不应混淆。既然阳未亡，则馁弱之阳必郁而化热，同样形成寒热错杂。所以，蛔厥有寒热错杂，而脏厥同样寒热错杂。故二者本质相同，皆当以乌梅丸主之。据此可知，乌梅丸不仅治吐蛔之蛔厥，亦治脏厥，故称乌梅丸为厥阴病之主方。

3. 厥阴病，为何易出现阳气馁弱之脏寒证？

这是由厥阴的生理特点所决定的。肝主春，肝为阴尽阳生之脏，寒乍尽，阳始生，犹春之寒乍尽，阳始萌。阳气虽萌而未盛，乃少阳、弱阳。若春寒料峭，则春之阳气被戕而不升，生机萧索；若人将养失宜，或寒凉克伐，或药物损伤，皆可戕伤肝始萌之阳而形成肝寒。肝寒，则相火内郁，于是形成寒热错杂。

4. 厥阴篇的实质

俗皆谓厥阴篇驳杂，实则井然有序。厥阴病的本质是肝阳虚，导致寒热错杂。肝中之阳，乃春生少阳之气，始萌未盛，故易受戕伐而肝阳馁弱，形成脏寒。然又内寄相火，相火郁而化热，于是形成寒热错杂之证。

厥阴篇提纲证，即明确指出厥阴病寒热错杂的本质。曰："厥阴之为病，消渴，气上撞心，心中疼热，饥而不欲食，食则吐蛔，下之利不止。"此提纲证，即是寒热错杂。消渴、气上撞心、心中疼热三症，乃相火内郁而上冲所致；饥而不欲食，食则吐蛔，下之利不止，则为脏寒之征，此即寒热错杂。既为寒热错杂，则有寒化与热化两途，所以，厥阴篇中通篇皆是围绕寒热进退之演变而展开阐述。如何判断其寒热进退？仲景提出四点主要指征：

（1）厥热之胜复：厥阴篇从第 326 ～ 381 条，共 56 条。第 326 ～ 329 条论厥阴提纲证及欲愈的脉、时、证。第 330 ～ 357 条以手足厥几日及热几日，判断寒热之进退、转化。若但厥不热，则为独阴绝阳之死证；若但热不厥，乃病从热化。其中，瓜蒂散、茯苓甘草汤、麻黄升麻汤等，乃厥阴篇肢厥之鉴别条文。

（2）下利：第 358 ～ 375 条为以下利为指征，判断厥阴病之寒热胜复。热化者便脓血，主以白头翁汤；热入阳明下利谵语者，大承气汤；寒化者，阳虚下利清谷，主以通脉四逆汤。

（3）呕哕：第 376 ～ 381 条以呕哕判断寒热之进退。第 359 条为寒热错杂之呕，主以干姜黄芩黄连人参汤；寒化而呕者四逆汤、吴茱萸汤；阳复而脏病移腑者，小柴胡汤主之。

（4）以脉之阴阳判断寒热之进退，散见于全篇。

其他如咽痛、饮食、烦躁、汗出等，亦皆用以判断寒热之进退。

由此可见，厥阴篇的实质是在脏寒的基础上，形成寒热错杂证。既然寒热错杂，就有寒化热化两途，因而厥阴病全篇，皆是以不同指征，从不同角度，判断寒热之进退，井然有序。

5. 乌梅丸的方义

俗皆以乌梅丸仅治蛔厥，所以在解释乌梅丸方义时，皆奔蛔虫而来，曰蛔"得酸而安，得辛则伏，得苦而下"。此解失去了乌梅丸的真谛。

厥阴篇的本质是因肝阳虚而形成寒热错杂证，治之亦应在温肝的基础上调其寒热，寒热并用，燮理阴阳。所以乌梅丸中以附子、干姜、川椒、桂枝、细辛五味热药以温阳，益肝之用；人参益肝气，乌梅、当归补肝之体；连、柏泻其相火内郁之热，遂形成在补肝为主的基础上的寒热并调之方。

乌梅丸实由数方组成。蜀椒、干姜、人参乃大建中之主药，大建中脏之阳；附子、干姜乃四逆汤之主药，功能回阳救逆；肝肾乃相生关系，子寒未有母不寒者，故方含四逆，亦虚则补其母；当归、桂枝、细辛乃当归四逆汤主药，因肝阳虚，阳运痹阻而肢厥，以当归四逆汤通阳；芩、连、参、姜、附，寓泻心之意，调其寒热，复中州斡旋之功、升降之职。乌梅丸集数方之功毕于一身，具多种功效，共襄扶阳调寒热，使阴阳臻于和平，故应用广泛。若囿于驱蛔、下利，乃小视其用耳。

因厥阴病的实质是寒热错杂，其演变有寒化热化两途，所以厥阴全篇都是讨论寒热转化问题。寒热错杂者，有寒热多少之别，故有乌梅丸、麻黄升麻汤、干姜黄芩黄连人参汤；寒化者，有轻重之殊，方有当归四逆汤、吴茱萸汤、四逆汤等；热化有白虎、承气、白头翁汤、栀子豉汤等。

二、乌梅丸的应用

厥阴病的实质是肝阳馁弱，形成寒热错杂之证，肝阳馁弱，则肝用不及，失其升发、疏泄、条达之性，因而产生广泛的病证。

（一）肝的疏泄功能

肝的疏泄功能，主要体现在下列几个方面

1. 人的生长壮老已整个生命过程，皆赖肝之春生少阳之气的升发疏泄。犹自然界，只有春之阳气升发，才有夏长、秋收、冬藏。无此阳，则生机萧索，生命过程必将停止、终结。

2. 调畅全身之气机。升降出入，无器不有，升降息，则气立孤绝；出入废，则神机化灭。周身气机之调畅，皆赖肝之升发疏泄。百病皆生于郁，实由肝郁而发。肝阳虚，肝即郁，木郁而导致五郁。当然，五郁有虚实之分。

3. 人身血的运行、津液的输布代谢、精的排泄、月经来潮、浊物排泄等，皆赖肝的升发疏泄。

4. 木能疏土，促进脾胃的运化功能，促进胆汁的生成与排泄。

5. 调畅情志。肝藏魂，肝主谋虑，胆主决断，肝与人之情志紧密相关。

6. 肝藏血，调节周身之血量及血的循环。

7. 肝与胆相表里，肝主筋、爪，开窍于目，在液为泪。

8. 肝经所循行及络属各部位的病变。

9. 奇经八脉皆附隶肝肾，故奇经病多与肝相关。

10. 肝为罢极之本。

肝具广泛功能，故肝失舒启、敷和之性，则必然影响上述各项功能，产生广泛病变。而厥阴篇中只限于肝阳馁弱而产生的寒热错杂之病变，实为肝病的一小部分，并非肝病之全部。如肝热生风，内窜心包，下汲肾水，入营入血及真阴耗竭等，皆未论及。温病补其不足，实为仲景之功臣。凡肝阳馁弱寒热错杂而产生的上述各项功能失常，皆可用乌梅丸为主治之，因而大大扩展了乌梅丸的应用范围。

（二）乌梅丸的应用指征

1. 脉弦按之减，此即肝馁弱之脉。弦脉亦可兼濡、缓、滑、数、细等，只要弦而按之无力，统为肝之阳气馁弱之脉。

2. 症见由肝阳虚所引发的症状，只要有一二症即可。两条具备，即可用乌梅丸加减治之。

第二节　医案举隅

例 1：寒热错杂

冀某，女，54 岁，工人。

1993 年 9 月 17 日初诊：寒热往来 5 年余，昼则如冰水浸，自心中冷，寒栗不能禁；夜则周身如焚，虽隆冬亦必裸卧，盗汗如洗。情志稍有不遂，则心下起包块如球，痞塞不通，胸中憋闷，头痛，左胁下及背痛。能食，便可。年初经绝。曾住院 11 次，或诊为绝经期综合征，或诊为内分泌失调，或诊为自主神经功能紊乱、神经症等。曾服中药数百剂，罔效。

脉沉弦寸滑。

此寒热错杂，厥气上冲，乃乌梅丸证。予乌梅丸主之。

乌梅 6g	细辛 4g	干姜 5g	川椒 5g
桂枝 10g	黄连 10g	黄柏 6g	党参 12g
当归 12g	炮附子 15g（先煎）		

2 剂寒热除，汗顿止，心下痞结大减，4 剂而愈。5 年后得知生活正常，未再发作。

按： 厥阴篇，是由肝虚而形成的寒热错杂证，以厥热胜复判断阴阳进退、寒热之多寡。此案昼夜寒热往复，同于厥阴病之手足寒热胜复。心下痞结者，乃厥气上逆；汗泄者，以阳弱不能固护其外，致津泄为汗。脉弦者，以弦则为减，乃阳弱不能温煦，经脉失柔而脉弦。寸滑者，伏阳化热上逆，致上热下寒，寒热错杂。张锡纯曾论肝虚证见寒热往来。乌梅丸用桂、辛、附、椒、姜温煦肝阳，当归补肝体，人参益肝气，连、柏折其伏热，乌梅敛肺益肝，敛肝虚耗散之真气。方与病机相合，疗效显著。

例 2：寒热错杂

李某，女，35 岁，农民。

1995 年 7 月 26 日初诊：周身皆麻，阴部亦麻且抽痛，阵阵寒战，时虽盛夏犹须着棉，继之又燥热汗出，须臾缓解，每日数作，颠顶及两侧头痛，牵及目系痛，已半年余，月经尚正常。

脉沉细涩，舌淡苔白。

予乌梅丸合吴茱萸汤治之。

乌梅 6g	桂枝 9g	当归 10g	炮附子 10g
干姜 6g	川椒 5g	细辛 4g	吴茱萸 6g
黄连 9g	黄柏 5g		

据引荐的同村学生述，服 2 剂即大减，4 剂服完基本正常，因路远未再复诊。

例 3：寒热错杂

张某，女，47 岁。

1976 年 11 月 3 日初诊，寒热交作，日数十次，热则欲入水中，寒则覆衾亦不解，已十余年。头昏痛，自汗，项强，胃脘痞满，嗳气，寐差，一昼夜睡眠不足 1 小时，时轻时重，水肿。

脉沉弦细软，两尺弱。舌可苔白。

乌梅 6g	黄连 8g	川椒 6g	炮附子 9g
干姜 7g	细辛 4g	党参 12g	桂枝 9g
当归 10g	黄柏 4g		

二诊：服乌梅丸 3 剂，寒热著减，浮肿亦消，心下尚满，嗳气，头昏，心悸，寐差。此升降失司，痰饮内阻，阴阳不交而为痞，心肾不交而不寐。予子龙丹 4 粒（每粒 0.3g），每服两粒，得快利止后服，未利，24 小时后再服两粒，利下，继服下方：上方加茯苓 30g、半夏 45g、旋覆花 15g，3 剂。

三诊：服子龙丹两粒，即泻 6 次，隔日开始服汤药 3 剂，痞满，嗳气除，寐亦转安。

例 4：寒热错杂

高某，女，48 岁，家属。

1994 年 11 月 29 日初诊：身重燥热，二三分钟后汗湿衣衫，继之身凉寒战，背部冰冷而紧，两手臂先呈苍白，憋胀疼痛，继转紫黑，春节后尤重。头痛心悸，胸痞咽塞，咳唾善嚏，月经淋漓，1 个月方净，今已半年未行。

脉沉弦紧数而促，按之不实，左关稍旺，两尺不足。舌淡嫩，苔微黄。

乌梅 7g	黄连 8g	巴戟天 10g	黄柏 4g
当归 12g	红参 12g	半夏 10g	细辛 5g
川椒 5g	炮附子 12g	干姜 6g	桂枝 10g
五味子 6g			

4 剂，水煎服。

12 月 4 日二诊：上药服后，寒热、心悸、胸痛皆除，汗少未止，手未显苍白紫暗。上方加浮小麦 30g，继服 5 剂以巩固疗效。

按：上述 3 案，皆有寒热交作表现。厥阴证，厥热胜复，亦即寒热交作。夫寒热往来，原因甚多，少阳证、邪伏募原、伤寒小汗法等，皆可寒热往来；其他如大气下陷、肝阳虚馁、肾阳衰惫等亦可寒热往来。

少阳证之寒热往来，皆云邪正交争，诚然。少阳证之半表半里，本非部位概念，而是半阴半阳证。出则三阳，入则三阴，少阳居阴阳之交界处。表为阳，里为阴，故称半表半里。君不见伤寒少阳篇，位居阳明之后、太阴之前乎。阳为邪盛，阴乃正虚。半阴半阳者，邪气尚存，正气已虚。正无力驱邪，故邪留不去；正虽虚尚可蓄而与邪一搏，故邪虽存亦不得深入，致邪正交争。正气奋与邪争则热，正虚而馁却则寒，邪正进退，胜复往来，故有寒热交作。

所以，小柴胡汤的组成，一方面要扶正，一方面要祛邪。人参、甘草、生姜、大枣益气健中，扶正以祛邪；柴胡、黄芩清透邪热；半夏非为燥湿化痰而设，乃交通阴阳之品，《内经》之半夏秫米汤，即意在交通阴阳，使阴阳相交而安泰。从方义角度亦不难理解少阳证的半阴半阳之属性。再者，少阳证解之以"蒸蒸而振"，此战汗之轻者。战汗形成，无非两类，一是邪气阻隔，正气郁伏而不得与邪争；一种是正虚无力驱邪，必待扶胃气，正蓄而强，方奋与邪争而战。小柴胡之战汗，即属后者。以汗解之方式，亦不难理解少阳证半阴半阳之属性。

厥阴证何以寒热往复？乃肝之阳气虚惫使然。肝属木主春，其政舒启，其德敷和，喜升发、条达、疏泄；肝又为风木之脏，内寄相火。春乃阳升之时，阳气始萌而未盛，易为阳升不及。肝气通于春，乃阴尽阳生之时，其阳亦始萌而未盛，最易为阳气不足而春气不升，致生机萧索。厥阴阳气虚馁而为寒，故乌梅丸以众多辛热之品，共扶肝阳，以使肝得以升发舒启。

肝寒何以又热？肝者内寄相火。肝阳虚馁，不得升发疏泄，肝中之阳气亦不得舒达敷布，则虽弱之阳，郁而为热，此即尤在泾所云"积阴之下必有伏阳"之理。郁伏之火热上冲，则消渴，气上撞心，心中痛热，善饥，时烦；郁火外泛则肢热；肝阳虚馁而不疏土，则饥而不欲食，得食而呕，食则吐蛔，下之利不止；阳虚不敷而肢厥、肤冷、躁无暂安时。阳虚阴寒内盛之际，同时可存在虚阳不布而郁伏化热之机，致成寒热错杂，阴阳交争，出现厥热胜复的表现。此厥热胜复，可表现为四肢之厥热，亦可表现为周身之寒热交作，或上下之寒热交作。表现尽可不同，其理一辙，悟明此理，则对乌梅丸法的理解，大有豁然开朗、别有一番天地之感。

乌梅丸乃厥阴篇之主方，若仅以其驱蛔、治利，乃小视其用耳。厥阴病之表现，纷纭繁杂。阳弱不升，郁火上冲，可头脑晕、头痛、目痛、耳鸣、口渴、心中热疼；经络不通而胁肋胀痛、胸痛、腹痛、肢痛；木不疏土而脘痞不食、呕吐、嗳气、下利；肝为罢极之本，肝虚则懈怠、困倦、萎靡不振、阴缩、抽痛，拘挛转筋；寒热错杂，则厥热胜复或往来寒热，诸般表现，不一而足。

在纷纭繁杂诸症中，如何辨识为肝之阳气虚呢？我们掌握的辨证要点为脉弦按之无力。弦为阳中之阴脉，为血脉拘急，欠冲和舒达之象，故弦为阳中伏阴之脉。经脉之柔和条达，赖阳气之温煦，阴血之濡养。当阳虚不足时，血脉失于温养而拘急，致成弦象。故仲景称："弦则为减。"减乃不足也，阴也。

《诊家枢要》曰："弦为血气收敛，为阳中伏阴，或经络间为寒所入。"脉弦按之无力，乃里虚之象；弦主肝，故辨为肝之阳气虚惫。若弦而按之无力兼有数滑之象，乃阳虚阴盛之中兼有伏阳化热，此即乌梅丸寒热错杂之典型脉象。厥阴亦有阴阳之进退转化，寒化则阴霾充塞，肢厥、畏寒、躁无暂安、吐利、汗出、内拘急、四肢痛，脉则转微，弦中更显细微无力之象；若热化，则口渴咽干、口伤烂赤、心中热痛、便脓血等，脉则弦数。阴阳之进退，亦依脉象之变化为重要依据。

临床见弦而无力之脉，又有厥阴证中一二症状，即可辨为厥阴证，主以乌梅丸。乌梅丸中桂、辛、椒、姜、附等温煦肝阳，以助升发；连、柏清其阳郁之热，寒热并用，燮理阴阳；人参补肝之气；当归补肝之体；乌梅敛肝之真气，此方恰合厥阴证之病机。此方寓意深邃，若能悟透机制，应用极广，仅以其驱蛔下利，过于偏狭。《方解别录·序》云："元明以来，清逐淆乱，而用药者专尚偏寒、偏热、偏攻、偏补之剂，不知寒热并进，攻补兼投，正是无上神妙之处。后世医家未解其所以然，反谓繁杂而不足取法。"偶方的应用，恰似天上神妙的交响乐，阳春白雪，较之奇方，别有一番境地。

例 5：懈怠（一）

孙某，男，24 岁。

2002 年 4 月 30 日初诊：两个月来颇觉疲乏，精力不济，学习效率低下，寐不安，睡不解乏，食减便溏。

脉弦缓无力。舌嫩红胖大，苔少。

证属：肝阳虚惫。

法宜：温肝升阳。

方宗：乌梅丸加减。

乌梅 8g	炮附子 12g	干姜 5g	川椒 5g
桂枝 10g	当归 10g	党参 12g	细辛 5g
黄连 9g	黄柏 5g	柴胡 8g	生黄芪 12g

上方共服 21 剂，诸症除。

按：此是随我待诊的学生，身体尚健，并无大疾，唯觉精力不济，颇似亚健康状态。此证在竞争日趋激烈的当今社会，在人群中所占比例甚大，尤其对苦读学子，此证颇为常见。中医对此证治疗，具有一定优势，应认真研究。

天运当以日光明。阳气者，精则养神，柔则养筋。阳气旺，人则行动矫健，思维敏捷；阳气衰，则懈怠、迟钝，精力不济，但欲寐。阳运周天，必春生少阳之气升发，方能生机勃发。肝阳馁弱，则生机萧索，故肝为罢极之本。乌梅丸温肝阳，令阳气升发；乌梅、当归补肝体，益肝用；党参补肝气，更增生黄芪、柴胡以助之；连、柏泻其伏郁相火。肝阳得升，乾坤朗照，何患精力不振。

当然，亚健康状态原因多样，湿阻清阳不升，气虚无力升举，精血亏而阴损及阳，邪阻气机不畅者，皆可致精力不济，而肝阳馁弱，是其中多见的一种。判断肝阳馁弱，我主要以脉弦无力为据。弦为肝之脉，春弦、夏钩、秋毛、冬石，而肝主春，故脉弦。弦乃阳中之阴脉，春天阳乍升，阳始萌而未盛，肝阳易受戕伐而馁弱，致脉弦无力。吾以此脉为判断肝阳馁弱的主要依据，其他再见据中医理论可以解释的、因肝阳虚而引发的一二症，即诊为肝阳虚，而用乌梅丸主之。而肝阳虚引起的症状颇为广泛，所以我用乌梅丸的范围亦很广泛，绝不囿于驱虫、下利。

例 6：懈怠（二）

孙某，男，26 岁，进修生。

2004 年 10 月 18 日初诊：唯觉疲乏无力，精力不足，眼睑瞤动，便溏。脉弦缓无力，舌嫩红苔少。

证属：肝阳虚。

方宗：乌梅丸加减。

乌梅 5g	细辛 4g	干姜 5g	黄连 9g
当归 12g	生黄芪 12g	炮附子 12g（先煎）	川椒 5g
桂枝 9g	党参 12g	黄柏 5g	

4 剂而倦怠除，精神振作。

按：疲乏无力，精力不足，这类病证颇多，尤其脑力劳动者，冥思苦读，伏案少动，久之易感疲乏无力，精力不济，现称之为亚健康状态。因此，研究此类病证的治疗，颇有意义，对此中医有较大优势。

此类病证，一般多用补益和化湿两法。脉证表现符合气虚证，故多以补中益气、归脾、人参养荣、十全大补、参茸卫生丸等治之；亦有因湿阻，清阳不能实四肢而现此证，多以升阳除湿法治之，方用升阳除湿汤、藿朴夏苓汤、升阳益胃汤、甘露消毒丹等治之，然从肝论治者鲜见。

肝为罢极之本。罢，义同疲。罢极，即劳困、倦怠、乏力的意思。吴昆云："动作劳甚，谓之罢极。肝主筋，筋主运动，故为罢极之本。"

阳主动，阳气旺，则轻捷矫健。肝应春，主春生之气，肝之少阳之气升，则脾之清阳升，全身气机调畅，方有春生、夏长、秋收、冬藏。若肝阳馁弱，则懒惰嗜卧，疲乏无力，精力不济。

何以知为肝之阳馁弱？以脉弦无力。弦为肝脉。脉乃血脉，必血以充盈，气以鼓荡，脉方调畅，徐缓悠扬。肝为阴尽阳生之脏，阳气始萌而未盛，若气运至而不及，或六淫七情戕伐阳气，易致肝寒气馁，脉弦无力而懒惰。据此脉，当知为肝之阳气不足。肝之阳气馁弱，必表现一派虚寒之象。然乌梅丸所主者，乃寒热错杂之证，热从何来？尤在泾云："积阴之下，必有伏阳。"馁弱之阳伏而不布，必郁而化热，其热上冲而消渴，心中痛热，烦，咽痛为痹；外趋则手足热，身热，痈脓，脉数；下迫则下利，便脓血。肝阳虚为寒，又伏阳化热，此即厥阴证寒热错杂之由来。乌梅丸，五个热药、两个寒药，寒热并用，调其寒热。然以热药居多，加当归补肝之体，党参益肝气，治肝之阳气馁弱为主，苦寒清热为次。主以乌梅者，敛肺以抑金对木之尅伐，实则助肝。仲景云："夫肝之病，补用酸，助用焦苦，益用甘味之药调之……肝虚则用此法，实则不在用之。"

本案以乌梅丸治之，意在强肝助阳，以使春升之气得以升发，加黄芪者益肝气。余临床用此方治罢极者，疗效颇为满意。余恒以脉弦无力作为使用乌梅丸的主要指征。

例7：懈怠（三）

李某，女，学生。

2002年6月14日初诊：疲乏，腰痛。脉弦细无力，舌红，苔稍黄。

此肝体不足，肝用不及。予乌梅丸加减。

乌梅5g	桂枝9g	炮附子10g	干姜5g
细辛4g	当归12g	党参12g	黄连9g
黄柏5g	生黄芪12g	白芍10g	丹参15g

予4剂，水煎服。

6月18日二诊：乏力懈怠已除，腰尚痛，脉力增。上方加菟丝子15g、川续断 18g，4 剂，水煎服。

按：弦脉主肝。弦则为减，乃不足之意。弦而无力，乃肝阳、肝气不足，故肝用不及。弦而细者，乃肝之阴血不足，肝体虚也。其舌红苔微黄者，因积阴之下必有伏阳，肝失升发条达，肝中相火亦郁而不敷。气有余便是火，相火郁而化热，火上而舌红苔黄。肝为罢极之本，体用皆不足，故而疲惫懈怠。

乌梅丸，补肝用，益肝体，寒热并用，调其阴阳。加生黄芪者，益肝气，强肝之用；加白芍、丹参者，补肝之体，阴生阳长。乌梅丸寒热并用，乃复方，偶之制也。奇方，较易掌握，犹下里巴人；而偶方，相反相成，并行不悖，诚有制之师，制乃化，此类方剂较难掌握，这是一种更高层次，犹阳春白雪。仲景方多为相反相成，相制乃化，如桂枝汤，即阴阳两兼，散敛并用之复方，难怪后人尊其为医圣、方药之祖。欲达辨证论治的高层境界，舍仲景别无他途。

例 8：小腹痛坠

杨某，男，31 岁，公务员。

2002 年 6 月 18 日初诊：小腹痛坠胀，溲后热痛如淋，头晕痛，两肋偶痛，口苦，已有月余。

脉弦无力，舌稍红。

证属：肝虚不达，相火内郁。予乌梅丸治之。

乌梅 5g	炮附子 10g	干姜 4g	桂枝 9g
细辛 4g	川椒 4g	当归 12g	党参 12g
黄连 9g	黄柏 5g	川楝子 9g	

4 剂。

6 月 25 日二诊：小腹痛坠明显好转，会阴部稍有坠胀感，溲后热痛显著减轻，口尚苦，他症均除，脉力见增尚弦。上方加赤芍、白芍各 12g，4 剂，水煎服。

6 月 28 日三诊：诸症已除，无所苦。

按：脉弦无力，故诊为肝之阳气虚寒。小腹、两肋痛胀、头晕痛等，皆肝经循行之处。肝虚不能疏泄，经络不通故胀痛。溲后热痛及口苦等，乃相火内郁，上攻下迫所致。肝藏相火，肝虚失去舒启、敷和之性，则内藏之相火，必郁而化火，少火变为贼火，此亦成寒热错杂之证。乌梅丸温肝助其疏达，补肝体复其舒启之功，相火得以敷布，何寒热之有。此方恰切病机，故能取效。

例 9：奔豚

杨某，男，63 岁，教师。

1995 年 10 月 18 日初诊：病奔豚 30 余年，自觉有气从小腹上攻，攻至腹则腹胀痛，攻至胸则胸中窒塞疼痛欲死，连及头颈后背两臂皆胀痛。痛苦殊甚，全身无力，继则大口频嗳气，气喷涌如山崩，气出则稍缓，须臾复作，一日发作二三次或十余次，逐年趋重，情志波动时更重。西医诊断为冠心病、胃肠神经症、吞气症等。中医诊断为奔豚。

脉弦大按之减，两尺沉。

乃肝肾阳虚，厥气上逆。予乌梅丸加减。

乌梅 6g	炮附子 15g	茯苓 15g	白术 10g
干姜 5g	川椒 5g	细辛 4g	沉香 4g
桂枝 12g	当归 12g	党参 12g	黄连 8g
黄柏 4g			

此方加减，共服 24 剂，诸症渐愈，至今已 10 年未发。

按： 此案虽曰奔豚，但无奔豚鼓起如豕之形，然属厥气上冲腹、胸乃至颈背，故亦诊为奔豚。厥气上冲，缘于下焦阴寒，肝肾阳虚而冲气逆上。冲脉为病，逆气里急。冲脉隶于肝肾，肝肾虚，则气上逆。所奇者，患者频频大口大口嗳气之多，乃余所仅见。以其脉弦大持之减且尺沉，故断下焦肝肾阳虚。乌梅丸温肝，加茯苓、白术培土以制水，多年之痼疾竟得痊愈。

例 10：胃脘痛（一）

钟某，男，37 岁，干部。

1998 年 6 月 27 日初诊：患者自述胃脘部不适一年有余，胃中嘈杂，两肋及背部疼痛，后头亦痛，伴头晕、恶心、食差，便初硬后溏。

左脉沉缓而软，右脉沉弦滑濡。

此肝脾两虚，木不疏土。予乌梅丸加减：

乌梅 4g	干姜 4g	炮附子 6g	川椒 4g
桂枝 8g	细辛 3g	吴茱萸 4g	党参 12g
当归 10g	半夏 12g	黄连 9g	黄柏 4g
鸡内金 12g			

共服 14 剂，诸症皆除。

按： 脾胃属土，土性壅滞，必得木之疏泄，方能升降而不壅滞。然肝虚不能疏土，于是土壅，脘腹痞塞不通，胀满、疼痛、吐利、纳差相继而发。肝虚经气不通而胁肋胀痛，此因虚而木不达。温肝，复其升发疏达之性，木达土疏而诸症得瘳。

乌梅丸乃厥阴病篇之主方，包括手足厥阴病，远不止驱蛔之一端。厥阴乃阴尽阳生之脏，阳气始萌而未盛，最易受邪气戕伐而损其始萌之阳，造成肝阳虚弱，失其敷和舒启条达之性。肝之疏泄，与人的情志、消化、气血津液运行、筋的柔和、女子月经胎产等皆密切相关。若肝阳馁弱而失升发疏泄之性，上述诸方面均可出现病变，精神不振、焦虑躁烦、头痛头晕，昏厥、懒惰；津液运行不利而消渴；厥气上逆而胸闷胸痛、嗳气呕吐、气上撞心；木不疏土而脘腹痛、吐利不食；气血不畅而见经脉所过部位的疼痛、月经不调；肝阳弱而筋失温煦而拘急，可见转筋、痉证、筋挛、疼痛等象。肝主风，凡眩晕、昏厥、抽搐、振掉、痉挛等症皆为肝所主。肝内寄相火，肝阳馁弱，木失疏达，相火郁而为热、为火，形成寒热错杂之证，表现为厥热胜复、寒热往来等。此即尤在泾所云：积阴之下，必有伏阳。其热，可在上，表现为心中疼热、躁烦、消渴、咽痛、吐脓血、发痈脓、身热等；在下表现为便脓血、溲淋等。其热亦可能表现于局部如背热、手足心热、腹热等。总之，厥阴病临床表现广泛，凡西医诊断为冠心病、糖尿病、肝病、胃肠病、更年期综合征、内分泌失调、精神神经系统的一些病，符合乌梅丸证者，余皆用之。

对乌梅丸应用指征，我主要掌握两点：一是脉弦不任重按或弦而无力，肝脉弦，无力乃阳气不足；二是出现肝病的症状，两胁胀痛，肝经所循部位的胀痛，如胸闷、少腹痛、腿痛、头痛、冠心病心绞痛的心前区痛、寒热错杂、精神不振、懒怠无力、转筋、痉挛、头痛、吐利、胃脘痛、经行腹痛等，见一二症，又有脉弦无力，即可用乌梅丸加减治之。

例 11：胃脘痛（二）

王某，女，34 岁，理发员。

1995 年 4 月 17 日初诊：胃脘疼痛已 5 年，时轻时重，剧则呕吐不食，喜暖喜按，伴胁胀，曾服西药及健胃舒肝等方，未见大功。

脉弦按之不实，舌淡暗。

此肝寒木不疏土。予乌梅丸：

乌梅 6g	炮附子 12g（先煎）	干姜 5g	川椒 5g
细辛 4g	桂枝 10g	白芍 10g	党参 12g
当归 10g	黄连 8g	黄柏 4g	炙甘草 7g
生黄芪 12g	柴胡 8g		

4 剂，水煎服。

药后痛止。此人在我校旁开理发店，常相遇，知 10 余年胃痛未作。

按：脉弦而不实，脘痛胁胀，乃肝经虚寒，不能疏土，厥气干格于胃，胃失和降，因而疼痛呕吐。此等病证，若误以为肝郁而破气伐肝，则肝之生气益加馁弱，肝木何由升发舒启，乃虚其虚也。

例 12：肝阳馁弱（一）

辛某，女，62 岁。

2002 年 8 月 24 日初诊：头晕痛，胸闷痛憋气，心空悬，背冷身冷，连续吐大量白痰，疲倦无力，目不喜睁，流泪，常突汗出，寐差，下肢肿，大便干。血压：160/80mmHg。ECG：广泛 ST–T 改变。

脉弦而拘紧，舌暗红。

证属：肝寒而痉，饮泛血瘀。

法宜：温肝，解痉。

方宗：乌梅丸加减。

乌梅 6g	细辛 4g	黄连 9g	水蛭 7g
炮附子 12g	川椒 5g	蜈蚣 20 条	乳香 9g
桂枝 10g	当归 12g	全蝎 10g	半夏 12g
干姜 5g	党参 12g	地龙 15g	茯苓 15g

10 月 9 日二诊：上方服 27 剂，头晕痛已平，他症亦减，痰尚多，心中偶有短暂闷感，目泪已少，近 2 日曾睡中出汗。脉弦按之有力，寸旺。

证属：肝热上扰。

法宜：清热泻肝。

方宗：龙胆泻肝汤加减。

龙胆草 4g	干地黄 12g	黄连 10g	夏枯草 15g
栀子 9g	白芍 12g	桑叶 9g	生龙骨 20g
生牡蛎 20g	黄芩 9g	牡丹皮 10g	菊花 7g

12 月 14 日三诊：上方共服 37 剂，症状已不著，心电图正常，血压 140/80mmHg，脉弦略细数，改养阴柔肝平肝之剂善后。

生龙骨 18g	生牡蛎 18g	夏枯草 15g	当归 12g
生蒲黄 10g	龟甲 18g	赤芍 12g	白芍 12g
炙百合 15g	丹参 15g	怀牛膝 9g	干地黄 12g

15 剂，水煎服。

2003 年 1 月 24 日四诊：心中空悬，气短，背沉，膝软无力，偶晨起突然浑身汗出，不敢移动。情绪易激动，好哭，易怒，恶与人言，思绪纷乱，寐时好时差。目畏光，强视之则目努张。食可便调。血压 140/80mmHg。ECG：T、V$_4$ 平。

脉弦而涌，舌绛红少苔。

证属：肝肾阴虚，肝风内旋。

法宜：滋阴潜阳，平肝息风。

方宗：三甲复脉汤加减。

生龙骨 30g	生牡蛎 30g	怀牛膝 10g	牡丹皮 12g
白芍 15g	生石决明 30g	乌梅 6g	山茱萸 18g
珍珠粉 2g（分冲）	炙鳖甲 30g	龟甲 30g	干地黄 15g

1月31日五诊：上方7剂，诸症皆减，心悬、好哭、畏光等已不著。尚背冷，冷则心中难受。

脉弦，涌势已除，寸稍旺。

证属：肝肾阴阳两虚，虚风内旋。

方宗：三甲复脉汤合河间地黄饮子。上方加炮附子7g、肉桂5g、巴戟天12g、肉苁蓉12g。因近春节，予20剂，水煎服。节后未再诊。

按：此案亦多变，一变肝寒，二变肝热，三变肝肾阴虚，虚风上扰，四变阴阳两虚，虚风内旋。

一诊脉弦而拘紧，此脉痉也，弦主肝，拘紧为寒。肝开窍于目，经络布胸胁，上达于颠。肝经寒逆而头晕痛，胸闷憋气且空悬，目不喜睁，畏寒身冷。肝与心，乃母子相生，俗皆知木火扰心，鲜云木寒扰心。肝寒亦可扰心，其他如肝血虚导致心血虚、肝气虚导致心气虚、肝阳虚导致心阳虚、肝阴虚导致心阴虚、肝风内旋走窜于心、肝热导致心热等，皆为母病及子、肝病传心者也。

乌梅丸补肝之阳，益肝之体，故予乌梅丸主之。然头晕痛较甚，且脉拘紧而痉，故于方中加蜈蚣、全蝎等息风解痉之品，服后头之晕痛即止。

二诊由肝寒一变而为肝热，缘何迥异耶？盖肝为阴尽阳生之脏，内寄相火。若肝寒，则相火内伏，此即"积阴之下，必有伏阳"。伏阳郁而化火，乃成寒热错杂之证。厥阴寒热错杂，既可从阳化热，亦可从阴寒化。寒热进退之判断，可从多视角观察，如厥阴篇中四肢厥几日、热几日，以判寒热之进退；亦从咽痛、饮食、吐利、小便色泽、躁烦、脉象等判断阴阳之进退。

此二诊而为肝热者，即厥阴热化，因脉弦有力且寸旺，乃肝热上灼，故予龙胆泻肝汤清其肝热。

三诊，肝热清，阴虚阳亢化风之象又起。何以知为肝阴虚？脉弦细数也。弦属肝脉，细数为阴虚阳亢之脉，故予养阴柔肝之剂治之。

四诊，间隔两年，脉弦而涌者，乃阴不制阳而上涌，阴虚阳亢，内风已成。风阳扰心而心空悬，惕惕不安；神志不宁而好哭、恚怒；肝阳扰窍而目畏光。宗三甲复脉汤，滋阴潜阳，平肝息风。

五诊，虽涌象已敛，但寸尚旺，知阳亢未靖；然背又冷，知阳亦不足，故仿地黄饮子之意，阳生阴长，引火下归水中。起伏跌宕，病机多变，皆以脉为主判断病情之转换，若守效不更方，岂不误人。

例13：肝阳馁弱（二）

王某，男，35岁，赵县人。

2002年10月9日初诊：1个月前突发膻中处痛甚，呼吸困难，出冷汗，四肢冰凉，急送县医院，诊为急性心梗，用尿激酶后缓解。现仍每日频发胸痛，憋气，不能劳作。

脉弦按之无力，舌可苔白。

证属：肝阳虚，经脉不通。

法宜：温肝通阳。

方宗：乌梅丸加减。

乌梅 7g	桂枝 10g	当归 12g	川芎 8g
炮附子 30g	细辛 6g	党参 12g	川椒 5g
炙川乌 15g	干姜 6g	黄连 9g	黄柏 4g

2003 年 1 月 22 日二诊：上方加减共服 106 剂，诸症消除，劳作如常，脉弦缓，停药。

按：弦脉主肝无力阳虚，故诊为肝阳虚，肝经布胸胁，经脉不通而胸痛憋气。予乌梅丸温肝通经，历百余剂，脉起症消。此当属肝厥心痛者。

例 14：肝阳虚馁（三）

谭某，女，40 岁。

2002 年 7 月 2 日初诊：胸痛，心慌，无力，气短，畏寒，头痛，腰痛，嗜睡，耳聋，舌尚可，苔少。

ECG：T 波广泛倒置。

脉两关弦细小迟无力，寸尺皆沉细无力。

证属：阳气虚馁，气血不足，肝失升发。

法宜：温阳补血，益肝肾。

方宗：乌梅丸加减。

乌梅 5g	细辛 4g	生黄芪 12g	干姜 5g
桂枝 9g	川椒 5g	黄连 8g	党参 12g
当归 12g	白芍 12g	鹿角胶 15g	肉苁蓉 12g
巴戟天 12g			

12 月 19 日二诊：上方加减共服 102 剂，症状消失。

ECG：T、Ⅲ平，其他导联正常。

按：脉沉细无力，乃阳虚阴血不足。关弦者，肝失温煦濡养而拘急，然按之无力，知为肝虚所致。母病及子，心阳亦虚，致胸痛、心慌、气短。肝为罢极之本，肝虚，一阳不升，致身懒惰无力、嗜睡、头痛。肾虚则腰痛、耳聋。方取乌梅丸，温肝之阳；参芪益肝之气，助肝之用，使一阳得升，春令得行；乌梅、当归、白芍补肝之体；鹿角胶、巴戟天、肉苁蓉温肾且益精血，亦助肝之用；黄连泻伏郁之相火。春生令行，万物生机勃发，升降出入调畅，故诸症得安。

例 15：肝阳虚馁，血行凝泣

付某，女，54 岁，郑州人。

2004 年 9 月 3 日初诊：胸背痛如刺，胸闷，心悸，重时不能平卧，多汗。血压波动，午后 4～8 点血压较高，在 160/90mmHg 左右。血压高时头晕。

ECG：T、V_2～V_3 双相，V_4～V_6 低平，ST、I、II、III、L、V_2～V_5 低平。现服美托洛尔、单硝酸异山梨脂、丹参滴丸。

脉沉小弦紧，按之无力。舌嫩绛少苔。

证属：肝阳虚馁，血行凝泣。

法宜：温肝，令其疏达。

方宗：乌梅丸加减。

乌梅 6g	干姜 5g	黄连 8g	川芎 7g
炮附子 15g	细辛 5g	黄柏 3g	丹参 18g
桂枝 10g	党参 12g	生蒲黄 12g	巴戟天 12g
川椒 5g	当归 15g	水蛭 10g	淫羊藿 10g
蜈蚣 10 条			

12 月 24 日二诊：上方加减共服药 90 剂，症已不著，脉弦缓，舌可，为肝阳已复，寒凝已解。ECG：T、V_2～V_4 双相，ST、V_2～V_5 低平。

按：冠心病，可因心本身病变所致，亦可由其他脏腑传变而发。《灵枢·厥病》所载之肺心痛、肾心痛、胃心痛、肝心痛、脾心痛，即脏腑传变而发者。肝与心，母子相传，肝寒、肝热、肝阴血不足、肝气虚、肝气郁结、肝阳亢逆等病变，皆可引发心痛。

《素问·经脉别论》：一阴至，厥阴之治也，真虚痛心。"痛心，即心酸痛，乃因厥阴真气虚弱使然。

此例何以用乌梅丸治心绞痛？因肝之阳气虚馁，致心阳不振，心脉不畅而心痛。

仲景于厥阴篇提纲证中，明确提出，厥阴病可导致气上撞心、心中热痛。故用乌梅丸治冠心病心绞痛，当无异议，我屡用此方，疗效肯定，且有些取得意想不到的突兀疗效。

例 16：头痛

李某，男，14 岁。

2002 年 12 月 20 日初诊：额上跳痛甚，每于午后 2 点至晚上 11 点病，痛重伴发热，体温 37.4℃上下，已 2 个月未愈。脉弦按之不足，舌可苔白。

证属：肝阳虚，相火上炎。

法宜：温肝，清相火。

方宗：乌梅丸加减。

乌梅 8g	炮附子 12g	干姜 5g	川椒 5g
桂枝 10g	细辛 5g	当归 12g	党参 12g
黄连 9g	栀子 9g		

4 剂，水煎服。

12 月 27 日二诊：服药后未发热，头已不跳。脉尚弦，按之不足。上方加川芎 7g、炙川乌 10g、生黄芪 12g、蔓荆子 10g、防风 9g。

1 月 23 日三诊：上方共服 14 剂，症除，脉尚显不足，再予上方 10 剂。

按：因脉弦按之不足，故诊为肝阳虚，相火内郁。肝虚清阳不升，相火上犯而头痛。

何以午后痛？午时一阴生，阳渐衰，阴渐盛。本为肝阳馁弱，午后阳又渐衰，故头痛著。

何以伴发热？缘相火游行于外而为热。此热究为实热抑或虚热？若为阳虚而虚阳浮越之虚热，法当引火归原，不可水灭，不可直折。然乌梅丸中用苦寒之连、柏，显系苦寒直折之实热。此热因相火内郁而发。

此相火缘何而郁？若正常情况下，肝得阳之温煦，犹春之风和日丽，则木得升发舒启，肝则敷和条达，大地生机盎然，人身之生机勃发。若春寒料峭，戕伐肝阳，肝阳馁弱，则生机萧索，相火亦不得游行于周身，馁弱之相火则郁而为热，于是形成寒热错杂之证。

例 17：半身紧搐

温某，男，63 岁。

2003 年 1 月 17 日初诊：右半身紧搐，不定时发作，已数年。脉弦按之不足，舌略淡。

证属：肝虚，筋脉失于温煦。

法宜：温肝舒筋。

方宗：乌梅丸加减。

乌梅 8g	炮附子 12g	干姜 5g	川椒 5g
木瓜 12g	桂枝 10g	细辛 5g	当归 12g
党参 12g	黄连 9g	黄柏 5g	吴茱萸 6g
白芍 12g			

2 月 4 日二诊：上方共服 17 剂，紧搐未作，再予 10 剂，未再来诊。

按：肝主筋，紧搐乃筋之病。筋之柔，必气以煦之，血以濡之。肝虚温煦不及，筋失柔而紧搐。乌梅丸温肝阳，补肝体，加白芍养肝阴，木瓜舒筋。筋脉既得阳之温煦，又得血之濡润，使筋柔而紧搐止。推而广之，凡筋之拘挛、转筋，若因肝虚者，乌梅丸皆可加减用之。

例 18：天突剧痛

刘某，男，59 岁。

2005 年 4 月 1 日初诊：天突右侧阵剧痛，已 3 个月，牵及右胸痛，其他可。心电图、胸片均正常。

脉弦缓，按之不足。舌稍红苔白。

证属：肝虚，经脉不通。

法宜：温肝通经。

方宗：乌梅丸加减。

乌梅 8g	炮附子 12g	干姜 5g	川椒 5g
桂枝 10g	细辛 5g	党参 12g	当归 12g
黄连 10g	黄柏 5g	姜黄 10g	白芍 15g

4 剂，水煎服。

4 月 22 日二诊：天突右侧痛减，胸已不痛，他可。脉浮弦缓按之无力，舌稍红，苔白少。上方加山茱萸 12g、干地黄 12g，7 剂，水煎服。

4 月 29 日三诊：痛已除，心中有热感。脉阳弦缓，尺偏旺，舌稍红，苔少。上方加知母 6g，7 剂，水煎服。

按：弦为阳中之阴脉，弦则为减，缓则为虚，故依脉诊为肝阳虚。肝虚疏泄不及，经脉不通而痛。再诊，尺偏旺且舌红，相火已旺，已露热化之端倪，故加知母配黄柏，以泻相火；加山茱萸、地黄滋阴以配阳，寒热并用，调其阴阳。

例 19：哮喘

曹某，女，46 岁。

2002 年 11 月 23 日初诊：哮喘四载，至冬则发，胸咽有痰难咳，用气雾剂后痰出胸爽，口干，胃脘不舒，小腹胀，大便干结。

脉弦无力，舌尚可。

证属：肝阳虚馁，痰饮内蕴。

法宜：温肝化饮。

方宗：乌梅丸加减。

乌梅 8g	炮附子 15g	干姜 6g	川椒 5g
桂枝 10g	细辛 6g	当归 12g	党参 12g
半夏 12g	黄连 9g	肉苁蓉 18g	瓜蒌仁 15g

7 剂，水煎服。

另：玄明粉 30g，分 3 次分冲，便得下即止。

11 月 30 日二诊：药后便已解，胃已不难受，腹不胀，喘亦轻。脉弦缓寸弱，舌可。上方加升麻 5g、柴胡 6g、生黄芪 12g。

12 月 14 日三诊：上方共服 14 剂，喘平、痰易咳，纳增，便畅，脉弦增，寸已起。上方继服 10 剂，后未再诊。

按：以脉弦无力，判为肝阳虚馁。肝阳不得升发疏泄，肺失肝之疏泄，则肺失肃降而为喘；土失肝之疏泄而土壅，脘满纳差；津液失于肝之疏泄，则津停化为痰饮；腑失肝之疏泄而失和降，兼之肺气不降，腑气不通，因而便结。取乌梅丸者，温振肝阳，复其升发疏泄之功，肺复肃降，土不壅滞，津液敷布，腑气得通，诸恙渐平。以芒硝通泄，乃权宜之计，腑气通，则肺气降。加半夏者，化其饮，方中半夏、干姜、细辛皆为寒饮所设。当归、肉苁蓉，有济川煎之意，更增瓜蒌仁，寓通于补。方中用黄连者，因肝虚，已然馁弱之相火，失于升发敷布，可郁而化热。临床表现虽无热象可循，但须防其热化，故加黄连，亦取治未病之意。

再诊寸弱，乃阳不升，加升麻、柴胡、生黄芪，取益气升阳。且升、柴皆辛，既升举清阳，又补肝，益肝之用。

咳喘从肝治者，以木火刑金者多，以肝阳虚而肺壅者寡。肝阳虚而肺壅，当从温肝法治之，此亦知常达变之法。

例 20：头晕、历节、乳癖

王某，女，31 岁。

2006 年 6 月 23 日初诊：头晕已数年，血压正常，每于春夏交季时重，休息少则晕重，不伴恶心呕吐。周身历节痛，足跟痛，已 6 年，缘于产后所致。乳癖 5 年，生气及经前胀痛重。

大便溏，日 2 次。脉弦无力，舌可。

证属：肝阳虚馁。

法宜：温肝升阳。

方宗：乌梅丸加减。

乌梅 7g	炮附子 15g	干姜 5g	川椒 5g
桂枝 10g	细辛 5g	当归 12g	党参 12g
黄连 9g	生黄芪 12g	炙川乌 12g	炮山甲 15g

7 月 24 日二诊：上方共服 28 剂，头晕身痛已除，乳虽未胀痛，但乳核未尽消。上方加橘叶 10g、海藻 30g、白芥子 9g。7 剂，水煎服。

按：以脉弦无力而诊为肝阳虚馁。肝虚，清阳不升而头晕，气血不行、经脉不通而身痛，肝气郁结而乳癖。加乌头者，温阳祛寒止痛；加山甲者，通经消癖；加生黄芪者，益气升清。

三病虽风马牛不相及，然皆与肝虚有关，故以乌梅丸统治之。

例 21：肢麻

李某，男，35 岁。

2003 年 1 月 11 日初诊：手足抽搐麻木，记性著减，胸闷气短，左头顶痛，不欲食，踹时痛转筋。

脉沉迟涩无力，舌尚可。

证属：肝阳虚馁，阳不升布。

法宜：温肝。

方宗：乌梅丸加减。

乌梅 8g	炮附子 18g	干姜 6g	川椒 5g
桂枝 12g	细辛 5g	吴茱萸 6g	当归 12g
党参 12g	黄连 9g	黄柏 5g	川芎 8g
生黄芪 12g			

3 月 8 日二诊：上方共服 42 剂，诸症皆减。近日因焦急，右颊至右肩、手足皆抽搐麻木。上方加蜈蚣 10 条、全蝎 10g、天麻 15g、僵蚕 15g、黄芪 30g。

3 月 22 日三诊：上方服 14 剂，抽麻、健忘皆已除，脉转弦缓。上方 10 剂，以固疗效。

按：脉迟无力，乃阳虚阴寒内盛；涩者，气血不运。肝主筋，筋之柔，必气以煦之，血以濡之。肝阳不升，气血不畅，致筋挛而抽搐、转筋、肢麻。阳不升而气短胸闷，记忆著减者，乃出入废，神机化灭。薛生白《湿热病篇》三甲散所治之痴呆者，即因"一阳不能萌动，生气有降无升，心主阻遏，灵气不通，所以神不清而昏迷默默也"。此案之健忘，亦因肝阳不振，一阳不能萌生，阳虚不能养神，气血不运，灵机不开所致，故予乌梅丸温肝，使一阳升，灵机动。

例 22：久利

赵某，女，29 岁。

2003 年 2 月 19 日初诊：排黏液便 2 年，身无力，右胁胀痛（胆囊炎），偶然心悸，月经淋漓，半月方净。脉弦细无力。舌暗紫，瘀斑多。

证属：肝阳虚馁，血行瘀泣。

法宜：温肝活血。

方宗：乌梅丸加减。

乌梅 6g	炮附子 10g	干姜 4g	川椒 4g
桂枝 9g	细辛 4g	吴茱萸 4g	当归 10g

党参 10g   黄柏 4g   白芍 10g   炒蒲黄 10g

炒五灵脂 12g

4月6日二诊：上方共服 18 剂，诸症减，黏液已少，偶见。脉转弦缓，舌暗瘀斑。上方加仙鹤草 15g、生黄芪 12g。

4月27日三诊：上方共服 21 剂，症除。经 5 日净，脉起。

继予 14 剂，以固疗效。

按：脉细无力乃阴脉，胁胀痛，乃肝阳馁弱而肝经不舒。肝虚阳不升布而倦怠；木不疏土而下利；肝血不藏，冲任不固而经淋漓；阳虚血泣而舌暗。乌梅丸补肝之体，益肝之用，调其阴阳，更增失笑散以化瘀，服药 40 剂而愈。党参、五灵脂相畏，余常同用，未见不良反应。

例 23：久利

王某，女，23 岁，学生。

2002 年 12 月 17 日初诊：腹痛下利，时作时止，已 4 年。脉沉紧无力，舌淡苔白。

证属：厥阴下利。

法宜：温肝阳，调寒热。

方宗：乌梅丸加减。

乌梅 8g   炮附子 12g   干姜 6g   川椒 6g

桂枝 10g   细辛 5g   当归 10g   党参 12g

黄连 9g   苍术 10g   茯苓 12g

2003 年 1 月 17 日二诊：上方共服 31 剂，症除，脉已起。上方继服 7 剂。

2月28日三诊：因放寒假停药，复又腹痛下利，脉弦细无力，舌淡苔白，上方加肉豆蔻 9g。

3月28日四诊：上方共服 21 剂，已无任何不适，停药。此乃本校学生，半年后相遇，云下利未作，已愈。

按：肝热下迫而作热利，称厥阴下利，主以白头翁汤，而肝寒疏泄不及，升降失司而下利，亦为厥阴下利。斡旋失司，升降悖逆，阴不升而积为寒，阳不降而蕴为热，致寒热错杂，腹痛下利。必复肝阳，调寒热，复其升降之职，则下利乃愈，故方选乌梅丸，从厥阴而治。

例 24：头晕

焦某，女，23 岁。

2005 年 5 月 20 日初诊：头晕无力，畏寒，食差。脉弦缓无力，舌略红苔白。

证属：肝阳虚，阳不升布。

法宜：益肝升阳。

方宗：乌梅丸加减。

乌梅 7g	炮附子 12g	干姜 5g	川椒 5g
桂枝 10g	细辛 5g	当归 12g	党参 12g
生黄芪 12g	黄连 9g	巴戟天 12g	肉苁蓉 12g

5月4日二诊：上方共服14剂，症除脉起。原方再予7剂，以固疗效。

按：头为诸阳之会，须清阳上达以奉养，头方轻捷灵敏。若清阳不升，浊阴反窃清阳之位，见头晕、头沉、头懵，浑浑噩噩。何以知肝阳不振？脉弦无力可知之。

何以加巴戟天、肉苁蓉？虚则补其母，俗皆知滋水涵木，而肝血虚、肝气虚、肝阳虚，亦当虚则补其母。肝藏血，肾藏精，精血同源，故肝血虚时，加补肾填精之品。肝之阳，赖肾阳温煦，故肝阳、肝气虚时，恒加温肾之品。凡此，皆谓虚则补其母，非只滋水涵木一端。益肾精亦补肝体，助肝用。

例25：寒热错杂

倪某，女，56岁。

2005年2月25日初诊：畏寒，腰以下冷，懒怠，多汗，寐少，服安眠药可每夜睡四五个小时。气短，于溲便后气更短，必静卧1小时方可。心烦意乱，不能食，食后脘中嘈杂，右胁胀。口干燥，便后肛热。经绝2年。脉弦按之减，舌暗红少苔。

证属：肝阳虚馁，寒热错杂。

法宜：温肝，调其寒热。

方宗：乌梅丸加减。

乌梅 8g	炮附子 12	干姜 4g	川椒 4g
细辛 4g	桂枝 9g	当归 12g	党参 12g
黄连 9g	黄柏 5g	生黄芪 12g	白芍 10g

3月11日二诊：上方共服14剂，药后力增，汗少，食增，他如前。上方加炒枣仁 40g。

3月25日三诊：上方又服14剂，诸症皆减，每夜可睡六七个小时，烦乱除。脉尚不足，继服14剂，未再诊。

按：脉弦按之减，且畏寒、肢冷、懒怠、右胁胀，乃肝阳馁弱所致。肝虚阳不升而气短，溲便后，气随之下泄，致气更短而不能自持。不能食，脘中嘈杂，乃木虚不能疏土。心烦意乱、寐少、口干、肛热，乃内郁之相火上灼下迫，恰与厥阴篇之"消渴，气上撞心，心中疼热"颇符。此类症状，与更年期综合征相似，予乌梅丸主之，疗效尚觉满意。

例 26：胃痛

张某，女，23 岁。

2005 年 3 月 11 日初诊：胃痛 3 个月，食少，嗳气，肢不温。脉弦无力，舌可。

证属：肝阳虚馁，寒热错杂。

法宜：温肝，调其寒热。

方宗：乌梅丸加减。

乌梅 8g	炮附子 10g	干姜 5g	川椒 5g
桂枝 10g	细辛 4g	当归 12g	党参 12g
黄连 9g	炙黄芪 12g		

3 月 29 日二诊：上方共服 14 剂，症已不著，脉转弦细数按之不足，舌略红，尖赤，苔白少。上方加炒白芍 15g，7 剂，水煎服。

按：脉弦无力，且肢凉、胃痛、嗳气，乃肝虚木不疏土，胃失和降而胃痛、嗳气，故予乌梅丸主之。服药 14 剂，虽症已不著，然脉转弦细数且舌红尖赤，已呈厥阴热化阴伤之象，故增酸寒之芍药，益肝阴，补肝体，且寒能清热，监辛燥，缓挛急。

例 27：胸胁痛

马某，男，23 岁。

2006 年 6 月 30 日初诊：右胸胁痛，胸闷，有痰，已年余，他可。B 超：胆囊炎，胆囊壁增厚。

脉弦按之不足，舌淡嫩。

证属：肝阳不振，肝经不舒。

法宜：温肝通经。

方宗：乌梅丸加减

乌梅 7g	炮附子 12g	干姜 5g	桂枝 10g
细辛 5g	川椒 5g	当归 12g	党参 12g
生黄芪 12g	黄连 9g	柴胡 8g	

上方共服 14 剂，症除。

按：脉弦减，胸胁痛，证属肝虚无疑。胆囊炎惯以清湿热利胆之法治之，此仅其一端而已，须知肝阳虚者亦有之，要在辨证论治，不可以偏概全。

例 28：胁脘痛

田某，男，54 岁。

2006 年 4 月 3 日初诊：右胁脘痛已五六年，食可，便调。

B 超：肝胆（－）。

脉弦按之减，舌可。

证属：肝阳虚，经气不利。

法宜：温肝通经。

方宗：乌梅丸加减。

乌梅 8g	炮附子 12g	干姜 6g	川椒 5g
细辛 5g	桂枝 10g	党参 12g	当归 12g
黄连 9g	蒲公英 30g		

6月5日二诊：已服 35 剂，痛除，脉弦按之减，阳尚未充。上方加生黄芪 12g，再予 14 剂。

按：肝经布胁肋，胁痛乃肝经不舒。经脉不舒，原因固多，因其脉弦且减，诊为肝阳馁弱。肝不足而不能疏土则胃脘亦痛。

此例诊为肝阳虚，仅脉弦减、胁脘痛二症。前已述及，应用乌梅丸的指征有二：一是脉弦不足，此是肝阳虚之脉；二是有一二由肝病而引起的症状，即可用乌梅丸，此案即如此。

例 29：嗳气（一）

何某，女，18 岁。

2005 年 7 月 19 日初诊：嗳气频，已半年，气涌如喷，其声巨，以致影响全班上课，不得已而休学。胃脘胀痛，牵背，有气上攻，逆气上而嗳气不畅时则胸胁肩颈及耳前后皆憋胀痛，必连嗳方舒。于天冷或情绪波动时则重，重时呕吐，吐涎沫。素畏风寒，天凉则肢冷。曾胃镜检查：贲门充血，水肿。

脉弦按之减，两寸弱。舌尚可。

证属：肝胃虚寒，冲气上逆。

法宜：温肝胃。

方宗：乌梅丸加减。

乌梅 8g	炮附子 12g	干姜 5g	吴茱萸 6g
川椒 5g	细辛 5g	桂枝 15g	当归 12g
红参 12g	沉香 9g	生黄芪 12g	

10 月 4 日二诊：累计服药 80 剂，前后加二仙汤、紫石英。

诸症平，脉弦缓。上方继予 10 剂以固疗效。

按：脉弦无力乃肝阳虚，两寸弱乃阳不升。肝寒且兼脾肾寒，冲脉失镇，厥气上冲而嗳、呕，与奔豚病同。乌梅丸温肝，调寒热。冲脉温，厥气止。

此案并无热象可据，何以仍用黄连？因肝中内寄之相火，亦可热化，故吾仍用之。此处用连、柏，并非监姜、附辛热之佐药，亦非热因寒用之反佐，乃制其相火，虽无热象，亦当据厥阴病之特性，未雨绸缪，治未病。

例 30：嗳气（二）

赵某，女，56 岁。

2005 年 7 月 26 日初诊：频嗳 4 年，按捏周身任何部位皆嗳，得嗳则舒。周身痹痛僵紧，手指肿僵麻木，腹胀硬，畏寒肢冷，下肢尤著，众皆穿短衫，彼尚穿棉裤，3 件上衣。腘颈及右腰筋挛起硬疙瘩，揉之则嗳。大便常溏薄，日三四行。

脉弦无力，舌淡。

证属：肝寒，冲气上逆。

法宜：温肝平冲。

方宗：乌梅丸加减。

乌梅 6g	炮附子 12g	桂枝 18g	细辛 5g
干姜 6g	川椒 6g	吴茱萸 6g	当归 12g
党参 12g	黄连 8g	生黄芪 12g	白芍 12g
鸡血藤 18g			

10 月 21 日二诊：上方共服 60 剂，桂枝加至 30g，嗳气止，他症除，腿尚凉，脉已起。原方继服 10 剂以固疗效。

按：以其脉弦无力、畏寒肢冷，故诊为肝阳虚。经云："冲脉为病，逆气里急。"八脉附隶于肝肾，肝寒则冲气上逆，嗳气不已。肝阳失于升发疏泄，阳虚不运，周身寒痹，身冷痛僵紧、肢麻肿僵相继而生。肝主筋，肝阳虚，筋失温煦而拘挛成聚，俗谓筋瘤，故颈腘及腰皆现硬疙瘩。乌梅丸温肝之用，补肝之体，阳气得以周行，筋挛随之而解。重用桂枝者，取桂枝加桂汤意，平其冲逆。因积寒日久，故连服 60 剂渐愈。

例 31：肝胃不和

邓某，女，42 岁。

2003 年 9 月 5 日初诊：胸脘或凉或辣，如啖蒜状，嗳气不畅，脘冷畏凉，身无力，左侧偏头痛，牵及左颊不适。经省三院胃镜检查，诊为慢性萎缩性胃炎。

脉弦数略细按之减，舌稍淡。

证属：肝虚，寒热错杂。

法宜：温肝，调其寒热。

方宗：乌梅丸加减。

乌梅 8g	炮附子 12g	干姜 5g	吴茱萸 6g
川椒 5g	桂枝 10g	细辛 5g	党参 12g
当归 12g	黄连 9g	蒲公英 30g	

上方共服 28 剂，症状消除，脉弦力增，舌可。停药。

按：脉弦按之减，为肝阳虚馁，数为热，故诊肝虚寒热错杂。肝虚不能疏土，致胃脘不适。肝经寒逆而头痛牵面，乃厥阴头痛。予乌梅丸温肝阳，调寒热，加吴茱萸温肝散寒，治厥阴头痛，经月而症除。加蒲公英者，取之《外科全生集》，治胃痛立止。

例 32：肝阳馁弱

刘某，女，45 岁。

2002 年 11 月 30 日初诊：子宫肌瘤切除后，头畏风寒，寐则须裹头，指节痛，夜寐差，昼则困倦，虚汗多，两足筋痛。甲状腺结节。

脉弦，左弦无力。舌淡紫。

证属：肝阳虚，清阳不升。

法宜：温肝升阳。

方宗：乌梅丸加减。

乌梅 8g	炮附子 12g	干姜 5g	桂枝 10g
吴茱萸 6g	细辛 6g	川椒 5g	当归 12g
党参 12g	黄连 9g	川芎 8g	巴戟天 12g
半夏 15g	生黄芪 12g		

12 月 21 日二诊：上方共服 18 剂，头冷、手痛、足筋痛、倦怠均除，睡眠正常，唯汗尚多。上方加浮小麦 30g。另，桑叶 70g，每服 5g，开水冲泡代茶饮。

按：头为清净之府，诸阳之会，清阳不升而头冷畏风寒。肝主筋，肝阳馁弱，筋失温煦而不柔，筋拘而痛。肝藏魂，肝阳虚而魂不安，故寐差。阳虚不固而汗出。方中加半夏，取其交通阴阳。桑叶止汗。

例 33：胆经冷痛

李某，女，24 岁。

2003 年 4 月 4 日初诊：沿双侧胆经冷痛，腰背冷，至风池、颠顶皆冷痛，倦怠无力。

脉弦略滑，按之减。舌淡苔白。

证属：肝阳馁弱，寒淫胆经。

法宜：温肝升阳。

方宗：乌梅丸加减。

乌梅 8g	炮附子 12g	干姜 5g	川椒 5g
桂枝 10g	细辛 5g	党参 12g	当归 12g
黄连 9g	生黄芪 12g		

7剂，水煎服。

4月15日二诊：药后精力好转，胆经冷痛减。上方加巴戟天12g、紫河车3g（冲服）、鹿茸粉3g（冲服）。改炮附子为15g。

5月8日三诊：上方共服21剂，症除，脉起。停药。

按：肝胆相表里，肝阳不足淫寒于府，致胆经冷痛。肝虚而懈惰。加巴戟天、紫河车、鹿茸，乃温肾填精以益肝。

例34：嗜睡

尹某，男，44岁，北京人。

2005年4月12日初诊：6个月前车祸，颈椎受伤，出现嗜睡，终日睡不醒，每日睡16小时尚觉困，疲惫不堪，主持开会，讲一会儿就睡着了。项痛且响。

脉弦濡，阳脉稍差。舌嫩红。

证属：肝阳馁弱，清阳不升。

法宜：温肝升清。

方宗：乌梅丸加减。

乌梅7g	炮附子12g	桂枝10g	干姜5g
细辛5g	川椒5g	当归15g	党参12g
黄连9g	黄柏4g	生黄芪12g	川芎8g
葛根18g	水红花子18g		

14剂，水煎服。

5月6日二诊：嗜睡已轻，每日约睡10小时，乏力亦减，饮食增。颈尚不适，转动时响。脉弦，阳脉按之减，舌可，上方加巴戟天12g。14剂，水煎服。

另：

自然铜10g	血竭10g	土鳖虫10g	乳香10g
樟脑2g	冰片1g	没药10g	

共轧细面，酒调敷颈。

8月5日三诊：上方共服28剂，日睡8小时，精力如昔，颈亦不痛，尚响。原方继服15剂，以固疗效。

按：阳气者，精则养神，头为诸阳之会，赖清阳上达以充养。脉弦减寸弱，乃肝虚清阳不升，头失清阳之奉养，故神糜而嗜睡；阳气不运而懈怠。乌梅丸加葛根以升清，且舒颈膂；加生黄芪益气升清；加川芎、水红花子以活血通经。外敷之面药，活血化瘀止痛，疗颈外伤。一阳升，生机勃发，故精力恢复。

例35：懈怠

曹某，女，26岁。

2002年7月17日初诊：头昏，懈怠，精力不济，学习效率甚差。

脉弦滑按之无力，舌淡嫩。

证属：肝阳虚馁，寒热错杂。

法宜：益肝升阳。

方宗：乌梅丸加减。

乌梅 7g	炮附子 10g	干姜 5g	川椒 4g
细辛 4g	桂枝 9g	当归 12g	党参 12g
黄连 9g	黄柏 4g	生黄芪 12g	鹿茸粉 1g（分冲）

11 月 13 日二诊：上方，曾因头紧，加防风 8g、蔓荆子 10g、川芎 7g，共服 72 剂，症状除，精力增，头脑灵敏，如往昔。因脉尚不足，故配散药，以固疗效。

乌梅 40g	炮附子 60g	干姜 30g	桂枝 60g
川椒 20g	细辛 20g	党参 70g	当归 70g
黄连 60g	茯苓 80g	巴戟天 30g	沙苑子 60g
肉苁蓉 60g	紫河车 30g	鹿茸粉 30g	柏子仁 60g

1 料共为细散，早晚各 1 匙。

按：以其脉弦无力且精力不济，故诊为肝阳虚馁。阳虚，清阳不升则头昏懵，阳气不布而身懈怠。

方宗乌梅丸，温肝阳以益肝用，调其寒热。

配面药加补肾之品，温阳填精血，亦在益肝之用。肾与肝，水与木，乃母子关系，惯以水不涵木论之；然肾阳虚而肝馁顿，温肾以补肝，论之者鲜。甚至有云肝为刚脏，肝无补法，更失之偏狭。肝有肝阴虚、肝血虚之外，更有肝气虚、肝阳虚者，并不罕见，何云肝无补法。

例 36：胆经寒厥

苏某，女，44 岁。

2002 年 10 月 18 日初诊：自右踝外有气沿腿外侧上窜至腰背，达耳后，上至颠，腿凉时肿，腰背肩胛凉，两手麻，冬天皆沉冷如盘大，已 10 余年。

脉左沉细紧，右沉细涩微如无，斜飞。舌较淡，苔薄白。

证属：肝阳虚馁，移寒于胆，厥气沿胆经上逆。

法宜：温肝通经。

方宗：乌梅丸加减。

乌梅 7g	炮附子 12g	干姜 5g	川椒 5g
桂枝 10g	细辛 5g	吴茱萸 6g	党参 12g
当归 12g	黄连 8g	黄柏 4g	茯苓 12g
白术 10g			

7剂，水煎服。

10月25日二诊：药后仅有一次厥气上窜至小腿而止。腰背仍凉而沉，右肩胛痛，腿肿、手麻已不著。脉：左沉紧滞，已不显细。右脉如前。上方加破故纸8g、巴戟天15g、炒杜仲15g，7剂，水煎服。

11月1日三诊：近未觉气窜，手已不麻，背及肩胛处冷减未已。左脉转小滑，舌可。上方继服7剂，后未再诊。

按：此例厥气沿胆经上逆且凉，腰背皆凉，脉沉细紧，显系阴寒内盛。肝与胆相表里，肝阳虚馁，移寒于胆，致胆寒而厥气沿经上逆。手麻者亦因肝阳馁弱，疏泄不及，经络不通，气血不行而麻。

该证其本为肝阳虚，故以乌梅丸之五味辛热之品更加吴茱萸以温肝，以乌梅、当归补肝之体，益肝之用，党参益肝气。增茯苓白术者，取培土以制水。因厥气上逆，总属水寒之气，且下肢浮肿，故增苓、术，合桂枝，尚有苓桂术甘汤之意。方中桂枝、细辛、当归含有当归四逆汤意，养血温阳通经。二诊更增破故纸、巴戟天、炒杜仲者，取青娥丸意，益肾扶肝。本案并无明显热象，何以不去连、柏？因肝内寄相火，且积阴之下必有伏阳，虽无明显热象，亦难断然否定有热存在，故仍保留连、柏。此处用连、柏，倒不是监制姜、附之辛热，而是清其伏热，调其寒热错杂。肝阳馁弱而无明显热象者，是否当去连、柏，吾尚把握不好，总觉得去连、柏，则方义大变，所以一般我都是予以保留，或减量保留。

三诊脉已见滑象，此阳气来复之兆。阳气得复，阴霾自清，故诸症渐除。

例37：胸痛

徐某，男，64岁，徐水人。

1978年3月5日初诊：胸痛牵背，气自胃上冲，憋闷欲死，已四五年，入夜痛甚，必夜间注阿托品方能缓解，赴京、津等多家大医院检查，均无阳性发现，考虑肋间神经痛。

脉弦无力，舌淡暗。

余以血府逐瘀汤主之，服药1个月，毫无效果。后改用乌梅丸，14剂而症除。

按：肋间神经痛，曾有几例以血府逐瘀汤治之而愈，何以此例不效？思其脉弦无力，且胸为肝经所过，气上冲乃冲脉气逆，故试用乌梅丸治之，竟然获愈。当时我对乌梅丸不甚了了，也很少应用，仅限于蛔厥、久利而已。此例幸而中窥，侥幸而已。自此，认真学习厥阴篇及注家对乌梅丸的论述，虽有启悟，终未悟彻。后来渐渐摸索运用，方觉明白了点，遂后应用逐渐拓宽。

例 38：胁痛

刘某，男，34 岁。

2006 年 7 月 7 日初诊：右胁痛，已半年余，检查（–），精力不足，晨起脘不适，食后缓。

脉弦濡滑，舌可。

证属：肝虚，肝郁。

法宜：温肝疏肝。

方宗：乌梅丸加减。

乌梅 8g	炮附子 12g	干姜 5g	桂枝 9g
川椒 5g	细辛 5g	当归 12g	党参 12g
黄连 9g	柴胡 9g	香附 12g	

7 月 21 日二诊：上方共服 14 剂，精力尚欠，其他症状已除。脉弦濡，舌可。上方加生黄芪 12g、防风 7g，14 剂，水煎服。

按： 右胁属肝之分野。中医肝位有三，肝之实体在右胁下；左升右降，肝居左；乙癸同源，肝居下焦。右胁痛，病位在肝。何云肝虚？肝弦濡也。余于拙著《脉学心悟》中所云之濡，非浮而柔细之脉，《濒湖脉学》云"濡即耎字"，故濡即软也。弦濡，即脉弦而软，脉力不充，故为肝虚。则此胁痛，当为肝虚经气不利而痛；脘不和，因木虚土壅也，故以乌梅丸补肝之虚，加柴胡以疏肝郁。二诊脉仍弦濡、乏力，故加生黄芪益肝气，加防风升清阳，用辛以补肝之用。

例 39：昏仆

杨某，女，24 岁。

2003 年 5 月 14 日初诊：低血压，75/50mmHg，头晕伴恶心近 1 年，近两个月加重，曾昏倒 5 次。经前腹痛。脉沉弦无力，舌略淡暗。

证属：肝虚，清阳不升。

法宜：补肝气，温肝阳。

方宗：乌梅丸加减。

乌梅 7g	炮附子 12g	干姜 5g	川椒 5g
桂枝 10g	细辛 5g	当归 12g	党参 12g
生黄芪 15g	黄连 7g	柴胡 9g	仙灵脾 10g
仙茅 12g			

上方共服 35 剂，症除，血压 110/70mmHg。

按： 肝主升发，头为诸阳之会，靠清阳奉养。肝虚，清阳不升，头失所养而晕仆；木不疏土而胃气逆则恶心；冲任不调而经行腹痛，诸症皆由肝虚所致。

温肝阳，益肝体，肝复升发舒启之性，诸恙随之而蠲。

例40：肝虚，真气脱越

朱某，女，49岁。

2002年9月25日初诊：患风心病30年，心功能Ⅲ～Ⅳ级。卧则惊惕，汗出，咳无粉红色痰，手足心热，日晡阵恶寒，心慌，气短，无力，可慢走200米，下肢肿（++）。面色白，颧微红。

脉弦细而劲如刃，参伍不调，按之则无力。舌可，唇暗。

证属：肝虚，真气外越。

法宜：补肝体，温肝阳，收敛真气。

方宗：乌梅丸加减。

乌梅9g	炮附子10	桂枝9g	干姜4g
川椒4g	细辛3g	当归12g	党参12g
黄连8g	黄柏4g	五味子6g	山茱萸30g
白芍18g	炙甘草7g	生龙骨18g	生牡蛎18g

10月9日二诊：上方共服14剂，五心烦热已除，他症减不足言。脉弦细无力，刃象已除，舌可。唇、面如上。继予上方。

11月7日三诊：上方又服28剂。惊悸、阵寒、汗出、咳嗽已除，可慢走一二里路，稍劳尚心慌气短，下肢肿（±）。脉弦缓而减，尚参伍不调。颧尚微红。上方加葶苈子12g，继服10剂，未再来诊。

按：脉弦如刃乃危象，似肝之真脏脉。肝之真脏脉，责责然如循刀刃，毫无和缓之象，此胃气败，真气外泄。此脉虽劲如刀刃，然尚按之无力，知似真脏脉而未成真脏脉，或仅一步之遥。何以见弦如刃？缘肝之体用皆虚极，真气不藏使然。故予补肝体，益肝用，加山茱萸、白芍、龙骨、牡蛎等收敛真气，且益肝肾。幸二诊刃象已除，真气脱越已敛，病有转机。

日晡而阵寒者，因阳气渐敛，卫外之阳渐入阴，外失温煦而阵寒。卧则惊惕者，肝虚魂不安；且胆亦虚，胆虚则惊惕，如人将捕之。

五心烦热，我受教材影响，一二十年来，只知阴虚所致。凡是五心烦热，辄养阴退蒸。临证日久，方渐知阳虚、气虚、血虚、瘀血、湿阻、湿热熏蒸等皆可五心烦热，非只阴虚一端。

此案之五心烦热，乃阳虚所致。肝内寄相火，肝阳虚，肝失升发舒启之性，相火内郁，郁火窜入阴经则五心烦热。治此郁火，当复肝之升发疏泄之性，相火不郁，烦热自除。所以本案，虽有五心烦热，并未去辛热扶阳之品，意即在此。

例 41：肝肾虚寒

高某，女，58 岁。

2006 年 5 月 27 日初诊：自去年 12 月，因肾脏肿瘤尿血，右肾摘除。术后出现右胁胀痛，脘腹胀冷，腰冷坠痛，精神萎靡，身乏如解，头昏目花，面色晦暗，四肢凉，便溏。

脉阳缓尺弱，舌暗。

证属：肝肾阳虚。

法宜：温补肝肾。

方宗：乌梅丸加益肾之品。

乌梅 8g	炮附子 18g	干姜 7g	桂枝 12g
川椒 5g	细辛 6g	红参 12g	当归 12g
黄连 9g	仙茅 12g	仙灵脾 10g	破故纸 9g
益智仁 9g	炒杜仲 15g		

2007 年 1 月 6 日二诊：上方加鹿茸粉、紫河车粉各 1g，分冲，附子渐加至 30g，断续服药近百剂，诸症渐消。脉转缓滑，尺脉起。

按：天运当以日光明。火衰主不明，则十二官危。此术后命门火衰，母病及子而肝阳馁弱，火不生土而脾阳衰，阴霾蔽空，寒象蜂起。治以温肝肾，补火生土。历时半载，阳方渐复。

例 42：胁脘胀痛

姜某，女，34 岁。

2006 年 12 月 2 日初诊：左卵巢巧克力囊肿剥离术后 4 个月。

现上腹及胁肋皆胀痛，右背时沉紧痛，小腿凉痛，转筋。面晦。脉沉弦按之无力，舌淡。

证属：肝阳虚馁。

法宜：温肝。

方宗：乌梅丸加减。

乌梅 7g	炮附子 15g	桂枝 12g	干姜 6g
川椒 6g	细辛 6g	吴茱萸 7g	黄连 9g
当归 12g	党参 12g	仙茅 12g	仙灵脾 10g

12 月 9 日二诊：上方服 7 剂，脘腹痛胀减。昨行经，原经量多，自手术后经血涩少，点滴即无，经行乳胀。

上方改炮附子 30g。加橘叶 10g、巴戟天 12g、肉苁蓉 12g。

12 月 24 日三诊：上方又服 14 剂，症已除，脉弦缓。嘱服十全大补丸两个月，每服 1 丸，日 3 次。

按： 以脉弦无力且舌淡，故诊为肝阳馁弱。肝虚，经脉不利而胁痛，木不疏土而脘胀痛牵背，肝肾阳虚而下冷，筋失温煦而转筋，手术伤其冲任而经血点滴。诸症皆因肝虚而作，故予乌梅丸主之，加二仙汤及巴戟天、肉苁蓉以益肾温肝。肝阳复而症消，继予十全大补丸扶正固本。

例43：目盲

王某，男，51岁。

2007年3月12日初诊：右眼视力消失，只有光感，左眼视物昏化如霾，视力0.08，已3年，曾多次眼科检查，荧光眼底检查、脑CT等均无阳性发现。右半身无力，疼痛，气短，善饥，食难用饱，易焦急，牙痛，便干。

脉弦缓无力，尺弦紧。舌淡苔白。

证属：肝虚肾寒。

法宜：补肝温肾。

方宗：乌梅丸加减。

乌梅8g	炮附子15g	干姜5g	桂枝10g
川椒5g	细辛6g	红参12g	当归15g
生黄芪15g	黄连9g	破故纸9g	沙苑子15g
巴戟天12g	肉苁蓉18g	山茱萸15g	枸杞子15g

4月25日二诊：上方加减，共服42剂，右目可分辨手指，左眼视力0.4。上症皆减。上方加菊花7g、谷精草15g。上方又服40剂，右眼0.1，左眼0.8，上症除。继服30剂，未再诊。

按： 肝开窍于目，肾精上华于目，肝肾虚，目不明，头晕眩。阳气不实于四肢而半身痛、无力。筋失养而转筋。相火内郁而上扰，致焦急，善饥，牙痛。补肝肾，佐以泻火，诸恙渐趋好转。

例44：肝虚

王某，女，53岁。

2002年9月24日初诊：诊为甲减，T_3、T_4低，甲状腺素低，甲状腺不大，已2年余。阵心慌、烘热、汗出、无力。脉弦缓无力，舌嫩淡红，苔少。

证属：肝虚相火内郁。

法宜：益肝，调其寒热。

方宗：乌梅丸加减。

乌梅8g	炮附子12g	桂枝12g	细辛5g
干姜5g	当归12g	党参12g	生黄芪12g
黄连9g	黄柏5g	山茱萸15g	浮小麦30g

11月12日二诊：上方共服48剂。症状已不著，检T_3、T_4已正常，甲状腺

素尚低。脉弦缓无力。舌嫩红，苔白薄。上方加红参 12g、肉苁蓉 12g、巴戟天 12g、紫河车粉 2g（分冲）、鹿茸粉 2g（分冲）。

11 月 28 日三诊：上方服 35 剂，症除，脉缓滑，上方继服 14 剂，停药。

按： 脉弦缓无力，且心慌无力，乃肝阳虚馁。阵烘热汗出者，乃相火内郁，郁火动而烘热汗出。方以乌梅丸补肝之虚，调其寒热。烘热退，虚象显，故二诊加益精血、温肾阳之品，扶正固本。

例 45：肝阳虚，精血亏

杨某，女，41 岁，太原市人。

2005 年 4 月 29 日初诊：甲亢约 3 年，T3、T4 高，甲状腺扪之稍大，眼突，左手麻，流泪，下午有饥饿感，常水泻，日三四次。心慌、汗出等症已不著。

脉沉弦涩，按之不足。舌稍红，苔少。

证属：肝阳虚，精血亏。

法宜：温肝阳，益精血。

方宗：乌梅丸加减。

乌梅 8g	炮附子 12	干姜 5g	桂枝 10g
川椒 4g	细辛 4g	当归 12g	党参 12g
生黄芪 12g	黄连 9g	炙鳖甲 30g	生牡蛎 30g
橘叶 9g	炮山甲 15g		

5 月 22 日二诊：上方共服 21 剂，症减，流泪止，未水泻。脉左沉小滑，右阳弦尺减。上方加白芥子 9g、巴戟天 12g、山茱萸 12g。14 剂，水煎服，后未再诊。

按： 此案症状有所减轻而已。有趣的是上案甲减，此案甲亢，皆用乌梅丸加减，竟也有效，异病同治耳。

第十章 论少阳病小柴胡汤本质及应用

第一节 概 述

少阳病乃《伤寒论》六经病之一。少阳病的代表方剂小柴胡汤，为临床重要方剂，应用极广，吾师陈慎吾、胡希恕皆以善用小柴胡汤而闻名。但少阳病、小柴胡汤证，又自古疑窦丛生，争议不休。吾几十年来对少阳病及小柴胡汤亦不断揣摩，窃有所悟，书之以俟高明。

一、少阳病的本质

少阳病，有多种证型，而小柴胡汤证乃少阳病本证，其他证型皆少阳病之变证。故此处着重讨论少阳病的小柴胡汤证。

关于少阳病的本质，自成无己至吾师刘渡舟，皆云少阳病位在半表半里，即太阳与阳明之间；其性质属热，为半表半里之热证，这已形成少阳病的主流见解。

我认为少阳病的性质是半阴半阳或半虚半实证，是个病理概念，而不是病位概念，也不是单纯的热证。因其性质为半阴半阳，所以其传变有寒化、热化两途，热化则兼太阳或阳明，或三阳并见；寒化则传入三阴。吾将从以下 11 个方面论述我的观点。这不是纯理论之争，而是涉及对少阳病本质的认识，以及临床实践的应用。

关于少阳病本质，仲景主要于《伤寒论》第 97 条及第 148 条中阐明。

《伤寒论》第 97 条云："血弱气尽，腠理开，邪气因入，与正气相搏，结于胁下。正邪分争，往来寒热，休作有时，嘿嘿不欲饮食。脏腑相连，其痛必下，邪高痛下，故使呕也，小柴胡汤主之。"

第 148 条云："伤寒五六日，头汗出，微恶寒，手足冷，心下满，口不欲食，大便硬，脉细者，此为阳微结，必有表，复有里也。脉沉，亦在里也。汗出为阳微，假令纯阴结，不得复有外证，悉入在里，此为半在里半在外也。脉虽沉紧，不得为少阴病。所以然者，阴不得有汗。今头汗出，故知非少阴也，可与小柴胡汤。设不了了者，得屎而解。"

以上两条，清楚地阐明了少阳病的病机及其属性。

（一）血弱气尽

尽，穷也。血弱气尽，是正气虚弱，气血皆虚，这就明确指出了少阳病半虚半阴的一面。这个血弱气尽，是素体虚，还是邪入后耗伤正气而虚？从经文语气来看，是素体正虚，导致邪气因入，正虚是导致邪入的前提，即"邪之所凑，其气必虚"。

（二）邪气因入

邪气因入，则是少阳病半实或半阳的一面。

何邪所入？邪入，当指外邪而言，依三因分类，当指六淫。

《伤寒论》虽也论及湿、暍、温热之邪，但六经病主要由风寒引发，故此邪入，当指风寒而言，少阳病亦然。

既云少阳病因风寒外袭所发，言半实犹可，何以又云半阳？狭义阳证指热而言。少阳病虽有素体正虚，但毕竟少阳属阳经病，正气虽弱尚强，尚可与邪争，故而，邪入与正气相搏，风寒化热，形成少阳病热结的半阳一面。且胆与三焦皆内藏相火，邪入，少阳郁结，枢机不利，相火郁而化热，这也是形成少阳热结的一个因素。

少阳病，既有血弱气尽的半虚半阴的一面；又有邪入，少阳郁结化热的半实半阳的一面。这就决定了少阳病的性质属半阴半阳，或半虚半实。这是一个病机概念，而不是病位概念；是虚实相兼，而不是单纯热证。

（三）发病方式

少阳病，可由太阳传入，亦可由阳明传入，亦可厥阴阳复转入少阳。但第97条所云之少阳病，乃因血弱气尽，腠理开，邪气因入，与正气相搏，结于胁下。这种发病方式，是外邪直入少阳。正气强者，外邪首犯肌表，正邪相争，邪胜正却，方可入里。而直入者，恒因正气弱，外邪方可直驱入里，形成直入少阳。这恰恰说明少阳病有正虚的一面。

邪入于何处？"结于胁下"，胁下乃少阳之分野，胆经所循行，故邪结少阳，致枢机不利。既有正虚，又有邪结少阳，于是形成了少阳病半虚半实，或半阴半阳之属性。

（四）阳微结

仲景于《伤寒论》第148条中提出"阳微结"一词，这是对少阳病病机、性质的高度概括。

"阳微结"一词，可有不同解读。一种是把"微"作为少解，意指少阳病的病机是少阳气机略郁结，或指少阳郁结较轻。这种解读欠妥，因少阳病既有气尽血弱，又有邪入而结，是半虚半实，而上述解读只言郁结的一面，未言虚的一面，所以欠妥。另一种解读是"微"作衰弱解，意即少阳病既有阳气衰弱的一面，又有阳气郁结的一面。这种解读与仲景于第97条中所述的精神一致，既有血弱气尽，即阳微的一面；又有邪气因入，结于胁下，即阳结的一面，此即阳微结。阳微结，揭示了少阳病半阴半阳、半虚半实的本质。

仲景在第148条中，不仅提出"阳微结"这一概念，而且还提出"纯阴结"这一概念，并对二者进行比较鉴别。

何谓"纯阴结"？纯阴者，乃纯阴无阳也。纯阴者何以结？阳衰阴寒内盛，寒主收引凝泣，致阴寒凝结，气血津液皆凝泣不行，此即纯阴结。

二者如何鉴别？仲景提出两条鉴别指征：一是脉象，一是症状。

第一，脉象。

仲景于第148条提出三种脉象，即细、沉、沉紧。

细："脉细者，此为阳微结"，阳微结，是指少阳病的病机，所以这句话，显然指少阳病脉细。反过来，即少阳病脉当细。纯阴结者，乃少阴证，少阴之脉当微细，而少阳之脉虽细不微。

少阳病为何脉细？有两个原因。一是血弱气尽，血虚不能充盈，气虚不能鼓荡，因而脉细。另一因素是少阳郁结，疏泄失司，气血不得畅达，不能充盈鼓荡于脉，因而脉细。少阳与少阴皆可脉细，但少阴脉之细微甚于少阳。

沉：仲景云："脉沉亦在里也。"纯阴结者，纯为里证，其脉沉而细微。少阳病，"必有表，复有里也"，也有里的一面，故脉亦当沉，虽沉，不似纯阴结之细微。

沉紧：仲景云："脉虽沉紧，不得为少阴病。"关于沉紧脉，其意义有多种。少阴病与少阳病皆可见沉紧脉。《伤寒论》第283条即少阴脉紧，曰："病人脉阴阳俱紧，反汗出者，亡阳也，此属少阴。"若为客寒闭郁者，当无汗，应散寒发汗；今反汗出，则此阴阳俱紧，非客寒闭郁，乃阳衰阴寒内盛而紧，阳衰，虚阳浮动，肌表不固而汗，故云此为亡阳，属少阴。

沉紧：仲景于第148条云："脉虽沉紧，不得为少阴病。所以然者，阴不得有汗，今头汗出，故知非少阴也。"可是在第283条中又云："病人脉阴阳俱紧，反汗出者，亡阳也，此属少阴。"同为紧脉，前言汗出非少阴，后言汗出属少阴，其不前后抵牾？曰非也。外寒客于肌表的太阳伤寒，当脉紧无汗；若外寒入于里，亦可脉紧无汗，皆当辛温发汗散寒。若少阴病阳衰阴寒内盛者，脉亦可紧，此即第148条中所说的纯阴结。纯阴结者，乃纯阴无阳，阴寒内盛，收引凝泣，气血津液皆凝泣不行，故无汗。而阴寒内盛，虚阳浮越者，则可汗出，头汗或全身皆汗，或大汗，此为亡阳之脱汗。无汗者，称亡阳证、少阴证；有汗者，亦称亡阳证、少阴证，这是少阴证的不同阶段、不同证型。无汗者，阳衰阴寒内盛；有汗者，阴寒格阳于外，呈格阳、戴阳，为阴阳离决。所以，亡阳证，非必皆有脱汗，有的阳气衰减直至死亡亦无汗，有的就出脱汗。我所以说仲景于第148条及第283条所说的并不矛盾，是指少阴病的不同阶段、不同证型而言，并不抵牾。

寒实者，阳虚阴寒内盛者，阴盛格阳者，三者脉象如何区分？寒实者，沉紧有力，阳虚阴盛者紧细无力，格阳者脉浮虚。前论阴证脉沉紧，而少阳证，亦可脉沉紧，如第266条云：

"本太阳病，不解，转入少阳者，胁下硬满，干呕不能食，往来寒热，尚未吐下，脉沉紧者，与小柴胡汤。"甚至热结于内者，脉亦可紧。如第221条云："阳明病，脉浮而紧，咽燥口苦，腹满而喘，发热汗出，不恶寒反恶热，身重……栀子豉汤主之。"甚至热结者，亦可脉紧，如第135条云："结胸热实，脉沉而紧。"

看来，寒热虚实皆可脉紧，如何别之？

太阳伤寒脉紧，因寒邪闭郁肌表，寒邪收引凝泣而脉紧，或为浮紧，或为沉紧，必按之有力。寒袭于里者，寒邪收引凝泣，脉沉紧。阳虚阴寒内盛者，阴寒亦收引凝泣而脉紧，紧而无力。热邪闭郁而脉紧者，因热邪阻隔，气机不畅，气不能煦，血不能濡，脉亦可拘急为紧，甚至沉、细、迟、涩而紧，然其中必有一种躁动不宁之感。若阳虚阴盛格阳于外者，脉转浮大而虚，并不紧。

在第148条中少阳病出现细、沉、紧三种脉象，其形成机理，皆因阳微结而造成。阳微结，乃既有阳微，又有阳结。阳微者，气血不能充盈鼓荡血脉，而脉细、沉、紧；阳结者，气血不能畅达，血脉不得气之煦、血之濡，故而细、沉、紧。这个细、沉、紧，因有正虚的因素在内，必按之减。

第二，症。

从症状上，仲景于第148条中提出阳微结与纯阴结的相互鉴别。

曰："阳微结，必有表，复有里也。""纯阴结，不得复有外证，悉入在里。"这里提出第一个鉴别点是有无外证。

第二个鉴别点提出有无汗的问题。曰："汗出为阳微（结）"。

"阴不得有汗。今头汗出，故知非少阴也，可与小柴胡汤。"

何谓外证？曰："头汗出，微恶寒，手足冷。"何谓里证？曰："心下满，口不欲食，大便硬。"

阳微结与纯阴结，都具有里证，所不同者，在于有无外证。

外证中，手足冷、微恶寒，阳微结者可见，纯阴结者亦可见。严格讲，纯阴结者应为畏寒；阳微结者，恶寒、畏寒皆可见，以阳微为主者则畏寒，以阳结为主者则恶寒。可是在临床上，典型的恶寒与畏寒尚好辨；若不典型者，二者亦不易区分，因畏寒与恶寒，都得衣向火后有不同程度缓解。所以，微恶寒与手足冷，为阳微结与纯阳结皆有，剩下的就是一个头汗问题了。

少阳证可头汗，是因少阳郁结，少阳郁热上熏而头汗。纯阴结，则气血津液凝泣，阳不布，津不敷，不得有汗，其脉当沉紧。这种沉紧，是按之无力。但纯阴结者，虚阳浮动时，亦可有头汗，甚至全身大汗，此曰脱汗。其脉当浮大而虚，已无沉紧之脉。仲景所说的纯阴结，是指阳未浮动者。仲景把沉紧与头汗并论，可见是阳未浮越，故不当有汗。

（五）病位问题

前已明确，少阳病性质属半虚半实证，但虚在何处，实在何处？第148条云半在里、半在外也。

假如把少阳病作为居于太阳与阳明之间的病位来讲，那就同居一个部位，就没什么"半在里，半在外也"的里外之分。既然明确指出了少阳病有两半，一半在里，一半在外，那就不是同居于一个部位。好像是里外屋分居，可分为外屋里屋；若一室同居，就无外屋里屋之分。

外指何？乃少阳病半实、半阳的一面，亦即阳结的一面。阳结何处？结于少阳，即胆与三焦阳结。若外指太阳，则为太少合病，治当太少两解，方以柴胡桂枝汤主之。而少阳病本证即小柴胡汤证，主以小柴胡汤，无须加桂枝汤，故知少阳病在外的一半，并不在太阳。若外指阳明，则为少阳阳明合病，应主以大柴胡汤。而少阳本证禁下，不得加入泻下之硝、黄，故知少阳病在外的一半非指阳明。既不在太阳，又不在阳明，此半在外之外，乃指少阳。少阳位居何处？当在阴阳交界之处，位居太阳、阳明之后，三阴之前，故少阳病出则为三阳，入则为三阴。

在里的一半，乃指少阳病半虚半阴的一面。腑为阳，脏为阴；表为阳，里为阴；三阳经病主阳盛，三阴经病主阴寒。少阳病虚寒的一半属阴证，所以"半在里"之里，应指三阴经。但三阴经，有厥阴、少阴、太阴之分，里指何经？太阴为三阴之首，当指太阴。所以少阳病的实质，是由少阳郁结与太阴脾虚两部分组成。当然，少阳病亦可传厥阴、少阴，但以太阴为首传且多见。而且少阳病出现的里证为"心下满，口不欲食"，乃太阴之症，所以少阳病的本质，是由少阳的阳气郁结与太阴脾虚两部分组成，此即半在表半在里也。

（六）《伤寒论》六经病传变次序

《素问·热论》云："伤寒一日，巨阳受之……二日阳明受之……三日少阳受之。"《伤寒论》亦以一日太阳、二日阳明、三日少阳为序。

《伤寒论》主要是论述阳气的盛衰，太阳为大阳，乃阳气盛；阳明乃阳盛极；少阳为小阳、弱阳，阳气始萌而未盛，最易因邪侵、戕伐致阳馁而兼阴证，呈半阴半阳证。少阳居阴阳交界之处，出则为阳，入则为阴。所谓入则为阴，是少阳病已届阴经，故少阳病排序，理应在阳明与太阴之间，而不是在太阳与阳明之间。假如少阳病的半表半里，理解为太阳与阳明之间，那么，三阳经就应以太阳→少阳→阳明为序，显然与《伤寒论》排序相悖。《伤寒论》之太阳→阳明→少阳→三阴的排序是依阳气盛衰变化而列。太阳为大阳，阳气盛；阳明为阳极，阳极而弱，则为弱阳，即少阳，呈阳微而结；阳衰则转入三阴，少阳界于阴阳交界之处，乃半阴半阳证，故少阳主枢。

少阳为阳经之枢。阳气的升发、敷和，赖胆之春生之气。天地间禀此阳气之升发，方有春生、夏长、秋收、冬藏；人身赖此阳之升发，才能生长壮老已，故《内经》称"凡十一脏，取决于胆"。阳气根于肾，温煦全身，激发各脏腑器官的功能。但肾阳是通过三焦来升腾布散于周身。《难经·六十六难》云："三焦者，原气之别使也，主通行三气，经历五脏六腑。"《灵枢·本藏》曰："肾合三焦膀胱，三焦膀胱者，腠理毫毛其应。"肾阳由三焦而布散全身，内至脏腑器官，外至孔窍、肌肤、毫毛。由此可见，少阳主枢的作用是阴阳升降出入之枢，阳气升、出，则可温煦周身，激发各个组织器官的功能，人体生命活力就旺盛，呈现一派生机勃发的状态，此即出则为阳。若阳气萧索，阳气则为降、为入，生机索然，呈现阴寒状态，此即入则为阴。在病理情况下，阳气出与邪争则热，成阳热之状；阳馁而退，邪气胜则为寒。正邪屡争而互不能胜，则为寒热往来。

（七）少阳病传变

因少阳病属半阴半阳、半虚半实证，所以少阳病有寒化、热化两途。阳盛则传阳经，如第 97 条："服柴胡汤已，渴者，属阳明，以法治之。"第 103 条："太阳病，经过十余日，反二三下之，后四五日，柴胡证仍在者，先与小柴胡。呕不止心下急，郁郁微烦者，为未解也，与大柴胡汤，下之则愈。"第 104 条："潮热者，实也，先宜服小柴胡汤以解外，后以柴胡加芒硝汤主之。"第 179 条："少阳阳明者，发汗利小便已，胃中燥烦实，大便难是也。"

少阳病热化，除传阳经外，亦可传入阴经，传入手厥阴，则热陷心包，见神昏；传入足厥阴，则肝热化风，见痉厥、舌謇囊缩；传入足少阴，则耗血动血。这部分病证，《伤寒论》中绝少论及，而温病学补其未备。《伤寒论》是以论阳气盛衰为中心，所以阐述少阳传三阴时，主要谈寒化问题。

少阳寒化，则传三阴经，如第270条云："伤寒三日，三阳为尽，三阴当受邪。"为什么三阴受邪？仲景于第97条云："脏腑相连，其痛必下，邪高痛下，故使呕也。"

"脏腑相连"，少阳病可传于脏，包括胆与三焦，皆为腑，胆与肝相表里，三焦与心包相表里。胆属木，木能疏土；肾主水，为木之母；金克木，为木之所不胜；木生火，为心之母，胆与五脏相连。三焦与心包相表里，三焦与肾相合，为气化之总司，水液之道路，原气之别使，辖上焦之心肺、中焦之脾胃、下焦之肝肾，与各脏腑皆密切相关。从理论上讲，少阳病三阴皆可传。

少阳病寒化，内传三阴，究竟传于何脏呢？仲景云："其痛必下，邪高痛下，故使呕也。"痛作病解。孰为高？孰为下？以脏腑论，腑为阳，脏为阴，阳为上，阴为下。所以少阳病可下传相表里之脏，即胆传肝，三焦传心包。若以生克关系而论，克者为上，被克者为下。少阳属木，木能克土，所以木为上，土为下，则少阳病当传脾胃。传于脾胃的指征为"故使呕也"。呕，恰为脾胃的见证。所以，少阳传三阴，首传太阴。

太阴为三阴之首，三阴之门户，所以少阳传入三阴，首见脾胃病变。为什么少阳病寒化首传太阴？具以下四点理由。

理由一：少阳病发病的内因是"血弱气尽"导致外邪直入少阳。脾胃为生化之源，气血虚，缘于脾胃虚所致。所以少阳病始发，即有脾胃虚的因素。邪之所凑，其气必虚，哪儿虚就往哪儿传。今脾虚，故传脾。

理由二：少阳病已发，首见脾胃虚的症状。第96条所列之少阳病典型症状中，即有"嘿嘿不欲饮食，心烦喜呕"。不食、喜呕，皆脾胃症状。可见典型之少阳病，必兼脾胃虚寒，此乃少阳病半阴、半虚的一面。

理由三：第270条云："伤寒三日，三阳为尽，三阴当受邪。其人反能食而不呕，此为三阴不受邪也。"呕与不能食，是太阴病的症状，第273条即云："太阴之为病，腹满而吐，食不下。"少阳病传至三阴，即首见太阴病的症状。若无呕与不食，可知三阴不受邪。

理由四：太阴为三阴之门户，为三阴之首，屏蔽三阴，所以少阳病传三阴，太阴首当其冲。故《金匮要略》云："知肝传脾，当先实脾。"小柴胡汤中参、姜、草、枣，即实脾也；少阳热结，黄芩清之，柴胡疏之；阴阳不调，而以半夏交通阴阳。若虚著者，则小柴胡加干姜。

半夏泻心汤，亦以参、草、枣扶正培中，干姜温阳，芩、连清热，半夏交通阴阳，小柴胡汤与半夏泻心汤，方义相通，皆为和法。

诚然，因脏腑相连，邪高痛下，少阳病可传之于脾。然肝胆相连，腑病亦可传之于肝。少阳病寒化，则可由腑传脏，成厥阴病。

厥阴为阴尽阳生之腑，主春升之气。春，阳乍升，始萌未盛，阳升不及或受戕伐，最易损伤阳气，肝阳馁弱而为寒。然肝又内寄相火，肝阳馁，相火郁，则郁而化热，呈寒热错杂证。故厥阴病消渴，气上撞心，心中疼热，乃郁热上攻所致；饥而不欲食，食则吐蛔，下之利不止，乃脏寒所为。故曰厥阴病寒热错杂。

少阳病与厥阴病，皆有阴阳不调，寒热错杂，但少阳病在腑，以热结为主；厥阴病在脏，以寒为主。若少阳寒化，则内传于脏，呈厥阴病，二者颇多雷同。因皆有虚寒的一面，所以皆有呕吐、不食的表现；皆有寒热错杂，所以少阳有寒热之往来；厥阴有厥热胜复；少阳有神情默默，肝为罢极之本，亦有精力不济。少阳有郁热上冲而口苦、咽干、目眩，肝亦有郁火上攻而消渴、气上撞心，心中疼热，二者机理相通。所以少阳病的主方小柴胡汤，与厥阴病的主方乌梅丸，其方义亦多雷同。小柴胡以参、姜、草、枣扶正，乌梅丸以附、姜、桂、辛、椒以温阳、乌梅当归补肝之体、人参补肝之气，亦在于扶正；小柴胡以黄芩、柴胡舒解热结，乌梅丸以连、柏清其郁火，皆在于清热祛邪。二者病机颇多雷同，二者方义亦颇多雷同。所以少阳病不仅可传脾，亦可传肝。当少阳寒化至阳衰时，亦可为少阴证。

（八）小柴胡汤方义

少阳病本证即小柴胡汤证，故小柴胡汤为少阳病之主方。从小柴胡汤的组成方义分析，亦体现了少阳病的本质为半阴半阳、半虚半实证。

小柴胡汤有三组药物组成，一是柴胡配黄芩，二是人参配甘草、大枣、生姜；三是半夏。

柴胡配黄芩，是针对少阳郁结化热的半阳、半实的一面。柴胡是本方的君药，《本经》云柴胡"味苦平，无毒。治心腹肠胃中结气，饮食积聚，寒热邪气，推陈致新"。其解少阳之郁结，复少阳升发、舒启之性，使枢机调畅。邪入少阳，郁结而化热，"火郁发之"，柴胡清透郁热；黄芩苦寒，清泄少阳之邪热。二药合用，则经腑并治，清热解郁，复少阳疏泄条达之性。党参配姜、草、枣，健脾益气，培补中州，是针对少阳病半虚、半阴的一面，亦即针对太阴脾虚的一面，且有知肝传脾，当先实脾"之意。柴、芩祛邪，参、草、姜、枣扶正，故小柴胡汤亦属扶正祛邪之方。

半夏虽有降逆止呕的作用，但小柴胡中的半夏，主要作用在于交通阴阳、调和阴阳。《内经》半夏秫米汤治阴阳不交之不寐，即半夏具交通阴阳之功。少阳病，半阴半阳，枢机不利，阴阳不调，寒热往来，故以半夏调和阴阳。《神农本草经》云：半夏"治伤寒，寒热，心下坚"。即取半夏交通阴阳之功。心下坚，心下者，胃也。心下坚满，痞塞不通，缘于阴阳不交所致。阴阳相交谓之泰，阴阳不交谓之痞。半夏泻心汤以半夏为君，即取其交通阴阳以消痞。所以，小柴胡汤之半夏，重在交通阴阳。方依法出，法从机出。从小柴胡汤方义，亦可推知少阳病为半阴半阳、半虚半实的病机。

（九）少阳病禁忌

少阳病禁汗吐下。第264条云："少阳中风，两耳无所闻，目赤，胸中满而烦者，不可吐下，吐下则悸而惊。"第265条云："伤寒，脉弦细，头痛，发热者，属少阳。少阳不可发汗，发汗则谵语，此属胃。胃和则愈，胃不和，烦而悸。"

第98条为小柴胡汤禁例，曰："得病六七日，脉迟浮弱，恶风寒，手足温。医二三下之，不能食，而胁下满痛，面目及身黄，颈项强，小便难者，与柴胡汤，后必下重。本渴饮水而呕者，柴胡汤不中与也，食谷者哕。"

汗吐下三法，乃祛邪之法，是针对实证者设。少阳病，虽有邪实的一面，尚有血弱气尽正虚的一面，是半阴半阳、半虚半实证，本当扶正祛邪，虚实兼顾。若只知汗吐下以祛邪，不顾正虚，则病不愈，反变证丛生，故禁。

第98条为小柴胡汤疑似证。得病六七日，当传厥阴。厥阴乃阴尽阳生之脏，脉浮而手足温，乃阳始萌而乍升。脉迟弱而恶风寒，因始萌之阳未盛，腠理温养未充，故恶风寒。但毕竟脉已浮，手足温，此恶风寒与纯阴结者有别；虽恶风寒且脉浮，但毕竟阳气始萌未盛，脉尚迟弱，与太阳表证有别，医者误下则伤阳，里更虚。下后见不能食，此脾胃伤；胁下满痛，乃肝阳馁弱而失疏泄；而目及身黄者，胆虚而精汁不藏；颈项强者，经腧不利；小便难者，三焦气化失司。本渴，乃阳虚气化不利，津液不敷。但又饮水而呕者，乃水饮内停。二三下之，已呈纯阴结，尚以为胁下满痛、呕不能食为少阳病，妄予小柴胡清泄胆热，则更伤胃阳，致胃伤而哕。

通过对少阳病禁忌的分析，进一步说明少阳病的本质是半阴半阳、半虚半实。虽有半实，但不能误作纯实证，而用汗吐下，因毕竟还有半虚的一面。小柴胡汤虽有扶正培中的作用，但又不能用于脏寒的纯虚证，因小柴胡毕竟有清泄少阳热结的一面，苦寒伤正。

（十）战汗问题

第101条云："凡柴胡汤病证而下之，若柴胡证不罢者，复与柴胡汤，必蒸蒸而振，却复发热汗出而解。"

"振"是振栗，即寒战。

"必蒸蒸而振，却复发热汗出而解"，先是寒战，继之发热汗出，这是战汗，是战汗较轻者。

战汗的发生，见于两种原因：一是邪气阻隔，表里不通，正气不能外出与邪相争。待溃其邪气，表里通达，正气奋与邪争，则战汗而解。一种是正虚不能驱邪，正邪相持而互不能胜，待益其胃气，正气得复，则正气奋与邪争，亦战汗而解。本条之战汗，即属后者。这种战汗的发生，正说明小柴胡证，既有正虚的一面，又有邪实的一面，邪正相持，反复分争，又互不能胜。复与柴胡汤，柴、芩可清解少阳郁热，疏其郁结，挫其邪势；参、姜、草，益胃气，扶其正气。正气增，邪气挫，正气奋与邪争，蒸蒸而振，战而胜之，阴阳调和，阳施阴布，却复发热汗出而解。少阳病本忌汗，却又喜汗解。忌汗者，乃忌汗法也，强发其汗，此乃不汗而汗之正汗也。何谓汗？阳加于阴谓之汗，必阳施阴布，阴阳调和乃能正汗出。见此正汗，知表里已和，正气已复，邪气已退，阴阳调和矣，故云汗出而解。

这种战汗而解的方式，正说明少阳病的本质是半阴半阳、半虚半实。

（十一）少阳病脉象

少阳病本证为小柴胡汤证，所以，本条所言之少阳病脉象，是指以小柴胡汤证为代表的少阳病脉象。从脉象的分析，亦揭示少阳病半阴半阳、半虚半实的属性。

第 37 条："脉浮细。"邪衰未靖，而脉浮；正虚未复，而脉细。半虚半实，虚多实少。

第 100 条："阳脉涩，阴脉弦。"阳涩，气血虚；阴弦肝胆郁结。弦应肝胆，为阳中之阴脉，半阴半阳。

第 140 条："太阳病下之……脉弦者，必两胁拘急。"此太阳误下邪陷少阳，阳微结，脉乃弦。

第 148 条："脉细、沉、沉紧。"此阳微结，正虚而细、沉、阴凝而沉紧。

第 266 条："脉沉紧。"沉主气。正气虚，无力鼓荡血脉而沉者，沉而无力；邪阻而气结，不得鼓荡血脉者，沉而有力。脉紧，气血敛束之象，有力者寒凝，无力者阳虚阴盛而收引。少阳病半阴半虚，脉可沉紧；半阳者，为少阳郁结，气血不得畅达，脉亦可沉紧，皆阳微结之脉。

第 231 条："脉弦浮大。"三阳合病，浮为太阳，大为阳明，弦为少阳。

第 265 条："伤寒，脉弦细，头痛。发热者，属少阳。"弦为少阳郁结，细为正气不足。符合血弱气尽，邪气因入与正气相搏，结于胁下而少阳郁结之病机。

第 266 条："本太阳病不解，转入少阳者……脉沉紧者，与小柴胡汤。"此阳微结而沉紧。

第 271 条："伤寒三日，少阳脉小者，欲已也。"小乃细而短，邪退正虚也。

综上所述，少阳病本证有多种脉象，主要有弦、紧、细、沉。弦紧乃相类之脉，皆阳微结，收引凝泣有失舒缓之象；沉细为气尽血弱，或气机郁结，脉失充盈鼓荡所致。所以，少阳证应以弦脉为主脉，或兼紧、细、沉。

弦乃阳中之阴脉，为血脉拘急，欠冲和舒达之象，故弦为阳中伏阴之脉。经脉之柔和，赖阳气之温煦，阴血之濡养，当阳气或阴血不足时，脉失温煦濡养而拘急，则为弦；或因气机不畅，邪气阻隔，气血不得畅达，亦可使脉失阳气之温煦、阴血之濡养，拘急而弦，故仲景称"弦则为减"。《诊家枢要》云："弦为血气收敛，为阳中伏阴，或经络间为寒所滞之候。"弦脉有常脉、病脉、真脏脉三种。

常脉：春脉弦。肝胆应春，故肝胆之常脉亦弦。春令，阴寒乍退，阳始升而未盛，温煦之力未充，《内经》称之为"其气来软弱"，故脉尚有拘急之感而为弦。胆为少阳、小阳；肝为阴尽阳生之脏，与春相应，阳气始萌而未盛，故脉亦弦。常脉之弦，当弦长悠扬、和缓。

病脉之弦，有太过与不及。弦且盈实，如循长竿，曰太过。不外气逆、邪阻及本虚标实三者。弦而无力为不及，或兼细、涩、紧，乃正虚使然。

少阳病为气尽血弱，且邪入而少阳郁结，其脉当弦，或弦而减，或弦兼细、数、沉、紧。

[小结]通过上述11条理由，我论证了少阳病的本质为半阴半阳或半实半虚，而非纯热证；少阳病的病位在阴阳交界之处，出则三阳，入则三阴，而非居于太阳阳明之间。当然，除上述11条理由之外，后面的讨论，亦涉及少阳病的本质问题，宜合看。

明确了少阳病的这一病机、本质，则少阳病的治则应扶正祛邪、调和阴阳。小柴胡汤乃少阳本证之主方。

二、小柴胡汤证诸症的机理分析

小柴胡汤证为少阳病之本证，其他皆为兼证或变证，所以首先要把小柴胡汤证的临床诸症讨论清楚。

通过前面的讨论，小柴胡汤证的本质为半阴半阳或半虚半实，它的临床诸症，亦由此病机而决定。

（一）少阳病提纲证

《伤寒论》第263条云："少阳之为病，口苦，咽干，目眩也。"此即少阳病提纲证。此提纲证，注家多以少阳热盛解之，余以为不然。少阳本证，当为半阴半阳、半虚半实，并非纯热；且少阳病有寒化、热化两途。作为提纲证，不仅要概括少阳热证的特点，亦应概括少阳病半虚半阴及其变证的特点。所以，口苦、咽干、目眩，并非皆因热而发，少阳的寒证、虚证皆可见。能全面概括少阳病各证型的共同特点，方可称为提纲证。所以，仅以热解之，有失偏颇。

1. 口苦：很多医家多以口苦为少阳病的主症，云"尤以口苦最可辨为少阳病"。口苦以胆热蒸迫胆气上溢多见。《素问·奇病论》："有病口苦……病名曰胆瘅……故胆虚气上溢而口为之苦。"瘅，热也。口苦可因胆热而作，然亦可因胆虚而作。胆虚者，中精不藏，胆气上溢而口苦，可见口苦有虚有实。

《素问·阴阳应象大论》曰："南方生热，热生火，火生苦，苦生心。"此言口苦可因心火而作，非必胆也。

《金匮要略》百合病口苦，乃虚热而作，非必胆也。

《景岳全书·卷二十五·口舌》曰："口苦口酸等证，在原病式则皆指为热，谓肝热则口酸，心热则口苦……绝无虚寒之病矣，岂不谬哉。凡以思虑、劳倦、色欲过度者，多有口苦舌燥，饮食无味之症。此其咎不在心脾，则在肝肾心脾虚，则肝胆邪溢而为苦；肝肾阴虚，真阴不足而为燥。"指出口苦可因热，亦可因虚寒而作，非必胆也。

少阳病之口苦，可因胆热而作，亦可因胆虚而发。所以，少阳病提纲证之口苦，皆以胆热解释，有失片面。

2. 咽干，虚实寒热皆有，非必胆热。

3. 目眩，虚实寒热皆有，非必胆热。

所以，口苦、咽干、目眩，非必胆热所独有。临床就不能见此症辄清胆热，尚须辨证论治。

再者，既为提纲证，则凡少阳病此三症皆应见之，但事实上并非如此。临床应用小柴胡汤，可三症皆见，亦可仅见二症、一症，或三症皆无。即使三症皆见，亦未必是小柴胡汤证，亦可因其他病位之寒热虚实而作。只能说少阳病多见此症，而非绝对。

（二）少阳病主症

《伤寒论》第96条列出了少阳病本证的主症为："往来寒热，胸胁苦满，嘿嘿不欲饮食，心烦喜呕。"

1. 往来寒热

伤寒三阳病证，热型各不同，太阳病为寒热并作，阳明病为但热不寒，少阳病为往来寒热。所以，往来寒热为少阳病具特征性之热型。

为什么出现往来寒热？仲景于第97条中云："正邪分争，往来寒热。"正与邪争则热，正与邪分则寒。

正气为何与邪有分有争？这取决于正气的强弱。正气强，与邪相争而热；正气虚，不能胜邪，战之馁怯而退，邪气胜则寒。待正气蓄而强，复出与邪争，则又热；战而不胜，再退则再寒，于是寒热往来反复出现。一日可数次，乃至一二十次。

少阳病之寒热往来特点是先寒后热，不同于内伤杂病中先热后寒者。内伤杂病中，由于正气虚弱，阳气浮动而阵烘热，热后汗出而身冷。阴虚者，阴不制阳而阳易动，当烦劳、情绪波动，或昼夜阳升之时，阳气浮动而烘热，如火热烘烤状，周身躁热，伴面赤、心烦。热后汗出，阳随汗泄，周身又觉飒冷，一日可数作。气虚者，烦劳则气浮，气浮而热，热则汗出，汗则阳气衰而寒，张锡纯所云之大气下陷病者，即见寒热往来一症。血虚者，气无依恋而且易动，气动则热，继之而汗、而寒。阳虚者，虚阳亦可升动，当烦劳、焦虑时，亦可扰动浮阳而见热、汗、寒。张锡纯论肝虚而脱者，亦有寒热往来一症。

其他如疟之寒热往来、热入血室之寒热如疟、湿热蕴阻之寒热往来、肝胆郁热之寒热往来、邪伏募原之寒热往来、奔豚之寒热往来，均可视为少阳病之变证，皆可依小柴胡汤法治之。至于《伤寒论》小汗法之寒热如疟，是寒热并作，一阵寒热，一阵缓解，交替出现，其状如疟，乃太阳表证，而非少阳证。

2. 胸胁苦满

胸胁苦满一症，有多种描述，如胸胁满、胸胁苦满、胸胁逆满、胸中窒、胸中痛、胁痛、胁下满痛、胁下满、胁下硬满、胁下支满等，原因颇多。

《内经》中关于胸胁胀痛有很多论述，如：

《灵枢·五邪》："邪在肝，则两胁中痛。"

《素问·缪刺论》："邪客于足少阳之络，令人胁痛不得息。"

《素问·气交变大论》："岁火太过，炎暑流行……甚则胸中痛，胁支满胁痛。""岁火不及，寒乃大行……民病胸中痛，胁支满，两胁痛。""岁金太过，燥气流行……民病两胁下，少腹痛。"

《素问·举痛论》："寒气客于厥阴之脉……故胁肋与少腹相引痛矣。"

《素问·脏气法时论》："肝病者，两胁下痛引少腹，令人善怒。""心病者，胸中痛，胁支满，胁下痛。"

《素问·热论》："伤寒……三日，少阳受之。少阳主胆，其脉循胁终于耳，故胸胁痛而耳聋。"

《灵枢·胀论》："胆胀者，胁下痛胀，口中苦，善太息。"

《素问·刺热篇》："肝病热者，……胁满痛。""热病先胸胁痛，手足躁。""热病先眩冒而热，胸胁满。"

《灵枢·经脉》："胆足少阳之脉……是动则病口苦，善太息，心胁痛，不能转侧"。

《素问·缪刺论》："邪客足少阳之络，令人胁痛不得息，咳而汗出。"

《素问·厥论》："少阳之厥，则暴聋颊肿而热，胁痛。"

《素问·至真要大论》："厥阴之胜……胃脘当心而痛，上支两胁……少腹痛"。

《素问·六元正纪大论》:"木郁之发……民病胃脘当心而痛,上支两胁。"

《素问·气穴论》:"背与心相控而痛……背胸邪系阴阳左右,如此其病前后痛涩,胸胁痛而不得息,不得卧。"

《伤寒论》第37条:少阳枢机不利而胸满胁痛。第152条:水停胸胁而"胁下痛。"第160条:阳虚水泛"胁下痛"。第98条:脾虚湿阻"胁下满痛"。第140条:太阳误下邪陷"脉弦者,必两胁拘急"。第167条:"病胁下素有痞,连在脐傍,痛引少腹,入阴筋者,此名脏结,死"。《金匮要略·腹满寒疝宿食病脉证治十》篇,寒实内结"胁下偏痛","胁痛里急","胁下拘急而痛"。阳虚寒逆之"两胠疼痛"。《金匮要略·五脏风寒积聚病脉证并治第十一》篇,谷气壅塞之"胁下痛"。《金匮要略·痰饮咳嗽病脉证并治第十二》篇之留饮"胁下痛引缺盆"。《金匮要略·妇人杂病脉证并治第二十二》篇,热入血室"胸胁满如结胸状"。积冷结气之"两胁疼痛"。

总之,胸胁胀满疼痛之原因颇多,病因有寒热虚实之殊,病位有五脏之异,而非少阳病所特有。

3. 心烦喜呕,默默不欲饮食

其原因亦颇多,更非少阳病所独有。

通过分析,上述诸症,皆非少阳病所独有,这就出现了一系列问题,即少阳病如何把握,小柴胡汤如何运用,"但见一证便是"如何理解等。

三、但见一证便是

所谓"但见一证便是,不必悉具",一般都理解为见少阳病提纲三症及小柴胡汤四主症,共七症,见其一即可用小柴胡汤。这种理解是片面的。上述已对小柴胡汤诸症进行了分析,可见这些症状可因多种原因而引起,非独小柴胡汤证所专有。因此,但见一证即用小柴胡汤,显然是片面的。

另外,"但见一证便是,不必悉具",对原文的解读也是断章取义。《伤寒论》第101条云:"伤寒中风,有柴胡证,但是一证便是,不必悉具。"前提是有伤寒中风之太阳表证。太阳表邪是否传入少阳成小柴胡汤证,据何而断呢?若具小柴胡汤证七症之一,即可断为已入少阳,成小柴胡汤证,可予小柴胡汤治之;若未见,则未入少阳,小柴胡汤不可予。此与《伤寒论》第4、5条的主旨是相衔接的。

《伤寒论》第5条云:"伤寒二三日,阳明少阳证不见者,为不传也。"伤寒二三日,按伤寒的自然传变规律,二日当传阳明,三日当传少阳。可是临床实际中传还是没传?要根据具体情况具体分析。若阳明少阳证已见,则知已传阳明少阳；若阳明少阳证不见，则虽已二三日，亦未传阳明少阳。

《伤寒论》第4条云："伤寒一日，太阳受之，脉若静者，为不传。颇欲吐，若躁烦，脉数急者，为传也。"太阳病可内传阳明、少阳，脉数急为热盛，热盛则传。本为太阳病，脉已数急，且又见躁烦，是传入阳明；若见颇欲吐，是传入少阳。此处即明确指出，欲吐，是少阳病主症之一，但见一症，即可判为已传少阳，不必悉具。第5条是以阴性的症状及脉来判断是否传变，第4条是以阳性脉症来判断是否传变，从正反两个方面，对传变问题详加论证，务在谨守病机，这就是"但见一证便是"的含义。

许多医家对第101条的理解，抛开了"伤寒中风"这一始发病，单摘一句"但见一证便是"，认为一证是指口苦，或指寒热往来，或指心烦喜呕，或指胸胁苦满，莫衷一是。其错，皆在断章取义。

小柴胡汤应用甚广，典型的小柴胡汤证，使用小柴胡汤容易掌握；若不典型的小柴胡汤证，则未必能准确把握。

四、小柴胡汤或然证分析

小柴胡汤的或然证，见于第96条小柴胡汤，曰："若胸中烦而不呕者，去半夏、人参，加瓜蒌实一枚。若渴，去半夏，加人参，合前成四两半，瓜蒌根四两。若腹中痛者，去黄芩，加芍药三两。若胁下痞硬，去大枣，加牡蛎四两。若心下悸，小便不利者，去黄芩，加茯苓四两。若不渴，外有微热者，去人参，加桂枝三两，温覆微汗愈。若咳者，去人参、大枣、生姜，加五味子半升，干姜二两。"共提出了七项或然证。这些加减症虽多，亦非全部，仅举例而已。分析这些或然证，可了解少阳证传变的变化及治疗的相应变化，可举一反三，给人以启迪，示人以规矩。

小柴胡汤证何以加减症颇多？原因有二：一是少阳病包括胆与三焦。胆主春生之气，主升发、疏泄，且内藏精汁，主决断。各脏腑功能皆仰赖此春生之气，方能气机调畅，生机勃发，故曰："凡十一脏，取决于胆也。"因而在病理情况下，胆病可影响各脏腑而出现众多病变。三焦，为水道、原气之别使，气化之总司，历五脏六腑，功能重要，且联系广泛，故病变时，病症纷纭。

二是少阳病的性质是半阴半阳、半虚半实，界于阴阳之间，为阴阳出入之枢，出则三阳，入则三阴，可热化，亦可寒化，故或然证多端。

1. "若胸中烦而不呕者，去半夏人参，加瓜蒌实一枚"

胸中烦，多因于热，然邪扰或阳虚者亦有之。去半夏、人参者，知中气尚强，脾不受邪，胃气未逆，故不呕。以瓜蒌实治其心烦，因瓜蒌甘寒，清化热痰，宽胸散结，知此心烦乃因痰热而作。胸中之热何来？因邪犯少阳，少阳郁结化热。此热乃郁热，郁热不得外达，必上攻、下迫、内窜，出现诸多病变。此胸中烦，亦因少阳郁火上迫，且烁液成痰，痰热内扰而烦，故以瓜蒌清涤之。

这一或然证提示，中气实，少阳不传三阴。少阳热化，则可上攻、下迫、内窜。胸中烦，仅是少阳郁火诸多症状之一，举例而已，其他诸症，当触类旁通。

2. "若渴，去半夏，加人参，合前成四两半，瓜蒌根四两"

渴，原因甚多，津液亏，阳虚不能气化，邪气阻遏津液不布，皆可渴。少阳病致渴的原因有三：一为少阳郁结，三焦不通，津液不能上承；二为少阳热盛，津液被耗；三为中气虚馁，生化不足，及脾虚不运。从用药分析，去半夏之燥，知非水饮所阻；加人参益气生津，在于健脾以化生、转输，补少阳病之半阴、半虚；加瓜蒌根以清热生津，泻少阳病之半阳、半实。推而广之，津亏或不布，可口渴，亦可诸孔窍干，或筋脉失润而拘挛或脏腑失濡而见广泛病变，肺津亏则干咳或喘，胃津亏则干呕不食，大肠失润则便艰等，皆可举一反三。

3. "若腹中痛者，去黄芩，加芍药三两"

腹痛原因颇多，寒热虚实皆可腹痛。少阳病致腹痛，原因有三：一是太阴脾虚而腹痛；二是少阳热传阳明而腹痛；三是少阳木郁，木陷土中而腹痛。依所用药物来看，去黄芩之苦寒，加芍药之酸收，乃治土虚木陷之腹痛，芍药味酸入肝，补肝之体，泻肝之用。痛泻要方治腹痛下利用芍药，即寓此义。

4. "若胁下痞硬，去大枣，加牡蛎四两"

胁下乃少阳之分野。痞硬者，痞塞不通且硬结，乃气血痰瘀热凝聚而痞硬。牡蛎软坚，以柴胡引之，能去胁下之硬。

5. "若心下悸，小便不利者，去黄芩，加茯苓四两"

心下悸，小便不利，有多种原因。少阳病而兼此症者，一由胆郁疏泄不及而小便不利，胆火上犯而心悸；一可因三焦不通，水饮内蓄而小便不利，水饮上凌而心下悸。从所用药物来看，去黄芩，知非少阳郁火致悸；加茯苓，健脾利水，安神，当属饮泛所致，故心下悸且小便不利。由此可知，少阳病可夹饮，而饮凌于肺则咳喘，上干于颠而晕眩，饮干于心而悸、心神不安，饮注胃肠而下利、不食、脘腹满等诸症丛生，不一而足，皆可触类旁通。

6. "若不渴，外有微热者，去人参，加桂枝三两，温覆微汗出"

在少阳病的基础上，点出"不渴"这一阴性症状，何意？少阳热化可外传阳明，阳明热盛则伤津，口渴，正如第97条所云："服柴胡汤已，渴者属阳明。"阳明热淫于外则身当热。点出口不渴，说明少阳病未传阳明，则此身热亦非阳明外淫所致。何以身热？从加桂枝，且温覆取微汗来看，当属太阳表邪，类于柴胡桂枝汤法。可是，少阳病本有寒热往来之热，今又加一身微热，二者皆是有热，如何能区分开此热为少阳，彼热为太阳？第146条用柴胡桂枝汤，指明其表证为"发热微恶寒，支节烦疼"。可是少阳病发热亦有恶寒，亦可因经络不通而肢节痛。

仔细琢磨起来，从文字表面分析好说，但临床实际却难以区分。究竟该如何分清少阳与太阳之热？少阳之往来寒热，是先寒后热，寒与热是分别而作，且寒热阵作，寒热之后有间歇，间歇期则无寒亦无热。而太阳之热，是寒热并作，且寒热持续无间歇，表邪不去，寒热不止。那么，寒热不止时，又显不出少阳病的寒热往来，当然，我所说的"热"，不是指体温高低，而是中医的热象。

这个表热是那里来的？一是太少合病，一是太少并病，或始为太阳，传入少阳；或始为少阳，传于太阳，或少阳正气复，邪气外达而外出太阳。由此可见，少阳病位于阴阳交界之处，外出三阳，内入三阴。外出太阳，此条可证。

7. "若咳者，去人参大枣生姜，加五味子半升，干姜二两"

咳的原因甚多，外感内伤、五脏六腑，皆能令人咳。少阳病致咳，可因少阳之热犯肺；亦可三焦不利，水饮犯肺而咳。去人参、大枣、生姜者，非因脾虚所致；加干姜者，温散饮邪。五味子敛肺气，亦泻木亢，故此咳当为饮邪上犯所致。

从仲景所列举的小柴胡汤或然证来看，说明小柴胡证属半虚半实、半阴半阳，可寒化、热化，寒化则入三阴，热化则外出三阳。深入了解小柴胡汤证的实质，利于我们临床正确运用小柴胡汤，并扩而充之，守绳墨而废绳墨，随心所欲不逾矩。

五、不典型小柴胡汤证的分析

具有少阳提纲三症，又有少阳病的四大主症者，可称为典型的少阳本证，即小柴胡汤证。相关条文包括96、97、101、148诸条，前已论及，不赘。对不典型的小柴胡汤证，仲景举出14条。通过对不典型少阳证的分析，对我们正确使用小柴胡汤，并扩展其使用空间，将有很大裨益。

1. 第37条："太阳病，十日以去，脉浮细而嗜卧者，外已解也。设胸满胁痛者，与小柴胡汤；脉但浮者，与麻黄汤。"

太阳病，十多日，太阳之表已解，脉浮细嗜卧，乃邪去正未复。

"设胸满胁痛者，与小柴胡汤"，本条，仲景突出点出了"胸满胁痛"作为使用小柴胡汤的指征，这与"但见一证便是"的精神一致。这里引出了两个问题。

一是太阳病已解，遗有胸满胁痛，便用小柴胡，那么少阳病七症中的其他六症是否并见？从条文中可知，其他六症未必皆见。

二是在伤寒中风基础上，但见胸满胁痛是否就可用小柴胡汤？亦未必，前已述及，胸满胁痛原因颇多，即使是在伤寒中风基础上见此证，尚有水饮、结胸、脏结、寒逆、积冷结气、热入血室等，皆可见此证，并非概用小柴胡汤。那么，何种情况下可用小柴胡汤？余以为当在伤寒中风基础上，见胸满胁痛、脉见弦者，方可用小柴胡汤。

2. 第99条："伤寒四五日，身热，恶风，颈项强，胁下满，手足温而渴者，小柴胡汤主之。"

伤寒四五日，当传太阴、少阴，但阴寒之症未见，知未传阴经。身热恶风、颈项强，为太阳证；胁下满，为少阳证；手足温而渴，为阳明证，故为三阳合病。

三阳合病，何以独取少阳？太阳当汗，阳明当清下，皆非少阳证所宜。少阳主枢，枢机舒转，邪可外达而解。小柴胡汤之柴胡，《神农本草经》谓其治"寒热邪气"，治少阳邪气，未尝不治在表之邪气。试观近之柴胡注射液，治外感发热疗效肯定，即非特指少阳发热。黄芩《神农本草经》谓其治诸热。清胆热，亦未尝不清阳明之热。所以，三阳合病，主以小柴胡汤，既解少阳之邪，亦兼太阳、阳明之邪，三阳相兼。

第219条："三阳合病，腹满身重，难以转侧，口不仁，面垢，谵语遗尿，发汗则谵语，下之则额上生汗，手足逆冷，若自汗出者，白虎汤主之。"此亦三阳合病，何以不用小柴胡汤而用白虎清解阳明？此证颇似暑入阳明，阳明热外淫则兼表，内淫则兼少阳，故云三阳合病，实为阳明独盛，故以白虎清之。阳明热清，太少亦平。

3. 第100条："伤寒，阳脉涩，阴脉弦，法当腹中急痛，先与小建中汤。不差者，小柴胡汤主之。"

"阳脉涩，阴脉弦"，阴阳有两种解释：一为寸为阳，尺为阴；一为浮为阳，沉为阴。涩乃气血虚，气虚不能鼓荡，血虚不能充盈，故而脉涩。气主煦之，血主濡之，经脉失于气血之温煦濡养而拘急，故痛。此外，阴阳之意以浮阳沉阴，莫如寸阳尺阴为胜。

为何先予小建中汤，不差者，再予小柴胡汤？这有两种可能：一是试验性治疗，一是分步治疗。因阳涩阴弦且腹痛，可因气血虚，经脉拘急而腹痛；亦可因气血虚而脉涩，少阳郁结而脉弦，木克土而腹痛。若为前者，则以小建中汤培中调阴阳，桂枝、甘草加生姜、大枣、饴糖以化阳培中，温煦经脉；倍芍药合甘草，酸甘化阴以柔经脉，腹痛自消。《金匮要略·血痹虚劳病脉证并治第六》篇，小建中汤治虚劳里急、腹中痛，与本条同。然予小建中汤腹痛不差，说明辨治有误，故改从少阳治之，此即试验性治疗。试验性治疗在《伤寒论》中不乏其例，如第 209 条，小承气汤试燥屎法，即为试验性治疗。

另一种可能是分步治疗，因知肝传脾，当先实脾，所以先予小建中汤培中，后以小柴胡汤解木之郁结，分步治疗法。此法，在《伤寒论》中亦屡见不鲜，如先表后里，或先里后表诸法，皆是。

从本条用小柴胡汤来看，少阳之提纲证及小柴胡汤四大主症皆未提，只有脉与腹痛，可见用小柴胡汤，非必诸症皆见。

当然，小柴胡汤可用于外感，亦可用于内伤。若内伤杂病中用小柴胡汤，未必往来寒热等症必具，但此开首即明言为伤寒，显属外感范畴，亦未必少阳七症必具，此条少阳病七症中，一症皆无，亦用之，看来重点在于脉象。

阳涩阴弦，乃气血虚，少阳郁结，正与第 97 条所揭示的血弱气尽，少阳郁结之半阴半阳、半虚半实之病机相吻合，由此可见，弦脉是少阳病的主脉。

4. 第 104 条："伤寒十三日不解，胸胁满而呕，日晡所发潮热，已而微利，此本柴胡证，下之，以不得利，今反利者，知医以丸药下之，此非其治也。潮热者，实也，先宜服小柴胡汤以解外，后以柴胡加芒硝汤主之。"

外感病，当日传一经，七日愈，故第 8 条云"太阳病七日以上自愈"。若传经尽不愈，当再传经，十二日愈，故第 10 条云："风家，表解而不了了者，十二日愈。"此条两度传经尽仍不解，故云"伤寒十三日不解"。

伤寒不解，"胸胁满而呕"，邪在少阳；"日晡所发潮热"，邪在阳明，呈少阳阳明证。

"已而微利"，"已"作何解？当作已经、已然解。意为因其日晡潮热，有阳明热证，已然微下。"利"作下法解。谓已经予轻微泻下。

"此本柴胡证"。言该证虽为少阳阳明，但以少阳病为主。少阳禁下，故"下之以不得利"。本不利，"今反利者，知医丸药下之。"古以丸药下者，多含巴豆。少阳禁下，下之"非其治也"。"潮热者，实也。"潮热，为阳明胃家实的热型；实也，指胃家实，有燥屎。

少阳阳明，且已潮热，何不以大柴胡汤治之？因此证本柴胡证，已有半阴、半虚的一面，且又以丸药下之，复伤脾胃，反下利，乃虚其虚也，故非其治。丸药下之，一误；设再予大柴胡汤下方，则二误，故未予大柴胡汤，更未予承气汤，反予小柴胡汤，何也？虽有潮热，胃家实，但以小柴胡证为主。小柴胡汤，可清少阳之热，亦兼清阳明之热，葛根芩连汤即用黄芩。且，"上焦得通，津液得下，胃气因和，身濈然汗出而解"，这是服小柴胡汤后，少阳郁结解，三焦通畅，肺得肃降，胃气和降，津液得以敷布，正汗濈然而出。津液布，汗可出，必胃气和，便亦通，阳明之实随之而解。所以，用小柴胡以解外邪，而不用大柴胡通下。设予小柴胡后，阳明之实未靖，再予小柴胡加芒硝，微下之，亦不用大柴胡汤之芒硝、大黄、枳实之重下，免伤胃气。

　　本条启示，伤寒传变日数，乃指一般程序而言，非必一日一经，要在辨证论治。虽已十二日，若柴胡证仍在者，仍以小柴胡主之，日数可不拘泥。

　　少阳阳明，若少阳阳明皆重者，予大柴胡汤双解之；若以少阳证为主而兼阳明者，予小柴胡汤，解少阳之结，亦可兼和胃气，不可骤用峻泻伤胃。纵使服小柴胡汤后，阳明胃实未已，亦宜小柴胡加芒硝汤微下之，不可遽予峻下伤胃。体现处处顾护胃气的精神。

　　5. 第144条："妇人中风，七八日，续得寒热，发作有时，经水适断者，此为热入血室，其血必结，故使如疟状，发作有时，小柴胡汤主之。"

　　疟之寒热，先寒后热，发有定时；热入血室者，亦寒热发作有时，此少阳病特征性热型，故诊为少阳证，予小柴胡汤主之。

　　经水适断，少阳之邪乘血室空虚而入，热与血结，成热入血室证。

　　第143、144、145三条皆论热入血室，综合来看，热入血室证有四个诊断要点：

　　（1）经水适来适断。

　　（2）感受外邪，热陷血室，血热相结。

　　（3）出现少阳病的寒热如疟，胸胁苦满，如结胸状。

　　（4）出现谵语、如见鬼状的神志症状。

　　少腹急结、硬痛否？仲景未言，可见血结未甚，故而少腹症状并不突出。仍予小柴胡汤，且未加活血之品，亦证明血结未甚。若血结较重，亦可加活血之品，因仲景是以小柴胡汤主之。"主之"，为主矣，言外之意，可随证加减。所以，陶隐庵以小柴胡去人参、大枣加生地黄、桃仁、楂肉、牡丹皮或犀角等。叶天士对血结重者，用小柴胡去甘草，加延胡索、归尾、桃仁。夹寒者加肉桂心，气滞者加香附、陈皮、枳壳等，皆小柴胡汤随证加减之例。

　　少阳病热陷血室，血结未甚者，用小柴胡汤有逆流挽舟之意，提取下陷之热邪从外而解。

　　本条诊为小柴胡汤证，并未提口苦、咽干、目眩及心烦喜呕、嘿嘿不欲饮食，可见这些症状非必皆见。

　　6. 第149条："伤寒五六日，呕而发热者，柴胡汤证具，而以他药下之，柴胡证仍在者，复与柴胡汤。此虽已下之，不为逆，必蒸蒸而振，却发热汗出而解。若心下满而硬痛者，此为结胸也，大陷胸汤主之。但满而不痛者，此为痞，柴胡不中与之，宜半夏泻心汤。"

　　本条提出少阳病误下之变。

伤寒五六日，本当传于厥少二经，然仍呕而发热，邪尚在少阳，故云柴胡汤证具。第 379 条亦云："呕而发热者，小柴胡汤主之。"

是否见呕而发热二症，即可断为小柴胡证？未必。凡胃热、伤暑、湿热壅胃、胃中郁火、食积化热、热伤胃阴等，皆呕而发热，非皆小柴胡汤所宜。当呕而发热，且脉弦者，方可断为少阳病。那么，少阳七症中的其他症必见否？未必。

"呕而发热"，此热，亦非必往来寒热，乃但热不寒，属阳明热型。此热，可因少阳热化而传入阳明，故但热不寒。虽传阳明，未成热结，无须下之。黄芩清热，半夏生姜降逆止呕，柴胡、生姜散邪除热，人参、甘草、大枣培中扶正，切合病机。由此看来，小柴胡汤证的热型，非必寒热往来，但热不寒者亦可。

少阳病误下后，柴胡证仍在者，复与柴胡汤。若下后心下满而硬痛者，热与水结于胸脘，必以大陷胸汤逐其水热互结，小柴胡汤不中与也。若下后热乘虚而陷，成寒热错杂之痞证，当予半夏泻心汤主之。

何以成痞？卦云：阴阳相交谓之泰，阴阳不交谓之痞。少阳病，本已太阴脾虚，误下之脾益伤。脾斡旋一身之气机，使阴升阳降，水火既济。脾虚，斡旋失司，阳不降，积于上而为热；阴不升，积于下而为寒，于是阴阳不交，寒热错杂，中焦痞塞。病位在土，已不在木，故予半夏泻心汤，而小柴胡汤不中与也。

半夏泻心汤与小柴胡汤，方证虽异，然机理相通。半夏泻心汤因脾虚热陷，阴阳升降不利，形成寒热错杂。小柴胡汤乃脾虚，热结少阳，阴阳出入乖戾，形成半阴半阳。二方组成颇似，因皆有脾虚，故皆用人参、甘草以益气扶正；皆有热，故用黄芩，或黄芩、黄连；皆阴阳不调，故用半夏交通阴阳；半夏泻心汤以干姜易生姜，去柴胡，脾寒重于少阳病。

此条有四点启示：

一为少阳病误下可三变：柴胡证仍在者，复与柴胡汤；实者，热陷水结，成结胸；虚者热陷成痞。

二为少阳病内传三阴，当先传脾，此即"邪高痛下"。

三为判断少阳病尚在否？可据呕而发热为指征，然必脉弦，他症非必具。

四为少阳病热型，非必往来寒热，但热不寒者有之。

7. 第 229 条："阳明病，发潮热，大便溏，小便自可，胸胁满不去者，与小柴胡汤。"

本条伤寒医家多以少阳阳明并病解。"胸胁满不去"，乃少阳未解。"不去"，从语气来分析，本为少阳病，已传阳明，然少阳之邪未尽，胸胁满未除，故云少阳阳明。

我认为此条不是少阳阳明并病，而是少阳病似阳明而非阳明，提出相互鉴别。

潮热、小便自可，是阳明病胃家实的表现，当大便硬或热结旁流，此大便溏，知非胃家实。如第191条"固瘕，必大便初硬后溏。所以然者，以胃中冷，水谷不别故也"；《金匮要略》："大肠有寒者，多鹜溏。"可见，便溏是虚寒的表现，而非阳明胃家实。

"与小柴胡汤"，从语意来看，不同于"小柴胡汤主之"。

"主之"者，是以小柴胡汤为主，当尚有为辅者，可有加减。而"与"者，可径予小柴胡汤，而无须加减。从"与小柴胡汤"语气中，可悟出此条乃纯少阳病小柴胡汤证，非少阳阳明，亦不须在用小柴胡汤时尚须加减兼顾阳明证。

小柴胡汤证亦可潮热吗？可。《苏沈良方》把小柴胡汤在《伤寒论》中所治的发热，总结为四种热型，即：一为身热；二为往来寒热；三为潮热；四为瘥后发热。所以，不典型的小柴胡汤证，亦可见潮热。

8. 第231条："阳明中风，脉弦浮大而短气，腹都满，胁下及心痛，久按之气不通，鼻干不得汗，嗜卧，一身及目悉黄，小便难，有潮热，时时哕，耳前后肿，刺之小差，外不解，病过十日，脉续浮者，与小柴胡汤。"

此为三阳合病，浮为太阳，大为阳明，弦为少阳。"表未解，鼻干，不得汗"，指太阳表证未解。"胁下及心痛，久按之气不通，耳前后肿"，乃少阳郁热。"短气，腹都满，嗜卧，一身及目悉黄，小便难，有潮热，时时哕"，为阳明胃热夹太阴脾湿，熏蒸发黄。

三阳合病，枢机不利，三焦不通，因而湿热内蕴。所以治疗从疏解少阳为主，调畅气机，通利三焦。当与第99条之分析互参。

9. 第229条："阳明病，发潮热，大便溏，小便自可，胸胁满不去者，与小柴胡汤。"

与小柴胡汤者，必少阳病未解。何以知之？胸胁满不去。这里没有再提小柴胡证的其他指征，唯独指出胸胁满一症。看来，胸胁满是少阳病最具特征性的指征。但仅据胸胁满就可遽断少阳病吗？尚不可。前已述及外感病胸胁满者，原因颇多，非必少阳病所独有。当见脉弦，又见胸胁满，方可诊为少阳病，予小柴胡汤。

潮热乃阳明热型，少阳未解当寒热往来，能两种热型并存吗？不可能，潮热是但热不寒，热如潮，日晡甚；而寒热往来是先寒后热，既寒又热，所以两种热型不能并见。此条，仲景明确指出是潮热，与小柴胡汤，可见发热、潮热、但热不寒者，亦为不典型少阳病的几种热型，非必寒热往来。

10. 第 230 条："阳明病，胁下硬满，不大便而呕，舌上白苔者，可与小柴胡汤。上焦得通，津液得下，胃气因和，身濈然汗出而解。"

首曰阳明病，何以为据？胁下硬满而呕，皆少阳之征；不大便，少阳枢机不利；舌苔白者，更非阳明热征。无一症属阳明热盛之征，反曰阳明病，何也？因其呕且不大便，似阳明而非阳明，实乃少阳阳微结所致，故予小柴胡汤。

少阳病本禁汗，何以又汗出而解？此与"温病忌汗，又最喜汗解"同理。所禁者，乃辛温发汗；所喜者，乃阴阳调和，表解里和之正汗也。

阴阳和可正汗出，阴阳和亦可大便通，故此条之大便不通，待三焦通，津液得下，胃气因和，大肠腑气得行，津液得润，自然大便得解，非阳明热结之必予攻下方可。

本条所示之小柴胡汤的指征有四，即胁下硬满、不大便、呕、苔白，少阳七症的余症皆未提，然必兼脉弦方可确诊。

不大便者临床常见，有的十余日一解，腹无所苦，饮食照进，此类便秘，枢机不利是一重要原因，此亦为治便秘开一门径。

11. 第 266 条："本太阳病，不解，转入少阳者，胁下硬满，干呕不能食，往来寒热，尚未吐下，脉沉紧者，与小柴胡汤。"

此条虽未言胸满、心烦，他症皆备，是比较典型的小柴胡证。其脉沉紧，有类于弦，皆阳微结、收引凝泣之象。

12. 第 379 条："呕而发热者，小柴胡汤主之。"

呕，皆胃气上逆所致，寒热虚实，脏腑相干，皆可致呕，非为少阳所独有。发热，外感内伤皆可见，亦非少阳所独有。呕而发热用小柴胡汤者，以方测证，当为少阳病。少阳病的其他见证，或为仲景省略，或为只要见呕与发热，即可用小柴胡，其他症可有可无。

我认为，纵使少阳证的其他症皆无，仅呕而发热，在使用小柴胡汤时，还应见脉弦，否则还不可贸然用之。

13. 第 394 条："伤寒瘥以后，更发热，小柴胡汤主之。脉浮者，以汗解之；脉沉实者，以下解之。"

伤寒瘥后更发热，可见于下列四种情况：

一为瘥后，复感外邪，外邪可在太阳、阳明或少阳；二为瘥后余邪未尽而复燃。

三为正虚而生虚热。包括阴阳气血虚衰，阳气浮动而为热；四为瘥后劳复、食复。食复者，食积化热，或食积与余邪相结。劳复者，包括劳心者耗伤阴血、劳力耗气、房劳耗精。

所以瘥后发热，原因有多种，病机不同。本条提出三种：脉浮者，邪犯肌表，汗而解散之；脉沉实者，里之邪实，以下解之；主以小柴胡汤者，当为邪郁少阳。

伤寒瘥后，当有正虚未复，复感于邪。小柴胡汤扶正祛邪，瘥后热者正相宜。邪在少阳，固可予小柴胡汤。若正虚而邪在表者，亦可予小柴胡汤，扶正祛邪。邪在表，固当汗解，然小柴胡汤亦可汗解，如第101条与第149条："复与柴胡汤，必蒸蒸而振，却复发热汗出而解。"第230条"身濈然汗出而解"。当然，这个汗出，不是发汗法，而是阴阳调和自然汗出之正汗。

本条启示：正虚而兼外感发热，皆可宗小柴胡汤法，扶正祛邪。

本条用小柴胡汤的指征，一是伤寒瘥后正虚；一是邪气因入。此与第97条之"血弱气尽，邪气因入"精神一致，至于少阳病七症，几乎一项也没有，但由于病机相同，故仍可予小柴胡汤。

14.《金匮要略·黄疸病脉证并治第十五》篇："诸黄，腹痛而呕者，宜柴胡汤。腹痛而呕，病在少阳。小柴胡疏解少阳郁结，使木升发而不下陷土中，呕痛可除；三焦畅，水道通，湿可去，黄可消。此腹痛而呕，必兼脉弦，方可诊为少阳郁结，予小柴胡汤。

15.《金匮要略·妇人产后病脉证治第二十一》篇："产妇郁冒，其脉微弱，呕不能食，大便反坚，但头汗出。所以然者，血虚而厥，厥而必冒。冒家欲解，必大汗出。以血虚下厥，孤阳上出，故头汗出。所以产妇喜汗出者，亡阴血虚，阳气独盛，故当汗出，阴阳乃复。大便坚，呕不能食，小柴胡汤主之。"

郁冒，指昏冒，神志不清。《素问·至真要大论》："郁冒不知人者，寒热之气乱于上也。"此条言产后血虚，孤阳上出，气乱于上而郁冒，此与少阳病之"血弱气尽"相合。呕不能食，大便反坚，此少阳郁结使然。既有血虚而厥之半阴、半虚，又有邪气因入，少阳郁结之半阳半实，与少阳病之病机吻合，故予小柴胡汤扶正祛邪，疏解少阳。

少阳病七症虽无郁冒，然与目眩理出一辙，故小柴胡可治郁冒。郁冒予小柴胡汤者，脉当兼弦。

通过上述对非典型小柴胡汤证的分析，可得出如下结论。

1.小柴胡汤证，非必七症皆具。七症中，最具特征意义的症状，依次排序为脉弦、胸胁苦满、往来寒热、呕吐、不欲饮食。

2.热型非必寒热往来，亦可见发热、潮热。

3.小柴胡汤证若兼表热，或三阳合病，以少阳证为主者，可予小柴胡汤统治。

4.其脉当弦，或兼细、沉、紧。因少阳病性质半阴半阳、半虚半实，故其弦必不劲，当弦而按之减。

六、小柴胡汤类方

因柴胡芒硝汤前已论及，不赘。故此项下只论大柴胡汤、柴胡桂枝汤、柴胡桂枝干姜汤、柴胡加龙骨牡蛎汤等共四方。

少阳证处于阴阳交界之处，外出为三阳，内入为三阴；因而少阳病的变证兼证颇多；且少阳误治，亦促其传变，所以少阳病之主方小柴胡汤之变化及类方亦多。后世更仿小柴胡汤，演变出众多方剂。

（一）柴胡桂枝汤

第146条："伤寒六七日，发热微恶寒，支节烦疼，微呕，心下支结，外证未去者，柴胡桂枝汤主之。"

| 桂枝一两半（去皮） | 黄芩一两半 | 人参一两半 | 甘草一两（炙） |
| 半夏二合半（洗） | 芍药一两半 | 大枣六枚（擘） | 生姜一两半（切） |

柴胡四两

上九味，以水七升，煮取三升，去滓，温服一升。本云人参汤，作如桂枝法，加半夏、柴胡、黄芩，复如柴胡法。今用人参作半剂。

按： 此少阳病兼太阳表证证治。

伤寒六七日，"发热微恶寒，支节烦疼"，此外证未去；"微呕，心下支结"，内传少阳，呈太少并病。外则桂枝汤主之，内则小柴胡汤主之，各取其半，合之曰柴胡桂枝汤。

少阳病，外证未解，用柴胡桂枝汤。若把少阳病"半在里半在外也"之外，解为太阳证，岂不直接用小柴胡汤即可，何必还加桂枝汤？可见少阳病的外证，非指太阳表证，而是指少阳郁结。其里，乃指太阴脾虚，所以"本云人参汤"。人参汤即理中汤，温中健脾，即针对少阳病半虚半阴的一面，扶正以祛邪。然毕竟有少阳郁结及太阳表虚的一面，纯予人参汤，有失偏颇，故又云："作如桂枝法。"桂枝法乃辛甘化阳，酸甘化阴，乃阴阳双补之剂，桂枝生姜，辛以散邪，宜于正虚阴阳不足者；若兼外邪，亦有扶正祛邪之功。发汗太过，表未解而气阴虚者，桂枝汤加人参、白芍、生姜，一变而为桂枝新加汤，更增其扶正之力。本条云："今用人参作半剂。"即桂枝汤加人参，其治法，与桂枝新加汤如出一辙，故曰"作如桂枝法"。这里强调的是法，重在扶正以祛邪。又云"加半夏、柴胡、黄芩"，成小柴胡，扶正兼解少阳郁结，故"复如柴胡法"。

本云以下的这一段话，再次印证了小柴胡汤有太阴脾虚、在里之半阴半虚的一面。本为太少并病，予柴胡桂枝汤太少并解即可。而本云下的一段话，却从人参汤谈起，强调了少阳病脾胃虚寒的本质；然脾虚寒，又兼太阳之表，故在人参汤的基础上加减，曰"作如桂枝法"；又因邪传少阳，故加柴胡、黄芩、半夏，

"复如柴胡法"。这与小柴胡证"血弱气尽"之本质是一致的。

（二）大柴胡汤

第103条："太阳病，过经十余日，反二三下之，后四五日，柴胡证仍在者，先予小柴胡汤。呕不止，心下急，郁郁微烦者，为未解也，与大柴胡汤，下之则愈"。

第136条："伤寒十余日，热结在里，复往来寒热者，与大柴胡汤。"

第165条："伤寒发热，汗出不解，心中痞硬，呕吐而下利者，大柴胡汤主之。"

《金匮要略·腹满寒疝宿食病脉证治十》篇："按之心下满痛者，此为实也，当下之，宜大柴胡汤。"

大柴胡汤方

柴胡半斤	黄芩三两	芍药三两	半夏半升（洗）
生姜五两	枳实四枚（炙）	大枣十二枚（擘）	生姜五两

上八味，以水一斗二升，煮取六升，去滓，再煎，温服一升，日三服。一方，加大黄二两。若不加，恐不为大柴胡汤。

按：大柴胡汤是由小柴胡汤去人参甘草，加大黄、枳实、芍药而成。少阳病本证，其本质为半阴半阳、半虚半实，其传变有热化、寒化两途。因而，少阳病误下，可有多种转归：误下后，柴胡证仍在，成大结胸证，成心下痞证，成正虚而惊悸证，或成大柴胡汤证等。误下后究竟变为何证？原则为"观其脉证，随证治之"。大柴胡已去人参、甘草，说明少阳病已然热化，呈少阳郁热之实证、热证，且传入阳明，已无少阳病半虚半阴的一面。柴胡、黄芩，清解少阳郁热；枳实、大黄，寓小承气汤意，泻阳明之实热；半夏、生姜，且生姜用量增大，和胃止呕。何以加芍药？芍药酸寒，酸入肝，益肝体，泻肝用。少阳已然热化，木用已亢，故加芍药以平肝胆气逆，且能缓急止痛。大柴胡汤与小柴胡汤，已有本质上的区别。何以区分大小柴胡汤证？主要见于以下四点：

1. 阳明腑实证重：小柴胡证仅胸胁苦满，心下支结，呕吐不食；大柴胡证为热结在里，心中痞硬，心下满痛，呕不止，下利或便硬，腹征为重。

2. 热型：小柴胡证为往来寒热，阳明热结著者，但热不寒，或潮热。

3. 舌征：小柴胡证尚苔白，而大柴胡证当舌红、苔黄。

4. 脉征：小柴胡证脉弦，或弦而减；大柴胡证当脉沉弦实。

（三）柴胡桂枝干姜汤

第147条："伤寒五六日，已发汗而复下之，胸胁满，微结，小便不利，渴而不呕，但头汗出，往来寒热，心烦者，此为未解也，柴胡桂枝干姜汤主之。"

柴胡半斤　　　桂枝三两（去皮）　　　干姜二两　　　瓜蒌根四两

黄芩三两　　　牡蛎二两　　　　　　　甘草二两（炙）

上七味，以水一斗二升，煮取六升，去滓，再煎，取三升，温服一升，日三服。初服微烦，复服，汗出便愈。

《金匮要略·疟病》附方：柴胡桂姜汤，治疟寒多微有热，或但寒不热。服一剂如神。

按：此方治少阳病兼气化失常证。

伤寒五六日未解，汗之津液外泄，阳气随之；下之，津液下泄，阳气亦陷，致津气两伤，邪陷少阳。少阳郁结而胸胁满微结，往来寒热，头汗出，心烦；三焦气化不利而渴，小便不利。为何渴而不呕？第97条云："渴者属阳明。"本条亦渴，是否属阳明？非也，此渴乃汗下，津伤而渴，非阳明热盛伤津而渴。二者如何区分？邪传阳明者，胃热盛，当呕，或呕不止，如第103条之大柴胡证，即"呕不止"。本条虽渴，然无呕，知非邪传阳明。所以，特别点出不呕这一阴性症状，具有鉴别意义。

方中柴胡、黄芩，和解少阳之郁结；瓜蒌根甘寒，清热生津止渴；牡蛎咸寒，清热益阴，且软坚散结。加桂枝者，一可通阳化气，使三焦气化得行；一者解太阳之邪。少阳忌汗，太阳当汗，加桂枝以使汗出者，必太阳表邪未尽，故加桂枝以取汗。加干姜者，温太阴之脾寒。因少阳病本兼太阴脾虚，复又汗下，伤及脾阳，故加干姜以温之。

大柴胡汤为少阳兼阳明胃热；此为少阳兼太阴脾寒，两相对照。

（四）柴胡加龙骨牡蛎汤

第107条："伤寒八九日，下之，胸满烦惊，小便不利，谵语，一身尽重，不可转侧者，柴胡加龙骨牡蛎汤主之。"

柴胡四两　龙骨、黄芩、生姜（切）、铅丹、人参、桂枝、茯苓各一两半

半夏二合半（洗）　大黄二两　　　　牡蛎一两半（熬）　　大枣六枚（擘）

上十二味，以水八升，煮取四升，内大黄，切如棋子，更煮一两沸，去滓，温服一升。本云柴胡汤，今加龙骨等。

按：此伤寒误下，邪入少阳，郁热扰心者。

伤寒八九日，误下正伤邪陷。邪陷少阳，枢机不利而胸满，三焦郁结而小便不利。胆火扰心而烦惊、谵语。阳主动，阳气旺，则身轻健矫捷；阳气内郁，阳不能实四肢，则一身尽重，不可转侧。枢机不利，予小柴胡汤和解少阳，通利三焦；大黄导郁热下行；龙骨、牡蛎、铅丹重镇安神祛惊；桂枝、茯苓通阳气化以利水道，茯苓亦兼安心神。

结　语

通过上述对少阳病小柴胡汤本质及应用的讨论，可得出如下结论。

1. 少阳病本证，即小柴胡汤证，其性质为半阴半阳，或半虚半实证。

2. 少阳病，位居阴阳交界之处，有寒化热化两途，阳气转盛则热化，外传三阳；阳气转衰则寒化，内传三阴，因而兼证甚多，变化繁杂。

3. 典型小柴胡汤证，为少阳病提纲三症，加小柴胡汤证四大主症，共七症。七症具备者，固易诊断，而不典型的小柴胡汤证，能正确诊断却非易事。

4. 七症中，其诊断价值权重，依次为：脉弦、胸胁苦满、往来寒热、口苦、心烦喜呕、目眩、默默不欲饮食、咽干。

5. 我诊断小柴胡汤证的依据有两点：

一为脉弦，弦可见沉、拘紧、数，按之减。少阳气郁而弦，气郁而沉，少阳火郁而数，血弱气尽而按之减。我把此种脉象，作为小柴胡汤证的典型脉象。

二为七症中，但见一症，又见弦脉，即可诊为少阳病，予小柴胡汤主之。无论外感内伤，皆如此，其他症可见可不见。

第二节　医案举隅

例1：少阳病

常某，女，21岁，学生。

2005年5月13日初诊：寒热往来，一日数作，体温在37.8℃～38.9℃之间，已6日，咳嗽恶心，不欲食，头昏。今月事来潮，腹不痛，量如常。

脉弦数。舌可，苔薄腻。

证属：邪结少阳。

法宜：和解少阳。

方宗：小柴胡汤加减。

柴胡12g	黄芩9g	半夏9g	党参12g
生姜6片	炙甘草6g	大枣6枚	青蒿15g

3剂，水煎服，6小时服1煎，日4服，温覆取汗。数日后，校内相遇，云药后即愈。

按：脉弦数，乃少阳热结之脉，且寒热往来、头昏、恶心、不欲食等，亦皆少阳见证，诊治不难。

恰月经适来，何以不诊为热入血室？因热入血室者，当具四点特征：一是外感寒热，二是月经适来适断，三是有神志症状，四是有小腹胀痛、硬满。热入血室，是热陷血室与血相抟结，或成血瘀，使经未完而断、涩少；或热迫血行，使经未期而至，或经水过多；伴小腹胀、痛、硬满，或胸胁下满如结胸状等。此案虽逢经水适至，但并无经期不适，亦无神志症状，故不诊为热入血室，仍诊为少阳热结。临床女子外感，当问月经情况，防其热入血室。

例2：邪伏少阳

张某，男，20岁，学生。

2006年10月6日初诊：发热半年余，晨起约37.2℃，渐热至37.7℃，至午后3点渐退。热高时微恶寒，头晕，乏力，有痰，食便可。曾输抗生素、中药清热解毒类，未效。

脉弦略数，舌尚可。

证属：邪郁少阳不解。

法宜：和解少阳。

方宗：小柴胡汤加减。

| 柴胡12g | 黄芩9g | 半夏9g | 党参12g |
| 炙甘草6g | 生姜6片 | 大枣6枚 | 青蒿18g |

3剂，水煎服。日3服。

10月9日二诊：昨日上午36.9℃，今日上午36.5℃，未再恶寒，头晕、乏力已除。脉弦缓，舌可，继予补中益气汤4剂，善后。

按： 何以低热半年，邪郁少阳稽留不去？缘于正气弱，不足以驱邪外出，致病势缠绵。小柴胡汤证本质即半阴半阳、半虚半实，本已有"血弱气尽"，无力驱邪外出。小柴胡汤之"嘿嘿"者，即疲劳乏困倦怠，体力不及，精神萎靡不振，懒于活动、言语状，此即"嘿嘿"状，乃正气不足使然。正虚无力驱邪，致邪久羁不愈。小柴胡汤扶正祛邪，方证相符，故效；而寒凉解毒，戕伤正气，邪更羁留不去，故不效。

何以午前热，午后渐退？午前阳气渐盛，少阳本有热，又得时令阳升之助，故而热渐高；午后阴渐盛，热势敛，故而午后热渐退，此乃天人相应也。

例3：少阳病

霍某，男，24岁，本校学生。

2002年3月8日初诊：外感1周，始寒热，现但热不寒，体温38.2℃，头昏无力，恶心不欲食，咳嗽有痰，便可。

脉弦按之不实。舌稍红，苔白。

证属：小柴胡汤证。

法宜：疏解少阳。

方宗：小柴胡汤加减。

| 柴胡 12g | 黄芩 9g | 党参 12g | 半夏 9g |
| 炙甘草 6g | 生姜 5 片 | 大枣 6 枚 | |

两剂，水煎服，日 3 服。

3 月 12 日二诊：药后热除，咳尚未瘥，有痰。脉弦按之不实，两寸较弱。

证属：土不生金，肺虚而咳。

法宜：培土生金。

方宗：补中益气汤加减。

| 党参 12g | 生黄芪 12g | 茯苓 12g | 升麻 5g |
| 柴胡 7g | 当归 12g | 炙甘草 6g | 紫菀 12g |

3 剂，水煎服。

该生随我出诊，知药后咳除，已愈。

按：始寒热，当邪在太阳。然已 1 周，邪入少阳。

何以诊为少阳病小柴胡汤证？因其脉弦，且按之不实。弦乃少阳郁结之象；按之不实者，缘于少阳尚有"血弱气尽"、半阴半虚的一面，故脉虽弦，按之不实。发热而呕，不欲食，头昏无力，苔白，皆少阳病之见证。

已然但热不寒，何以不诊为热入阳明？且阳明热盛，亦可因胃热而呕、头昏。若诊为阳明经热，无脉洪、苔黄、口渴、大汗等象，故非阳明经热之白虎汤证。若诊为阳明腑实，无脉沉实、苔黄燥及阳明腑征，故非阳明腑实。因脉弦且按之不实，恰为少阳证之脉。少阳病之热，可往来寒热，亦可身热、潮热，故诊为少阳证，而不诊为阳明病。

小柴胡汤证兼咳者，本应依第 96 条所示："去人参、大枣、生姜，加五味子半升、干姜二两。"本案未遵此法加减，而予补中益气汤者，因脉不实且寸弱。少阳病之半阴、半虚，实指脾虚而言，故弦而不实；寸弱者，寸为阳位，脾虚清阳不升，肺气不足而寸弱，故此咳当为脾肺气虚而咳。予补中益气汤，健脾益气升清，培土生金。

例 4：少阳郁结

杨某，女，21 岁，学生。

2007 年 3 月 27 日初诊：夙有肺结核，服抗结核药两年，自昨天午后低热，体温 37.5℃，微恶寒，背痛，恶心。

脉弦滑，舌可。

证属：少阳郁结，太阳经腧不利。

法宜：和解少阳，疏利经腧。

方宗：小柴胡汤加葛根。

柴胡 10g	黄芩 9g	党参 10g	半夏 9g
青蒿 15g	葛根 12g	生姜 5 片	炙甘草 6g
大枣 5 枚			

2 剂，水煎服，日 3 服。

3 月 31 日二诊：药后寒热退，尚微咳。上方加紫菀 12g，2 剂，水煎服。

按：凤有肺结核，可见低热。但肺痨之热多为阴虚骨蒸潮热，脉当细数。今脉弦滑且伴恶寒，知非痨热。寒热背痛，当属太阳，然脉弦而恶心，知为少阳兼太阳，故予小柴胡加葛根。少阳兼太阳经腧不利，何不小柴胡合桂枝汤？项背强几几者，桂枝长于解肌，而疏利经腧则莫如葛根，故加葛根而未用桂枝。

热除而咳者，当按小柴胡加减法，予干姜、五味子，何以用紫菀？干姜、五味，合小柴胡汤中原有之半夏，乃治寒饮干肺之咳，而此咳非饮所致，脉弦滑，乃肺气不利，故予紫菀温润下气而治咳，未予干姜、五味子。

例 5：少阳郁火

赵某，女，35 岁。

2007 年 7 月 20 日初诊：手足心烦热已两年，天冷亦热。气短，心悸，胸闷，头懵不爽，寐浅多梦，左侧卧不舒，常可憋醒，腓外侧憋胀，胃中凉，食尚可，便调。

脉弦滑数欠实。舌稍红，苔微黄。

证属：少阳郁火。

法宜：疏解少阳，透达郁热。

方宗：小柴胡汤加减。

柴胡 9g	黄芩 9g	党参 12g	半夏 9g
炙甘草 7g	牡丹皮 9g	栀子 9g	郁金 9g
合欢花 10g	夜交藤 18g		

8 月 27 日二诊：上方加柏子仁等，共服 35 剂，症除，脉弦缓。

按：五心烦热，俗以阴虚内热解，惯以养阴退蒸法治之。殊知阴虚内热，仅五心烦热之一端，原因颇多，当胸有全局，不可偏狭。

此案脉弦而不实，恰合少阳证阳微结之病机，故予小柴胡汤主之。然弦又兼滑数，乃内有郁热，郁热内窜阴经，则五心烦热，故予小柴胡汤加牡丹皮、栀子，以丹栀逍遥法。郁火上扰而头懵、心悸、寐不实；下窜胆经而腓外胀。少阳郁结，经腧不利而胸闷、胁不舒、憋醒，故方中加郁金，乃气中血药，疏达少阳郁结。加合欢花、柏子仁等，解郁安神。此小柴胡汤用于杂证者。

例 6：太少合病

张某，女，22 岁，学生。

1995 年 6 月 25 日初诊：前夜发热，体温达 40℃，热而汗出，汗后又恶寒，往来如疟。头痛，身痛，饮食即吐，胸闷，心悸，气短，口干。今月经乍行，少腹不痛胀，无幻觉谵语，胁不胀痛，小便自利。

脉浮弦数疾而濡。舌微红，苔白中微黄。

证属：太少合病。

法宜：太少双解。

方宗：柴胡桂枝汤加减。

柴胡 12g	黄芩 9g	党参 10g	半夏 10g
生姜 6 片	炙甘草 6g	大枣 6 枚	桂枝 10g
白芍 10g	青蒿 18g		

2 剂，水煎服。4 小时服 1 煎。

6 月 27 日二诊：药后畅汗，寒热除，头身痛、恶心亦解，尚头昏、胸闷、心悸、短气。脉沉而濡缓。舌淡红，苔薄腻。查心电图、心肌酶无异常。

证属：脾虚湿蕴。

法宜：温化湿邪。

方宗：苓桂术甘汤加减。

桂枝 12g	茯苓 15g	白术 12g	炙甘草 8g
泽泻 15g	半夏 10g		

4 剂，水煎服。

按：头痛、身痛、寒热乃太阳病，胸闷、呕吐等乃少阳病，故曰太少合病。心悸气短，乃少阳郁火扰心。方予柴胡桂枝汤，太少双解。

药后畅汗者，非发汗法，乃表解里和之正汗，正如第 203 条所云："上焦得通，津液得下，胃气因和，身濈然汗出而解。"

二诊乃热退，转为阳虚湿盛，少阳本虚之象显露，予苓桂术甘汤温化之。外感见胸闷、心慌、气短，须防心肌炎，应提高警惕。

例 7：太少合病

曹某，女，22 岁，学生。

2004 年 9 月 27 日初诊：昨夜发热 38.2℃，微恶风寒，无汗，口干，咽痛，不欲食，便干，少腹胀，腰痛，经未行。

脉沉弦数，舌可。

证属：太少合病。

法宜：和解少阳，散表之邪。

方宗：柴胡桂枝汤加减。

柴胡 12g	黄芩 9g	党参 10g	半夏 10g
生姜 6 片	炙甘草 6g	大枣 6 枚	桂枝 10g
白芍 10g			

2 剂，水煎服，6 小时服 1 煎，服后温覆取微汗。得汗，停后服。

翌日告，得汗症解。

按：寒热、无汗、腰痛，乃太阳表证；口干，咽痛，不欲食，少腹胀，便干，乃少阳郁结。脉沉弦数者，沉主气，弦主少阳郁结，数主热，诊为少阳热结，兼太阳表证，乃太少合病。

此案并无往来寒热、胸胁苦满、呕吐、口苦、目眩诸症，何以诊为少阳郁结？因脉沉弦数，此少阳热结之脉。咽痛口干者，少阳郁火上灼；不欲食者，木郁不能疏土；少腹胀者，乃经脉不利；便干者，非阳明燥屎，乃三焦不利，津液不布，大肠失濡所致。此虽非典型之少阳证，然少阳证之脉已备，且诸症皆可以少阳热结的病机解释，故少阳证的诊断可以成立。其实临床上典型少阳证少，而不典型少阳证多，当善辨识。

例 8：三阳合病

王某，男，22 岁，学生。

2005 年 8 月 26 日初诊：恶寒发热，热后阵汗，汗后又寒，寒热往来，头身痛，胸胁满，恶心，口渴，腹痛，下利水泻，今日上午已泻七八次。已 4 日。曾输液消炎未愈。即刻体温 39.4℃。

脉沉弦滑数。舌嫩绛，苔薄白。

证属：三阳合病下利。

法宜：少阳阳明并治。

方宗：小柴胡汤合葛根芩连汤加减。

柴胡 15g	黄芩 10g	半夏 10g	葛根 15g
黄连 9g	白芍 12g	炙甘草 6g	

2 剂，水煎服，日 4 服，1 日半服尽。翌日热退利止而愈。

按：寒热如疟，阵汗出，头身痛，太阳之邪未解；胸胁满、恶心，脉弦，少阳郁结；口渴，腹痛，下利，且脉滑数，阳明热盛，此三阳合病。三阳合病，以少阳为主者，主以小柴胡汤，如第 99 条；以阳明为主者，则治从阳明，如第 219 条。此少阳阳明并重，故少阳阳明兼治，方宗小柴胡汤合葛根芩连汤主之。因热已盛，故去人参、姜、枣之温补。加白芍者，因腹痛，以其泻木和阴，缓急止痛，意取痛泻要方及芍药汤用芍药之意。

既为三阳合病，取少阳阳明合治，独舍太阳乎？三阳合病，本应主以小柴胡，既解少阳郁结，亦兼疏太阳之邪；何况葛根芩连汤，本治太阳阳明合病而下利，重用葛根半斤，意在提取下陷阳明之热从肌表而解；二方皆兼顾太阳，非舍而不论。

例9：少阳热结，热传阳明

王某，女，31岁。

2002年8月30日初诊：低热月余，体温波动在37.2℃～37.3℃，曾输液抗炎未愈，乏力，太息，他可。淋巴细胞51%，异形淋巴细胞40%。查骨髓，排除白血病。

脉弦滑，右关偏旺。舌偏红，苔白少。

证属：少阳郁热，热传土位。

法宜：清解少阳热结。

方宗：小柴胡汤加减。

柴胡12g	黄芩9g	半夏10g	生姜5片
炙甘草7g	大枣6枚	青蒿18g	

9月10日二诊：上方连服10剂，已4日未热。尚太息、呵欠。正值经期，乳胀。脉弦细，舌可。上方去青蒿。加党参12g、橘叶9g、当归12g。

7剂，水煎服，未再来诊。

按：脉弦滑，少阳郁结，热偏盛；右关偏旺者，右关土位，脾胃所居，弦而旺者，少阳之热入于阳明。低热月余未解者，乃邪羁少阳，故宗小柴胡汤疏解少阳热结，加青蒿者，升发少阳，且透热外达。虽有乏力、太息似气虚之象，然脉无虚象，且右关偏旺，乃热势较著，故去人参。

第96条小柴胡汤加减法云："外有微热者，去人参，加桂枝三两，温覆微汗愈。"桂枝辛温，解肌发汗，当治太阳表热者。本案脉弦滑，且右关旺，热偏盛，虽有微热，不宜辛温，故以辛凉芳香之青蒿易之，与病机更符。

二诊脉转弦细者，热除而正气不足已显，郁结未舒，故仍予小柴胡汤，加党参、当归扶正，橘叶解郁消胀。

例10：少阳阳明病

张某，女，5岁。

2007年1月12日初诊：发热住院2周，诊为川崎病。发热身起红疹，曾疑为猩红热。热则服退热药，大汗出。因高热不退出院，转求中医治疗。体温39.2℃，发热时腹中痛，无恶寒，目赤，眉棱处痛，渴不多饮，不欲食，多睡，便可。血沉80mm/h，白细胞1.8万/mm³。

脉濡滑数且大，舌红苔少。

证属：阳明热盛夹湿。

法宜：清热化湿。

方宗：白虎加苍术汤加减。

生石膏 18g　　　知母 4g　　　　　　炙甘草 6g　　　　　苍术 8g

青蒿 15g

4 剂，水煎服。日 3 服。

1 月 15 日二诊：昨夜未热，身起红疹，3 小时后退。精神委顿，多眠睡，腹痛，食少，便可。脉数无力，已不涌大。舌稍红，苔少。上方加西洋参 10g、麦冬 9g。4 剂，水煎服。日 3 服。

1 月 19 日三诊：未再发热起疹。目赤、腹痛、多汗、便干。血沉 25mm/h，白细胞 1.4 万 /mm^3。

脉沉弦数急，舌稍红，苔白少。

证属：少阳阳明。

法宜：少阳阳明双解。

方宗：大柴胡汤加减。

柴胡 6g　　　　　　黄芩 6g　　　　半夏 5g　　　　大黄 4g

芒硝 10g（分冲）　　白芍 7g　　　　枳实 6g　　　　石膏 12g

炙甘草 5g

2 剂，水煎服。3 小时服一次，便下停后服 3 月 9 日四诊：因鼻塞、便干来诊，询及前症，云药后便下愈。

按：初诊，因脉滑数而大，且但热不寒，汗出，故诊为阳明气分热盛。何以诊为夹湿？苔少，无胸痞，似无夹湿之指征。因其脉濡，且渴不多饮，故诊为夹湿。余所称之濡脉，非指浮而柔细者，乃濡即软也，主湿。见此脉，故云夹湿。高热历半月不退者，盖因湿热缠绵而热不退。必化其湿，湿去热孤，则热易除。故方选白虎加苍术汤，更加青蒿化湿升清而透热，服之热退。

二诊因脉已有不足之象，且精神委顿，津气已伤，故加西洋参、麦冬。

三诊何以诊为少阳阳明证？因脉沉而弦，此脉乃少阳郁结之象；脉沉而数急，且舌红，乃热郁于内之脉；腹痛、便结，乃阳明腑实之症，故诊为少阳阳明证，予大柴胡汤双解之。

少阳郁结何来？阳明经热可传入少阳，而成少阳证，虽无往来寒热、胸胁苦满、口苦、呕吐等少阳七症，以其脉沉弦，故仍可诊为少阳证。脉虽弦，按之有力，并无少阳证半虚半阴的一面，故去人参、姜、枣，无须扶正。阳明腑证何来？因经热不解，与糟粕相结，可转为腑证。因脉沉而数，且有腹痛、便结之阳明腹征，故诊为阳明腑证。少阳郁结与阳明腑实并病，故诊为少阳阳明证，予大柴胡汤主之。

例 11：少阳热结

杨某，男，5 岁。

2007 年 1 月 30 日初诊：患川崎病，住院已愈。右颈部硬结如小枣大，硬痛不消，他无所苦。

脉弦滑。舌稍红，苔白。

证属：少阳郁火夹痰而结。

法宜：透散少阳郁火。

方宗：普济消毒饮加减。

黄芩 5g	黄连 5g	牛蒡子 6g	桔梗 6g
板蓝根 7g	玄参 9g	升麻 4g	柴胡 5g
马勃 3g	僵蚕 9g	蝉蜕 4g	连翘 12g
大贝母 7g	白芥子 5g		

上方共服 8 剂，结消。

按：颈侧硬结，乃少阳火结。普济消毒饮虽与小柴胡汤组成不同，但方义相通，亦疏散少阳郁火。所以，普济消毒饮可看成小柴胡类方，亦由小柴胡法演化而成。

例 12：气滞热郁

赵某，女，33 岁，安平人。

2006 年 11 月 17 日初诊：心慌（心率 120 次 / 分），劳则甚，乳胀痛，牵腋下及胁痛。阴道炎，白带秽。超声：二尖瓣前叶脱垂，伴轻度关闭不全。心电图示轻度 ST ～ T 改变。

脉沉弦滑数，舌尚可。

证属：气滞热郁。

法宜：宣畅气机，清透郁热。

方宗：小柴胡汤合升降散加减。

柴胡 9g	黄芩 10g	党参 10g	半夏 9g
炙甘草 7g	僵蚕 10g	蝉蜕 5g	姜黄 10g
大黄 3g	栀子 9g	败酱草 30g	

此方加减，共服 22 剂，曾去大黄，加龙骨、牡蛎；因溲浊有味，加萹蓄。症除，心电图、超声正常，心率 80 次 / 分。脉转弦滑。

按：沉主气；弦主郁，主肝胆气郁。气机不畅而乳胀、胁痛；数为热郁于内，上扰于心而心悸；郁热下淫而滞秽、溲臭。予小柴胡汤合升降散，疏达气机，清透郁热。幸能坚持治疗，终获痊愈。

例13：少阳咳

陆某，男，26岁。

2006年9月17日初诊：感冒发烧已愈，遗有咳嗽，9日未瘥，胸满。曾静点头孢等未效。

脉弦。舌可，苔白。

证属：少阳郁结而咳。

法宜：疏解少阳。

方宗：小柴胡汤加减。

| 柴胡 12g | 黄芩 9g | 半夏 10g | 党参 10g |
| 炙甘草 6g | 干姜 6g | 五味子 6g | |

2剂，水煎服。药后已愈。

按：外感虽愈，以其脉弦、胸满，知少阳之邪未解。少阳病而致咳，可见于四种原因：

1. 少阳气郁，肺气失于疏泄，则肺气逆而为咳。

2. 少阳郁结热化，木火刑金，则肺气逆而咳。

3. 少阳郁结，三焦不利，水液停蓄，上干于肺而咳。

4. 少阳寒化，肺气虚，肺阳虚，肺失宣降而为咳。

本条之咳，从所用药物分析，干姜温肺，五味子敛肺气之耗散，当为少阳寒化，肺之阳气虚而咳。

何以不去人参？少阳寒化，肺气虚寒而咳，法当培土生金。人参补益脾肺之气，故无须去之。

少阳寒化，何以不去黄芩？少阳热结未除，故用黄芩。寒化是少阳证半阴、半虚的一面，权重加大，呈现太阴虚寒加重，当见呕吐、不食、心下痞满、肠鸣下利等，故加干姜。

黄芩、干姜同用，亦寒热并用，且有人参、半夏相伍，亦寓半夏泻心汤意。黄芩清少阳结热，干姜温太阴虚寒，人参培补中气，半夏交通阴阳，且降逆化痰止呕，与病机吻合。

例14：少阳郁结，痰瘀阻遏

张某，男，45岁。

2007年7月30日初诊：胸胁脘皆胀闷、嗳气，左半身肉瞤，情绪抑郁，时烦，不欲食，大便干，已年余。

脉弦滑。舌偏暗红，苔白少。

证属：少阳郁结，气机不舒，痰瘀阻遏。

法宜：疏达气机，佐以活血化痰。

方宗：小柴胡汤加减。

柴胡 10g	黄芩 9g	党参 12g	半夏 12g
陈皮 9g	茯苓 15g	石菖蒲 9g	枳实 9g
瓜蒌 18g	丹参 18g	赤芍 12g	

7 剂，水煎服。

8 月 13 日二诊：上方共服 14 剂，诸症渐除，脉转弦而减。正虚已显，改用逍遥散主之。

| 柴胡 9g | 当归 12g | 白芍 12g | 白术 10g |
| 茯苓 15g | 炙甘草 7g | 党参 12g | 陈皮 8g |

7 剂，水煎服。

按： 此例非外感，属内伤杂病。

胸胁胀闷，乃少阳郁结、经脉不通所致。脘满，嗳气，不欲食，乃木郁乘土，胃气不降。情绪抑郁者，木郁而情志不舒。

心烦者，少阳郁结，木火内郁，上扰于心而烦。便干者，少阳郁结，三焦不畅，津液不敷，大肠失润而干；且气结不能推荡糟粕，便亦干。

肉𪉈者，筋联结、裹撷肌肉。"阳气者，精则养神，柔则养筋。""气主煦之，血主濡之。"筋亦赖阳气之温养，阴血之濡润。少阳郁结，气血津液敷布失常，筋失温煦濡养，筋惕而引肌肉𪉈动，第 38 条本桂枝汤证，误服大青龙汤而汗出亡阳，筋惕肉𪉈；第 82 条真武汤证，阳虚饮泛而"头眩身𪉈动，振振欲擗地"；

第 67 条"发汗则动经，身为振振摇者"，《金匮要略》伏饮阻隔阳气而"振振身𪉈剧"；黄汗湿邪伤阳而"久久必身𪉈"，皆阳伤筋失温养而身𪉈。

弦主肝胆，以其脉弦，故诊为少阳郁结；以其脉滑，故诊为夹痰；以其舌暗，故诊为夹瘀。因此，诊为少阳郁结，气机不舒，痰瘀阻遏。予小柴胡汤疏解少阳，佐以化痰活血。

何以不诊为肝郁而诊为少阳郁结？胆与肝相表里，皆属木，胆附于肝，往往肝胆同病。一般而言，实则在腑，虚则在脏，且肝病多寒热错杂之证。本案实多虚少，且无寒热错杂，故诊为少阳，而不诊为厥阴。

二诊脉弦而减。弦本为阳中之阴脉，仲景称"弦为减"，减乃不足之意。弦脉本身即含减意，此又言弦而减，岂不重叠？此减，乃指弦脉按之力逊，然又比无力为强，示正气已虚，故改用逍遥散，归、芍补肝之体，苓、术以健脾，扶正以疏解少阳，善其后。

例 15：热入血室

孟某，女，11 岁。

2006 年 8 月 29 日初诊：发烧已 5 日，体温 39.5℃左右，往来寒热，头晕，胸闷，恶心，不欲食，嗜睡。恰月经初潮，小腹痛，血较多，夜则谵语。脉弦数，舌红苔灰黄。

证属：热入血室。

法宜：清解少阳，佐以凉血活血。

方宗：小柴胡汤加减。

柴胡 12g	黄芩 9g	半夏 9g	党参 10g
生姜 5 片	炙甘草 6g	大枣 6 枚	青蒿 30g
牡丹皮 10g	紫草 18g	水牛角 30g	羚羊角 3g

2 剂，水煎服。日 4 服。

8 月 30 日二诊：药后畅汗，寒热除，尚头昏、胸痞、恶心、不欲食、倦怠，经血已少，腹已不痛。

脉弦数已缓，舌红，苔黄腻。

证属：少阳郁结，三焦不利，湿热内泛。

法宜：疏达枢机，畅利三焦，清热化浊。

方宗：小柴胡汤合甘露消毒饮加减。

柴胡 9g	黄芩 9g	半夏 9g	茵陈 18g
滑石 15g	藿香 10g	石菖蒲 8g	连翘 12g
紫草 15g			

3 剂，水煎服。日 3 服。

9 月 1 日三诊：已无不适，经净。脉弦缓，苔退。停药。

按：脉弦数，少阳热结。往来寒热、头晕、胸满、恶心、不欲食等，皆少阳郁结之症。恰经适至，且腹痛谵语，故诊为热入血室。热陷血室，迫血妄行而经量多，故予小柴胡加牡丹皮、紫草凉血活血；加水牛角、羚羊角清心肝之热且凉血，凉而不遏。

太阳腑证中的桃核承气汤证，与热入血室的小柴胡汤证，皆为热陷血分，与血搏结，二者何异？桃核承气乃热与血结，瘀热皆重，症见小腹急结，其人如狂，以桃核承气汤泄热化瘀；其重者，小腹硬满，其人发狂，以抵当汤破血逐瘀。而热入血室者，乃热乍入血分，可血热搏结而成瘀，亦可血热搏结而迫血妄行。纵使成瘀，亦血结未甚，不重在活血化瘀。仲景以小柴胡汤治之者，实有逆流挽舟之意，提取下陷之热邪，从少阳达表而解。若血结已甚，亦应加活血化瘀之品。正如叶天士《外感温热论》所云："如经水适来适断，邪将陷血室……仲景之小柴胡汤，提出所陷热邪，参、枣扶胃气，以冲脉隶属阳明也，此与虚者为合治。若热邪陷入，与血相结者，当从陶氏小柴胡汤去参、枣，加生地黄、桃仁、楂肉、牡丹皮或犀角等。"

二诊何以改清热化湿？因少阳郁结，三焦气化不利，水液停蓄，易生湿浊，与热相合，而为湿热。小柴胡合甘露消毒者，一解足少阳热郁，一清利三焦湿热，相辅而成，皆治在少阳。

例 16：热入血室

刘某，女，19 岁，学生。

2007 年 2 月 5 日初诊：发热 4 日，即刻体温 38.4℃。经行两日，提前约 1 周，小腹胀痛，寐则多梦。素经调寐实。脉弦数。舌稍红，唇红。

证属：少阳郁热，乍入血室。

法宜：疏解少阳，提取下陷热邪。

方宗：小柴胡汤加减。

| 柴胡 12g | 黄芩 9g | 半夏 9g | 党参 10g |
| 生姜 6 片 | 炙甘草 6g | 大枣 6 枚 | 红花 9g |

2 剂，水煎服，日 4 服。

春节开学后，相见告曰，药尽而愈。

按：此尚未成热入血室，然已有月经提前，且小腹胀痛，寐不安，知少阳郁热乍入血室，为防其热与血结而成热入血室证，予小柴胡汤，可疏解少阳，又有逆流挽舟、提取下陷之热邪之功，仿陶氏法加红花活血以防血结。

例 17：热与血结

花某，女，42 岁。

1998 年 3 月 4 日初诊：10 日前外感寒热，服感冒药后，寒热已解。现小腹胀痛拒按，经过 6 日未行，烦躁不安，心神不定，时有幻觉，寐不安，多恶梦，头昏，不欲食，便干结，已 4 日未解，小便自利。

脉沉弦而数。舌红暗，苔微黄。

证属：蓄血证。

法宜：逐瘀泄热。

方宗：桃核承气汤加减。

| 桃仁 12g | 桂枝 10g | 大黄 6g | 芒硝 10g（分冲） |
| 炙甘草 7g | | | |

3 剂，水煎服。日 3 服。

3 月 7 日二诊：药后便下，经行，诸症皆除。脉弦滑，停药。

按：本案本不属小柴胡汤证，因热入血室都有热与血结，故列此以便鉴别。

此太阳表邪随经入腑，与血相结，成蓄血证；热入血室，亦热与血结，二者有何异同？

同者：

1. 皆有外感病史。

2. 皆有热与血结。

3. 皆有谵语、如见鬼状、如狂、发狂等神志症状。

异者：

1. 热与血结程度不同，热入血室者轻，无少腹急结硬满；膀胱蓄血者重，有少腹急结、硬痛。

2. 热入血室者，与月经有关，恰值月经适来适断；膀胱蓄血者，与月经无直接关系，可有瘀血。

3. 热结部位不同，热入血室者，位在胞宫，乃妇人病；膀胱蓄血者，位在膀胱，男女皆有。

4. 神志症状程度不同，热入血室者轻，可谵语，如见鬼状；膀胱蓄血者重，可如狂、发狂。

5. 热入血室者有寒热；膀胱蓄血者，非必有寒热，但兼有腑实便结。

6. 治法有别，热入血室者，热乍与血结，刺期门或以小柴胡汤和解少阳，提取下陷之热邪；膀胱蓄血者，当破瘀泄热，用桃核承气汤或抵当汤。

妇人热入血室，其病位在胞宫，无歧义。问题在于阳明篇第216条亦有热入血室，且未特指是妇人，当然男子就不能排除在外。可是男子无胞宫，其血结何处？血室指何？有云精室者，有云膀胱者，有云冲脉者，纷争不一。我觉得倒不必纠缠于解剖部位，应重在热入血室的诊断。在外感病的基础上，出现寒热如疟及谵语，如见鬼状，又无阳明热结腑实的表现，即可诊为热入血室，热与血结，予刺期门，或小柴胡汤提取下陷之热邪。因热入血室者，血结未甚，未必有少腹急结、硬满之腹征，若有腹征，酌加活血之品可也。

追记：1979年于大庆医院，治3例疟疾，西医已用抗疟药，未愈，请中医会诊，皆予小柴胡汤加常山、青蒿，不足1周皆愈。因原始记录已失，追记于此，喻嘉言云："小柴胡汤加常山、截疟神效。"此言不诬。